Dr. Stefan Dörr, Elvira Martin

Ernährung und Stoffwechsel

für das Berufliche Gymnasium Ernährung/Hauswirtschaft

3. Auflage

Bestellnummer 92370

■ Bildungsverlag EINS

service@bv-1.de
www.bildungsverlag1.de

Bildungsverlag EINS GmbH
Ettore-Bugatti-Straße 6-14, 51149 Köln

ISBN 978-3-427-**92370**-1

© Copyright 2016: Bildungsverlag EINS GmbH, Köln
Das Werk und seine Teile sind urheberrechtlich geschützt. Jede Nutzung in anderen als den gesetzlich zugelassenen Fällen bedarf der vorherigen schriftlichen Einwilligung des Verlages.
Hinweis zu § 52a UrhG: Weder das Werk noch seine Teile dürfen ohne eine solche Einwilligung eingescannt und in ein Netzwerk eingestellt werden. Dies gilt auch für Intranets von Schulen und sonstigen Bildungseinrichtungen.

Inhaltsverzeichnis

Kapitel 1: Essen zwischen Gesundheit und Genuss 13

1.1   Ernährung im Wandel der Zeit 13
1.2   Ernährung in der Industriegesellschaft 15
1.3   Ernährungssituation von Jugendlichen und Erwachsenen
      in Deutschland 16
1.4   Ernährung als Basisfaktor der Gesundheit 18
1.4.1 Gesundheit – was ist das? 18
1.4.2 Folgen der heutigen Ernährungsweise auf die Gesundheit 18
1.4.3 Was nun? Prävention 19

Kapitel 2: Energiehaushalt 20

2.1   Energie: Definition und Maßeinheiten 20
2.1.1 Kalorien oder Joule? 20
2.2   Die Energie, die in den Nahrungsmitteln steckt 21
2.2.1 Physikalischer Brennwert 21
2.2.2 Der physiologische Brennwert 22
2.2.3 Indirekte Kalorimetrie 23
2.2.4 Der respiratorische Quotient 23
2.3   Der Energiebedarf des Menschen 24
2.3.1 Der Grundumsatz (GU) 24
2.3.2 Regulation des Grundumsatzes 25
2.3.3 Wie kann man den GU bestimmen? 26
2.3.4 Der Leistungsumsatz (LU) 26
2.3.5 Die postprandiale Thermogenese 27
2.3.6 Weitere Einflussfaktoren auf den Energieverbrauch 28
2.4   Die Währung der Energie im Körper 28

Kapitel 3: Energieliefernde Stoffe – Kohlenhydrate 30

3.1   Stereochemie 30
3.1.1 Fischer-Projektion 30
3.1.2 Chiralität 31
3.1.3 Optische Aktivität und Polarimetrie 32
3.2   Grundlagen der Kohlenhydratchemie 35
3.2.1 Einführung und Einteilung 35
3.2.2 Ringbildung und Haworth-Formeln 37
3.2.3 Mutarotation 39
3.3   Monosaccharide 40
3.3.1 Nachweisreaktionen für Monosaccharide 40
3.3.2 Reaktionen der Monosaccharide 41
3.4   Disaccharide 42
3.4.1 Allgemeines 42
3.4.2 Wichtige Disaccharide 43

3.4.3	Benennung der Disaccharide	44
3.4.4	Saure Hydrolyse	44
3.4.5	Eigenschaften der Mono- und Disaccharide	45
3.5	Polysaccharide	45
3.5.1	Pflanzliche Stärke	46
3.5.2	Glykogen (tierische Stärke)	48
3.5.3	Dextrine	48
3.5.4	Cellulose	48
3.5.5	Pektine	49
3.6	Funktionen der Kohlenhydrate im menschlichen Organismus	50
3.7	Tagesbedarf, Mangel und Überfluss	51
3.7.1	Kann es Kohlenhydratmangel geben?	51
3.7.2	Und zu viel? Machen Kohlenhydrate dick?	52
3.8	Vorkommen der Kohlenhydrate in Lebensmitteln	52
3.8.1	Blickpunkt Zucker	54
3.8.2	Leerkorn	55
3.9	Ballaststoffe: nicht nur gegen Verstopfung	56
3.9.1	Warum sind Ballaststoffe in der Ernährung so wichtig?	57
3.9.2	Der Tagesbedarf und das Vorkommen an Ballaststoffen in Lebensmitteln	58
3.10	Der Glykämische Index	59
3.11	Zuckeraustauschstoffe	60
3.12	Süß, aber keine Kohlenhydrate – Süßstoffe	61
3.13	Laktoseintoleranz: Kohlenhydrate, die Bauchweh machen	64

Kapitel 4: Energieliefernde Nährstoffe – Lipide ... 65

4.1	Einteilung	65
4.2	Fettsäuren	65
4.2.1	Einteilung und Nomenklatur	65
4.2.2	Eigenschaften der Fettsäuren	67
4.2.3	Essenzielle Fettsäuren	68
4.3	Triacylglyceride (Triglyceride)	69
4.3.1	Bildung der Triglyceride	69
4.3.2	Einteilung und Nomenklatur	69
4.3.3	Eigenschaften der Neutralfette	70
4.4	Fettverderb	72
4.4.1	Hydrolytische Spaltung	72
4.4.2	Hitzespaltung	73
4.4.3	Autoxidation	74
4.5	Komplexe Lipide	74
4.5.1	Phosphoglyceride (Phospholipide)	74
4.5.2	Sphingolipide	75
4.5.3	Eigenschaften und Aufgaben der Phosphoglyceride und Sphingolipide	75
4.6	Nicht verseifbare Lipide	77
4.6.1	Steroide – Sterine	77
4.6.2	Carotinoide	77
4.7	Funktionen der Fette im Organismus	78

4.7.1	Bedeutung der mittelkettigen Fettsäuren (MCT)	79
4.7.2	Die Funktionen der mehrfach ungesättigten, langkettigen Fettsäuren	79
4.8	Tagesbedarf an Fetten und essenziellen Fettsäuren	81
4.9	Vorkommen von Fetten in Lebensmitteln	82
4.10	Verwendung von Fetten in der Küche	84
4.11	Mangel an essenziellen Fettsäuren	86
4.12	Zu viel Fett	86

Kapitel 5: Energieliefernde Nährstoffe – Proteine ... 87

5.1	Aminosäuren	87
5.1.1	Struktur und Nomenklatur der Aminosäuren	87
5.1.2	Eigenschaften der Aminosäuren	91
5.1.3	Trennverfahren für Aminosäuren	96
5.1.4	Reaktionen von Aminosäuren	98
5.2	Peptide	99
5.2.1	Peptidbindung	100
5.2.2	Strukturformeln und Nomenklatur	100
5.2.3	Struktur der Peptide	101
5.2.4	Einteilung und Eigenschaften der Eiweiße	104
5.2.5	De- und Renaturierung von Proteinen	105
5.3	Aminosäuren- und Proteinnachweise	106
5.3.1	Xanthoproteinreaktion	106
5.3.2	Ninhydrinreaktion	107
5.3.3	Biuret-Reaktion	107
5.4	Funktionen der Proteine im menschlichen Organismus	108
5.5	Der Tagesbedarf an Proteinen	109
5.5.1	Die Stickstoffbilanz, Mindestproteinbedarf	109
5.5.2	Tagesbedarf an Proteinen	109
5.5.3	Proteinmangel	110
5.5.4	Erhöhter Proteinbedarf	110
5.5.5	Zu hoher Proteinkonsum	111
5.6	Vorkommen der Proteine in Lebensmitteln	112
5.7	Beurteilung der Proteinqualität	113
5.8	Zöliakie – eine von Proteinen verursachte Krankheit	115

Kapitel 6: Nicht energieliefernde Nährstoffe – Vitamine ... 116

6.1	Vitamine	116
6.2	Überblick über die Funktionen der Vitamine	116
6.2.1	Vitamine als Coenzyme	116
6.2.2	Vitamine in speziellen Zellen	117
6.2.3	Vitamine mit Schutzfunktion	117
6.2.4	Vitaminsupplemente	118
6.3	Wie viel? Zu wenig? Zu viel? Bedarf und Mangel an Vitaminen	118
6.3.1	Ursachen für Vitaminmangel	119
6.3.2	Entstehung eines Vitaminmangels	120
6.3.3	Zubereitungsverluste	120

6.3.4	Und zu viel?	121
6.4	Vitamin A (Retinol)	123
6.4.1	Struktur und wirksame Metaboliten	123
6.4.2	Funktionen	124
6.4.3	Bedarf und Vorkommen in Lebensmitteln	124
6.4.4	Mangelerscheinungen und gefährdete Personengruppen	126
6.5	β-Carotin (Provitamin A), Carotinoide	127
6.5.1	Struktur und Metabolite	127
6.5.2	Funktionen	127
6.5.3	Bedarf und Vorkommen in Lebensmitteln	127
6.5.4	Mangelerscheinungen	128
6.6	Vitamin D (Calciferole)	128
6.6.1	Struktur und Metabolite	128
6.6.2	Funktionen	128
6.6.3	Bedarf und Vorkommen in Lebensmitteln	130
6.6.4	Mangelerscheinungen und gefährdete Personengruppen	131
6.6.5	Gefährdete Personengruppen	131
6.7	Vitamin C (Ascorbinsäure)	132
6.7.1	Struktur	132
6.7.2	Funktionen	132
6.7.3	Bedarf und Vorkommen in Lebensmitteln	132
6.7.4	Mangelerscheinungen und gefährdete Personengruppen	133
6.8	Vitamin B_1 (Thiamin)	134
6.8.1	Struktur	134
6.8.2	Funktionen	134
6.8.3	Bedarf und Vorkommen in Lebensmitteln	134
6.8.4	Mangelerscheinungen und gefährdete Personengruppen	135
6.9	Folsäure	136
6.9.1	Struktur	136
6.9.2	Funktionen	136
6.9.3	Bedarf und Vorkommen in Lebensmitteln	136
6.9.4	Mangelerscheinungen und gefährdete Personengruppen	137
6.10	Überblick: Übrige Vitamine	138

Kapitel 7: Nicht energieliefernde Nährstoffe – Mineralstoffe, Spurenelemente und Wasserhaushalt ... 139

7.1	Mineralstoffe und Spurenelemente	139
7.1.1	Einteilung: Mengenelemente und Spurenelemente	139
7.1.2	Kurzüberblick der Funktionen	139
7.1.3	Ursachen von Mineralstoffmangel	140
7.2	Natrium und Chlorid	140
7.3	Calcium	142
7.3.1	Funktionen	142
7.3.2	Bedarf	143
7.3.3	Resorption und Bioverfügbarkeit	144
7.3.4	Vorkommen in Lebensmitteln	144
7.3.5	Mangelerscheinungen und gefährdete Personengruppen	145
7.3.6	Supplemente: Ja oder nein?	146

7.4	Eisen	146
7.4.1	Funktionen	146
7.4.2	Bedarf, Vorkommen in Lebensmitteln und Bioverfügbarkeit	146
7.4.3	Mangelerscheinungen	147
7.4.4	Gefährdete Personengruppen	148
7.4.5	Und zu viel?	148
7.5	Jod	148
7.5.1	Funktionen	148
7.5.2	Regulation des Thyroxinstoffwechsels	149
7.5.3	Bedarf und Vorkommen in Lebensmitteln	149
7.5.4	Mangelerscheinungen	150
7.5.5	Gefährdete Personengruppen	151
7.6	Überblick	151
7.7	Wasser	152
7.7.1	Der Wassergehalt des Organismus	152
7.7.2	Verteilung des Wassers im Organismus	152
7.7.3	Wasserbilanz	153
7.7.4	Funktionen des Wassers im Organismus	153
7.7.5	Regulation des Wasserhaushalts	153
7.7.6	Der Wasserbedarf	155
7.8	Säure-Base-Haushalt	156
7.8.1	Säure-Base-Belastung des Körpers	157
7.8.2	Puffersysteme	158
7.8.3	Henderson-Hasselbalch-Gleichung	159
7.8.4	Pufferungskurven	160
7.8.5	Puffersysteme des Blutes	162
7.8.6	Kohlensäure-Hydrogencarbonat-Puffer	163
7.8.7	Störungen des Säure-Base-Haushalts (Acidose und Alkalose)	165
7.9	Bioaktive Substanzen	169
7.9.1	Sekundäre Pflanzenstoffe	169
7.9.2	Pre- und Probiotika	171

Kapitel 8: Verdauung und Stoffwechsel ... 174

8.1	Die Verdauung	174
8.1.1	Die Verdauungsorgane	175
8.1.2	Verdauung der Kohlenhydrate	179
8.1.3	Verdauung der Fette	180
8.1.4	Verdauung der Proteine	182
8.2	Grundlagen des Zellstoffwechsels	184
8.2.1	Aufbau der Zelle	184
8.2.2	Wichtige Moleküle des Stoffwechsels	185
8.2.3	Enzyme	188
8.3	Stoffwechsel der Kohlenhydrate	189
8.3.1	Glykolyse	189
8.3.2	Oxidative Decarboxylierung	193
8.3.3	Citratzyklus (Krebs-Martius-Zyklus)	194
8.3.4	Glykogenstoffwechsel	197
8.3.5	Glukoneogenese	197

8.3.6	Stoffwechsel anderer Zucker	199
8.4	Stoffwechsel der Lipide	200
8.4.1	Mobilisierung des Fettspeichers	201
8.4.2	Abbau des Glycerins	201
8.4.3	Abbau der Fettsäuren	202
8.4.4	Aufbau von Fettsäuren und Lipogenese	205
8.4.5	Ketogenese	205
8.4.6	Stoffwechsel des Cholesterols	208
8.5	Stoffwechsel der Aminosäuren	211
8.5.1	Allgemeine Reaktionen	211
8.5.2	Schicksal des Ammoniaks	213
8.5.3	Schicksal des Kohlenstoffskeletts	216
8.6	Endoxidation (Atmungskette)	218
8.6.1	Grundlagen	218
8.6.2	Redoxsysteme der Atmungskette	219

Kapitel 9: Bedarfsgerechte Ernährung gesunder Menschen 221

9.1	Einschätzen des Ernährungsstatus – Ermitteln des Nährstoffbedarfs	221
9.1.1	Der Ernährungsstatus	221
9.2	Nährstoffbedarf	224
9.2.1	Ermitteln der Nahrungsaufnahme	224
9.2.2	Nährstoffbedarf und Empfehlungen für die Nährstoffzufuhr	226
9.2.3	Wie viel braucht der Mensch?	227
9.3	Nährstoffdichte und Nährwertrelation	228
9.4	Empfehlungen für die Energie- und Nährstoffzufuhr in verschiedenen Lebensabschnitten und Lebensumständen	229
9.4.1	Ernährung gesunder Erwachsener	229
9.4.2	Ernährung von Schwangeren	230
9.4.3	Ernährung in der Stillzeit	233
9.4.4	Ernährung von Säuglingen	234
9.4.5	Ernährung von Kindern und Jugendlichen	238
9.4.6	Ernährung von Sportlern	244
9.4.7	Ernährung von Senioren	247
9.5	Modelle für die Praxis einer bedarfsgerechten Ernährung	249
9.5.1	Der Ernährungskreis	249
9.5.2	Die Ernährungspyramide	251
9.6	Bewertung des Lebensmittelangebotes	252

Kapitel 10: Bedarfsgerechte Ernährung kranker Menschen 253

10.1	Adipositas	253
10.1.1	Gewichtsbestimmung nach dem Body-Mass-Index (BMI)	253
10.1.2	Wo der Speck sitzt, ist nicht gleichgültig	253
10.1.3	Ursachen von Übergewicht oder: Wie wird man eigentlich dick?	254
10.1.4	Welche Folgen hat Übergewicht?	257
10.1.5	Wann ist eine Gewichtsreduktion notwendig?	257
10.1.6	Die Therapie des Übergewichtes	257

10.1.7	Der Jo-Jo-Effekt	259
10.1.8	Beurteilung von Reduktionsdiäten	260
10.1.9	Nulldiät: Gar nichts mehr essen?	261
10.2	Diabetes mellitus Typ 1	262
10.2.1	Der Blutzuckerspiegel	262
10.2.2	Die diabetische Stoffwechsellage	263
10.2.3	Folgen der diabetischen Stoffwechsellage	264
10.2.4	Die diätetische Therapie des Typ-1-Diabetikers unter intensivierter konventioneller Insulintherapie (= ICT)	265
10.2.5	Die diätetische Therapie des Typ-1-Diabetikers unter konventioneller Insulintherapie	268
10.3	Diabetes mellitus Typ 2	269
10.3.1	Die diabetische Stoffwechsellage beim Typ-2-Diabetes	269
10.3.2	Die diätetische Therapie des nicht insulinpflichtigen Typ-2-Diabetikers	271
10.3.3	Die diätetische Therapie des tablettenpflichtigen Typ-2-Diabetikers	272
10.3.4	Die diätetische Therapie des insulinpflichtigen Typ-2-Diabetikers	273
10.4	Hypertonie (Bluthochdruck)	273
10.4.1	Ursachen	273
10.4.2	Folgen der Hypertonie	274
10.4.3	Die diätetische Therapie der Hypertonie	274
10.5	Hyperurikämie (Gicht)	277
10.5.1	Ursachen	278
10.5.2	Purin- und Harnsäurestoffwechsel	278
10.5.3	Folgen erhöhter Harnsäurewerte	280
10.5.4	Die diätetische Therapie der Gicht	281
10.6	Fettstoffwechselstörungen (Hyperlipoproteinämien) und Arteriosklerose	282
10.6.1	Blutfette und Fettstoffwechsel	283
10.6.2	Der Transport der Fette im Blut – Fettstoffwechsel	284
10.6.3	Der Lipoproteinstoffwechsel	284
10.6.4	Einfluss von Körpergewicht, Ernährung und Lebensumständen auf die Blutfette	286
10.6.5	Folge erhöhter Blutfette: Arteriosklerose	287
10.6.6	Die diätetische Therapie der Hypercholesterolämie	288
10.6.7	Die diätetische Therapie der Hypertriglyceridämie	290
10.7	Das metabolische Syndrom	291
10.8	Unter- und Mangelernährung	292
10.8.1	Wie stellt man Untergewicht und Mangelernährung fest?	293
10.8.2	Ursachen des Untergewichts	293
10.8.3	Protein-Energie-Malnutrition = PEM	294
10.8.4	Folgen chronischer Unterernährung	295
10.9	Essstörungen	295
10.9.1	Anorexia nervosa (nach WHO, ICD 10, F 50.0)	295
10.9.2	Folgen	297
10.9.3	Bulimia nervosa (nach WHO, ICD 10, F 50.2)	297
10.9.4	Folgen	298

10.9.5	Ursachen	298
10.9.6	Prävention und Therapie	299

Kapitel 11: Ernährung und Gesundheitsrisiken ... 300

11.1	Fremd-, Schad- und Zusatzstoffe in Lebensmitteln	300
11.1.1	Was heißt hier giftig?	300
11.1.2	Risikoabschätzung	301
11.1.3	Primär giftige Schadstoffe	302
11.1.4	Sekundär giftige Schadstoffe	303
11.1.5	Lebensmittelzusatzstoffe	304
11.1.6	Fremdstoffe als Verunreinigungen durch die industrielle Produktion	306
11.1.7	Fremdstoffe als Rückstände aus der landwirtschaftlichen Produktion von Lebensmitteln	308
11.2	Koffein	310
11.2.1	Koffeinhaltige Getränke	310
11.2.2	Koffeinresorption	312
11.2.3	Koffeinabbau in der Leber	312
11.2.4	Wirkungen des Koffeins	312
11.2.5	Geht eine Gesundheitsgefährdung von Koffein aus?	314
11.3	Alkohol	315
11.3.1	Resorption und Abbau	316
11.3.2	Wirkungen des Alkohols auf den menschlichen Organismus	318
11.4	Lebensmittelmikrobiologie und Hygiene	321
11.4.1	Lebensmittelverderb	321
11.4.2	Ursachen für den Verderb von Lebensmitteln	322
11.4.3	Verderb durch Mikroorganismen	323
11.4.4	Schimmelpilze und Hefen	324
11.4.5	Wie sollte man mit verschimmelten Lebensmitteln umgehen?	325
11.4.6	Bakterien	327
11.4.7	Salmonellen	328
11.4.8	Übersicht über häufig vorkommende, lebensmittelverderbende Bakterien	330
11.4.9	Viren	332
11.4.10	BSE 5 Bovine spongioforme Enzephalopathie (Rinderwahnsinn)	333
11.4.11	Prävention mit dem HACCP-System	336

Kapitel 12: Ernährung und Gesellschaft ... 338

12.1	Konventionelle und ökologische Landwirtschaft	338
12.1.1	Landwirtschaft	338
12.1.2	Landwirtschaft in der Dauerkrise	338
12.1.3	Ökologische Krise	339
12.1.4	Wege aus der Krise	340
12.2	Lebensmittelrecht und Lebensmittelkennzeichnung	343
12.2.1	Kennzeichnungspflicht für Lebensmittel	344
12.2.2	Nährwertkennzeichnung- Lebensmittelinformationsverordnung	345
12.2.3	Überwachung des Lebensmittelgesetzes	345

12.2.4	Diätetische Lebensmittel	346
12.2.5	Kennzeichnung diätetischer Lebensmittel	346
12.3	Essen mit Zusatznutzen?	346
12.3.1	Functional Food, Nutraceuticals, Wellness Food, Designer Food, Phytochemicals	346
12.3.2	Interessenkonflikt: Lebensmittel/Arzneimittel	348
12.3.3	Health Claims - nährwert- und gesundheitsbezogene Angaben auf Lebensmitteln	349
12.3.4	Im Handel befindliche Produkte	350
12.3.5	Beurteilung	351
12.4	Nahrungsergänzungsmittel	352
12.4.1	Was sind Nahrungsergänzungsmittel?	352
12.4.2	Was ist geeignet, die Nahrung zu ergänzen?	352
12.4.3	Kennzeichnung von Nahrungsergänzungsmitteln	353
12.4.4	Interessenkonflikt Lebensmittel/Arzneimittel	353
12.4.5	Brauchen wir Nahrungsergänzungsmittel?	353
12.5	Novel Food	354
12.5.1	Genehmigungsverfahren	355
12.5.2	Beispiele für auf dem Markt befindliches Novel Food	355
12.6	Gen Food	357
12.6.1	Gentechnik	357
12.6.2	Nutzung transgener Pflanzen	358
12.6.3	Wozu eigentlich transgene Pflanzen?	359
12.6.4	Was ist in Europa erlaubt, was verboten?	360
12.6.5	Wie muss gekennzeichnet werden?	361
12.6.6	Risiken für Mensch und Umwelt	361

Vorwort

Im Rahmen der Bildungspläne wird in verschiedenen Bundesländern das Fach Ernährungslehre in der Oberstufe der beruflichen Gymnasien als Profilfach angeboten. Es soll die Voraussetzungen schaffen für die berufliche Orientierung im Bereich der Ernährungswissenschaft, Lebensmittelchemie, Biochemie und verwandter Fächer und auf den Besuch einer Hochschule vorbereiten.

Dieser Band versteht sich als Fortführung und Ergänzung zum Band „Chemie für das berufliche Gymnasium", Bildungsverlag EINS, Bestellnummer 92371 (im Folgenden „Band 1" genannt).

Wir haben versucht, ein Buch zu schaffen, das sowohl die altbekannten Aspekte in der Ernährungswissenschaft und dem Stoffwechselgeschehen ausführlich aufgreift als auch neue Forschungsergebnisse und moderne Perspektiven im Bereich Ernährung aufführt. Ganz besonders wichtig fanden wir dabei, den Zusammenhang zwischen Ernährung und Gesundheit zu betonen, der einem auf verschiedenen Ebenen immer wieder begegnet.

Für das Verständnis einer „gesunden" Ernährung ist es notwendig, die komplexen Zusammenhänge von Energie, Nährstoffen und deren Verdauung und Verstoffwechslung zu kennen. Nur so ist es möglich, zu beurteilen, woran sich die Empfehlungen für eine bedarfsgerechte Ernährung orientieren (Kapitel 2–9).

Darauf aufbauen lässt sich eine Vertiefung aller Ernährungseinflüsse, welche die Gesundheit gefährden können: ernährungsabhängige Krankheiten, Ernährungsrisiken aus der Umwelt oder durch Suchtmittel und mangelhafte Hygiene (Kapitel 10, 11).

Schließlich soll ein Einblick in die vielfältigen Auseinandersetzungen gegeben werden, die die Produktion von Nahrungsmitteln, neuartigen Lebensmitteln und Lebensmitteln der Zukunft mit sich bringt. Auch aus diesem Bereich ergeben sich Risiken für die Gesundheit des Konsumenten (Kapitel 12).

Unter www.bildungsverlag1.de finden Sie unter BuchPlusWeb Exkurse zu verschiedenen Themen, die eine Vertiefung darstellen oder zusätzliche Informationen bieten, und zum anderen Übungsaufgaben und Lösungsvorschläge. Die Übungsaufgaben haben wir in die Bereiche „Basiswissen" und „Problemorientiertes Lernen" aufgeteilt. Unserer Erfahrung nach ist das Basiswissen eine unverzichtbare Grundlage für das tiefere Verständnis der Materie, wie sie in problemorientierten Aufgaben vorkommt. Beides eignet sich sowohl für das Selbststudium als auch für die Arbeit in der Gruppe.

Auf der Innenseite des Umschlags finden Sie Ihren Zugangscode zum BuchPlusWeb-Material. Diesen benötigen Sie, um die geschützten Web-Inhalte freizuschalten. Geben Sie diesen Code unter www.bildungsverlag1.de/buchplusweb ein. Hier erhalten Sie eine Übersicht über alle derzeit verfügbaren Inhalte.

Für die kritische Durchsicht des Manuskriptes danken wir Theo Martin.

Elvira Martin
Stefan Dörr

1 Essen zwischen Gesundheit und Genuss

1.1 Ernährung im Wandel der Zeit

Nahrungsaufnahme ist eine Tätigkeit, die alle Lebewesen täglich ausführen müssen. Mit der Nahrung werden die notwendige Energie und die Nährstoffe zugeführt, die der Organismus zum Überleben braucht.

Während die meisten Tiere auf ein bestimmtes Nahrungsspektrum angewiesen sind, hat sich der Mensch im Laufe der Evolution viele verschiedene Nahrungsressourcen erschlossen und besetzt weltweit alle Nahrungsnischen.

Die Hominidenvorläufer (Angehörige der Familie der Menschenartigen) lebten im Wald auf Bäumen und ernährten sich vorwiegend von Blättern, Früchten, Insekten. Von den **Australopithecinen** wird angenommen, dass sie stärkereiche Knollenfrüchte ausgruben und Aas verzehrten. Eine Zunahme des Fleischverzehrs (Proteine) scheint das Gehirnwachstum beschleunigt zu haben. Seit dem **Homo erectus**, aus dem in Europa der **Neandertaler** hervorging und in Afrika der **Homo sapiens**, ist nachgewiesen, dass er Tiere zum Zweck der Nahrungsbeschaffung gejagt hat. Während der gesamten Altsteinzeit und Mittelsteinzeit spielte Fleisch die Hauptrolle in der Ernährung der Hominiden. Pflanzliche Nahrung stammte aus Wurzeln, Knollen, Früchten, Nüssen, Kräutern und wurde jahreszeitlich gesammelt, aber wohl noch nicht in größerem Umfang gelagert. Weil dem Wild nachgezogen werden musste und damit Flächen nicht überbeansprucht wurden, lebten die Menschen als Jäger und Sammler.

Die ersten Anzeichen zum Sammeln von Wildgetreide stammen aus dem Nahen Osten und sind etwa 20.000 Jahre alt. Vor etwa 10.000 Jahren wurde in diesem Gebiet des Nahen Ostens, genannt der **Fruchtbare Halbmond**, die Landwirtschaft erfunden. Das bedeutet, dass Tiere nicht mehr nur gejagt, sondern domestiziert und als Nahrung gehalten wurden. Als nächste Stufe kam der Anbau von Getreide (Einkorn, Emmer, Weizen) und später von Hülsenfrüchten dazu. Die Haltung von Tieren und der Anbau von Getreide markieren einen wichtigen Punkt in der Menschheitsgeschichte und werden daher als **neolithische Revolution** bezeichnet.

• **Australopithecus** = Vormensch, lebte etwa zwischen 4,5 und 1 Mio. Jahre vor heute. **Homo erectus** = Frühmensch, lebte ab 1,9 Mio. Jahre vor heute.

• **Neandertaler** lebten etwa 300.000–30.000 Jahre vor heute in Europa. Der Homo sapiens entwickelte sich vor etwa 200.000 Jahren in Afrika.

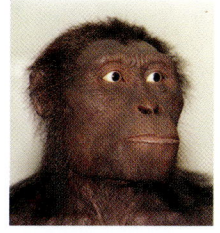

Abb. 1
Australopithecus

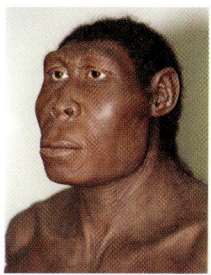

Abb. 2
Homo erectus

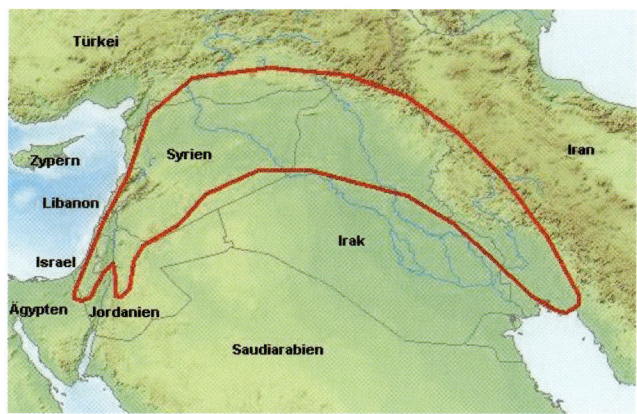

Abb. 1.1 Der fruchtbare Halbmond

Ausgehend von diesen Erfindungen war eine sesshafte Lebensweise möglich und mit ihr das Entstehen von Schrift und Hochkulturen. Vom fruchtbaren Halbmond aus breitete sich die Landwirtschaft in andere Gebiete der Erde aus. Die Grundnahrungsmittel waren nun Getreide, Hülsenfrüchte und kleine Mengen Fleisch domestizierter oder gejagter Tiere. Die Veränderung der Ernährung hatte für den menschlichen Organismus zwei Folgen: Die Menschen wurden kleiner und zahlreicher als ihre Jäger- und Sammlervorfahren. In Mitteleuropa ist der Beginn der Landwirtschaft je nach geografischer Breite mit vor 7.000–5.000 Jahren anzugeben. Tierhaltung und Ackerbau veränderten sich während der nächsten Jahrtausende kaum.

Geprägt war die Menschheitsgeschichte seitdem von Hungersnöten und knapper Nahrungsmittellage, weil durch äußere Einflüsse die Ernten teilweise ganz oder zu gering ausfielen. Die Ernährung in Mitteleuropa basierte weitgehend auf Getreide, Hülsenfrüchten und geringen Mengen an Fleisch, Eiern und Milch. Durch die Entdeckungsfahrten nach Übersee kamen neue Lebensmittel nach Europa. Besonders die Kartoffel setzte sich durch.

Um 1.750 wurde die bis dahin übliche Dreifelderwirtschaft, die wenig effektiv war, ersetzt durch die Fruchtwechselwirtschaft und die zunehmende Nutzung von tierischem Dünger. Durch die Veränderung von Besitzverhältnissen stieg das Interesse der Bauern an mehr Produktivität. Die Erträge stiegen an. Erstmals lieferten die Tiere mehr Milch als der bäuerliche Haushalt brauchte, und die Überschüsse wurden zu Käse und Milchprodukten verarbeitet. Überschüsse an Fleisch, Getreide und Ackerfrüchten wurden auf lokalen Märkten angeboten und deckten nicht mehr nur den Bedarf des jeweiligen bäuerlichen Haushaltes.

Mit dem Beginn der **industriellen Revolution** setzten sich neue Verfahren zur Bearbeitung von Lebensmitteln durch (Margarine, Zucker aus Zuckerrüben, Weißmehl in großem Umfang). Lebensmittel wurden nicht mehr nur vom Erzeuger auf lokalen Märkten verkauft. Sie wurden nun zunehmend durch lebensmittelverarbeitende Betriebe veredelt und über Geschäfte verkauft. Diese Entwicklung wurde beschleunigt durch die Entstehung von modernen Großstädten und die dort ansässigen Menschen, die schnell und preisgünstig an Nahrungsmittel kommen mussten.

Die industrielle Revolution leitete somit auch den zweiten entscheidenden Bruch in den Ernährungsgewohnheiten der Menschheit ein. In rasantem Tempo entwickelten sich lebensmittelverarbeitende Betriebe, wurden Nahrungsmittel aus den Kolonien importiert und aufbereitet und die Anzahl der zur Verfügung stehenden Nahrungs- und Genussmittel wuchs jährlich. Es entstand ein Bedürfnis nach preisgünstigen, sättigenden und schnell zuzubereitenden Lebensmitteln, welche die immer zahlreicher werdende städtische Arbeiterbevölkerung versorgten. Dies war die Geburtsstunde von Brühwürfel, Erbswurst, Trinkschokolade und Säuglingsnahrung, der Erfindung des sogenannten „Convenience Food", von Essen, das ohne große Umstände schnell zubereitet werden kann. Um 1.800 standen pro Kopf bei uns etwa 2.000 kcal/Tag zur Verfügung, einhundert Jahre später waren es schon 3.000 kcal/Tag.

• **Convenience** = Bequemlichkeit

1.2 Ernährung in der Industriegesellschaft

Eine weitere Beschleunigung erfuhr das System, als nach dem Zweiten Weltkrieg in Europa die Landwirtschaft technisiert wurde und mehr Erträge brachte – bis hin zu gigantischen Überschüssen. Dies wiederum verbilligte die landwirtschaftlichen Güter und führte zu weiteren Veredelungen. Nun gab es Sahne, Lebensmittel, die mit Zucker reichlich gesüßt wurden, Fleisch und Eier zu Preisen, die einen häufigeren Verzehr zuließen; dazu gab es weitere Convenience-Produkte wie Fertigsuppen, Dosengemüse, Fleisch und Wurst in Dosen, Schokoriegel oder Knabberartikel.
Der Krämerladen wich dem Supermarkt, aus der Ladenkette wurde schließlich eine ganzen Anzahl von Billigdiscountern.
Heute umfasst das Lebensmittelangebot in den westlichen Industrienationen in den Supermärkten rund 280.000 verschiedene Lebensmittel. Davon sind 95 % verarbeitet bis verzehrfertig, entsprechen damit der Definition für Convenience Food oder Fast Food.
Nahrungsmittel sind so preisgünstig wie noch nie. Heute muss ein durchschnittlicher Vier-Personen-Haushalt nur 16 % seines Einkommens für Nahrungsmittel ausgeben, um die Jahrhundertwende zum 20. Jahrhundert waren das noch über 60 %.

Auf der einen Seite ist die Kaufkraft gestiegen und Lebensmittel können heute erworben werden, ohne dass auf die Menge geachtet werden muss.
Die Lebensmittel selbst haben sich durch die Verarbeitung aber auch stark verändert und unterscheiden sich in ihrer Zusammensetzung erheblich von unverarbeiteten und naturbelassenen Lebensmitteln. Sie zeichnen sich durch einen hohen Gehalt an Zucker, Fetten, Salz und einer großen Anzahl an Zusatzstoffen aus, um eine gleichbleibende Produktqualität zu erreichen. Lebensmittel werden nun nicht mehr nur konsumiert, um den Organismus am Leben zu erhalten oder zu sättigen. Sie bringen durch das üppige Angebot und ihre Veränderung neue Gesundheitsrisiken mit sich, die sich flächendeckend in der Bevölkerung ausbreiten und zu hohen Folgekosten führen.

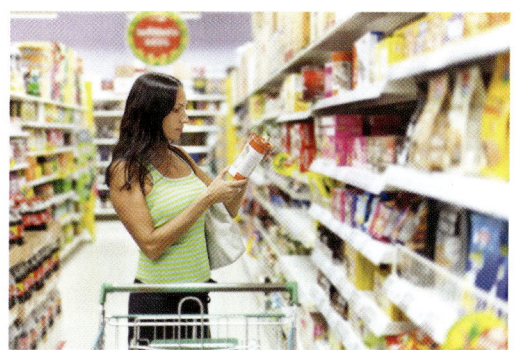
Abb.1.2 Im Discounter

Überblick über die Ernährungseinflüsse in der Industriegesellschaft

Unsere Vorfahren in urgeschichtlicher Zeit aßen, wenn Nahrung verfügbar war – und die war stets knapp und nur mit hohem Energieaufwand zu erreichen. Heute dagegen steht uns ein Überfluss von Lebensmitteln zur Verfügung: leicht zu erwerben, preisgünstig, fertig zubereitet und schmackhaft. Dies setzt den Menschen heute ganz anderen und weit vielfältigeren Einflüssen bezüglich seiner Ernährung aus.
Nicht mehr nur allgemein verbreitete Ernährungsgewohnheiten und das individuelle Essverhalten bestimmen, was gegessen wird, eine ganze Reihe weiterer Faktoren machen ihren Einfluss geltend.
Beides bildet sich vom ersten Lebenstag an aus und wird von sehr vielen Faktoren gesteuert.

16 Essen zwischen Gesundheit und Genuss

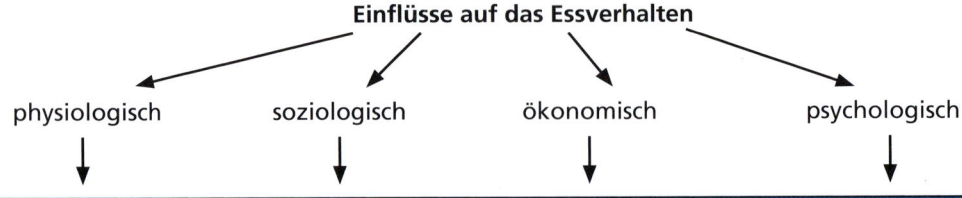

Gegebene Lebenslage	Werte und Einstellungen	Verfügbare Ressourcen	Persönlichkeitsstruktur und psychologische Steuerung
Alter	Religion	Einkommen	Außenreizabhängigkeit beim Essen
Geschlecht	Weltanschauung	Bildung	Kognitive Kontrolle des Essverhaltens
Geografische Herkunft	Einstellung zum Gewicht	Ernährungswissen	Spezifische Geschmackspräferenzen
Soziales Umfeld	Stellenwert der Ernährung im gesamten Leben	Kochkenntnisse	Sättigungswahrnehmung
Kultur	Verbote und Gebote in Bezug auf Essen	Eigener Garten	Essverhalten bei Stress, Frust, Langeweile, Einsamkeit
Zusammensetzung des Haushaltes	Einstellung zu Werbung		Persönlicher Tagesrhythmus
Beruf	Einstellung zu Fast Food		
Verwandten-/Freundeskreis			
Krankheit			

1.3 Ernährungssituation von Jugendlichen und Erwachsenen in Deutschland

Die Daten des Ernährungsberichtes 2004 beruhen auf der Agrarstatistik sowie auf Einkommens- und Verbraucherstichproben (EVS). Für Jugendliche zwischen 13 und 19 Jahren wurde Folgendes ermittelt, gemessen an den bedarfsgerechten Vorgaben (vgl. Kap. 9.4, Tab. 9.4).

- Die **DACH-Referenzwerte** sind von Ernährungsexperten aus Deutschland, Österreich und der Schweiz erarbeitet worden und geben an, welche Makro- und Mikronährstoffe gesunde Menschen brauchen.

Tab. 1.1 Mittlere tägliche Zufuhr in % der D-A-CH-Referenzwerte, 13- bis 19-Jährige

	Mädchen	Jungen
Energie	97	93
Protein	132	142
Fett	106	104
Gesättigte Fettsäuren	133	130
Einfach ungesättigte FS	97	97
Mehrfach ungesättigte FS	79	80
Kohlenhydrate	90	87
Ballaststoffe	99	90
Natrium	439	440
Calcium	65	71
Eisen	74	108
Jod	38	46
Vitamin D	43	53
Folsäure	48	49

rot = > 100 % = zu viel,
rosa = < 100 % = zu wenig

Vgl. Deutsche Gesellschaft für Ernährung (Hrsg.): 12. Ernährungsbericht, 1. Auflage, Bonn, 2012, S.

Ernährungssituation von Jugendlichen und Erwachsenen in Deutschland

Mädchen und Jungen im Alter von 13 bis 19 Jahren haben zwar eine ausgeglichene Energieaufnahme – gemessen an den Referenzwerten nehmen sie aber deutlich zu viel Protein, gesättigte Fettsäuren und Natrium auf. Auf der andere Seite nehmen sie zu wenig mehrfach ungesättigte Fettsäuren, Calcium, Jod, Folsäure und Mädchen zu wenig Eisen zu sich. Jugendliche essen zu wenig Kartoffeln, Gemüse, Obst und Fisch.

Auf den ersten Blick nicht zu verstehen ist die weite Verbreitung von Übergewicht unter Kindern und Jugendlichen im Vergleich mit diesen Daten, die eine ausgeglichene Energiebilanz angeben. Dazu muss aber bemerkt werden, dass die als Vergleich dienenden Referenzwerte (vgl. Kap. 9.4, Tab. 9.4) von einer adäquaten körperlichen Aktivität ausgehen. Da die meisten Menschen in Deutschland aber wenig körperlich aktiv sind, liegen die Werte für die Energiezufuhr für weibliche Personen ab 15 Jahren und für männliche Personen ab 25 Jahren weit über den Empfehlungen.

Und so sieht es bei den Erwachsenen aus

Tab. 1.2 Mittlere tägliche Zufuhr in % der D-A-CH-Referenzwerte, Erwachsene > 19 Jahre

	Frauen	Männer
Energie	128	118
Protein	166	154
Fett	155	142
Gesättigte Fettsäuren	144	164
Einfach ungesättigte FS	130	121
Mehrfach ungesättigte FS	91	98
Kohlenhydrate	110	95
Ballaststoffe	80	84
Natrium	509	681
Calcium	89	93
Jod	58	58
Vitamin D	48	68
Folsäure	81	59

Vgl. Deutsche Gesellschaft für Ernährung (Hrsg.): 12. Ernährungsbericht, 1. Auflage, Bonn, 2012, S.

Wie die Daten der erwachsenen Bevölkerung zeigen, setzen sich die Ernährungstrends aus der Jugend fort. Da aber Erwachsene einen gegenüber den Jugendjahren zurückgehenden Energiebedarf bei gleichzeitig gleichbleibendem Bedarf an Vitaminen und Mineralstoffen haben, verschärft sich die Situation immer mehr. Für Erwachsene gilt, dass sie zu viel an Energie, Proteinen, Fetten, insbesondere gesättigten Fettsäuren, und Natrium aufnehmen und gleichzeitig trotz überhöhter Energieaufnahme ein Defizit an Ballaststoffen, Calcium, Jod, Vitamin D und Folsäure haben.

Diese Nährstoffzusammensetzung ergibt sich aus einem
- gleichmäßig hoch bleibenden Verbrauch an Fleisch, Fetten, alkoholischen Getränken,
- rückläufigen Verzehr an Getreideprodukten, Kartoffeln,
- zunehmenden Verbrauch an fetten Milchprodukten, Eiern, Geflügel und
- einem nur sehr leicht steigenden Verbrauch an Fisch, Gemüse, Obst.

1.4 Ernährung als Basisfaktor der Gesundheit

„Gesundheit ist nicht alles – aber ohne Gesundheit ist alles nichts", lautet ein bekanntes Sprichwort, in dem sich jeder wiederfindet. Schon ein banaler Schnupfen kann für einige Tage Bettruhe sorgen und verhindert somit die Ausübung des normalen Tagesgeschäftes.

1.4.1 Gesundheit – was ist das?

Die Weltgesundheitsorganisation (WHO) definiert:

> „Gesundheit ist ein Zustand vollkommenen körperlichen, geistig-seelischen und sozialen Wohlbefindens."

Damit stellt sie klar, dass Gesundheit nicht einfach die Abwesenheit von Krankheit ist, sondern sie bezieht den Begriff viel umfassender nicht nur auf die körperlichen, sondern auch auf die psychischen und sozialen Bereiche des Lebens. Betrachtet man die Ernährung als Teil, der zur Gesundheit beiträgt, dann fällt sofort der enge Bezug von Ernährung und körperlichem Wohlbefinden auf. Sobald aber die Ernährung nicht mehr optimal ist, beeinträchtigt dies auch das geistig-seelische und das soziale Wohlbefinden des Einzelnen und der Gesellschaft.

Tab. 1.3 Gesundheit als Form des Wohlbefindens

Körperliches Wohlbefinden	Geistig-seelisches Wohlbefinden	Soziales Wohlbefinden
Überoptimale Ernährung	**Überoptimale Ernährung**	**Überoptimale Ernährung**
Übergewicht und Folgeerkrankungen wie Diabetes, Hypertonie	Scham, weil zu dick	Ausgrenzung schon im Kindesalter, beim Sport, bei Freizeitaktivitäten
Suboptimale Ernährung	**Suboptimale Ernährung**	**Suboptimale Ernährung**
Hunger, Untergewicht, Mangel an Makro- und Mikronährstoffen und sich daraus ergebende Erkrankungen, Leistungseinbußen, erhöhte Säuglingssterblichkeit	Nichtsicherung des Grundbedürfnisses nach Ernährung. Sorgen um die nächste Mahlzeit in den Entwicklungsländern. Sorgen, ob das Einkommen für das Essen bis zum Monatsende reicht, auch schon in bestimmten sozialen Schichten in den Industrieländern	Armut

1.4.2 Folgen der heutigen Ernährungsweise auf die Gesundheit

Wie in Tab. 1.2 zu erkennen ist, nehmen Erwachsene täglich zwischen 18 % und 28 % mehr an Energie auf, als ihrem Bedarf entspricht. Daraus entwickelt sich langfristig Übergewicht. 65 % der erwachsenen Männer und 55 % der erwachsenen Frauen in Deutschland sind übergewichtig.

Inzwischen gut belegt sind die Folgen dieser Ernährungsweise auf die Gesundheit des Einzelnen. Schon eine tägliche Mehr-Energiezufuhr von 70 kcal (z. B. in 32 g Roggenbrot oder 1/2 Glas Vollmilch oder 13 g Schokolade) führt zu einer Gewichtszunahme von 3,6 kg im Laufe eines Jahres.

Übergewicht ist aber nicht nur ein kosmetisches Problem, es führt zu zahlreichen Veränderungen im gesamten Organismus, die sich langfristig in folgenden Erkrankungen und Gesundheitsrisiken äußern:

- Diabetes mellitus Typ 2
- Fettstoffwechselstörungen
- Fettleber
- Gallensteine
- Krampfadern
- Skelettschäden und Gelenksarthrosen
- Hypertonie
- Gicht
- Schlafapnoe
- Erhöhtes Unfallrisiko
- Erhöhtes Organkrebsrisiko

• **Schlafapnoe** = Atemstillstand während des Schlafes

1.4.3 Was nun? Prävention

Die Vielzahl der Faktoren, die unsere Ernährungsweise und unseren Essstil beeinflussen, bei überquellenden Warenbergen und der schnellen Verfügbarkeit von Nahrung zu jeder Zeit auf der einen Seite und die vielfältigen Konsequenzen daraus für unsere Gesundheit auf der anderen Seite verdienen es, dass eine intensivere Auseinandersetzung mit dem Thema Ernährung auf allen Ebenen wie Lebensmittelkunde, Stoffwechsel, Energiebedarf, Nährstoffe, Gesundheit, Krankheit, neue Trends aus der Ernährungswirtschaft und die globale Ernährungssituation stattfindet.

Menschen in den Industrienationen sind heute in Bezug auf die Ernährung einer Zerreißprobe aus unterschiedlichen Ansprüchen und Risiken ausgesetzt. Dies überfordert den Einzelnen und führt infolgedessen häufig zu einer Gleichgültigkeit gegenüber Ernährungs- und Gesundheitsthemen.

• **Prävention** = Vorbeugung

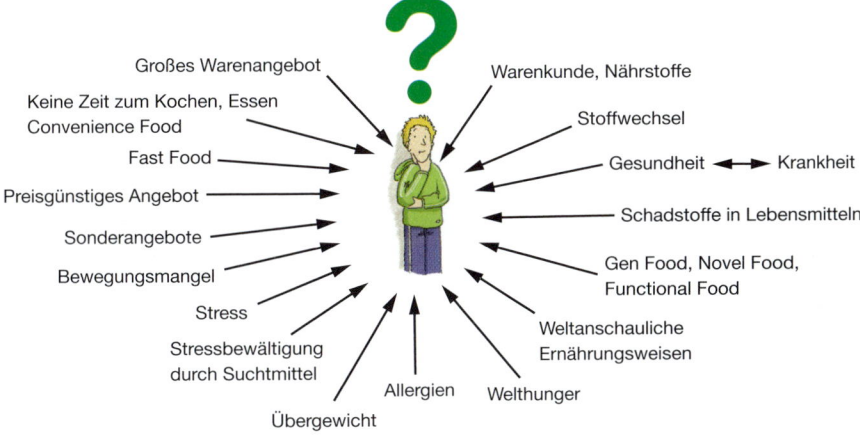

Abb. 1.3 Der Mensch in den Industrienationen im Spannungsfeld zwischen Essen und Ernährung

Diese Situation macht eine breit angelegte Prävention notwendig. Unter Prävention versteht man in der Heilkunde alle Maßnahmen, die das Auftreten von Krankheiten verhindern. Sie unterscheidet sich also von der Therapie, deren Ziel es ist, Krankheiten zu heilen.

Prävention strebt an:
- einen objektiv besseren Gesundheitszustand des Einzelnen
- bessere Lebensqualität
- gesündere Umwelt

Instrument der Prävention ist die Ernährungspolitik des Staates. Das Präventionsgesetz wurde 2005 verabschiedet. Darin verpflichtet sich der Staat, dass die gesundheitliche Prävention neben der Akutbehandlung, der Rehabilitation und der Pflege als vierte eigenständige Säule im Gesundheitswesen verankert wird. Prävention als Teil des Gesundheitswesens macht aber auch ein Eingreifen in unterschiedliche Politikbereiche notwendig:
- Bildung
- Agrarwirtschaft
- Umweltpolitik
- Sozioökonomie

2 Energiehaushalt

2.1 Energie: Definition und Maßeinheiten

Alle Prozesse von Wachstum oder Erhaltung von Strukturen in der Natur, wozu auch der menschliche Körper gehört, benötigen Energie.

Der Begriff Energie ist eher von technischen oder physikalischen Prozessen bekannt und dort spielt Energie in Form von Strom, Wasserkraft, Öl, Gas, Kohle oder Kernenergie eine Rolle. Dabei werden technische Prozesse durch diese Energieträger in Gang gebracht oder erhalten. Denn:

> Energie ist die Fähigkeit eines Systems, Arbeit zu verrichten.

Die Energie für den menschlichen Organismus kommt aus den chemischen Verbindungen der Nahrungsmittel, insbesondere aus den als Nährstoffen bezeichneten Verbindungen: Fette, Kohlenhydrate und Proteine (siehe Kapitel 3–5). Auch dabei wird Energie von einer Form in die andere umgewandelt.

Tab. 2.1 Energietransformation im menschlichen Körper

Die Energie aus den chemischen Verbindungen in den Nahrungsmitteln wird im Körper umgewandelt in ...	Energieart im Körper	Beispiel
	chemische Energie	Aufbau neuer chemischer Verbindungen, die der Körper benötigt für Fortpflanzung, Wachstum, Zellerneuerung, Organfunktionen wie Verdauung, Ausscheidung
	mechanische Energie	Muskelbewegung, Herztätigkeit
	elektrische Energie	Übertragung von Nervenimpulsen
	elektro-chemische Energie	Osmose, Na-K-Pumpe
	thermische Energie	Aufrechterhaltung und Steuerung der Körpertemperatur

2.1.1 Kalorien oder Joule?

Für die Ernährungswissenschaft ist es interessant zu wissen, wie viel Energie der Körper umsetzt bzw. wie viel Energie in den Nahrungsmitteln steckt.
Die Energie, die im Körper umgewandelt wird, sowie die Energie, die in den Nahrungsmitteln enthalten ist, kann gemessen werden.
Weil Energie vollständig nur in Wärme umgewandelt werden kann, hatte man sich lange Zeit darauf geeinigt, diese Energieform als gemeinsamen Ausdruck aller Energieformen zu benützen. Ihre Maßeinheit ist die **Kalorie (cal)**.

Definition der Energiemessung in Kalorien

> 1 cal entspricht der Wärmeenergie, die benötigt wird, um bei normalem Atmosphärendruck 1 g Wasser von 14,5 °C auf 15,5 °C zu erwärmen.

- 1.000 cal = 1 kcal = 1 Kilokalorie

Die Energie, die man Wasser durch Erwärmen zuführen muss, um diese Temperaturerhöhung zu erreichen, hängt aber vom Atmosphärendruck ab. Daher ist die Maßeinheit Kalorie ungünstig und wurde in den 1970er-Jahren gegen eine eindeutig definierbare Maßeinheit, das **Joule (J)**, ersetzt. Joule ist die Maßeinheit, in der die Energie im heute üblichen SI-System gemessen wird.

Definition der Energiemessung in Joule

> 1 Nm ist die Arbeit, die nötig ist, um einen Körper mit einem Kraftaufwand von 1 N um 1 m zu verschieben.
> Die Einheit 1 Nm heißt zu Ehren des englischen Physikers J. P. Joule (1816–1889) 1 Joule (1 J).

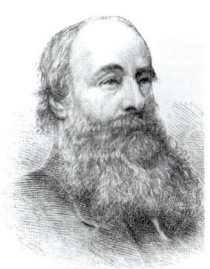

J. P. Joule

Beispiel: 1 Nm bzw. 1 J ist die Energie, die benötigt wird, um eine 100-g-Tafel Schokolade vom Boden auf einen 1 m hohen Tisch zu heben, oder wenn ein Herz einen Herzschlag ausführt.

- 1.000 J = 1 kJ = 1 Kilojoule
- 10^6 J = 1 MJ = 1 Megajoule

2.2 Die Energie, die in den Nahrungsmitteln steckt

2.2.1 Physikalischer Brennwert

Zur vollständigen Verbrennung von energiereichen Verbindungen wird Sauerstoff benötigt. Die Endprodukte der Verbrennung sind CO_2, Wasser und eben die Energie, die in den Verbindungen steckte. Die für den Menschen relevanten energiereichen Verbindungen sind neben Fetten, Kohlenhydraten und Proteinen noch Alkohole und Fruchtsäuren. Werden diese Verbindungen vollständig verbrannt, dann kann man ihren **physikalischen Brennwert** hierdurch ermitteln.

Die einfachste Methode dazu ist die Bombenkalorimetrie. In eine mit Sauerstoff gefüllte Kammer bringt man eine Menge von 1 g des zu untersuchenden Stoffes, z. B. Zucker. Mittels elektrischer Zündung wird die eingebrachte Probe vollständig verbrannt. Die Energie dieses Stoffes wird als Wärme frei. Die sauerstoffgefüllte Kammer ist von einem mit Wasser gefüllten Behälter ummantelt. Dieses Wasser nimmt die aus der Verbrennung freigesetzte Wärme auf. Der Temperaturanstieg des Wassers kann gemessen und daraus die freigesetzte Energie bestimmt werden.

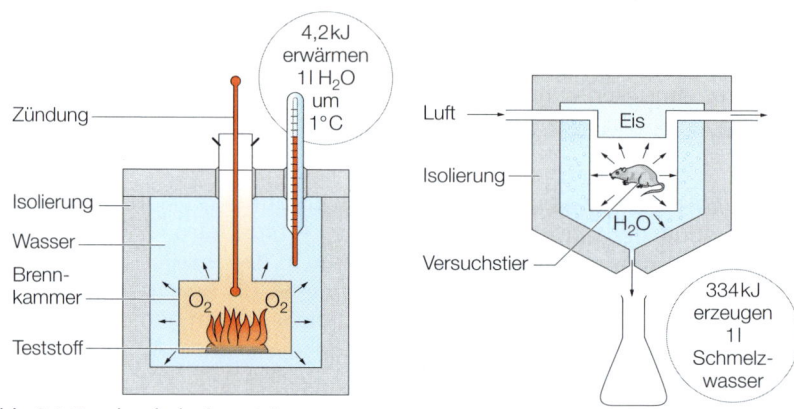

Abb. 2.1 Bombenkaloriemetrie

2.2.2 Der physiologische Brennwert

Werden nun energiereiche Verbindungen aufgenommen und verbrannt, treten dabei gewisse Verluste auf; deshalb ist der physiologische Brennwert mancher Verbindungen niedriger als der physikalische.

Kohlenhydrate werden im Verdauungstrakt zu 98 %, Fette zu 97 % resorbiert (= aufgenommen). Beide Verbindungen werden auch wie bei der Verbrennung im Bombenkaloriemeter vollständig zu CO_2 und Wasser abgebaut.

Dies ist nicht der Fall bei Proteinen. Sie werden nur zu etwa 92 % resorbiert und nicht vollständig zu CO_2 und Wasser abgebaut, sondern zu Verbindungen, die noch Energieträger sind wie Harnstoff (vgl. Kap. 8.5.2) und Kreatinin (vgl. Kap. 10.6), die mit dem Urin verloren gehen. **Bei den Proteinen stimmt also der physikalische Brennwert nicht mit dem physiologischen Brennwert überein.**

Tab. 2.2 Vergleich von physikalischem und physiologischem Brennwert

Brennwert	Glukose kJ/g	kcal/g	Fett kJ/g	kcal/g	Proteine kJ/g	kcal/g	Alkohol kJ/g	kcal/g
Physikalischer	15,4	3,7	39,1	9,3	22,5	5,5	29,8	7,1
Physiologischer	15,4	3,7	37,1	8,9	15,9	3,8	29,8	7,1

Vgl. Ibrahim Elmadfa: Ernährungslehre, 2. Auflage, Stuttgart, UTB, 2009

Aus den oben dargestellten Gründen wird bei den Nährstoffen mit Durchschnittswerten gerechnet. Festgelegt ist:

- 1 g Kohlenhydrate ≙ 17,2 kJ = 4,1 kcal
- 1 g Fette ≙ 38,9 kJ = 9,3 kcal
- 1 g Protein 17,2 kJ = 4,1 kcal

Im Folgenden werden immer die Werte in Kilokalorien durch einen Schrägstrich / hinter den Werten in Kilojoule angegeben.

2.2.3 Indirekte Kalorimetrie

Eine Form, die Energie zu ermitteln, die der menschliche Organismus umsetzt, ist die „indirekte Kalorimetrie". Energiereiche Verbindungen werden zu CO_2, Wasser und stickstoffhaltigen Verbindungen abgebaut. Die Produktion einer bestimmten Energiemenge im Körper benötigt eine bestimmte Menge an Sauerstoff. Aus der Messung des Sauerstoffverbrauches kann dann die Energiemenge ermittelt werden. Es gibt dazu geeignete Apparaturen. Eine Versuchsperson atmet Umgebungsluft ein und durch ein Mundstück in einen geschlossenen Raum wieder aus. Die gesammelte Luft wird durch ein Gasometer geleitet und so die Menge und die Anteile an O_2 und CO_2 bestimmt.

Die Energieproduktion kann über die Bestimmung von CO_2 in der Atemluft und stickstoffhaltigen Verbindungen im Urin ermittelt werden.

2.2.4 Der respiratorische Quotient

Der respiratorische Quotient (RQ) ist das Verhältnis von gebildetem Kohlendioxidvolumen zu verbrauchtem Sauerstoffvolumen bei der Verbrennung von Nährstoffen im Organismus.

$$RQ = \frac{\text{gebildetes Kohlendioxidvolumen}}{\text{verbrauchtes Sauerstoffvolumen}} = \frac{V_{CO_2}}{V_{O_2}}$$

Werden im Organismus Kohlenhydrate oxidiert, so entspricht der Sauerstoffverbrauch dem der Kohlendioxidbildung.

Beispiel:
$C_6H_{12}O_6 + 6\ O_2 \rightarrow 6\ CO_2 + 6\ H_2O$ + Energie
Glukose
RQ = 1
1 Mol Glukose = 180 g   1 Mol Glukose + 6 × 1 Mol Sauerstoff →
1 Mol Sauerstoff = 22,4 l   6 × 1 Mol Kohlendioxid + 6 × 1 Mol Wasser
1 Mol Wasser = 18 g   + 2,78 MJ*

• Der Energiebetrag wurde mittels direkter Kalorimetrie ermittelt.

180 g + 6 × 22,4 l → 6 × 22,4 l + 6 × 18 g + 2,78 MJ
1 g Glukose liefert demnach: 15,4 kJ.
Bei der Verbrennung von Fetten dagegen wird mehr Sauerstoff verbraucht als CO_2 entsteht.

Beispiel:
$2C_{51}H_{98}O_6 + 145\ O_2 \rightarrow 102\ CO_2 + 98\ H_2O$ + Energie
Tripalmitin
$RQ_{Tripalmitin} = \frac{102}{145} = 0{,}7$

Bei Proteinen liegt der RQ mit 0,8 zwischen dem von Fetten und Proteinen.

Energiehaushalt

Tab. 2.3 RQ der Nährstoffe

Nährstoff	RQ
Proteine	0.801
Kohlenhydrate	1.000
Fette	0.707

Im Experiment können die Menge des eingeatmeten Sauerstoffs und des ausgeatmeten Kohlendioxids gemessen werden. Aus deren Verhältnis kann mit oben stehender Tabelle auf den Anteil der verschiedenen Nährstoffe in der Nahrung und auf das Stoffwechselgeschehen geschlossen werden.

2.3 Der Energiebedarf des Menschen

Um die Ernährung eines Menschen beurteilen zu können, ist es notwendig zu erfahren, wie hoch dessen Energiebedarf ist und wovon dieser abhängt.

- **postprandiale Thermogenese** = Steigerung des Energieumsatzes nach der Nahrungsaufnahme

Der Gesamtenergiebedarf des Menschen setzt sich zusammen aus
- Grundumsatz (GU),
- Leistungsumsatz (LU),
- postprandialer Thermogenese,
- verschiedenen variablen Einflüssen.

2.3.1 Der Grundumsatz (GU)

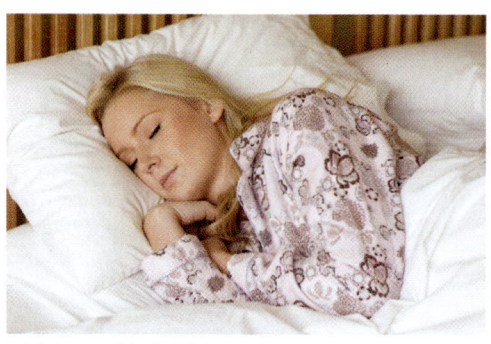

Abb. 2.2 Schlafende Frau

Der Grundumsatz ist die Energiemenge, die ein Mensch bei völliger Ruhe, im Liegen, 12–14 Stunden nach der letzten Mahlzeit, unbekleidet bei einer Raumtemperatur zwischen 20–28° C innerhalb eines Zeitraumes von 24 Stunden benötigt. Diese Energiemenge wird gebraucht, um den Stoffwechsel und alle Organfunktionen aufrechtzuerhalten. Etwa 90 % dieser Energiemenge gehen in die Zellerneuerung, die osmotische Regulation und die Konstanthaltung von intra- und extrazellulärer Ionenverteilung. Etwa 10 % werden aufgewendet für die Muskulatur- und Organfunktionen.

Der GU beträgt etwa 50–60 % des Gesamtenergiebedarfs.

Manchmal wird vom Ruheumsatz (RU) gesprochen und der Begriff synonym mit dem Grundumsatz verwendet. Der Ruheumsatz gibt die Energiemenge an, die ein Mensch im Sitzen, bekleidet, 12 Stunden nach der letzten Mahlzeit und bei einer Raumtemperatur von 20–24° C benötigt.

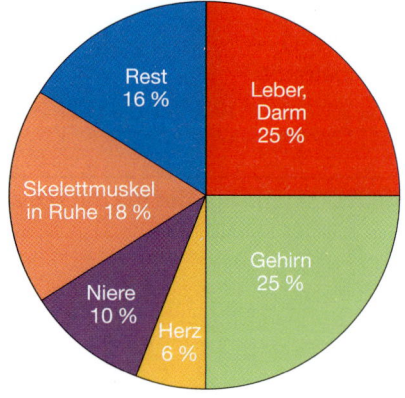

Abb. 2.3 Anteil der Organe am GU

Faktoren, von denen der GU abhängt

> Der Grundumsatz ist in erster Linie abhängig von:
> - Alter,
> - Geschlecht,
> - Körperoberfläche (festgelegt über Gewicht und Größe),
> - Körperzusammensetzung,
> - Klima bzw. Umgebungstemperatur.

Wie beeinflussen diese Faktoren den GU?

Alter

Mit zunehmendem Alter nimmt der GU ab, weil die Menge der fettfreien Körpermasse abnimmt, die Stoffwechselvorgänge langsamer ablaufen und die Körpertemperatur leicht erniedrigt ist. Für die Lebensspanne vom 20. bis 30. Lebensjahr ist mit einem GU-Rückgang von 10 % zu rechnen, danach von etwa 3 % pro Lebensjahrzehnt.

Geschlecht

Frauen haben gegenüber Männern gleicher Größe und gleichen Alters aufgrund genetischer Ursachen einen höheren Körperfettanteil und daher einen niedrigeren Muskelanteil, was zu einer Differenz des GU von 10 % führen kann.

Körperoberfläche

Der Zusammenhang zwischen Körperoberfläche und GU ist einfach zu verstehen: Je größer eine Person ist, desto größer ist auch ihre Körperoberfläche und damit die Fläche, die Wärmeenergie abstrahlt. Eine größere Person benötigt also mehr Energie zur Aufrechterhaltung ihrer Körpertemperatur.

Körperzusammensetzung

Muskelgewebe verbraucht im Vergleich zu Fettgewebe in Ruhe ein Vielfaches an Energie. Der Anteil der fettfreien Körpermasse kann aber individuell sehr verschieden sein, z. B. erniedrigt bei Adipositas oder erhöht bei Sportlern.

Klima

Je nachdem, in welchem Klima eine Person lebt, benötigt sie, z. B. in polaren Regionen, mehr Energie, um die Körpertemperatur aufrechtzuerhalten. Eine Person, die dagegen in die Tropen reist, gibt in den ersten sechs Wochen sehr viel Energie durch das Schwitzen ab. Nach einer Anpassungsperiode ist ihr GU etwa 10–20 % niedriger als in gemäßigten Breiten.

2.3.2 Regulation des Grundumsatzes

In der Schilddrüse werden die beiden jodhaltigen Schilddrüsenhorme Thyroxin T_4 und Trijodthyronin T_3 gebildet. Beide Hormone sind für Wachstum, Reifung und den Stoffwechsel zuständig. Sie wirken sehr vielfältig auf den Energiestoffwechsel, z. B. durch:
- Vermehrung der Mitochondrien
- gesteigerte Expression von Enzymen (vgl. Kap. 8.2.3)

Energiehaushalt

- Beeinflussung des Cholesterolstoffwechsels (vgl. Kap. 10.6)
- Veränderung der Wirkung von Hormonen

Diese Veränderungen beeinflussen den Grundumsatz, indem sie den Energieverbrauch, den Sauerstoffverbrauch und die Wärmeproduktion erhöhen können.

2.3.3 Wie kann man den GU bestimmen?

Für den alltäglichen Gebrauch wird der GU für
- Männer mit 4,2 kJ/1 kcal pro kg Körpergewicht und Stunde,
- Frauen mit 3,78 kJ/0,9 kcal pro kg Körpergewicht und Stunde angegeben.

Genauer sind die Formeln, welche die WHO zur Berechnung des GU 1985 publiziert hat. Sie wurden anhand empirischer Daten erstellt.

Tab. 2.4 Formeln zur Berechnung des GU

Geschlecht	Alter (Jahre)	Formel
Männer	10–17	GU = 0.074 × KG + 2.754
	18–29	GU = 0.063 × KG + 2.896
	30–59	GU = 0.048 × KG + 3.653
	60–74	GU = 0.049 × KG + 2.930
	> 74	GU = 0.035 × KG + 3.434
Frauen	10–17	GU = 0.056 × KG + 2.898
	18–29	GU = 0.062 × KG + 2.036
	30–59	GU = 0.034 × KG + 3.538
	60–74	GU = 0.039 × KG + 2.875
	> 74	GU = 0.041 × KG + 2.610

Ergebnisse in MJ/24 Stunden, KG = Körpergewicht in kg

Quelle: Biesalski, Hans-Konrad, Grimm, Peter: Taschenatlas der Ernährung, 3. Auflage, Stuttgart, Georg Thieme Verlag, 2004, S. 35, Tab.: A.

Eine weitere gebräuchliche Methode, den GU zu errechnen, ist die Formel von Benedict und Harris. Es werden Körpergröße, Alter und Geschlecht berücksichtigt.

> GU (Mann) = 66 + (13,7 × Gewicht in kg) + (5 × Größe in cm) − (6,8 × Alter in Jahren)
> GU (Frau) = 655 + (9,6 × Gewicht in kg) + (1,8 × Größe in cm) − (4,7 × Alter in Jahren)

2.3.4 Der Leistungsumsatz (LU)

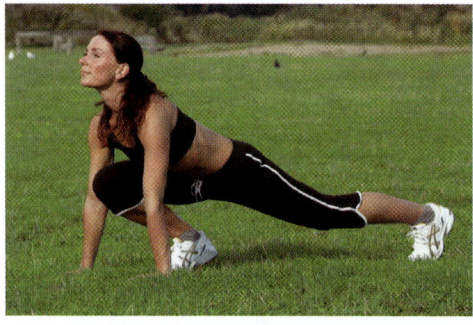

Abb. 2.4 Bewegung erhöht den Leistungsumsatz

Der Leistungsumsatz ist diejenige Energiemenge, die der Körper für jegliche Art von Muskeltätigkeit braucht. Ebenfalls dazugerechnet wird die Energie, die für Wachstum, Schwangerschaft und Milchbildung notwendig ist.

Der Leistungsumsatz ist nicht mehr so einfach zu bestimmen, weil die Art und das Ausmaß an körperlicher Betätigung sehr stark variieren können und von der vorhandenen Muskelmasse abhängen.

Der Leistungsumsatz bei leichter körperlicher Betätigung beträgt etwa 30–40 % des Gesamtenergiebedarfs.

Die Schwangerschaft erhöht den täglichen Bedarf an Energie, die für das Wachstum des Feten, der Plazenta und des erhöhten Blutvolumens verwendet wird, um ca. 1.200 kJ/300 kcal pro Tag im 2. und 3. Schwangerschaftsdrittel.

In der Stillzeit müssen für die Bereitstellung von 100 ml Muttermilch etwa 281 kJ/67 kcal aufgewendet werden.

Es hat sich als gute Lösung erwiesen, den LU als ein Mehrfaches des GU anzugeben und dafür verschiedene Berufsgruppen mit unterschiedlicher körperlicher Belastung auszuwählen. Dabei steht der Begriff PAL = physical activity level für ein Vielfaches des GU.

Tab. 2.5 Beispiele für den durchschnittlichen täglichen Energieumsatz bei unterschiedlichen Berufs- und Freizeittätigkeiten von Erwachsenen

Arbeitsschwere und Freizeitverhalten	PAL[1]	Beispiele
Ausschließlich sitzende oder liegende Lebensweise	1,2	Alte, gebrechliche Menschen
Ausschließlich sitzende Tätigkeit mit wenig oder keiner anstrengenden Freizeitaktivität	1,4–1,5	Büroangestellte, Feinmechaniker
Sitzende Tätigkeit, zeitweilig auch zusätzlicher Energieaufwand für gehende und stehende Tätigkeiten[1]	1,6–1,7	Laboranten, Kraftfahrer, Studierende, Fließbandarbeiter
Überwiegend gehende und stehende Arbeit[1]	1,8–1,9	Hausfrauen, Verkäufer, Kellner, Mechaniker, Handwerker
Körperlich anstrengende berufliche Arbeit[1]	2,0–2,4	Bauarbeiter, Landwirte, Waldarbeiter, Bergarbeiter, Leistungssportler

[1] Für sportliche Betätigung oder für anstrengende Freizeittätigkeiten (30–60 Minuten, 4- bis 5-mal je Woche) können zusätzlich pro Tag 0,3 PAL-Einheiten zugelegt werden.

Quelle: Deutsche Gesellschaft für Ernährung, Österreichische Gesellschaft für Ernährung, Schweizerische Gesellschaft für Ernährungsforschung, Schweizerische Vereinigung für Ernährung (Hrsg.): Referenzwerte für die Nährstoffzufuhr, 2. Auflage, Bonn 2015

2.3.5 Die postprandiale Thermogenese

Die Steigerung des Energieumsatzes für etwa drei Stunden nach der Nahrungsaufnahme bezeichnet man als postprandiale Thermogenese (nahrungsinduzierte Wärmebildung).
Verbrennungsvorgänge im Körper liefern etwa 40 % als chemische Energie und 60 % als Wärmeenergie. Unter normalen Stoffwechselbedingungen fällt das nicht auf.
Die Nahrungsaufnahme stimuliert jedoch eine Reihe von Prozessen, wie:
- Verdauung, Resorption
- Transport der verdauten Nährstoffe
- Intensivierung von Stoffwechselvorgängen
- Stimulation von Leerlaufzyklen
- Nährstoffspeicherung

Sie alle benötigen Energie und produzieren als Nebenprodukt Wärme. Diese Wärmebildung nach dem Essen ist messbar und hängt davon ab, welche und wie viel Nährstoffe konsumiert wurden.

Der Energieverbrauch beträgt – bezogen auf den Gesamtenergiebedarf – für
- Fett: 2–4 %,
- Kohlenhydrate: 4–7 %,
- Proteine: 18–25 %.

Daraus ergibt sich ein durchschnittlicher Wert von 8–12 % des Gesamtenergiebedarfs.

2.3.6 Weitere Einflussfaktoren auf den Energieverbrauch

Im Laufe des Lebens können bestimmte Einflüsse den normalen Energieverbrauch des Körpers verringern oder erhöhen.

Tab. 2.6 Faktoren, die den Energieverbrauch beeinflussen

Verringert den Energieverbrauch	Erhöht den Energieverbrauch
Schlaf: 7–10 % wegen geringerem Muskeltonus, geringerer Aktivität des sympathischen Nervensystems	Stress: etwa 4 % durch gesteigerte Gehirnaktivität
Gewichtsreduktion um 10 % verringert den GU um 16 %	Krankheiten: schwere Infektionen, Sepsis, Tumorerkrankungen, HIV-Infektionen, Verbrennungen, Morbus Parkinson, nach Operationen, nach Knochenbrüchen
Vor der Menstruation ist der Energieverbrauch am höchsten, während der Menstruation am niedrigsten (durch den Einfluss der Sexualhormone)	Fieber: 13 % GU-Steigerung pro 1° C Körpertemperaturerhöhung
	Schilddrüsenüberfunktion: 10–15 % mehr durch gesteigerten Stoffwechsel

2.4 Die Währung der Energie im Körper

Die Energie, die in den chemischen Verbindungen der Nährstoffe steckt und die im Körper durch Oxidation frei wird, muss auf ein geeignetes Substrat übertragen werden. Das ist das ATP = Adenosintriphosphat.

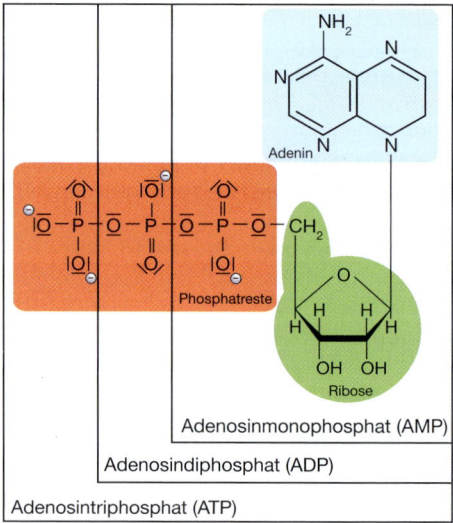

Abb. 2.5 Struktur von ATP

ATP ist die im gesamten Organismus einheitliche Währung für Energie.
In dieser Form kann die Energie überall verwertet werden und betreibt so Stoffwechselprozesse, z. B. Aufbau neuer Verbindungen im Organismus wie die DNS (Energieverbrauch = endogene Reaktion), Abbau von Fettsäuren aus dem Fettgewebe im Hungerzustand (Energiefreisetzung = exogene Reaktion).

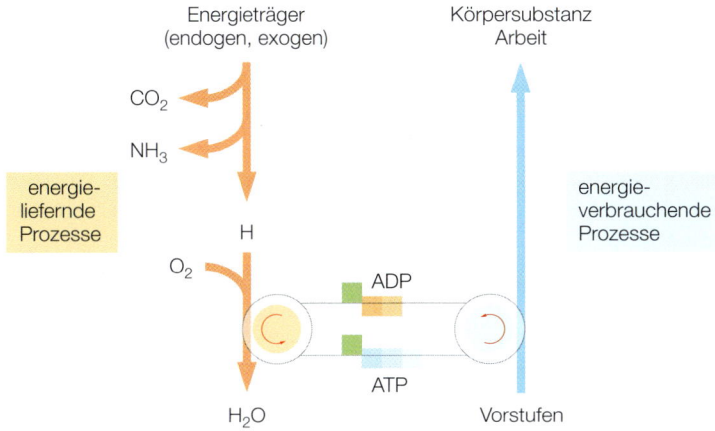

Abb. 2.6 Energieliefernde und -verbrauchende Prozesse

Die Säureanhydridbindung zwischen den Phosphatgruppen besitzt den Energiegehalt des ATP. Die terminale Phosphatgruppe ist dabei die energiereichste mit 33,47 kJ/mol. Pro Tag setzt der menschliche Organismus je nach Gewicht etwa 85 kg ATP um.

$$ATP + H_2O \rightarrow ADP + P_i$$
$$ATP + H_2O \rightarrow AMP + PP_i$$

Tab. 2.7 Energiereiche Verbindungen im Organismus

Umgesetzte Verbindung	Frei werdender Energiebetrag
$ATP \rightarrow ADP + P_i$	33,47 kJ/mol
$ATP \rightarrow AMP + P\text{-}P_i$	36 kJ/mol
$GTP \rightarrow GMP$	Wie ATP

Vgl. Melanie Königshoff; Timo Brandenburger: Kurzlehrbuch Biochemie, 2. Auflage, Stuttgart, Thieme, 2007, S. 142, Tab. 5.3

ATP ist in allen Zellen auf Vorrat vorhanden. Allerdings wird es unter körperlicher Belastung innerhalb der ersten 1–2 Minuten aufgebraucht. Dann kann Energie von Kreatininphosphat auf ADP übertragen werden.

3 Energieliefernde Stoffe – Kohlenhydrate

3.1 Stereochemie

- **Konformere** – vgl. Band 1, S. 127
- **Cis-trans-Isomere** – vgl. Band 1, S. 132
- Im Gegensatz zur Stereochemie unterscheiden sich bei der Konstitutionsisomerie Moleküle durch eine unterschiedliche Reihenfolge und Art der Bindung. Dazu gehören die Konstitutionsisomere und die Tautomere.
- **Emil Hermann Fischer** wurde am 9. Oktober 1852 in Flamersheim bei Euskirchen geboren. Nach dem Abitur begann er 1869 eine Kaufmannslehre, die er aber abbrach, um 1871 ein Studium der Chemie in Bonn aufzunehmen. Später wurde er Professor für Analytische Chemie in München. Ab 1892 war er in Berlin tätig. 1902 erhielt er für seine bahnbrechenden Arbeiten auf dem Gebiet der Zuckerchemie den Nobelpreis. Nach einer langen Krebserkrankung, die wahr-

Die **Stereochemie** befasst sich mit Isomeren, die durch unterschiedliche räumliche Anordnung der Atome in einem Molekül entstehen. Zu ihr gehören die Konformere, die cis-trans-Isomere und die Diastereomere. Das Auftreten von Diastereomeren ist nicht spezifisch für die Kohlenhydrate, spielt bei dieser Stoffklasse aber eine besondere Rolle.

Betrachten wir zunächst ein kleines, einfach gebautes Molekül, die **Milchsäure** (2-Hydroxypropansäure). Wenn man mit einem Molekülbaukasten zwei Milchsäuremoleküle zusammenbaut, so kann es leicht passieren, dass man zwei Moleküle mit gleicher Summenformel erhält, die sich trotz aller Bemühungen nicht zur Deckung bringen lassen. Die beiden Moleküle sind damit isomer, aber nicht identisch: Offensichtlich existieren bei der Milchsäure zwei verschiedene, isomere Moleküle (Diastereomere), die sich durch die räumliche Anordnung der beteiligten Atome unterscheiden.

> Diastereomere sind Isomere, die sich durch unterschiedliche räumliche Anordnung der Substituenten an einem C-Atom unterscheiden.

3.1.1 Fischer-Projektion

Um solche Diastereomere eindeutig beschreiben zu können, verwendet man die von Emil Hermann Fischer (vgl. Abb. 3.1) aufgestellten Regeln:

(1) Das Molekül wird zunächst so angeordnet, dass die höchstoxidierte Gruppe (im Fall der Milchsäure die COOH-Gruppe) nach oben zeigt. Die C-Atome werden von oben nach unten mit 1, 2, 3 usw. durchnummeriert.
(2) Um die Stellung der Substituenten an einem C-Atom richtig zu beschreiben, denkt man sich eine Ebene durch dieses C-Atom. Die Bindungen, die nach oben und unten zeigen, sollen dann hinter, die Bindungen, die nach links und rechts zeigen, vor diese Ebene zeigen. Damit sind alle Bindungen an diesem C-Atom eindeutig definiert.

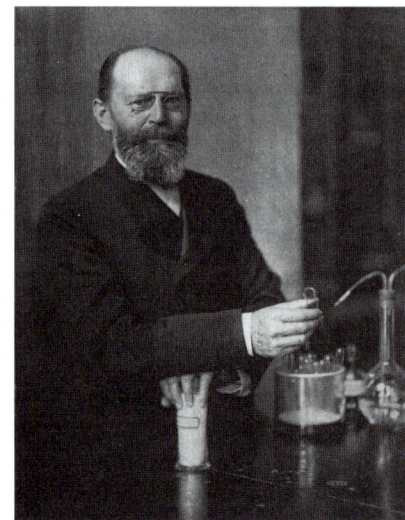

Abb. 3.1 Hermann Fischer (1852–1919)

Werden Moleküle auf diese Weise aufgezeichnet, spricht man von der **Fischer-Projektion**. Die Fischer-Projektion der Milchsäure (vgl. Abb. 3.2) zeigt nun auch, weshalb es zwei verschiedene Milchsäuremoleküle gibt: Die OH-Gruppe

Stereochemie | 31

am zweiten C-Atom kann sowohl links als auch rechts stehen. Beide Moleküle sind <u>nicht</u> identisch.

D-Milchsäure
(D-2-Hydroxypropansäure)

L-Milchsäure
(L-2-Hydroxypropansäure)

Abb. 3.2 D- und L-Milchsäure

scheinlich Folge seiner Arbeiten mit dem giftigen Phenylhydrazin war, nahm er sich am 15. Juli 1919 das Leben und wurde in einem Ehrengrab auf dem Friedhof Wannsee beigesetzt.

Steht die OH-Gruppe links, spricht man vom **L-Isomer**, steht sie rechts, vom **D-Isomer**. Man unterscheidet also eine L- und eine D-Milchsäure. Es fällt auch auf, dass sich die beiden Milchsäureisomere wie Bild und Spiegelbild verhalten. Man bezeichnet die beiden Formen als **Enantiomere**. Die beiden enantiomeren Milchsäuremoleküle verhalten sich zueinander wie unsere linke und rechte Hand, weshalb man Moleküle, von denen es ein nicht deckungsgleiches Spiegelbild gibt, auch als **chiral** bezeichnet.

- **Enantio** (gr.) – entgegen
- **Laevus** (lt.) – links
- **Dexter** (lt.) – rechts
- **Cheir** (gr.) – Hand, Händigkeit
- Daneben gibt es zur Nomenklatur von Diastereomeren noch eine **R-/S-Nomenklatur**.

> Diastereomere, die sich wie Bild und Spiegelbild verhalten, nennt man Enantiomere. Man spricht auch von chiralen Molekülen.

3.1.2 Chiralität

Woran liegt es nun, dass sich die beiden Milchsäuremoleküle wie Bild und Spiegelbild verhalten? Betrachtet man das zweite C-Atom genauer, fällt auf, dass sich an ihm vier verschiedene Substituenten befinden: ein Wasserstoffatom, eine Carboxyl-, eine Hydroxyl- und eine Methyl-Gruppe. Genau diese Konfiguration mit vier verschiedenen Substituenten an einem C-Atom erklärt die geheimnisvolle Eigenschaft von Molekülen wie der Milchsäure.

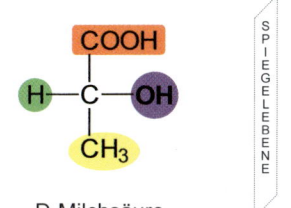

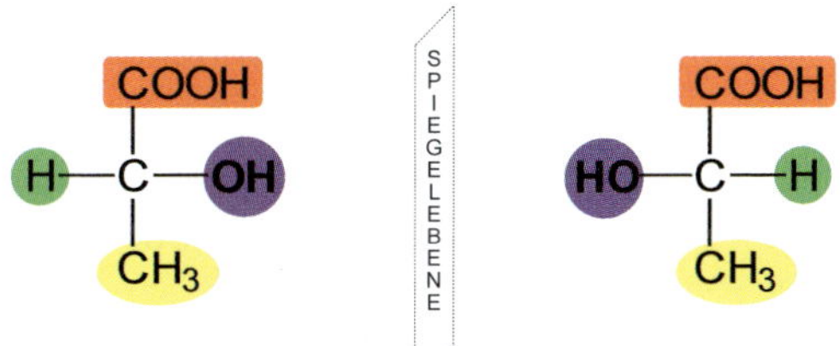

D-Milchsäure
(D-2-Hydroxypropansäure)

L-Milchsäure
(L-2-Hydroxypropansäure)

Abb. 3.3 Chiralität

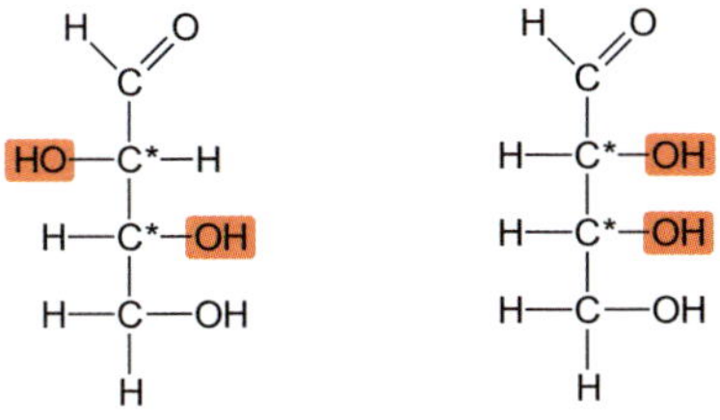

D-Threose

D-Erythrose

D-Threose und D-Erythrose unterscheiden sich lediglich durch Stellung ihrer OH-Gruppen an den asymmetrischen C-Atomen.

Abb. 3.4 Diastereomerie

Solch ein C-Atom mit vier verschiedenen Substituenten nennt man ein **Asymmetrie- oder Chiralitätszentrum** und kennzeichnet es durch einen hochgestellten Stern hinter dem Elementesymbol, z. B. C*. Chiralitätszentren sind die Ursache der Diastereomerie.

Moleküle können auch mehrere Asymmetriezentren besitzen. Dann existieren mehr stereoisomere Formen als nur Bild und Spiegelbild. Alle Moleküle, die sich nicht wie Bild und Spiegelbild verhalten, nennt man **Diastereomere**.

- Von einem Molekül mit n Chiralitätszentren gibt es 2^n Diastereomere.
- **Beispiel für Diastereomere:** D-Threose und D-Erythrose (vgl. Abb. 3.4). Beide sind isomer zueinander, verhalten sich aber nicht wie Bild und Spiegelbild.

> Enantiomere und Diastereomere unterscheiden sich in ihren chemischen Eigenschaften nicht.

3.1.3 Optische Aktivität und Polarimetrie

Linear-polarisiertes Licht

Moleküle, die ein Chiralitätszentrum besitzen, zeigen eine besondere physikalische Eigenschaft: Sie drehen die Achse von **linear-polarisiertem** Licht. Linear-polarisiertes Licht muss künstlich mithilfe eines **Polarisationsfilters**, einer Art Gitter mit schmalen, für das menschliche Auge nicht sichtbaren Spalten erzeugt werden. Nach Passieren eines solchen Polarisationsfilters besitzen Lichtstrahlen nur noch eine Ausbreitungsebene, welche mit der Ausrichtung der Spalten im Polarisationsfilter identisch ist. Weil auf diese Weise nicht alle von einer Lichtquelle ausgehenden Strahlen durch das Polarisationsfilter gelangen, erscheint das Licht hinter einem solchen schwächer.

Optische Aktivität

Leitet man dieses linear-polarisierte Licht durch ein Probenrohr, in dem sich eine Lösung eines Stoffes mit Asymmetriezentrum befindet, so wird die Ebene dieser Lichtstrahlen um einen bestimmten Betrag gedreht. Die Eigenschaft, die Ebene von linear-polarisiertem Licht zu verändern, nennt man **optische Aktivität**. Im normalen Alltag bleibt diese Eigenschaft unbemerkt, da man ohnehin von Lichtstrahlen unterschiedlichster Ausbreitungsrichtung und -ebenen umgeben ist.

> Die Eigenschaft von Stoffen, die Ebene des linear-polarisierten Lichts zu drehen, nennt man optische Aktivität.
> Stoffe mit Chiralitätszentrum zeigen in der Regel optische Aktivität.

Wie stark die Drehung des linear-polarisierten Lichts erfolgt, hängt von folgenden Faktoren ab:

(1) Länge des Probenrohres (l)

Je länger das Probenrohr ist, desto länger braucht das Licht, um es zu durchwandern, und umso länger ist auch die Kontaktzeit zwischen dem optisch aktiven Stoff und dem linear-polarisierten Licht.

(2) Konzentration des Stoffes (c)

Je höher die Konzentration des Stoffes, desto stärker wird die Ebene des linear-polarisierten Lichts gedreht.

(3) Art des Stoffes

Unter einer definierten Konzentration dreht jeder Stoff die Ebene des linear-polarisierten Lichts um einen bestimmten Betrag (= **spezifischer Drehwinkel** $[\alpha]$).

(4) Art der Lichtquelle

Um vergleichbare Werte zu erhalten, werden Messungen mit einer Natriumlampe mit einer Wellenlänge von $\lambda = 589$ nm durchgeführt. Man spricht auch von der D-Linie. Spezifische Drehwinkel (s. o.), die mit dieser D-Linie gemessen wurden, erhalten z. B. die Kennung $[\alpha]_{20}^D$, wobei die Zahl 20 die Temperatur in °C angibt.

Stereochemie

Polarimetrie

Den genauen Betrag, um den ein optisch aktiver Stoff die Ebene des linear-polarisierten Lichts dreht, kann man mit einem **Polarimeter** messen. Ein Polarimeter besteht aus:
- einer Lichtquelle,
- einem Polarisator (1. Polarisationsfilter),
- einem Probenrohr,
- und einem Analysator (2. Polarisationsfilter).

Zunächst eicht man das Gerät mit leerem Probenrohr, indem man den Polarisator und den Analysator so gegeneinander verdreht, dass kein Licht mehr durchkommt. Die vollkommene Auslöschung des Lichts ist dann erreicht, wenn die Spalten der Polarisatoren genau rechtwinklig (also um 90° verdreht) zueinander stehen. Man spricht auch von der gekreuzten Stellung. Dies ist die Ausgangssituation.

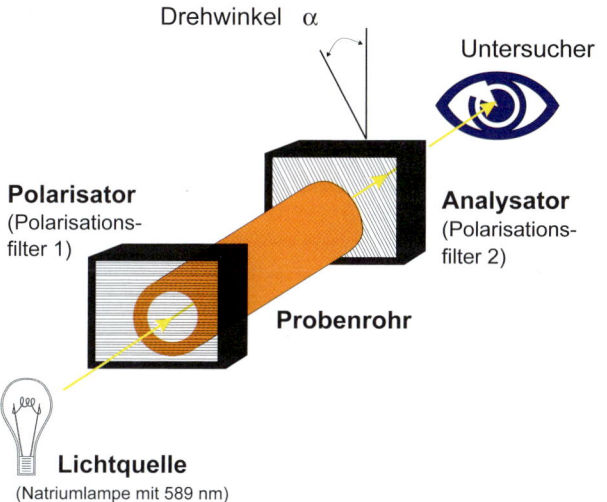

Abb. 3.5 Aufbau des Polarimeters

Erst jetzt befüllt man das Probenrohr mit der Lösung einer optisch aktiven Substanz, z. B. Glukose. Wenn das linear-polarisierte Licht nun das Probenrohr durchwandert, interagieren die Lichtwellen mit den asymmetrischen C-Atomen. Dadurch wird die Ebene des linear-polarisierten Lichts gegenüber der Ebene, in der es vom Polarisator kommt, verdreht. Die Lichtauslöschung durch den Analysator ist nun nicht mehr vollständig. Auf der Seite des Beobachters wird ein geringer Lichtschein wahrgenommen. Man misst nun den Winkel, indem man den Analysator so lange im oder gegen den Uhrzeigersinn dreht, bis wieder kein Lichtschein mehr wahrgenommen wird (vgl. Abb. 3.5). Muss man den Analysator dabei im Uhrzeigersinn drehen, so erhält der Winkel ein positives Vorzeichen. Umgekehrt erhält der Winkel ein negatives Vorzeichen, wenn man den Analysator gegen den Uhrzeigersinn drehen muss. Der Zusammenhang zwischen dem gemessenen Drehwinkel, der Länge des Probenrohrs, der Konzentration und der Art des Stoffes kommt in folgender Gleichung zum Ausdruck:

- Man misst den Winkel, um den man den Analysator drehen muss in die Richtung, in der man den kleineren Wert für a erhält. Also z. B. 17° C anstatt −73 °C.
- α – gemessener Drehwinkel (in Grad)
- c – Konzentration des Stoffes (in g/cm³, 1 cm³ = 1 ml)
- l – Länge des Probenrohres (in **dm**, 10 cm = 1 dm)
- $[\alpha]_{20}$ – spezifischer Drehwinkel (stoffspezifische Konstante)

$$\alpha = c \cdot l \cdot [\alpha]_{20}^{D}$$

Energieliefernde Stoffe – Kohlenhydrate

Tab. 3.1 Spezifische Drehwinkel

Stoff	Drehwinkel
D-Glukose	+52°
D-Fruktose	−92°
D-Galaktose	+80,2°
Maltose	+130°
Laktose	+53,6°
Saccharose	+66,5°

Der $[\alpha]_{20}^{D}$-**Wert** ist eine stoffspezifische Konstante, der spezifische Drehwinkel. Er wird unter definierten Bedingungen (s. o.) gemessen und gilt als charakteristisch für einen Reinstoff (vgl. Tab. 3.1).

Mithilfe der Polarimetrie und der oben genannten Formel kann man also:

- die Konzentration eines bekannten Reinstoffes bestimmen,
- einen unbekannten Reinstoff bei bekannter Konzentration identifizieren.

> Enantiomere drehen das linear-polarisierte Licht um den gleichen Betrag in entgegengesetzter Richtung.
> Z. B.: D-Glukose +52°/L-Glukose −52°

Racemat – eine raffinierte Mischung

Liegen in einer Lösung gleiche Konzentrationen der beiden Enantiomere vor, so zeigt diese Lösung keine optische Aktivität. Wie der Merksatz oben sagt, drehen beide Enantiomere die Ebene des linear-polarisieren Lichts um den gleichen Betrag – nur in die entgegengesetzte Richtung. Damit ändert sich an der Ausbreitungsebene des Lichts nichts. Der gemessene Drehwinkel ist gleich null. Ein Gemisch, das beide Enantiomere eines Moleküls in gleicher Konzentration enthält, nennt man ein **Racemat**.

> Ein Racemat enthält die beiden Enantiomere eines Moleküls in gleicher Konzentration. Es zeigt deshalb keine optische Aktivität.

Chirale Moleküle ohne optische Aktivität?

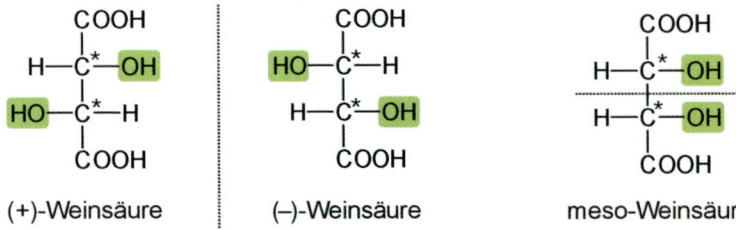

(+)-Weinsäure   (−)-Weinsäure   meso-Weinsäure

(+)- und (−)-Weinsäure verhalten sich wie Bild und Spiegelbild.

Die meso-Weinsäure besitzt eine innere Spiegelebene. Sie ist optisch inaktiv.

Abb. 3.6 Diastereomere der Weinsäure

Nicht alle Moleküle mit Chiralitätszentren müssen optische Aktivität zeigen. Die Weinsäure (2,3-Dihydroxybutandisäure) besitzt zwei Chiralitätszentren. Damit existieren rein theoretisch ($2^2 =$) vier mögliche Diastereomere, von denen sich jeweils zwei wie Bild und Spiegelbild verhalten (Enantiomere, vgl. Abb. 3.6).

Allerdings zeigen nur zwei Diastereomere, die (+)-Weinsäure und die (−)-Weinsäure, tatsächlich optische Aktivität. Die beiden anderen Isomere sind trotz zwei Chiralitätszentren optisch inaktiv. Dies lässt sich dadurch erklären, dass die meso-Weinsäure in sich gespiegelt erscheint, also eine innere Spiegelebene besitzt und damit symmetrisch gebaut ist. Die Regel mit 2^n Diastereomeren gilt also bei **symmetrisch gebauten Molekülen** mit innerer Spiegelebene nicht. Bei der Weinsäure existieren also nur drei Diastereomere.

> Symmetrische Moleküle mit innerer Spiegelebene, wie die meso-Weinsäure, zeigen keine optische Aktivität.

3.2 Grundlagen der Kohlenhydratchemie

3.2.1 Einführung und Einteilung

Unter dem schon früh entstandenen Begriff „**Kohlenhydrat**" werden eine Reihe verwandter Naturstoffe mit der allgemeinen Summenformel $C_n(H_2O)_n$ zusammengefasst. Heute hat man in der Chemie den Begriff der **Saccharide** geprägt, dessen Definition weiter gefasst ist (s. u.). Alle Saccharide erhalten als **Endung** die Silbe -ose.

Polyhydroxyaldehyde

D-Glycerinaldehyd   L-Glycerinaldehyd

Polyhydroxyketon

Dihydroxyaceton

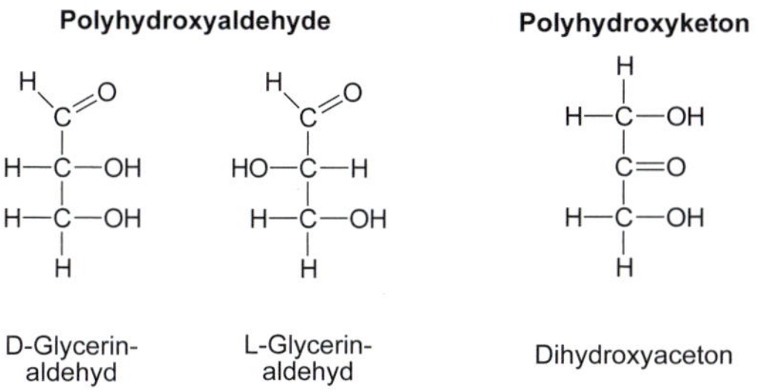

Abb. 3.7 Einfache Saccharide

• **Polyhydroxyverbindungen** sind Moleküle, die an jedem C-Atom eine Hydroxylgruppe besitzen. Ist die OH-Gruppe an einem endständigen C-Atom oxidiert, liegt ein Polyhydroxyaldehyd vor. Ist eine OH-Gruppe an einem sekundären C-Atom oxidiert, handelt es sich um ein Polyhydroxyketon (vgl. Abb. 3.7).

> Saccharide sind aliphatische Polyhydroxyaldehyde oder Polyhydroxyketone mit drei bis sieben C-Atomen.

Saccharide können nach folgenden Kriterien eingeteilt werden:
(1) Nach der **funktionellen Gruppe** in Aldosen (wenn eine Aldehydgruppe vorkommt) und Ketosen (wenn eine Ketogruppe vorkommt).
(2) Nach ihrer **Kettenlänge** in Triosen (drei C-Atome), Tetrosen (vier C-Atome), Pentosen (fünf C-Atome), Hexosen (sechs C-Atome) usw.
(3) Nach der **Anzahl der Monomere**, aus denen sie bestehen. Ein einzelnes Molekül heißt Monosaccharid. Disaccharide bestehen aus zwei Monomeren, Oligosaccharide aus zwei bis zehn Monomeren. Polysaccharide sind Makromoleküle, die aus mehreren hundert Monomeren bestehen.

Stammbaum der Monosaccharide

Die einfachsten Monosaccharide sind das **Glycerinaldehyd**, von dem sich alle Aldosen ableiten, und das **(1,3-)Dihydroxyaceton**, von dem sich alle Ketosen ableiten (vgl. Abb. 3.7). Da im Glycerinaldehyd am C-Atom Nummer 2 ein Asymmetriezentrum vorkommt, kann man in Bezug auf die Stellung dieser OH-Gruppe ein D- und ein L-Glycerinaldehyd unterscheiden. Durch Verlängerung der Kohlenstoffkette um eine weitere HC(OH)-Gruppe zwischen C-Atom 1 und 2 erhält man über Tetrosen (vier C-Atome), Pentosen (fünf C-Atome) und Hexosen (sechs C-Atome) den Stammbaum der Aldosen (vgl. Abb. 3.8). Je nachdem, ob dabei vom D- oder vom L-Glycerinaldehyd ausgegangen wird, unterscheidet man eine **D- und eine L-Reihe** (vgl. Abb. 3.8 und 3.9). Bei Monosacchariden der

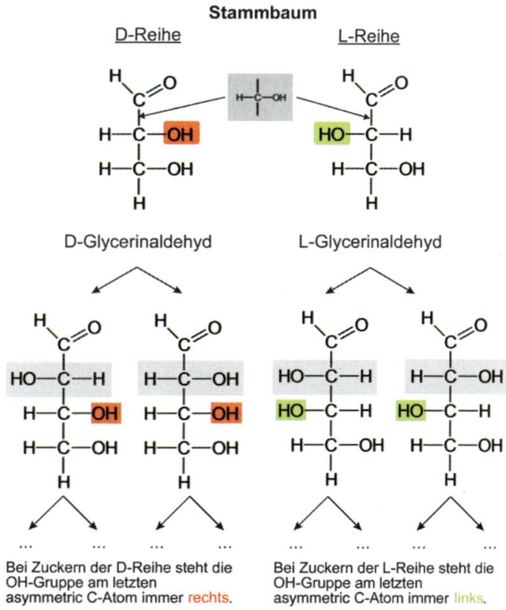

Abb. 3.8 Stammbaum der Saccharide

Bei Zuckern der D-Reihe steht die OH-Gruppe am letzten asymmetric C-Atom immer rechts.

Bei Zuckern der L-Reihe steht die OH-Gruppe am letzten asymmetric C-Atom immer links.

Energieliefernde Stoffe – Kohlenhydrate

- **Merkhilfe:** Wie soll man sich nun merken, auf welcher Seite die OH-Gruppen stehen? Man benutzt einfach für rechts die Silbe „ta" und für links die Silbe „tü". Die Stellung der OH-Gruppen bei der Glukose lautet dann: **ta-tü-ta-ta**. So kann man versuchen, sich auch die anderen Monosaccharide zu merken.

D-Reihe steht die OH-Gruppe am *letzten asymmetrischen C-Atom rechts*, bei Monosacchariden der L-Reihe links.

> Die Zuordnung zur D- oder L-Reihe richtet sich nach der Stellung der OH-Gruppe am letzten asymmetrischen C-Atom.
> Alle natürlichen Monosaccharide gehören zur D-Reihe.

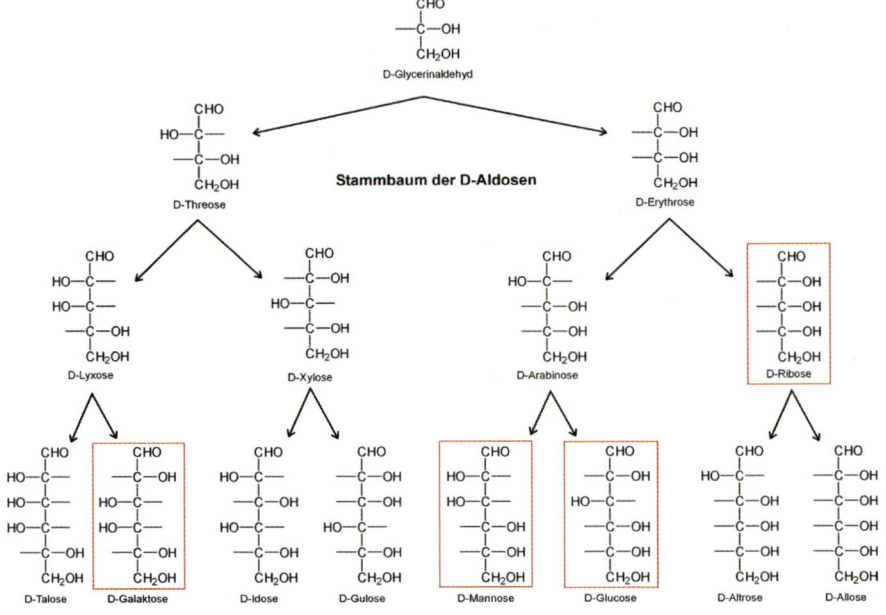

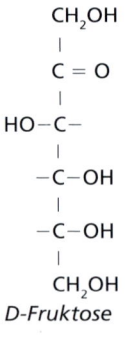

D-Fruktose

- **Merkhilfe:** Die Stellung der OH-Gruppen der Fruktose ist genau wie die der Glukose, nur dass sich am zweiten C-Atom die Ketogruppe befindet.

Abb. 3.9 Stammbaum der Aldosen

Wichtige Aldosen

Da man mit jeder neuen HC(OH)-Gruppe ein weiteres Asymmetriezentrum hinzufügt, nimmt die Anzahl an Diastereomeren jeweils um den Faktor 2 zu. Bei den Hexosen gibt es also insgesamt $2^4 = 16$ verschiedene Aldosen: acht D-Aldosen und acht L-Aldosen. Die wichtigsten Aldosen sind D-**Glukose**, D-**Mannose** und D-**Galaktose** (vgl. Abb. 3.9).

Daneben spielt die Pentose **D-Ribose** eher eine untergeordnete Rolle. Ribose und die davon abgeleitete **2-Desoxyribose** sind Bestandteil der RNA (Ribonukleinsäure) bzw. der DNA (Desoxyribonukleinsäure), aus denen unsere Erbinformation besteht.

Wichtige Ketosen

Auch bei den **Ketosen** erhält man ausgehend vom Dihydroxyaceton durch Einfügen einer HC(OH)-Gruppe zwischen C-Atom 2 und 3 einen Stammbaum. Die Zuordnung zur D- oder L-Reihe erfolgt wieder durch die Stellung der OH-Gruppe am letzten asymmetrischen C-Atom. Die wichtigste Ketose ist die D-Fruktose (Fruchtzucker).

Grundlagen der Kohlenhydratchemie

> Für die menschliche Ernährung sind Pentosen (Ribose) und Hexosen (Glukose, Fruktose und Galaktose) am wichtigsten.

3.2.2 Ringbildung und Haworth-Formeln

Sechsgliedrige Pyranosen

Im Glukosemolekül kommen sich die Aldehydgruppe am C-Atom 1 und die alkoholische OH-Gruppe am C-Atom 5 ziemlich nahe. Zwischen beiden Gruppen kann deshalb eine nucleophile Addition stattfinden (vgl. Abb. 3.10): die **intramolekulare Halbacetalbildung**. Nach der Reaktion ist das Glukosemolekül nicht mehr offenkettig, sondern ein geschlossener sechsgliedriger Ring, der als funktionelle Gruppe eine halbacetalische Gruppe am C-Atom 1 trägt. Der Ringsauerstoff stammt aus der OH-Gruppe am fünften C-Atom. Liegt ein Monosaccharid in dieser sechsgliedrigen Ringstruktur vor, spricht man von einer **Pyranose**.

- **Nucleophile Addition** vgl. Band 1, S. 157
- **Halbacetalbildung:** Aldehyd + Alkohol → Halbacetal (vgl. Band 1, S. 157)
- **Pyranose** – Der Name leitet sich vom strukturverwandten **Pyran** ab.

Ringbildung durch nucleophile Addition

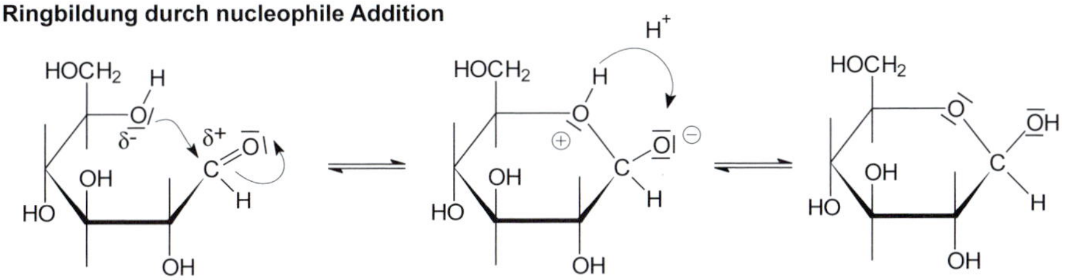

1. Nucleophiler Angriff
2. Intramolekulare Protonenwanderung
3. Fertiges Halbacetal

Abb. 3.10 Ringbildung bei der Glukose

Durch den Ringschluss ist am C-Atom 1 ein weiteres Chiralitätszentrum entstanden, sodass man auch in Bezug auf die Stellung der OH-Gruppe an diesem C-Atom zwei Isomere, sogenannte **Anomere**, unterscheiden kann. Steht die halbacetalische OH-Gruppe gegenüber der Ringebene nach unten (in der Fischerprojektion rechts), spricht man vom α-**Isomer**, zeigt sie dagegen nach oben (links in der Fischerprojektion), vom β-**Isomer**.

- **Merkhilfe:** Wenn Sie ein α schreiben, führen Sie Ihre Hand zunächst von oben nach unten. Die α-OH-Gruppe steht also unten. Beim β führen Sie die Hand von unten nach oben. Die β-OH-Gruppe steht also oben.

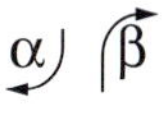

> Isomere, die sich in Bezug auf die Stellung der halbacetalischen OH-Gruppe unterscheiden, nennt man Anomere. Man unterscheidet ein α- und ein β-Isomer.

Ein sechsgliedriges Glukosemolekül heißt also α- oder β-**D-Glucopyranose**. α- und β-Isomer stehen über die offenkettige Form miteinander im Gleichgewicht, d. h., beide Formen können sich ineinander umwandeln.

Fünfgliedrige Furanosen

Entsprechend der Bildung eines sechsgliedrigen ist auch die Bildung eines fünfgliedrigen Ringes, einer sogenannten **Furanose**, möglich. Hier entsteht der Ringschluss zwischen C-Atom 1 und 4 und man kann wieder ein α- und ein β-Anomer unterscheiden (α- bzw. β-**D-Glucofuranose**).

- **Furanose** – Furanosen ähneln dem Tetrahydrofuran.

Energieliefernde Stoffe – Kohlenhydrate

> Bei der Glukose bildet sich
> - der fünfgliedrige Ring (Furanose) durch Ringschluss zwischen C-Atom 1 und 4,
> - der sechsgliedrige Ring (Pyranose) durch Ringschluss zwischen C-Atom 1 und 5.
>
> Bei der Glukose ist die β-D-Pyranose-Form energetisch bevorzugt.

Auch bei der Fruktose können sich entsprechend der Glukose Ringstrukturen bilden. Fünfgliedrige Furanose-Formen bilden sich durch Ringschluss zwischen der Ketogruppe am C-Atom 2 und der OH-Gruppe am C-Atom 5 und sechsgliedrige Pyranose-Formen durch Ringschluss zwischen C-Atom 2 und 6. Bei jeder Ringform kann ein α- und ein β-Isomer (α-/β-**Fruktofuranose**, α-/β-**Fruktopyranose**) unterschieden werden.

> Bei der Fruktose bildet sich
> - der fünfgliedrige Ring durch Ringschluss zwischen C-Atom 2 und 5,
> - der sechsgliedrige Ring durch Ringschluss zwischen C-Atom 2 und 6.
>
> Bei der Fruktose ist die β-D-Fruktofuranose energetisch bevorzugt.

- Sir Walter Norman Haworth wurde am 19. März 1883 in White Coppice geboren. Zunächst arbeitete er in der Linoleumfabrik seines Vaters. Nach einem Bruch mit dem Elternhaus begann er ein Chemie-Studium, wurde Assistent des britischen Chemikers Edmund Hirst. 1934 gelang ihm die Synthese des Vitamin C, wofür er 1937 den Nobelpreis bekam. Als Auszeichnung seiner Leistungen wurde er in die Royal Society gewählt und 1948 geadelt. Er starb am 19. März 1950 in Birmingham.
- Bei den L-Sacchariden zeigt der nicht an der Ringbildung beteiligte Rest (meist das C-Atom 6) nach unten.

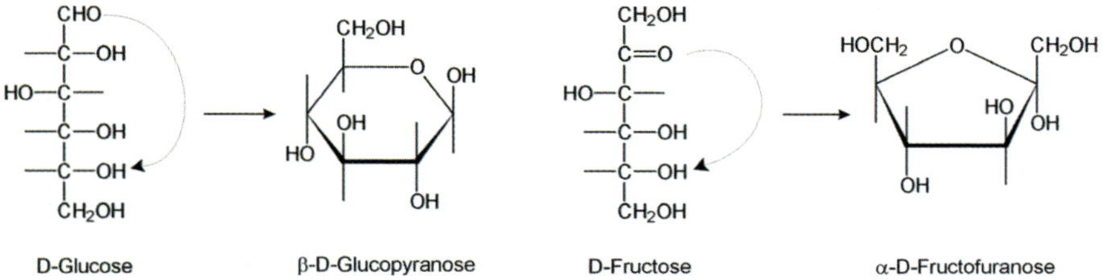

Abb. 3.11 Haworth-Formeln von Glukose und Fruktose

Haworth-Formeln

Zur Darstellung der Ringstrukturen von Kohlenhydraten hat der britische Chemiker Sir Walter Norman Haworth spezielle Formeln postuliert. Der sechsgliedrige Ring wird dabei perspektivisch leicht geneigt dargestellt, die unteren und seitlichen Bindestriche deshalb dicker gezeichnet. Der Sauerstoff steht dabei immer rechts hinten. Alle Gruppen, die in der offenkettigen Form nach Fischer nach rechts zeigen, stehen im Ring nach unten. Umgekehrt stehen alle Gruppen, die in der Fischerprojektion nach links zeigen, im Ring oben. Bei allen Monosacchariden der D-Reihe zeigt das C-Atom 6 nach oben. Damit ergibt sich z. B. für die β-D-Glucopyranose die in Abb. 3.11 dargestellte Strukturformel.

Beim fünfgliedrigen Ring gelten die gleichen Regeln wie bei einem sechsgliedrigen. Nur steht bei dieser Konvention der Ringsauerstoff oben, also hinten. Für die α-D-Fructofuranose ergibt sich damit die in Abb. 3.11 dargestellte Strukturformel.

> In der Ringstruktur nach Haworth zeigen Atome, die in der Fischerprojektion
> - rechts stehen, nach unten;
> - links stehen, nach oben.

Grundlagen der Kohlenhydratchemie | 39

Damit setzt sich die vollständige Bezeichnung für ein Monosaccharid aus folgenden Informationen zusammen: α- oder β-Form, D- oder L-Form, sechs- oder fünfgliedriger Ring?

> Allgemein:
> [α/β]-[D/L]-Monosaccharid-[furanose/pyranose]
> z. B. α-D-Gluco-pyranose oder β-D-Fructo-furanose

3.2.3 Mutarotation

Bereitet man eine frische α-D-Glukose-Lösung (c = 0,2 g/ml) zu und misst sofort nach Zubereitung, nach 30 Minuten und nach einem Tag mithilfe eines Polarimeters den Drehwinkel, so stellt man fest, dass sich dieser Drehwinkel ändert, um dann wieder einen konstanten Wert zu erreichen (vgl. Tab. 3.2).

Tab. 3.2 Drehwinkel einer α-D-Glukose-Lösung

Start	30 min	24 h
+22°	+20°	+10°

> Die Eigenschaft, dass frisch zubereitete Zuckerlösungen beim Stehenlassen eine Änderung ihrer optischen Drehung zeigen, nennt man Mutarotation.

Wie lässt sich dieses Phänomen nun erklären? Beide Anomere der Glukose, also α- und β-D-Glukose, stehen in einer wässrigen Lösung miteinander im Gleichgewicht und können sich über die offenkettige Form ineinander umwandeln.

β-Form 64 %   ⇌   offenkettige Form 0,2 %   ⇌   α-Form 36 %

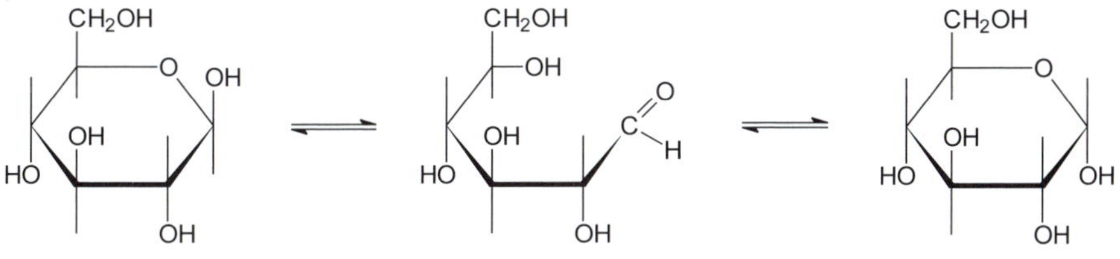

α- und β-Form können sich über die offenkettige Form ineinander umwandeln.

Abb. 3.12 Phänomen der Mutarotation

Die beiden Anomere der Glukose sind energetisch nicht gleichwertig. Bei der β-D-Glukose sind die Hydroxylgruppen abwechselnd ober- und unterhalb der Ringebene angeordnet und behindern sich deshalb kaum. Die β-D-Glukose ist daher energetisch begünstigt, weshalb im Gleichgewicht 36 % α-D-Glukose und 64 % β-D-Glukose vorliegen. Zugabe von Säure beschleunigt die Gleichgewichtseinstellung.

Der Drehwinkel am Ende der Gleichgewichtseinstellung ist ein Mittelwert aus den Beiträgen der einzelnen Anomere, entsprechend ihrem Anteil in der Lösung.

> **Beispiel:**
> Spezifischer Drehwinkel:
> α-D-Glukose: +112°
> β-D-Glukose: +19°
>
> Drehwinkel im Gleichgewicht:
> $0{,}36 \cdot 112° + 0{,}64 \cdot 19° = 52°$

3.3 Monosaccharide

3.3.1 Nachweisreaktionen für Monosaccharide

Für den Nachweis von Monosacchariden, speziell für die für den menschlichen Stoffwechsel bedeutenden Glukose und Fruktose, eignen sich folgende Verfahren:

- **Chromatographie** (vgl. Band 1, S. 55)
- **Polarimetrie** (vgl. Kap. 3.1.3)
- **Glukose-Teststreifen**
  Ein frühes Zeichen eines Diabetes mellitus („Zuckerharnruhr") ist die hohe Konzentration von Glukose im Urin. Als Schnelltest gibt es Teststäbchen, auf deren Testfeld sich das Enzym *Glukoseoxidase (GOD)* befindet. Dieses Enzym setzt bevorzugt Glukose um. Dadurch ändert sich die Farbe des Testfeldes und die Konzentration an Glukose im Urin kann anhand einer Vorlage abgeschätzt werden.
- **Seliwanov-Reaktion**
  Die Seliwanov-Reaktion wird zum Fruktose-Nachweis eingesetzt. Dazu wird die zu untersuchende Lösung mit einigen Tropfen Salzsäure (HCl) und etwas *Resorcin* (vgl. Band 1, S. 139, Abb. 11.19) erhitzt. Mit Fruktose erfolgt eine Rotfärbung der Lösung. Bei Glukose kommt es erst sehr viel später zu einer Rotfärbung.

- **Aldehydnachweise:**
- Fehlingprobe – vgl. Band 1, S. 155
- Silberspiegelprobe – vgl. Band 1, S. 156

- **Aldehyd-Nachweise**
  Da alle Aldosen eine Aldehydgruppe enthalten, verlaufen auch alle Aldehydnachweisreaktionen positiv.

  Führt man die Aldehyd-Nachweise mit der Ketose Fruktose durch, so zeigt sich erstaunlicherweise ebenfalls ein positives Ergebnis. Dieses Phänomen kann dadurch erklärt werden, dass sich die Ketoform der Fruktose über eine Zwischenstufe, die Endiol-Form, in die Aldehydform umlagern kann. Man spricht von einer **Keto-Endiol-Tautomerie** (vgl. Abb. 3.13). Diese Tautomerie wird durch einen alkalischen pH-Wert begünstigt.

> In alkalischer Lösung zeigen Saccharide eine Keto-Endiol-Tautomerie. Aldehyd-Nachweise sind deshalb bei Aldosen und Ketosen (z. B. Glukose und Fruktose) positiv.

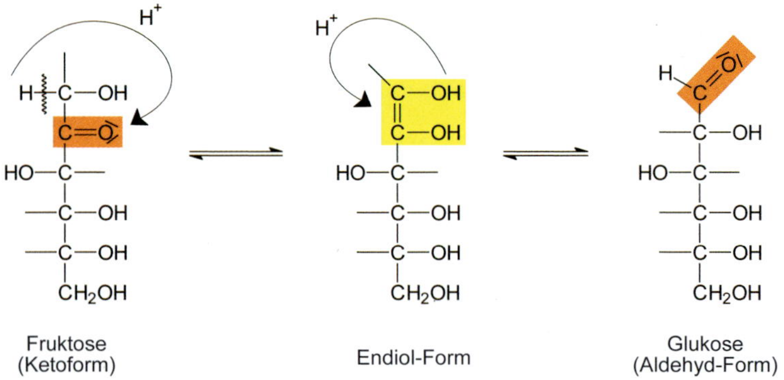

Abb. 3.13 Keto-Endiol-Tautomerie bei Fruktose

3.3.2 Reaktionen der Monosaccharide

Im Folgenden werden verschiedene mögliche Reaktionen beispielhaft an Glukose gezeigt. Sie sind aber ebenso mit jedem anderem Saccharid denkbar und entsprechen im Wesentlichen denen von Alkoholen und Carbonylverbindungen (vgl. Band 1, Kapitel 12.3 und 13.4).

Oxidation

Durch schwache Oxidationsmittel, z. B. Cu^{2+}- oder Ag^+-Ionen, lässt sich isoliert die Aldehydgruppe oxidieren. Die entstandene Säure erhält die **Endung -onsäure**, z. B. Gluconsäure.

Stärkere Oxidationsmittel, z. B. Salpetersäure (HNO_3), können beide endständigen Hydroxylgruppen zu Säuregruppen aufoxidieren. Diese zweiwertigen Säuren erhalten die **Endung -arsäure**, z. B. Glucarsäure.

Wird die Aldehydgruppe vorübergehend, z. B. durch eine Vollacetalbildung mit Methanol, vor der Oxidation geschützt und nur die endständige Hydroxylgruppe zur Säure aufoxidiert, so erhält man **-uronsäuren** (z. B. Glucuronsäure).

- **Glucuronsäuren** sind für den Stoffwechsel aufgrund ihrer guten Wasserlöslichkeit von besonderer Bedeutung. Schlecht wasserlösliche Verbindungen (z. B. der Gallenfarbstoff Bilirubin) werden durch eine Kopplung an Glucuronsäure wasserlöslich und damit ausscheidbar gemacht. Man spricht dann vom konjugiertem Bilirubin.

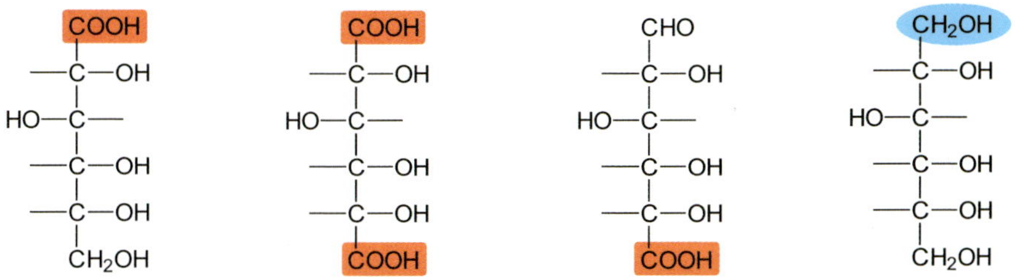

Gluc**on**säure Gluc**ar**säure Gluc**uron**säure Sorbitol

Abb. 3.14 Oxidationsprodukte der Glukose

Reduktion

Durch katalytische Hydrierung kann die Carbonylgruppe wieder zur Alkoholgruppe reduziert werden. Die entstandenen Stoffe werden Zuckeralkohole genannt. Sie haben besondere Bedeutung als Zuckeraustauschstoffe (z. B. Sorbitol aus der Reduktion von Glukose).

- **Redoxreaktionen** – vgl. Band 1, S. 104

Esterbildung

Aus der Reaktion der alkoholischen OH-Gruppen mit Säuren entstehen Ester. Im Stoffwechsel sind Phosphorsäureester von besonderer Bedeutung. Am C-Atom 6 phosphorylierte Glukose ist aktiviert und kann im Stoffwechsel viele neue Reaktionen eingehen.

- **Esterbildung** – vgl. Band 1, S. 167

Vollacetalbildung (Glykoside)

Die halbacetalische OH-Gruppe der ringförmigen Monosaccharide ist besonders reaktiv. Reagiert sie mit einer weiteren alkoholischen OH-Gruppe, entsteht ein **Vollacetal**. Die **Vollacetale** der Saccharide werden **Glykoside** genannt. So entsteht aus α-D-Glukopyranose und Methanol das Methyl-α-D-Glukosid. Die Bindung heißt **glykosidische Bindung** und ist nicht mit einer Etherbindung zu verwechseln, welche gegenüber der sauren Hydrolyse weitaus stabiler ist.

- **Vollacetale** – vgl. Band 1, S. 158

Energieliefernde Stoffe – Kohlenhydrate

• **Glykoside** kommen als sekundäre Pflanzenstoffe und als Bestandteile von Bakterien vor. Sie sind von besonderer Bedeutung für die Pharmakologie. Beispiele sind das Herzmedikament *Digitalis* und das Antibiotikum *Streptomycin*. Auch das *Adriamycin*, das in der Krebstherapie eingesetzt wird, gehört zu den Glykosiden.

Glykoside unterscheiden sich in ihren Eigenschaften deutlich von den freien Monosacchariden (vgl. Tab. 3.3).

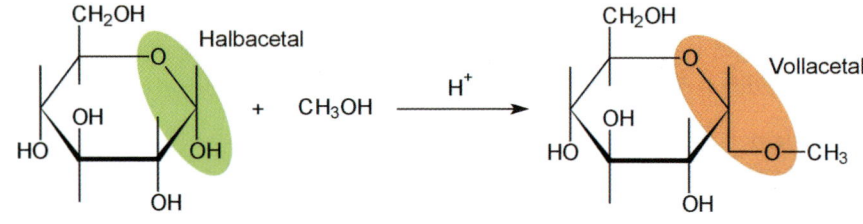

α-D-Glucopyranose   Methyl-α-D-Glucosid

Abb. 3.15 Bildung eines Glykosids

Tab. 3.3 Eigenschaften von Glykosiden und freien Monosacchariden

Halbacetal (freies Monosaccharid)	Vollacetal (Glykosid)
Wirkt reduzierend auf Fehling- und Silberspiegelprobe	Zeigt keine reduzierende Eigenschaft
Tautomerie zwischen Ringform und offenkettiger Form möglich; Tautomerie zwischen Aldehyd- und Ketoform möglich	Keine Tautomerie mehr möglich
Zeigt Mutarotation	Zeigt keine Mutarotation

Reagiert eine halbacetalische OH-Gruppe eines Monosaccharids mit einer alkoholischen oder halbacetalischen OH-Gruppe eines weiteren Monosaccharids, entsteht ein Disaccharid – ein aus zwei Monomeren aufgebauter Zucker.

3.4 Disaccharide

3.4.1 Allgemeines

Disaccharide entstehen durch eine glykosidische Bindung (s. o.) zwischen zwei Monosacchariden. Findet die Reaktion zwischen der halbacetalischen OH-Gruppe des ersten Monosaccharids und einer alkoholischen OH-Gruppe eines zweiten Monosaccharids statt, so bleiben am zweiten Monosaccharid die halbacetalische OH-Gruppe und damit die reduzierende Eigenschaft gegenüber z. B. der Fehling-Lösung erhalten (**Typ-I-Zucker**).
Verbindet die glykosidische Bindung beide halbacetalischen OH-Gruppen miteinander, so zeigt das entstandene Disaccharid keine reduzierende Eigenschaft mehr (**Typ-II-Zucker**).

> Bei der Bildung von Disacchariden kann die reduzierende Eigenschaft der halbacetalischen OH-Gruppe erhalten bleiben (Typ I) oder verloren gehen (Typ II).

Die Angabe der glykosidischen Bindung kann auf unterschiedliche Weise erfolgen. Üblich ist es, zuerst die Stellung der halbacetalischen OH-Gruppe (α oder β) zu nennen, gefolgt von der Angabe der beiden C-Atome, die durch die glykosidische Bindung verknüpft werden.

Beispiel 1:
β-1,4-glykosidische Bindung bedeutet, dass die halbacetalische OH-Gruppe am C-Atom 1 in β-Stellung steht und mit der OH-Gruppe am C-Atom Nr. 4 des zweiten Monosaccharids verknüpft ist. Da nur eine halbacetalische OH-Gruppe in die Bindung mit einbezogen ist, handelt es sich um einen reduzierenden Zucker.

Beispiel 2:
α,β-1,2-glykosidische Bindung. Hier sind beide halbacetalischen OH-Gruppen in die Bindung einbezogen. An C-Atom Nr. 1 des ersten Monosaccharids steht diese in α-Stellung, an C-Atom Nr. 2 des zweiten Monosaccharids in β-Stellung. Der Zucker zeigt keine reduzierende Eigenschaft mehr.

3.4.2 Wichtige Disaccharide

- Die Darstellung der Strukturformeln von Disacchariden ist häufig schwierig, weil die Ringe teilweise gedreht oder geklappt werden. Beim Klappen wechselt jede OH-Gruppe ihre Stellung – was nach oben zeigte, zeigt nach dem Klappen nach unten. In Klausuren ist es sicherer, Disaccharide ungeklappt darzustellen, da die Gefahr, sich bei einer OH-Gruppe zu irren, groß ist. Ordnen Sie die Monosaccharide deshalb einigermaßen sinnvoll an und machen Sie einen etwas längeren Bindungsstrich zwischen beide Einheiten.

Strukturformel	Bestandteile und Verknüpfung	Reduzierende Eigenschaft?	Vorkommen in Lebensmitteln
Maltose *(Malzzucker)* 4-α-D-Glukopyranosyl-β-D-Glukopyranose	Zwei Einheiten D-Glukose in einer α-1,4-glykosidischen Bindung.	Ja.	Vorkommen im keimenden Getreide oder bei der Bierreifung. Spaltprodukt bei der Verdauung von Stärke.
Cellobiose 4-β-D-Glukopyranosyl-β-D-Glukopyranose	Zwei Einheiten D-Glukose in einer β-1,4-glykosidischen Bindung.	Ja.	Entsteht bei der Verdauung der Cellulose durch Pilze oder durch Mikroorganismen bei Wiederkäuern.
Laktose *(Milchzucker)* 4-α-D-Glukopyranosyl-β-D-Galaktopyranose	Eine Einheit β-D-Galaktose und eine Einheit D-Glukose in einer β-1,4-glykosidischen Bindung.	Ja.	Vorkommen in Milch und allen Milchprodukten.

- **Cellulose** – vgl. Kap. 3.5.4

- **Cellobiose** ist aufgrund ihrer β-glykosidischen Bindung ebenso wie ihr „großer Bruder" die Cellulose für den Menschen unverdaulich.

44 Energieliefernde Stoffe – Kohlenhydrate

- Viele Menschen haben eine Unverträglichkeit gegenüber Laktose: Aufnahme von Milchzucker führt bei ihnen zu Bauchkrämpfen und Durchfall, vgl. Kap. 3.13.
- Viele Autoren sprechen bei der Saccharose auch von einem **Ultravollacetal**, weil praktisch drei Sauerstoffbrücken hintereinander geschaltet sind.

Strukturformel	Bestandteile und Verknüpfung	Reduzierende Eigenschaft?	Vorkommen in Lebensmitteln
Saccharose (Rohr- oder Rübenzucker) β-D-Fruktofuranosyl-α-D-Glukopyranosid	Eine Einheit D-Glukose und eine Einheit D-Fruktose in einer α,β-1,2-glykosidischen Bindung.	Nein.	Entspricht unserem „normalen" Haushaltszucker. In der Saccharose sind beide halbacetalischen OH-Gruppen miteinander verknüpft.

3.4.3 Benennung der Disaccharide

Zur Benennung der Disaccharide muss zwischen den reduzierenden (z. B. Maltose) und den nicht reduzierenden (z. B. Saccharose) Disacchariden unterschieden werden.

Reduzierende Disaccharide:

Die glykosidisch angehängte Komponente wird zuerst genannt (Endung -yl). Endung des gesamten Namens: -ose
z. B.: 4-α-D-Glukopyranosyl-α-D-Glukopyran<u>ose</u> = Maltose

Nicht reduzierende Disaccharide:

Nennung der Bestandteile in alphabetischer Reihenfolge.
Endung des gesamten Namens: -osid
z. B.: β-D-Fruktofuranosyl-α-D-Glukopyran<u>osid</u> = Saccharose

3.4.4 Saure Hydrolyse

Erhitzt man eine Disaccharid-Lösung unter Zugabe von Protonen (z. B. aus HCl), so findet eine Hydrolyse der glykosidischen Bindung statt. Nach der sauren Hydrolyse liegen die freien Monomere des Disaccharids vor. Diese besitzen wieder ihre freie halbacetalische Gruppe. Typ-II-Zucker gewinnen ihre reduzierende Eigenschaft zurück und alle Aldehydnachweisreaktionen verlaufen wieder positiv.

Der Drehwinkel ändert sich und entspricht einem Wert, der den Anteilen der Monomere entspricht. Ändert sich der Wert des Drehwinkels dabei von Plus (bzw. Minus) nach Minus (bzw. Plus), spricht man von einer Inversion des Zuckers. Das Gemisch der Monomere nach der Spaltung nennt man dann **Invertzucker**. Der natürlichste Invertzucker ist der **Bienenhonig**. Bienen sind in der Lage, die im Nektar enthaltenen Zucker (v. a. Saccharose) mithilfe eines Enzyms, der Invertase, zu spalten.

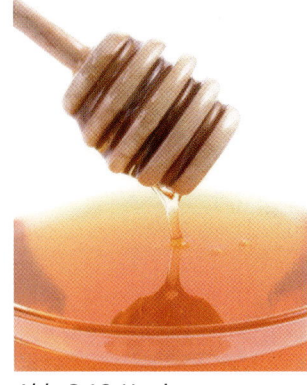

Abb. 3.16 Honig

Beispiel: Saure Hydrolyse von Saccharose

Eigenschaft	Vor der Hydrolyse	Nach der Hydrolyse
Fehling-Reaktion	negativ	positiv
Seliwanov-Reaktion	negativ	positiv
Glukose-Teststreifen	negativ	positiv
Spezieller Drehwinkel [α]	$+66{,}5°$	$-20°$
Erklärung	Saccharose ist ein Typ-II-Zucker und zeigt keine reduzierende Eigenschaft. Nachweise für Glukose und Fruktose sind negativ.	Die Hydrolyse setzt Glukose ($+52{,}5°$) und Fruktose ($-92°$) frei. Der Wert des Drehwinkels entspricht den Anteilen der Monomere (1 : 1): $\frac{1}{2} \cdot (52{,}5° - 92°) = -20°$.
		Invertzucker

3.4.5 Eigenschaften der Mono- und Disaccharide

- **Süßer Geschmack**
  Alle Mono- und Disaccharide schmecken süß. Ihre Süßkraft wird relativ zu Saccharose angegeben (vgl. Tab. 3.4).

- **Kristalliner Aggregatszustand**
  Mono- und Disaccharide sind aufgrund der vielen Wasserstoffbrücken kristalline Feststoffe.

- **Keine Siedetemperatur**
  Bei trockenem Erhitzen eines Mono- oder Disaccharids zersetzt sich dieses unter Abgabe von Wasser und Kohlenstoffdioxid. Auf diese Weise entsteht das braune **Karamell**. Aufgrund der vielen zwischenmolekularen Wasserstoffbrücken brechen die intramolekularen Bindungen vor den intermolekularen Bindungen auf.

- **Gute Wasserlöslichkeit**

- **Osmotische Wirksamkeit**
  Die polaren Gruppen der Mono- und Disaccharide binden Wasser. Sie entfalten deshalb konservierende Wirkung (z. B. in kandierten Früchten und Marmelade), können aber auch zu osmotisch bedingtem Durchfall oder osmotisch bedingter Diurese (Harnflut, z. B. bei Diabetes mellitus) führen.

Tab. 3.4 Süßkraft von Sacchariden

Saccharid	Süßkraft
Fruktose	110–170
Saccharose	100
Maltose	60
Glukose	50–80
Laktose	20–60
Sorbit	40–50

Quelle: Dr. Werner Baltes: Lebensmittelchemie; 7. Auflage, Berlin, Springer, 2011

3.5 Polysaccharide

Durch Verknüpfung mehrerer Monosaccharide über glykosidische Bindungen erhält man über Di- und Oligosaccharide die Polysaccharide. Nicht alle Polysaccharide sind für die menschliche Ernährung von Bedeutung.
Polysaccharide zeigen in der Regel keine reduzierende Eigenschaft mehr. Selbst wenn in einem Molekül vereinzelt eine reduzierende halbacetalische OH-Gruppe vorkommt, ist deren Anzahl gegenüber der großen Anzahl an Monomeren zu gering.

46 Energieliefernde Stoffe – Kohlenhydrate

Polysaccharide können unterschieden werden in:

- **Homopolysaccharide** (Homoglykane)
  Bestehen nur aus einer Art von Saccharid (vgl. Tab. 3.5).
- **Heteropolysaccharide** (Heteroglykane)
  Bestehen aus verschiedenen Sacchariden (vgl. Tab. 3.5).

Tabelle 3.5 Homo- und Heteroglykane

Homoglykane	Heteroglykane
Sind aus einer Monomeren-Art aufgebaut.	Sind aus verschiedenen Monomeren-Arten aufgebaut.
Amylose, Amylopektin, Glykogen, Cellulose	Hemicellulose (Glc-Ara-Xyl-Man), Pektine

- Warum speichern Pflanzen ihre Glukose in Form von Stärke und nicht als Glukose? Die Speicherform Stärke hat gegenüber der Glukose den Vorteil, dass sie osmotisch praktisch unwirksam ist – versuchen Sie mal einen Löffel Mehl in einem Glas Wasser zu lösen. Damit kann Energie (in Form von Glukoseeinheiten) gespeichert werden, ohne zusätzlich Wasser einzulagern. Würden Pflanzen direkt Glukose speichern, würden sich riesige Mengen Wasser, gebunden an die polaren Gruppen der Glukose, gleichzeitig ablagern. Das brächte den Wasserhaushalt der Zelle schlicht zum Erliegen.
- (intramolekulare) **Wasserstoffbrücken** – vgl. Band 1, S. 44

3.5.1 Pflanzliche Stärke

Aufbau des Stärkekorns

Für die menschliche Ernährung von größter Bedeutung ist die pflanzliche Stärke, bekannt als (Stärke-)Mehl. Sie besteht je nach Pflanzenart (z. B. Hafer, Kartoffel, Weizen) aus unterschiedlich großen, nur mikroskopisch sichtbaren **Stärkekörnern**. Diese Stärkekörner sind die Speicherform der in der Photosynthese gebildeten Kohlenhydrate. Ein Stärkekorn wiederum besteht aus einem Kern und einer Schale. Der Kern (ca. 20 % der Masse) besteht aus **Amylose**. Die Schale (ca. 80 % der Masse) besteht aus **Amylopektin**. Amylose und Amylopektin unterscheiden sich in ihrem chemischen Aufbau und ihren Eigenschaften.

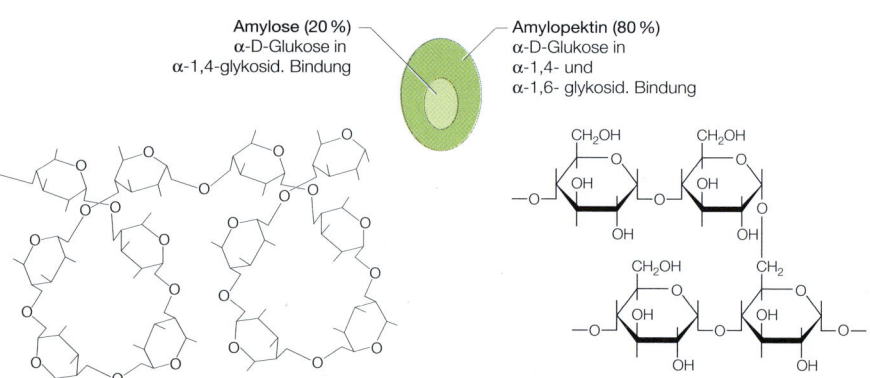

Abb. 3.17 Aufbau des Stärkekorns

Amylose besteht aus α-**D-Glukopyranose**-Einheiten (250–300 Stück), die a-1,4-**glykosidisch** miteinander verknüpft sind. Verzweigungen kommen nicht vor. Durch die Verknüpfung und die räumliche Anordnung entsteht ein spiraliges Molekül mit etwa sechs Monomeren pro Windung. Die Spirale wird durch intermolekulare Wasserstoffbrücken stabilisiert (vgl. Abb. 3.17).

Amylopektin besteht ebenfalls aus α-**D-Glukopyranose**-Einheiten (600–6.000 Stück), die α-**1,4-** und α-**1,6-glykosidisch** miteinander verknüpft sind.

Eine Verzweigung (α-1,6) kommt etwa alle 25 Monomere vor. Zwischen den Verzweigungen ist die Kette ebenfalls, wie bei der Amylose beschrieben, spiralig konfiguriert. Durch die Verzweigungen ist Amylopektin „buschiger" als Amylose (vgl. Abb. 3.17).

Jod-Stärke-Reaktion

Gibt man zu einer wässrigen Lösung von Amylose oder Amylopektin einige Tropfen braune **Jod-Kaliumjodid-Lösung**, so färbt sich die Lösung blau-violett. Das enthaltene Jod bildet mit der Spiralform der Stärke eine sogenannte **Jod-Stärke-Einschlussverbindung**. Die Verbindung absorbiert Teile des sichtbaren Lichts, sodass die Lösung blau erscheint.
Beim Erhitzen verschwindet die blaue Farbe der Lösung, da durch die Molekularbewegung die Spiralform aufbricht und das Jod frei wird. Kühlt die Lösung wieder ab, so bildet sich die Spiralform wieder aus und die blaue Farbe kommt zurück (vgl. Abb. 3.18).

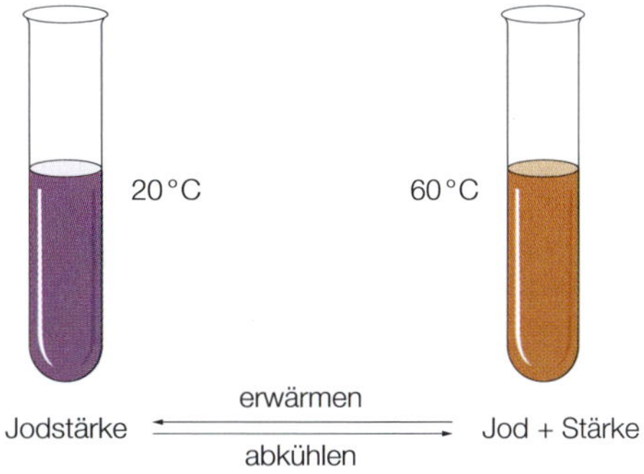

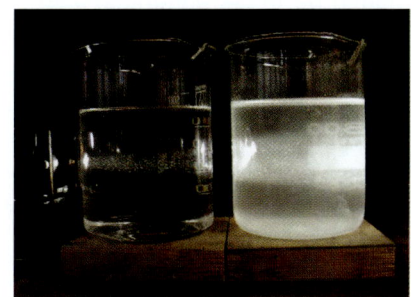

Abb. 3.18 Jod-Stärke-Reaktion

Löslichkeit

Amylose ist nur in warmem Wasser löslich. Aufgrund der Molekülgröße bildet sich aber keine echte Lösung aus, sondern eine sogenannte **kolloidale Lösung**. Das bedeutet, dass Amylosemoleküle feinstverteilt im Wasser „schweben". Bei seitlich einfallendem Licht streuen die Amylosemoleküle deshalb das Licht und ein Lichtkegel wird sichtbar. Man spricht vom **Thyndall-Effekt** (vgl. Abb. 3.19, rechtes Glas). **Amylopektin** ist in kaltem und warmem Wasser unlöslich.

Abb. 3.19 Thyndall-Effekt

Verkleisterung

Beim Erhitzen eines Stärke-Wasser-Gemisches finden folgende Prozesse statt:
- Ab ca. 40° C: Quellung durch Wasseranlagerung an hydrophile Gruppen.
- 60–70° C: Stärkekörner platzen auf. Amylose löst sich kolloidal (s. o.). Amylopektin bildet ein geflechtartiges Netz und lagert Wasser ein: **Verkleisterung**.
- Beim Abkühlen entsteht eine feste Masse (**Gel**). Das Netz wird durch Wasserstoffbrücken zwischen den OH-Gruppen stabilisiert.
- Beim Erhitzen entsteht wieder das leicht flüssige **Sol** durch Aufbrechen der Wasserstoffbrücken.

Ganz praktisch kommt die Verkleisterung bei der Zubereitung von Lebensmitteln, z. B. beim Puddingkochen, beim Soßenbinden oder beim Backen von Brot und Kuchen, zum Einsatz.

3.5.2 Glykogen (tierische Stärke)

- Das im Muskel gespeicherte Glykogen steht nur der Muskulatur zur Verfügung, da im Muskel ein Enzym, die *Glukose-6-phosphatase,* fehlt, um die Glukose ins Blut abzugeben. Nur die als Leberglykogen gespeicherte Glukose kann ins Blut abgegeben werden und so zur Ernährung aller anderen Körperorgane (z. B. Gehirn, Herz und rote Blutkörperchen) dienen.

Glykogen ist die Speicherform der Glukose bei Mensch und Tier. Der Mensch besitzt ca. 400 g Glykogen – ein Kohlenhydratspeicher, der etwa für einen Tag ausreicht. Der größte Teil des Glykogens (etwa 250 g) ist im Muskelgewebe gespeichert (1 % der Muskelmasse); nur etwa 150 g in der Leber (10 % des Lebergewichtes). Glykogen besteht aus bis zu 100.000 α-D-Glukopyranose-Einheiten in α-1,4- und α-1,6-glykosidischer Verknüpfung. Die Verzweigungen sind häufiger als im Amylopektin, etwa alle drei bis fünf Glukoseeinheiten.

Trotz seiner hohen Molekülmasse ist Glykogen in heißem Wasser kolloidal löslich, da Wassermoleküle in die vielen vorhandenen Hohlräume eindringen können.

3.5.3 Dextrine

Dextrine sind Abbauprodukte von Stärke und Glykogen und bestehen aus 4–35 α-D-Glukopyranose-Einheiten. Das Dextrinmolekül kann verzweigt oder unverzweigt sein. Dextrine entstehen beim trockenen Erhitzen von Stärke bzw. beim Backprozess (**thermische Hydrolyse**). Auch **saure oder enzymatische Hydrolyse** führt zu Dextrinen. Das bekannteste Dextrin ist der Zwieback, der leicht verdaulich und damit besonders geeignet für die Ernährung nach Magen-Darm-Erkrankungen oder -Operationen ist.

3.5.4 Cellulose

Aufbau der Cellulose

Cellulose ist die wichtigste Bau- und Gerüstsubstanz der Pflanzen, bei denen sie den Hauptbestandteil der Zellwände bildet. Holz besteht zu 50 % aus Cellulose, zu je 25 % aus Hemicellulose und Lignin, einem Holzbegleitstoff. Baumwolle, Flachs (Leinen) und Hanf bestehen sogar vollständig aus Cellulose. Chemisch besteht Cellulose aus β-**D-Glukopyranose-Einheiten**, die nur β-**1,4-glykosidisch** miteinander verknüpft sind. Dadurch entstehen langgestreckte, fadenförmige (fibrilläre), unverzweigte Moleküle, die eine dichte Aneinanderlagerung und damit einen starken intermolekularen Zusammenhalt ermöglichen (vgl. Abb. 3.20)

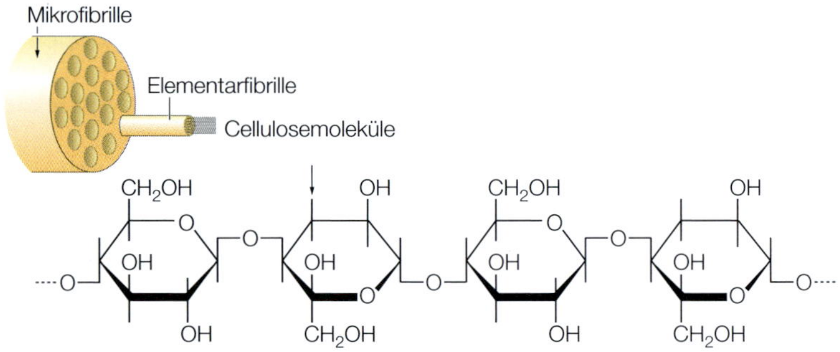

Abb. 3.20 Aufbau der Cellulose

Mehrere fibrilläre Cellulosemoleküle lagern sich zu einer Elementarfibrille zusammen. Mehrere Elementarfibrillen wiederum bilden die *Mikrofibrillen*. Eine *Faser* besteht schließlich aus mehreren Mikrofibrillen.

Eigenschaften

Cellulose ist vollkommen unlöslich in Wasser (sonst würden sich unsere T-Shirts beim Waschen auflösen!). Die dichte Aneinanderlagerung der Mikro-und Elementarfibrillen verhindert das Eindringen von Wasser, sodass ein Cellulosemolekül nicht in Lösung gebracht werden kann. Freie hydrophile Gruppen an der Oberfläche der Cellulose binden aber freies Wasser. Die Cellulose nimmt so an Volumen zu, sie quillt (**Quellfähigkeit**).

Abbaubar ist Cellulose durch Kochen mit HCl (saurer Hydrolyse) oder durch die enzymatische Wirkung von *Cellulase* aus Bakterien. Der Mensch besitzt keine cellulose-spaltenden Enzyme. Cellulose ist für den Menschen daher unverdaulich und wirkt als Ballaststoff (vgl. Kap. 3.9).

> Cellulose ist aufgrund der β-glykosidischen Bindungen für den Menschen unverdaulich.

3.5.5 Pektine

Aufbau der Pektine

Pektine sind Heteroglykane (s. o.) und kommen in allen Früchten als Gerüstsubstanzen vor. Während des Reifungsprozesses werden sie durch Enzyme abgebaut: Reifes Obst wird weich, matschig und geliert schlechter (s. u.).
Pektine bestehen zu 60–70 % aus teilweise veresterter α-**D-Galakturonsäure** in α-**1,4-glykosidischer** Bindung. Es entstehen unverzweigte, kettenförmige Makromoleküle, deren saure Gruppen wesentlich für die Eigenschaften der Pektine verantwortlich sind. Daneben kommen noch andere Monosaccharide wie Glukose oder Mannose in den Pektinen vor.

• Die **Uronsäuren** tragen am C-Atom 6 eine Säuregruppe, vgl. Abb. 3.14.

Eigenschaften

Pektine sind aufgrund der vielen polaren Gruppen (H-Brücken) fest. Daneben binden die vielen polaren Gruppen der Pektine (Hydroxyl- und Carboxylat-Gruppen) Wasser und bedingen so das **hohe Quellvermögen** der Pektine.

Pektine besitzen **Gelierfähigkeit**: Erhitzt man eine wässrige Pektinlösung, so kommt es nach dem Abkühlen zur Ausbildung eines **Gels**. In diesem Gel bilden die Pektinmolekülfäden eine netzartige Struktur aus, in deren Lücken Wassermoleküle eingeschlossen werden. Stabilisiert wird dieses Netz durch Verknüpfungsstellen, die aus H-Brücken bestehen (vgl. Abb. 3.21).

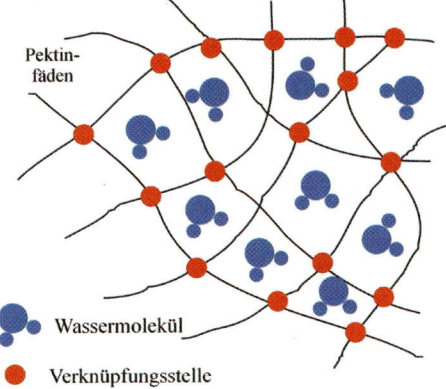

Abb. 3.21 Bildung eines Gels

Das Gel wird umso fester, je mehr Verknüpfungsstellen zwischen den Pektinfäden möglich sind. Entzieht man den hydrophilen Gruppen der Pektine das Hydratationswasser, z. B. durch Zugabe von Saccharose, so erhält man ein festeres Gel.

Verwendet man zusätzlich ein Säuerungsmittel (z. B. Citronensäure), werden enthaltene Carboxylatgruppen protoniert. In der protonierten Form wird die Abstoßung zwischen diesen Gruppen aufgehoben und die Ausbildung von Wasserstoffbrücken ermöglicht. Das Gel wird noch fester.

Die Gelierfähigkeit der Pektine wird beim Kochen von **Marmelade** ausgenutzt. Die Früchte enthalten die notwendigen Pektine, dann geben Sie noch Zucker hinzu und hoffen, dass sich beim Abkühlen ein festes Gel bildet, das sich als Brotaufstrich verwenden lässt.

3.6 Funktionen der Kohlenhydrate im menschlichen Organismus

Die Hauptfunktion der Kohlenhydrate ist die schnelle Energieversorgung des Organismus. Kohlenhydrate werden daher auch als Energielieferanten der ersten Ordnung bezeichnet. Obwohl der Körper nur zu 1,5 % aus Kohlenhydraten besteht, sind sie dennoch die Hauptenergieversorger.

Alle Körperzellen haben die Ausstattung, um aus Glukose Energie zu gewinnen. Einige Gewebetypen können sogar ausschließlich aus Glukose Energie gewinnen. Dazu gehören:
- die Erythrozyten,
- die Zellen des Nierenmarks,
- die Fibroblasten,
- die Gehirnzellen (nach einer Übergangsphase auch Energiegewinnung aus Ketonkörpern möglich, vgl. Kap. 8.4.5).

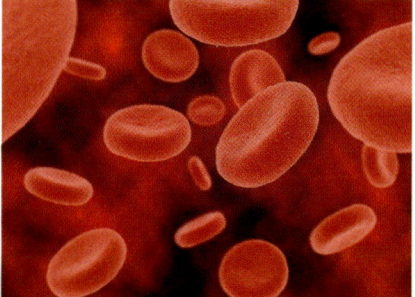

Abb. 3.22 *Erythrozyten können ausschließlich Glukose zur Energiegewinnung verwenden.*

Darüber hinaus haben Kohlenhydrate noch andere Aufgaben im Körper:
- Energiespeicher (Glykogen in Muskel und Leber),
- Ausgangssubstanz für die Bildung von Fettsäuren,
- Ausgangssubstanz für die Bildung entbehrlicher Aminosäuren,
- Bestandteile der DNS und RNS,
- Bildung von Glykoproteinen: als Bestandteile der Zellmembrane wichtig für die Zell-Zell-Erkennung, Bestandteile des Bindegewebes, im Blutplasma, Fibrinogene, Blutgruppensubstanzen,
- Bildung von Glykolipiden: ebenfalls als Bestandteil von Zellmembranen, z. B. Cerebroside, Ganglioside in hohen Konzentrationen im Nervensystem,
- Calciumresorption.

3.7 Tagesbedarf, Mangel und Überfluss

Der Tagesbedarf an Energie sollte zu **55–60 % über Kohlenhydrate** gedeckt werden, das sind etwa 4–5 g/kg Körpergewicht (KG) und Tag.
An unverdaulichen Kohlenhydraten, sogenannten Ballaststoffen, sollten mindestens 30 g pro Tag konsumiert werden.

Insgesamt sollten nicht mehr als 10 % des Tagesbedarfs in Form von Mono- und Disacchariden (Zucker, Honig, Süßigkeiten, Gebäck, Softgetränke, Säfte) aufgenommen werden. Der überwiegende Teil sollte aus komplexen Kohlenhydraten, Polysacchariden und Ballaststoffen bestehen. Da Kohlenhydrate in nennenswerten Mengen ausschließlich in pflanzlichen Lebensmitteln vorkommen, folgt daraus für die Praxis eine überwiegend pflanzliche Kost.

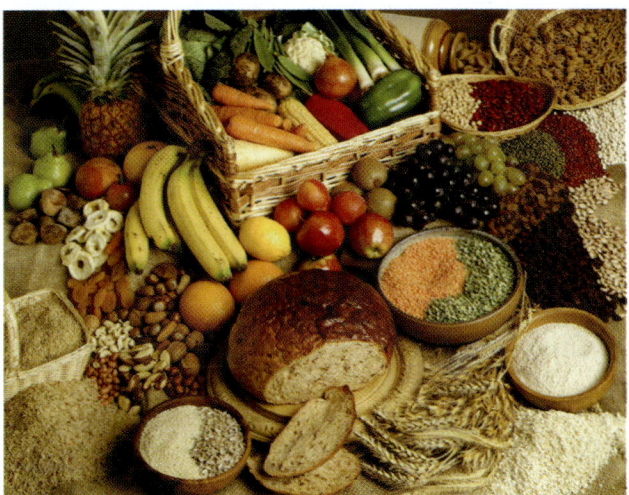

Abb. 3.23 Pflanzliche Nahrung

3.7.1 Kann es Kohlenhydratmangel geben?

Da, wie erwähnt, einige Zellarten ausschließlich Glukose zur Energiegewinnung nutzen können, ist der Körper auf eine tägliche Zufuhr von etwa 180 g Glukose angewiesen. Die körpereigenen Glykogenvorräte in der Leber (10 g/ 100 g Lebergewebe) und der Muskulatur (1 g/100 g Muskelgewebe) von etwa 300–400 g sind je nach Leistungsumsatz nach ein bis drei Tagen aufgebraucht. Wird dem Körper dann z. B. bei vollständigem, mehrtägigem Fasten keine Glukose zugeführt, beginnt er Aminosäuren (vgl. Kap. 5.1 und Kap. 8.4.5) zu Glukose umzubauen, um die o. g. Gewebe zu versorgen. Weil der Körper einen Mangel auf diese Weise regeln kann, gibt es keinen „echten" Kohlenhydratmangel. Langfristig ist dies für den Körper dennoch keine Lösung, da wertvolles Muskelprotein zugunsten der Glukosegewinnung abgebaut wird. Um die Glukoneogenese und Lipolyse zu vermeiden, sollte die Kost mindestens 25 % Kohlenhydrate enthalten.

52 Energieliefernde Stoffe – Kohlenhydrate

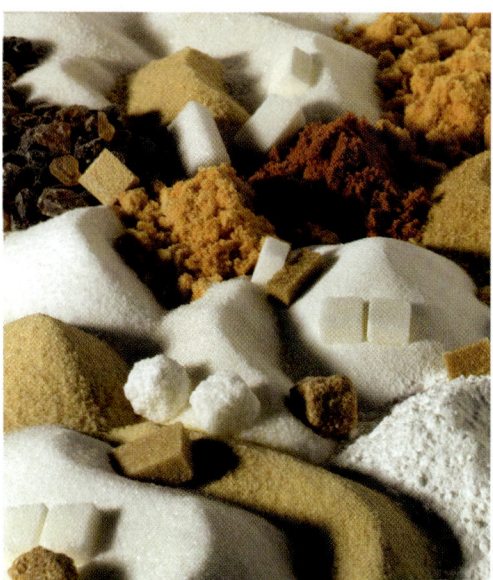

Abb. 3.24 Die Höhe des Zuckerkonsums ist entscheidend für die Entstehung von Übergewicht

3.7.2 Und zu viel? Machen Kohlenhydrate dick?

Die Bedeutung einer überhöhten Kohlenhydrataufnahme ist noch nicht ganz geklärt. Theoretisch können Kohlenhydrate in Fettsäuren umgewandelt und als Fett gespeichert werden. Dies kann geschehen, wenn die Glykogenspeicher gefüllt sind und die Obergrenze der Glukoseoxidation erreicht ist. Die Aktivität der dafür notwendigen Enzyme ist beim Menschen nicht sehr ausgeprägt und der Vorgang selbst energetisch nicht effektiv. Bei überhöhter Nahrungsaufnahme werden die Fette zuerst gespeichert und die Kohlenhydrate oxidiert. Ab einer täglichen Aufnahme von mehr als 500 g an Kohlenhydraten aber (z. B. 2 l Limonade + 1 Tafel Schokolade + 250 g Gummibärchen zusätzlich zur normalen Tageskost), findet der Umbau zu Fettsäuren statt. Ob Kohlenhydrate also dick machen, hängt im Wesentlichen davon ab, welche Mengen davon konsumiert werden und was darüber hinaus noch gegessen wird.

3.8 Vorkommen der Kohlenhydrate in Lebensmitteln

Tab. 3.8 Kohlenhydratreiche Lebensmittel

Kohlenhydratreiche Lebensmittel	Kohlenhydratgehalt in %
Honig	75
Weißer Zucker	100
Brauner Zucker	96
Vollrohrzucker	99,8
Bonbons	94
Milchschokolade	54
Obst	3–15
Fruchtsaft	9–16
Limonaden und Softgetränke	11
Gemüse	0,5–19
Muttermilch	6,8
Kuhmilch	4,7
Maisstärke	85,9
Weizenweißmehl, Type 405	71
Weizenvollkornmehl, Type 1700	60,9
Weizenvollkorn	59,6
Weizenweißbrot	49
Roggenvollkornbrot	39
Haferflocken	63
Müsli	58,7
Eierteigwaren	70
Kartoffeln	14,8
Hülsenfrüchte	30–52

Kohlenhydrate gehören zu den am meisten verbreiteten organischen Verbindungen in der Natur. Sie sind in zahlreichen Pflanzen vorhanden, die für die menschliche Ernährung genutzt werden. Als tierischer Kohlenhydratträger spielt nur das Glykogen aus Muskel und Leber eine Rolle, es ist aber nach Schlachtung und Fleischreifung im Wesentlichen abgebaut und trägt daher nicht zur Versorgung bei.

Vgl. Hartmut Fröleke: Kleine Nährwerttabelle der Deutschen Gesellschaft für Ernährung e. V., 43. Auflage, Frankfurt/ Main, Umschau, 2005

Tab. 3.9 Zusammensetzung der Kohlenhydrate ausgewählter Lebensmittel

Zusammensetzung der Kohlenhydrate, hauptsächlich vertretene Kohlenhydrattypen	Ausgewählte kohlenhydratreiche Lebensmittel
Monosaccharide	
Glukose, Fruktose	Honig, Obst, Fruchtsäfte
Spuren von Glukose und Fruktose	Frisches Gemüse
Disaccharide	
Saccharose	Zuckerrüben, Zuckerrohr, weißer Zucker, brauner Zucker, Ahornsirup, Vollrohrzucker Softgetränke, Fruchtnektar, Fruchtsaftgetränke
Laktose, Spuren von Oligosacchariden	Milch von Mensch, Rind, Ziege, Schaf, Milchprodukte
Maltose	Getreidekeime, Bier
Polysaccharide	
Amylose, Amylopektin	Stärke, Getreide, Mehl, Brot, Backwaren, Teigwaren, Haferflocken, Gemüse, Kartoffeln, Hülsenfrüchte
Synthetische Kohlenhydrate, aus Stärke hergestellt	
Dextrine, Invertzucker, Glukosesirup, Malzzucker	Süßungsmittel, Stabilisator, Verdickungsmittel
Oligosaccharide	
Raffinose	Zuckerrüben, Honig
Stachyose, Verbascose	Hülsenfrüchte, Artischocken
Ballaststoffe, unverdauliche Kohlenhydrate	
Cellulose	Weizen
β-Glukane	Roggen, Hafer, Gerste,
Hemicellulose	Hülsenfrüchte, Artischocken
Pektin	Äpfel, Quitten, Zitrusfrüchte
Gummi arabicum, Fruktosane	Gemüse Zwiebeln, Porree, Spargel
Resistente Stärke	gekochte Kartoffeln
Inulin	Topinambur
Agar-Agar, Carrageen	Rotalgen, Knorpeltang

Energieliefernde Stoffe – Kohlenhydrate

3.8.1 Blickpunkt Zucker

Der Pro-Kopf-Verbrauch an Zucker liegt in Deutschland bei 33 kg im Jahr. Das entspricht einer Menge von 90 g/Tag und einer Energiemenge von 1.520 kJ/ 362 kcal. Bei einem Tagesbedarf von 9.240 kJ/2.200 kcal sind das 16 % des Gesamtenergiebedarfs. Dies liegt somit über den Empfehlungen von maximal 10 % des Tagesbedarfs in Form von Zucker.

Aus der Abbildung ist zu sehen, dass der verzehrte Zucker überwiegend verarbeitet in Getränken, Süßwaren, Nährmitteln und Konserven sowie Brotaufstrichen vorkommt.

Ursprünglich waren die süß schmeckenden Monosaccharide Glukose und Fruktose nur in Früchten und Honig enthalten und daher entsprechend begehrt.

Größere Mengen Saccharose kamen mit der Kolonisierung von tropischen Ländern als Auszug aus Zuckerrohr ab dem 15. Jahrhundert nach Europa und waren einer kaufkräftigen Minderheit vorbehalten. Erst mit der Erfindung der Isolierung von Zucker aus Zuckerrüben am Ende des 18. Jahrhunderts in Deutschland wurde Zucker preisgünstig und für die breite Bevölkerung erschwinglich. Heute sind eine Vielzahl von Lebensmitteln mit Zucker angereichert, auch bei solchen, bei denen man es nicht vermuten würde.

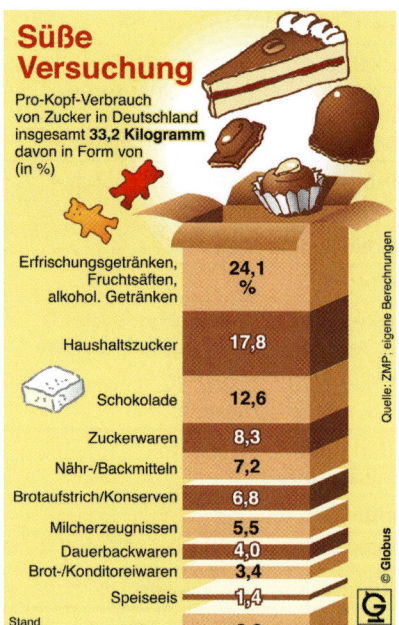

Abb. 3.25 Zuckerverbrauch

Tab. 3.10 Zuckergehalt ausgewählter Lebensmittel

Lebensmittel	Zuckergehalt in %	in Stück Würfelzucker
100 ml Apfelsaft	11	3,6
100 ml Limonade	12	4
100 ml Colagetränk	11	3,6
1 Waffelschnitte mit Haselnüssen und Schokolade	10,2	3,4
100 g Milchschokolade	54	18
100 g Popcorn mit Zucker	3	1
100 g Fruchtgummi	74	24,6
100 g Bonbons	94	31,3
100 g Joghurt mit Fruchtzubereitung	15	5
100 g verzehrfertiger Schokopudding	11	3,6
1 Müsliriegel, 25 g	9	3
100 g Cornflakes mit Honig	48	16
100 g Müsli mit Trockenobst	12	4
1 Milchschnitte, 30 g	8,7	2,9
100 g Tomatenketchup	23	7,6

Vgl. Heseker/Heseker: Die Nährwertabelle, DGE e. V., Umschau Verlag, 3. Auflage, 2014/2015

Vorkommen der Kohlenhydrate in Lebensmitteln 55

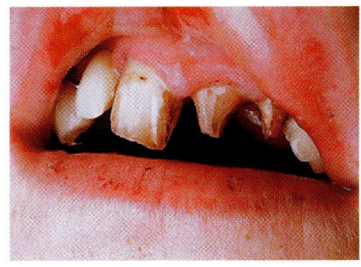

Zucker in Verbindung mit schlechter Mundhygiene und mangelnder Vorsorge verursacht Karies.

Abb. 3.26 Weitgehend zerstörte Oberkiefermilchzähne bei einem Kleinkind

3.8.2 Leerkorn

Parallel zur Erfindung des Rübenzuckers hielt eine andere Technologie Einzug: die Verarbeitung von Vollkorngetreideprodukten zu Weißmehlprodukten. Ab 1870 wurden Getreidemühlen mit Dampfkraft und nicht mehr alleine durch Wasser und Wind betrieben. Das machte sie standortunabhängig und preisgünstig. Dazu kam die Erfindung der Walzenmühle durch den Schweizer Sulzberger, mit der große Mengen an hellem Mehl gewonnen werden konnten.

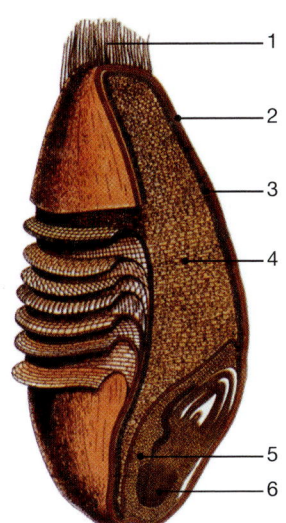

1 = Bärtchen
2 = mehrschichtige Frucht- und Samenschale → Vitamine, Mineralstoffe, Ballaststoffe, Amylopektin
3 = Aleuronschicht
4 = Mehlkörper → Amylose, Proteine
5 = Endosperm
6 = Keimling → Proteine, Fettsäuren, Vitamine

Abb. 3.27 Schnitt durch ein Weizenkorn

Bei der Herstellung von Weißmehl werden dem Weizenkorn die äußeren ballaststoff-, vitamin- und mineralstoffhaltigen Hüllschichten und der vitamin- und fettsäurereiche Keimling entfernt. Übrig bleibt der Mehlkörper, der fast ausschließlich aus Amylose und Amylopektin besteht.

Tab. 3.11 Inhaltsstoffe von Vollkornweizen und Weißmehl im Vergleich

Lebensmittel, 100 g	Vitamin B_1 in mg	Kalium in mg	Ballaststoffe in g
Weizenmehl, Type 405	0,06	110	4,0
Weizenmehl, Type 1700	0,47	290	5,0
Weizenweißbrot	0,08	130	3,2
Weizenvollkornbrot	0,25	220	7,5

Vgl. Hartmut Fröleke: Kleine Nährwerttabelle der Deutschen Gesellschaft für Ernährung e. V., 43. Auflage, Frankfurt/Main, Umschau, 2005

Der Ausmahlungsgrad der Getreideprodukte gibt an, wie viele Teile Mehl aus 100 Teilen Getreide gewonnen werden. Verbleiben alle Teile des Getreidekorns im Mahlprodukt, spricht man von einem hundertprozentigen Ausmahlungsgrad. Sind im Mehl wenig oder keine Randschichten des Getreidekorns mehr vorhanden, dann ist das Mehl **hochausgemahlen**.

Umgekehrt spricht man von **niedrigausgemahlenen** Mehlen, wenn noch viele Randschichtenanteile enthalten sind. Der Keimling ist aber auch bei sehr niedrig ausgemahlenen Mehlen nicht mehr Teil des Mehles.

In engem Zusammenhang stehen Mehltype und Ausmahlungsgrad. Die Mehltype, die auf jeder Mehlpackung verzeichnet ist, gibt den Aschegehalt in Gewichtsprozent der Trockenmasse mal 100 an.

> **Mehltype** = Aschegehalt (Gewichtsprozent) × 100

Der Aschegehalt ist der Mineralstoffanteil, der übrig bleibt, wenn Mehl vollständig verbrannt wird. Je niedriger ausgemahlen ein Mehl ist, desto höher ist sein Mineralstoffgehalt und somit sein Aschegehalt.
Je höher die Typenzahl ist, desto mehr Mineralstoffe sind im Mehl noch enthalten.

Tab. 3.12 Typenzahl von Weizenmehl und Roggenmehl

Weizenmehl	405	550	1050	1700	
Ausmahlungsgrad	40–56 %	64–71 %	82–85 %	100 %	
Roggenmehl	815	997	1150	1370	1740
Ausmahlungsgrad	69–72 %	75–78 %	79–83 %	84–87 %	90–95 %

3.9 Ballaststoffe: nicht nur gegen Verstopfung

Ballaststoffe sind Pflanzenfasern, die den Pflanzen als Bau- und Gerüstsubstanzen dienen. Mit Ausnahme von Lignin sind alle Ballaststoffe Polysaccharide, die aber vom Menschen nicht verdaut werden können. Ballaststoffe haben einen unterschiedlichen inneren Aufbau und daher unterschiedliche physikalische und physiologische Eigenschaften. Überwiegend bestehen sie aus Glukose, Fruktose, Arabinose, Ribose und sind β-glykosidisch zu Polysacchariden verknüpft.

Die Ballaststoffe werden nach ihrer Wasserlöslichkeit unterschieden. Sie kommen in unterschiedlicher Zusammensetzung und Menge in den Nahrungspflanzen vor. Je naturbelassener ein Lebensmittel ist, desto höher ist sein Ballaststoffgehalt. Die Ballaststoffe werden nach ihren physikalischen Eigenschaften eingeteilt in lösliche und unlösliche Ballaststoffe.

Tab. 3.13 Einteilung der Ballaststoffe

Unlösliche Ballaststoffe (Füllstoffe)	Lösliche Ballaststoffe (Quellstoffe)
Sind in Wasser unlöslich. Können viel Wasser binden und bleiben als Partikel erhalten. Werden durch die Darmflora kaum abgebaut.	Sind in Wasser löslich und bilden mit ihm eine zähflüssige Lösung. Werden von der Darmflora zu Gasen und Fettsäuren abgebaut.

Ballaststoffe: nicht nur gegen Verstopfung

Tab. 3.14 Überblick über die wichtigsten Ballaststoffe und deren Vorkommen in Lebensmitteln

Unlösliche Ballaststoffe	Lösliche Ballaststoffe
Cellulose: Weizenkleie	**Pektin:** Äpfel, Quitten, Zitrusfrüchte
Hemicellulose: Endosperm von Hafer, Roggen, Gerste, Membranbestandteile von Obst, Gemüse, Hülsenfrüchten, Kaffee, Kakao	**Meeresalgenextrakte:** Agar-Agar und Carrageen aus Rotalgen (finden Verwendung als zugesetzte Stabilisatoren und Verdickungsmittel in Lebensmitteln, z. B. Pudding, Fruchtjoghurt, Cremespeisen, Süßigkeiten, Backwaren, Eiscreme, Softdrinks, Streich- und Schmelzkäse, Salatdressing)
Lignin [Polymer aus Phenylpropan, kann Gallensäuren und krebsauslösende Substanzen (vgl. 11.1.4) binden.]: Mais	**Samenschleime:** Carubin = Johannisbrotkernmehl Guaran = Guarkernmehl Leinsamenschleim (Verwendung siehe obere Spalte) Einige dieser Substanzen haben eine cholestrolsenkende und abführende Wirkung.
	Gummi arabicum: Gemüse, Akazienharz, Johannisbrotkernmehl
	Fruktosane: Zwiebel, Porree, Spargel, Inulin aus Artischocken, Chicorée und Topinambur
	β-Glukane: Hafer, Gerste, Roggen
Synthetische Ballaststoffe z. B. Methylcellulose werden als Hilfsmittel zur Gewichtsreduktion angeboten.	**Resistente Stärke:** gekochte Kartoffeln, grob gemahlene Getreide, grüne Bananen. 10 % der durch Mischkost aufgenommenen Stärke ist resistent gegenüber dem enzymatischen Abbau.

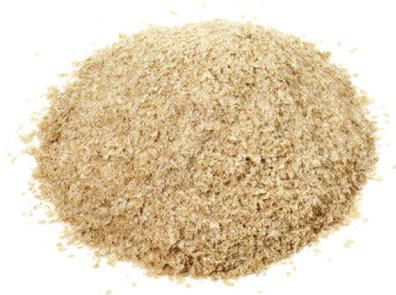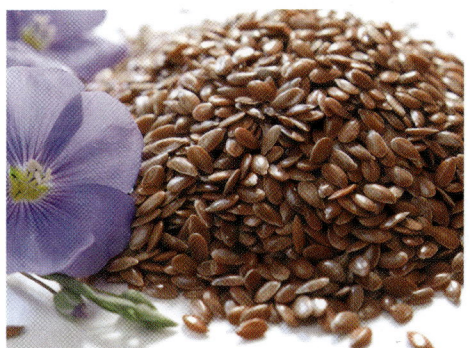

Abb. 3.28 Weizenkleie und Leinsamen

3.9.1 Warum sind Ballaststoffe in der Ernährung so wichtig?

Ballaststoffe haben eine ganze Reihe unterschiedlicher gesundheitsfördernder Wirkungen, insbesondere im Verdauungstrakt:

Mund:

- Die pflanzlichen Rohfasern erfordern eine erhöhte Kautätigkeit, die wiederum zu einer vermehrten Speichelabgabe führt. Vermehrter Speichelfluss beugt Karies vor.

Magen:

- Sie verzögern die Magenentleerung, was eine längere Sättigung zur Folge hat.

58 Energieliefernde Stoffe – Kohlenhydrate

Dünndarm:

- Lösliche Ballaststoffe verzögern die Kohlenhydratverdauung. Die Folge ist ein langsamerer Blutzuckeranstieg. Das ist besonders günstig für Diabetiker.
- Sie binden Gallensäuren. Da Gallensäuren aus Cholesterol gebildet werden, wird auf diese Weise dem Organismus Cholesterol entzogen. Dies bewirkt, dass der Cholesterolspiegel sinkt, und beugt der Entstehung von Gallensteinen vor.

Dickdarm:

- Sie binden giftige und krebserregende Abbauprodukte aus dem Dickdarm. So beugen sie Dickdarmkrebs vor.
- Lösliche Ballaststoffe werden von Dickdarmbakterien zu kurzkettigen Fettsäuren und Gasen (CO_2, Methan) abgebaut. Die Fettsäuren führen zu einem sauren pH-Milieu, was pathogene Keime im Wachstum hemmt. Butyrat als Hauptabbauprodukt wird von der Dickdarmschleimhaut resorbiert und stellt für sie ein wichtiges Energiesubstrat dar. Eine gut versorgte Dickdarmschleimhaut stellt eine wichtige Barrierefunktion gegen pathogene Keime dar. Außerdem hemmt Butyrat die Proliferation der Dickdarmschleimhaut.
- Manche Ballaststoffe stärken eine gesunde Darmflora, was positive Effekte auf das Immunsystem und die Abwehrkräfte hat (vgl. Kap. 7.9.2).
- Sie vergrößern durch ihr Quellvermögen und ihre Wasserbindungskapazität das Stuhlvolumen und das Stuhlgewicht, teilweise durch die Zunahme an Bakterienmasse. Dadurch wird der Darminhalt aufgelockert und weich. Dies verbessert die Darmbewegungen und die Ausscheidung, wodurch Verstopfung vorgebeugt wird. Die beim Abbau der wasserlöslichen Ballaststoffe gebildeten Fettsäuren wirken Fäulnisprozessen entgegen und regen Darmbewegungen an. Auf diese Weise beugen Ballaststoffe wahrscheinlich Dickdarmkrebs vor.

- **pathogen** = krank machend

- **Proliferation** = unkontrollierte Gewebewucherung, z. B. durch Entzündungen ausgelöst

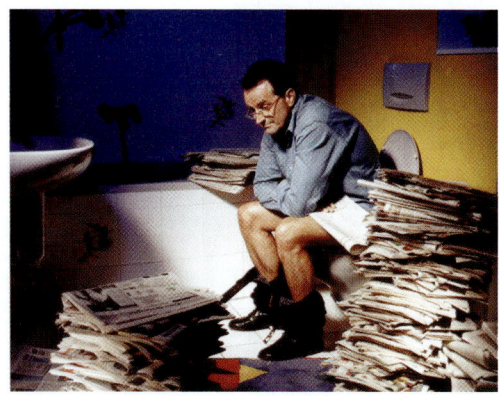

Abb. 3.29 Folge ballaststoffarmer Ernährung

3.9.2 Der Tagesbedarf und das Vorkommen an Ballaststoffen in Lebensmitteln

Um die bereits erwähnten Wirkungen für Erwachsene zu erzielen, wird eine Ballaststoffaufnahme von mindestens 30 g empfohlen.

Ballaststoffe kommen natürlicherweise ausschließlich in pflanzlichen Lebensmitteln vor. Am höchsten ist der Gehalt in naturbelassenen Lebensmitteln. Eine besondere Bedeutung haben die Ballaststoffe aus Getreide und Hülsenfrüchten. In ihnen kommen die Ballaststoffe mengenmäßig am häufigsten vor. Sie bestehen außerdem sowohl aus löslichen als auch aus unlöslichen Ballaststoffen und vereinigen so alle möglichen Eigenschaften.

Tab. 3.15 Ballaststoffgehalt ausgewählter Lebensmittel

Lebensmittel	Gesamt-Ballast-stoffgehalt in %	Unlöslich/löslich in %
Maiskorn	7,7	6,5 / 1,2
Weizenmehl, Type 405	3,2	1,2 / 2,0
Weizenvollkornmehl	10	7,7 / 2,3
Roggenmehl, Type 815	6,5	3,9 / 2,6
Roggenvollkornmehl	13,5	10,2 / 3,3
Weizenbrötchen	3,4	1,4 / 2,0
Weizenvollkornbrot	6,8	4,9 / 2,0
Cornflakes	4,0	2,8 / 1,2
Haferflocken	9,2	5,0 / 4,5
Weizenspeisekleie	49,3	45,7 / 3,6
Vollkornnudeln, gekocht	4,4	0,7 / 3,7
Kartoffeln	1,9	0,6 / 1,3
Rosenkohl	4,4	3,3 / 1,1
Weiße Bohnen	7,5	3,4 / 4,1
Äpfel	2,3	1,1 / 1,2
Bananen	2,0	1,4 / 0,6
Datteln	9,2	6,9 / 2,3
Mandeln	9,8	6,5 / 3,3

Vgl. AID Verbraucherdienst, Bonn, 45-6/2000, S. 495.

Wie aus der Tabelle zu sehen ist, haben Getreide und Getreideprodukte den höchsten Gehalt an Ballaststoffen, was sie zum Hauptversorger mit Ballaststoffen macht.

3.10 Der Glykämische Index

Der Glykämische Index (GI) gibt die Wirkung verschiedener Kohlenhydrate auf den Blutzuckerspiegel an.

Die Fläche unter der Blutzuckerkurve (Blutzuckeranstieg über die Zeit = AUC = area under the curve) durch reine Glukose wird dabei auf 100 % gesetzt. Der Glykämische Index von Glukose ist somit 100.

Die Fläche unter der Blutzuckerkurve, die durch die gleiche Menge an anderen Kohlenhydratträgern entsteht, kann nun mit der Fläche von reiner Glukose verglichen werden. Bei den meisten Kohlenhydratträgern steigt der Blutzuckerspiegel über die Zeit langsamer an als bei reiner Glukose und ihr GI liegt unter 100.

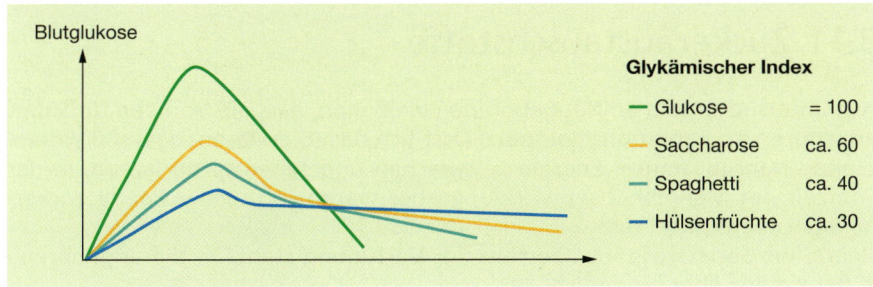

Abb. 3.30 Glykämischer Index

Tab. 3.16 Glykämischer Index ausgewählter Lebensmittel

Nahrungsmittel	Glykämischer Index
Glukose (Referenz)	100
Saccharose	54
Cornflakes	84
Pommes frites	75
Weißbrot	70
Vollkornweizenbrot	69
Pumpernickel	51
Reis (parboiled)	44
Apfel	38
Linsen	30
Milch	27
Fruktose	23

Quelle: Ibrahim Elmadfa: Ernährungslehre, 2. Auflage, Stuttgart, UTB, 2009

Da ein konstant hoher Blutzuckerspiegel eine Reihe von negativen Langzeitfolgen für den Körper hat, wird ein Blutzuckerspiegel im Normalbereich angestrebt. Der Glykämische Index wurde für ein geeignetes Maß gehalten, um eine Voraussage über die Höhe des Blutzuckerspiegels zu machen. Dies wäre insbesondere für Diabetiker eine Hilfe bei der Zusammenstellung ihrer Kost.

Leider sieht es in der Praxis etwas anders aus. Die Daten aus der oben stehenden Tabelle wurden unter Laborbedingungen ermittelt. In der Praxis verändern aber folgende Faktoren den Anstieg des Blutzuckerspiegels:

- Mit der Mahlzeit aufgenommene Ballaststoffmenge
- Mit der Mahlzeit aufgenommene Protein- und Fettmenge
- Rohes oder erhitztes Lebensmittel
- Ausmaß der mechanischen Zerkleinerung oder technologischen Vorbehandlung des Lebensmittels
- Ausmaß des Kauens
- Verdauungsfähigkeit (Aktivität der Verdauungsenzyme) des Einzelnen
- Tageszeit
- Anwesenheit von Enzyminhibitoren
- Essgeschwindigkeit

Es ist daher nicht möglich, einen Glykämischen Index für Lebensmittel zu ermitteln, der immer gleich ist, und es lassen sich daher nur grobe Voraussagen über die Entwicklung des Blutzuckerspiegels machen, wie z. B., dass Vollkornprodukte, Gemüse und Hülsenfrüchte im Vergleich zu Glukose einen niedrigen Glykämischen Index besitzen.

3.11 Zuckeraustauschstoffe

Aus Untersuchungen an Neugeborenen weiß man, dass die Vorliebe für Süßes angeboren ist. Evolutionsbiologisch lässt sich das so erklären, dass süß schmeckende Nahrungsmittel Energie versprachen und selten giftig waren. In der Frühzeit der Menschheitsentwicklung aber waren süß schmeckende zuckerhaltige Lebensmittel rar.

Heute, wo Saccharose im Überfluss zur Verfügung steht, ist die angeborene Süßpräferenz eher hinderlich.

Man suchte daher für Diabetiker zunächst Alternativen zur Saccharose und fand sie teilweise in den Zuckeralkoholen. Zuckeralkohole entstehen durch enzymatische Reduktion aus den entsprechenden Disacchariden. Sie kommen teilweise in der Natur vor, werden aber zu lebensmitteltechnologischen Zwecken synthetisch herstellen. Zu den gebräuchlichsten Zuckeralkoholen gehören:

- Sorbitol (E420)
- Xylitol (E967)
- Mannitol (E421)
- Maltitol (E965)
- Lactitol (E966)
- Isomaltitol (E953)
- Erythritol (E968)

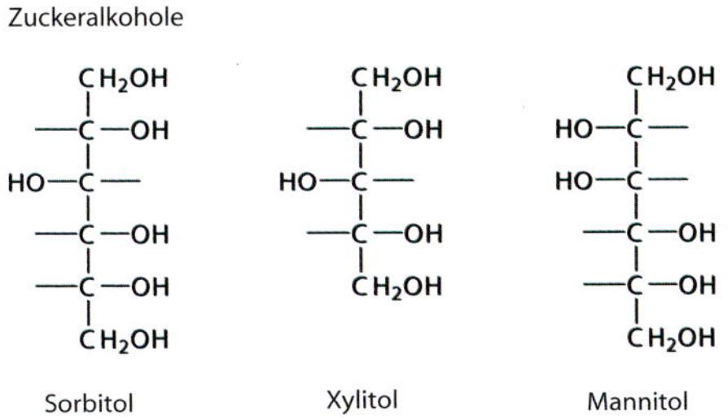

Abb. 3.31 Sorbitol, Xylitol, Mannitol

Ihre relative Süße, im Vergleich zu Saccharose = 1, liegt zwischen 0,4 und 1. Da Zuckeralkohole wenig resorbiert werden und fast völlig insulinunabhängig verstoffwechselt werden, galten sie lange Zeit als alternatives Süßungsmittel in Diabetikerlebensmitteln. Da aber der Energiegehalt der Zuckeralkohole im Durchschnitt 2,5 kcal/g beträgt, ist für den Typ-2-Diabetiker, der meist infolge seines Übergewichtes erkrankt, nicht viel gewonnen. Seit das Zuckerverbot in der Diabetesernährung aufgehoben wurde und in der Diätverordnung keine speziellen Diabetikerlebensmittel mehr ausgewiesen werden, haben Zuckeraustauschstoffe als reine Süßungsmittel ihre Bedeutung verloren.

Inzwischen sind sie aber wegen ihrer hohen Wasserbindungskapazität in der Lebensmitteltechnologie unverzichtbar geworden. Sie werden eingesetzt

- als Kristallisationsverzögerer,
- als Weichmacher,
- zur Herabsetzung des für Mikroorganismen verfügbaren Wassers,
- zur Verbesserung der Rehydratisierung von Trockenprodukten.

Zuckeralkohole verursachen weniger Karies als Kohlenhydrate und werden daher sogenannten zahnschonenden Süßigkeiten und Kaugummis zugesetzt.

Eine negative Nebenwirkung der Zuckeralkohole ist, dass sie ab einer Menge von 10 g/100 g Lebensmittel wegen ihrer Wasserbindungskapazität und der mangelhaften Verdauung im Dünndarm zu Diarrhöen führen.

3.12 Süß, aber keine Kohlenhydrate – Süßstoffe

Im Jahr 1879 wurde der erste Süßstoff durch Zufall bei einem chemischen Experiment durch C. Fahlberg entdeckt. Bei diesem Experiment entstand ein weißes, intensiv süß schmeckendes Pulver. In den darauf folgenden 100 Jahren wurden weitere Süßstoffe entdeckt, entweder durch chemische Synthese oder als Bestandteil von Pflanzen.

Heute sind in Deutschland folgende Süßstoffe zugelassen: Saccharin, Cyclamat, Aspartam, Acesulfam K, Neohesperidin DC, Thaumatin, Sucralose und Stevia.

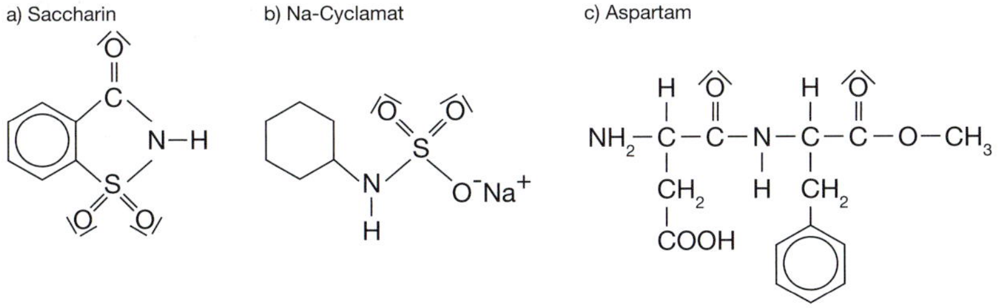

Abb. 3.32 Strukturformeln der Süßstoffe

Süßstoffe sind keine Kohlenhydrate und werden vom Körper entweder unverändert ausgeschieden oder wie Proteine verstoffwechselt (Aspartam) und sind daher energiefrei oder extrem energiearm. Süßstoffe schmecken um ein Vielfaches süßer als Zucker, sind aber im Geschmack nicht identisch mit Zucker. Oft wird der Geschmack als unbefriedigend empfunden und hinterlässt einen unangenehmen, teilweise bitteren Nachgeschmack.

Von der Lebensmittelindustrie werden Süßstoffe gerne eingesetzt, auch in Lebensmitteln, die auf den ersten Blick gar nicht süß schmecken, z. B. in

- manchen diätetischen Lebensmitteln,
- Feinkosterzeugnissen,
- Senf,
- Würzsoßen,
- Backwaren,
- Bier,
- Vitaminpräparaten und Arzneimitteln.

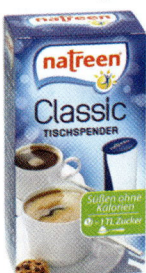

Abb. 3.33 Süßstoff

Daneben gibt es einzelne Süßstoffe oder Süßstoffmischungen in flüssiger oder fester Form für den Privathaushalt zu kaufen.

Der Einsatz der verschiedenen Süßstoffe ergibt sich aus ihrer Hitzestabilität.

- Saccharin, Cyclamat, Acesulfam K und Neohesperidin DC sind hitzebeständig und können daher zum Kochen und Backen eingesetzt werden, z. B. für warme Getränke, Süßspeisen, Aufläufe, Kompotte und zum Herstellen von Obstkonserven und Marmelade.
- Thaumatin und Aspartam sind nicht hitzestabil und verlieren ihre Süßkraft beim Erhitzen. Sie eignen sich für kalte Getränke, kalte Süßspeisen und Milchprodukte.

Zum Backen von Kuchen eignet sich keiner der Süßstoffe, dies gilt auch für die hitzestabilen. Zum Gelingen eines Kuchens wird nicht nur die Süßkraft eines Zuckers benötigt, sondern auch dessen Fülle und Reaktion mit den anderen Zutaten, um den Kuchen aufgehen zu lassen. Süßstoffe bringen diese Fülle nicht mit sich, da sie schon in geringen Mengen stark süß schmecken. Am ehesten lassen sich noch Hefe- und Knetteige mit Süßstoff herstellen. Mischungen von Süßstoff und Sorbit erbringen allerdings ein gutes Backergebnis.

Tab. 3.17 Die Süßstoffe im Überblick

Süßstoff	Süßkraft x-mal mehr als Zucker	Geschmack	Hitzestabilität	E-Nr.	ADI-Wert
Saccharin	500	bitterer Nachgeschmack	ja	E954	5 mg/kg KG*
Cyclamat	45	leicht bitterer Nachgeschmack	ja	E952	11 mg/kg KG
Aspartam	180	zuckerähnlich, angenehm	nein	E951	40 mg/kg KG
Acesulfam K	200	angenehm	ja	E950	9 mg/kg KG
Neohesperidin DC	200	lakritzähnlicher Nachgeschmack, wirkt geschmacksverstärkend	ja	E959	5 mg/kg KG

Süß, aber keine Kohlenhydrate – Süßstoffe

Süßstoff	Süßkraft x-mal mehr als Zucker	Geschmack	Hitzestabilität	E-Nr.	ADI-Wert
Thaumatin	2.000–3.000	lakritzähnlicher Nachgeschmack, wirkt geschmacksverstärkend	nein	E957	Kein ADI-Wert, da aus Lebensmittel extrahiert
Sucralose	500–600	natürlicher Süßgeschmack	ja	E955	15 mg/kg KG
Stevia	300	ähnlich Zucker mit lakritzhaltiger Note	ja	E960	Gebrauch für die Lebensmittelindustrie nur in Begrenzung von 110 mg/l bzw. 30.000 mg/kg Produkt und nur für 31 Lebensmittelkategorien. ADI-Wert: 10 mg/kg KG für Steviosid 12 mg/kg KG für Rebaudiosid A
Neotam, wird gewonnen aus Aspartam	7.000–13.000	wirkt hauptsächlich als Geschmacksverstärker	hitzestabiler als Aspartam	E961	2 mg/kg KG

*KG = Körpergewicht

Seit der Einführung der Süßstoffe wurden sie immer wieder auf ihre toxikologische Unbedenklichkeit hin überprüft und immer wieder gab es widersprüchliche Ergebnisse. So lösten Cyclamat und Saccharin in Fütterungsversuchen mit Ratten Blasenkarzinome aus. Allerdings wurden diese Versuche mit extrem hohen Konzentrationen der Süßstoffe durchgeführt. Heute gilt es als gesichert, dass diese beiden Süßstoffe für den Menschen, wenn die empfohlenen Richtwerte (vgl. Kap. 11.1.2) nicht überschritten werden, als ungefährlich einzustufen sind. Gefahren im Tierversuch gehen eher von ihren Vorstufen aus, die bei der Produktion oder durch den mikrobiellen Abbau im Dickdarm entstehen können, nicht aber durch die Substanzen selbst.

Aspartam ist ein Dipeptid aus den beiden Aminosäuren L-Asparaginsäure und L-Phenylalanin. Im Verdauungstrakt wird das Dipeptid hydrolysiert zu Methanol, Phenylalanin und Asparaginsäure und liefert pro g etwa 16,8 kJ/4,08 kcal. Menschen mit einer angeborenen Störung des Phenylalaninstoffwechsels (gilt auch für Neotam), der sogenannten Phenylketonurie, dürfen Aspartam nicht verzehren. Dafür ist ein Warnhinweis auf aspartamhaltigen Lebensmitteln, z. B. Lightlimonaden, angebracht.

Stevia ist ein Süßstoff, der seit Langem bekannt ist, aber erst spät in der EU zugelassen wurde. Er wird aus der in ursprünglich in Südamerika beheimateten Pflanze Stevia rebaudiana extrahiert. Heute wird die Pflanze weltweit zur Gewinnung des Süßstoffes angebaut. Lebensmittel können vonseiten der Lebensmittelindustrie nie ausschließlich mit Stevia gesüßt werden - zum einen wegen des bitteren Nachgeschmacks, zum anderen wegen der Höchstmengenbegrenzung (vgl. Tab. 3.17), damit der Konsum nicht über den ADI-Wert ansteigen kann. Momentan ist die Verwendung von Stevia etwa so teuer wie die Verwendung von Zucker.

- **ADI** = Acceptable Daily Intake = unbedenkliche Menge, die täglich aufgenommen werden kann, vgl. Kap. 11.1.2
- **Karzinom** = Krebsgeschwulst
- **Phenylketonurie** (PKU) = Angeborene Störung des Aminosäurenstoffwechsels. Unbehandelt führt diese Krankheit zu geistiger Behinderung. Die Therapie besteht in einer phenylalaninarmen Diät.

3.13 Laktoseintoleranz: Kohlenhydrate, die Bauchweh machen

Die Muttermilch besteht neben wenigen Prozent an Oligosacchariden als Hauptkohlenhydrat aus Laktose, einem β-1,4-glykosidisch verbundenen Disaccharid. Das ist die einzige β-glykosidische Bindung, für die es im Dünndarm ein spaltendes Enzym, die **Laktase**, gibt. Dieses Enzym ist bereits bei Säuglingen weltweit vorhanden. Ab dem vierten Lebensjahr geht die Produktion der Laktase zurück.

In Ländern, in denen Milch und Milchprodukte konsumiert werden, bleibt die Laktaseaktivität bis ins Erwachsenenalter bei 70 % der Bevölkerung erhalten und nimmt erst im Alter ab. Es gibt Menschen, bei denen eine sehr geringe Laktaseaktivität angeboren ist oder deren Laktaseaktivität im Laufe des Lebens nachlässt.

Bei diesen Personen gelangt die ungespaltene Laktose in den Dickdarm, wo sie von den dort ansässigen Bakterien abgebaut wird; dabei werden Gase gebildet. Diese Gase verursachen heftige Bauchschmerzen, Blähungen und Durchfälle.

Tab. 3.18 Laktosegehalt ausgewählter Lebensmittel

Milchprodukt	Laktosegehalt in g pro 100 g Lebensmittel
Milch	5
Dickmilch	4,5
Buttermilch	4
Sahne	4
Kondensmilch	11,5
Quark	4,1
Joghurt	4,1
Schmelzkäse	8,9
Weich- und Schnittkäse	1,5–5
Hartkäse	0,1
Frischkäse	2–4
Eiscreme	6

Vgl. Iris Hassel: Mit Herz und Verstand, 2. Auflage, Weeze, JOMO GV-Partner Beratungs-und Software GmbH & Co. KG, 2003, S. 182, Tab. 6.14.3.

Was schafft Abhilfe?

Von Laktoseintoleranz betroffene Menschen haben drei Möglichkeiten, damit umzugehen. Dabei ist der Grad der Unverträglichkeit von Person zu Person sehr unterschiedlich.

1. Völliges Meiden von Milch und Milchprodukten. Hartkäse mit seinem geringen Laktosegehalt wird meist vertragen.
2. Einnahme von synthetischer Laktase zu den milchhaltigen Mahlzeiten.
3. Konsum von Minus-L-Milch und daraus hergestellten Produkten. Bei der Minus-L-Milch wurde die Laktose in ihre beiden Bestandteile Galaktose und Glukose gespalten und verursacht so keine Beschwerden mehr.

4 Energieliefernde Nährstoffe – Lipide

4.1 Einteilung

In der Stoffgruppe der **Lipide** werden zahlreiche, strukturell ganz unterschiedliche Stoffe mit ähnlichen chemischen und biologischen Eigenschaften zusammengefasst. Alle Lipide zeichnen sich durch eine schlechte Wasserlöslichkeit aus. In unpolaren (lipophilen), organischen Lösungsmitteln sind sie dagegen gut löslich (z. B. Hexan, Aceton, Ether). Aufgrund ihrer chemischen Zusammensetzung kann man verschiedene Gruppen unterscheiden (vgl. Abb. 4.1).

- Wenn man umgangssprachlich von „Fett" spricht, sind damit die Triacylglyceride (kurz: Triglyceride) gemeint.

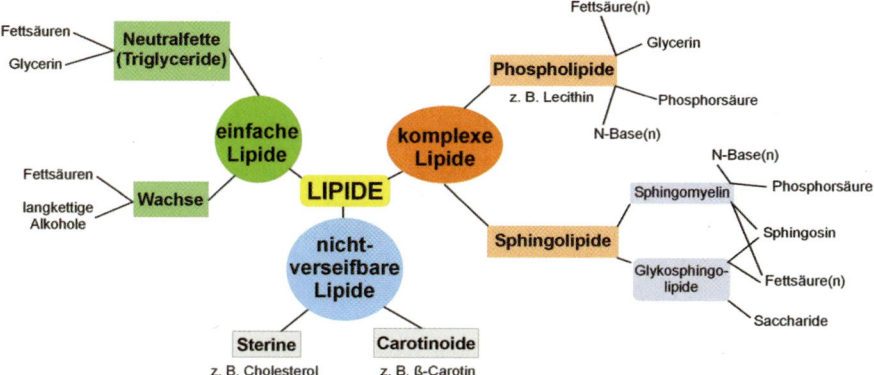

Abb. 4.1 Einteilung der Lipide

- **Fettsäuren** für sich bilden keine eigene Lipidgruppe. Es handelt sich dabei um einfache Carbonsäuren, vgl. Band 1, S. 161.

4.2 Fettsäuren

Die in der Natur am häufigsten vorkommenden Lipide sind die Neutralfette oder **Triglyceride (Triacylglyceride)**. Sie bestehen aus Glycerin, welches mit drei meist unterschiedlichen Fettsäuren verestert wurde. Die chemischen und physikalischen Eigenschaften eines Triglycerids (TG) und seine Bedeutung für die menschliche Ernährung werden durch seine Fettsäurereste bestimmt.

4.2.1 Einteilung und Nomenklatur

Natürlich vorkommende Fettsäuren sind **unverzweigte Monocarbonsäuren** mit vier bis 24 C-Atomen. Meist besitzen sie eine gerade Anzahl von C-Atomen (am häufigsten sind 16 und 18 C-Atome).

- Im Stoffwechsel werden Fettsäuren aus C_2-Einheiten (aktivierte Essigsäure, Acetyl-CoA) auf- und abgebaut. Deshalb kommen geradzahlige Fettsäuren besonders häufig vor.

Einteilung der Fettsäuren

Fettsäuren können anhand verschiedener Kriterien eingeteilt werden.

1.) Einteilung nach der Kettenlänge:

- kurzkettige Fettsäuren (C_4–C_6)   z. B. Buttersäure (C_3H_7COOH)   4 : 0
- mittelkettige Fettsäuren (C_8–C_{12})   z. B. Caprylsäure ($C_7H_{15}COOH$)   8 : 0 oder
  Caprinsäure ($C_9H_{19}COOH$)   10 : 0
- langkettige Fettsäuren (C_{14}–C_{24})   z. B. Palmitinsäure ($C_{15}H_{31}COOH$)   16 : 0 oder
  Stearinsäure ($C_{17}H_{35}COOH$)   18 : 0

2.) Einteilung nach der Anzahl der Doppelbindungen:

- gesättigte Fettsäuren   siehe oben
- einfach ungesättigte Fettsäuren   z. B. Ölsäure ($C_{17}H_{33}COOH$)   18 : 1, Δ^9
- mehrfach ungesättigte Fettsäuren (MUFS, PUFA)   z. B. Linolsäure ($C_{17}H_{31}COOH$)   18 : 2, $\Delta^{9,12}$
  Linolensäure ($C_{17}H_{29}COOH$)   18 : 3, $\Delta^{9,12,15}$

Gesättigte Fettsäuren besitzen nur Einfachbindungen. Sie sind deshalb sehr reaktionsträge.

Ungesättigte Fettsäuren besitzen eine oder mehrere Doppelbindungen, wodurch zwei isomere Formen entstehen: die cis- und die trans-Form (vgl. Abb. 4.2). Alle natürlich vorkommenden Fettsäuren liegen in der cis-Konfiguration vor. Ungesättigte Fettsäuren sind reaktionsfreudiger und anfälliger für Verderb, besitzen gleichzeitig aber einen höheren ernährungsphysiologischen Wert.

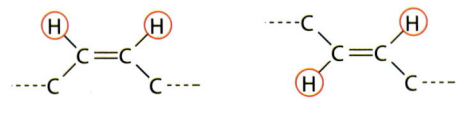

cis-Isomer   trans-Isomer

Abb. 4.2 cis-trans-Isomerie bei Fettsäuren

> Alle natürlich vorkommenden Fettsäuren liegen in der cis-Konfiguration vor.

Randnotizen

Fettsäuren mit ungerader Zahl an C-Atomen findet man besonders bei Wiederkäuern, beim Menschen haben sie nur untergeordnete Bedeutung.

- **18 : 1** – Die Angabe drückt das Verhältnis von C-Atomen zu Doppelbindungen aus. Die Zahl vor dem Doppelpunkt gibt die Anzahl der C-Atome, die Zahl danach die Anzahl der Doppelbindungen an.
- **MUFS** = mehrfach ungesättigte Fettsäuren
- **PUFA** = polyunsatured fatty acids
- **cis-trans-Isomerie** – vgl. Band 1, S. 132
- **Fettverderb** – vgl. Kap. 4.4
- **Trans-Fettsäuren** entstehen teilweise bei der Fetthärtung und sind gesundheitlich nicht ganz unbedenklich.

Nomenklatur der Fettsäuren

Die systematische Benennung der Fettsäuren erfolgt entsprechend der Nomenklatur der Carbonsäuren.

Die **Stellung der Doppelbindungen** kann auf zweierlei Arten angegeben werden, die sich nur durch die Zählrichtung unterscheiden (vgl. Abb. 4.3):

- Wird die C-Kette der Fettsäure vom Carboxylende aus durchnummeriert, erhält das C-Atom der Carboxylgruppe die Nummer 1. Das zweite und dritte C-Atom wird auch häufig mit α und β bezeichnet. Die Stellung der Doppelbindung wird dann durch ein Δ (großes ‚delta') mit hochgestelltem Index angegeben. Der Index ist dabei das C-Atom, welchem die Doppelbindung folgt: z. B. Δ^9-Octadecensäure. Die so bezeichnete Doppelbindung befindet sich von der Carboxylgruppe aus zwischen dem neunten und zehnten C-Atom.

Fettsäuren

- Das letzte C-Atom der Kette wird mit Ω („omega') bezeichnet. Erfolgt die Zählung von hier aus, erhält dieses C-Atom die Nummer 1. Die Doppelbindung wird durch ein Ω (oder n) und die Nummer des C-Atoms, dem die Doppelbindung folgt, angegeben: z. B. Ω- oder **(n-)3-Octadecensäure**. Nach dieser Bezeichnung findet man die erste Doppelbindung („von hinten her") zwischen dem dritten und vierten C-Atom

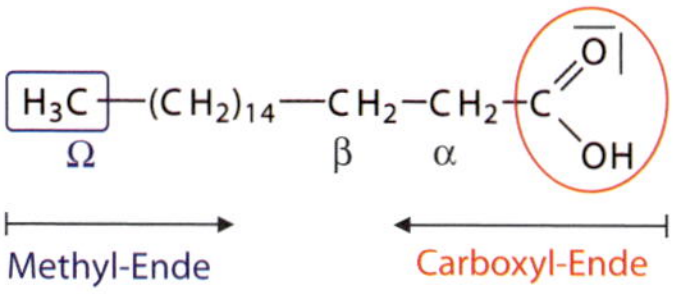

- Achtung: Bei der zweiten Methode wird immer nur die letzte Doppelbindung „von hinten her" angegeben. Linolsäure wird z. B. nur durch Ω-6 gekennzeichnet. Sie hat aber sehr wohl zwei Doppelbindungen und müsste korrekterweise Ω-6-9-Octadecadiensäure heißen.

H_3C—$(CH_2)_{14}$—CH_2—CH_2—$COOH$
Ω   β   α

Methyl-Ende ←→   Carboxyl-Ende ←→

Abb. 4.3 Zählen der C-Atome einer Fettsäure

Tab. 4.1 Wichtige Fettsäuren

Trivialname	Systematischer Name	Formel	Vorkommen
Buttersäure	Butansäure	$C_4H_8O_2$ C_3H_7COOH	In Fetten, v. a. Butter.
Palmitinsäure	Hexadecansäure	$C_{16}H_{32}O_2$ $C_{15}H_{31}COOH$	Bestandteil tierischer und pflanzlicher Lipide.
Stearinsäure	Octadecansäure	$C_{18}H_{36}O_2$ $C_{17}H_{35}COOH$	Bestandteil tierischer und pflanzlicher Lipide.
Palmitoleinsäure	cis-Δ^9-Hexadecensäure	$C_{16}H_{30}O_2$ $C_{17}H_{29}COOH$	In Milch- und Depotfett, Bestandteil der Pflanzenöle.
Ölsäure	cis-Δ^9-Octadecensäure	$C_{18}H_{34}O_2$ $C_{17}H_{33}COOH$	Hauptbestandteil aller Fette und Öle.
Linolsäure	$\Delta^{9,12}$-Octadecadiensäure	$C_{18}H_{32}O_2$ $C_{17}H_{31}COOH$	In Pflanzenölen und Depotfett.
Linolensäure	$\Delta^{9,12,15}$-Octadecatriensäure	$C_{18}H_{30}O_2$ $C_{17}H_{29}COOH$	In Fischölen.
Arachidonsäure	$\Delta^{5,8,11,14}$-Eicosatetraensäure	$C_{20}H_{32}O_2$ $C_{19}H_{31}COOH$	In Fischölen, Bestandteil vieler Phosphoglyceride.

4.2.2 Eigenschaften der Fettsäuren

Der **Schmelzpunkt** der Fettsäuren ist abhängig von:

- **der Kettenlänge:**
  Buttersäure: 4 C-Atome   Smp. −8°C
  Stearinsäure: 18 C-Atome   Smp. +70°C

> Je größer die Kettenlänge der Fettsäure, desto höher liegt der Schmelzpunkt.

- **der Anzahl der Doppelbindungen:**
  Stearinsäure: (18 : 0)   Smp. +70° C
  Linolensäure: (18 : 3)   Smp. −11° C

> Durch die steigende Anzahl von Doppelbindungen sinkt der Schmelzpunkt einer Fettsäure.

- In Speisefetten (fester Aggregatzustand) finden sich vor allem gesättigte Fettsäuren wie Palmitinsäure und Stearinsäure. In tierischen und pflanzlichen Ölen (flüssiger Aggregatzustand) finden sich vor allem Fettsäuren mit ungesättigtem Charakter, besonders häufig Ölsäure.

Der Grund dafür liegt darin, dass die bei ungesättigten Fettsäuren vorliegende cis-Konfiguration an der Doppelbindung für einen Knick in der Kette sorgt. Somit ist eine dichte Packung dieser Moleküle nicht möglich und die ohnehin schwachen Van-der-Waals-Kräfte können sich nur noch schlecht ausbilden (vgl. Abb. 4.4).

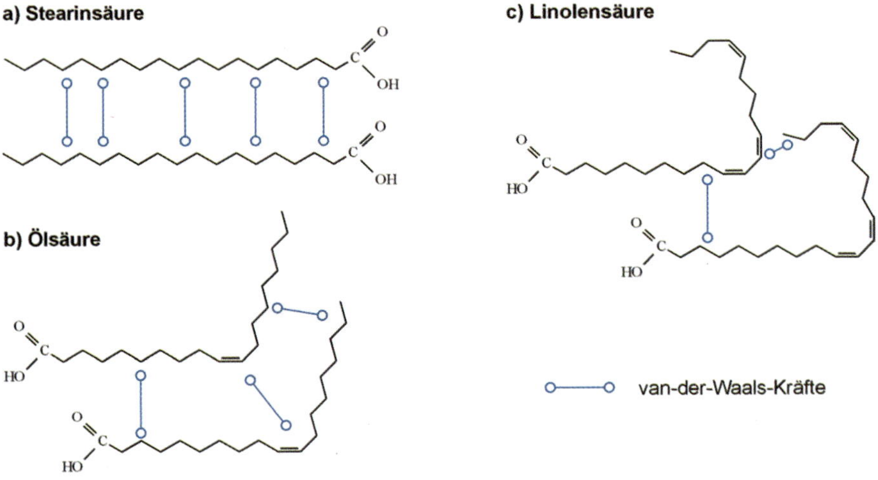

a) Stearinsäure

b) Ölsäure

c) Linolensäure

o——o van-der-Waals-Kräfte

Abb. 4.4 Räumliche Konfiguration von Fettsäuren

> Der Schmelzpunkt einer Fettsäure sinkt
> - mit abnehmender Kettenlänge,
> - mit zunehmender Anzahl an Doppelbindungen.
>
> Bei Raumtemperatur sind Fette
> - mit gesättigten Fettsäuren fest,
> - mit ungesättigten Fettsäuren flüssig.

- Die *Fettsäure-Desaturasen* des Stoffwechsels können nur Doppelbindungen zwischen dem Carboxylende und dem neunten C-Atom einfügen. So werden die nichtessenziellen Fettsäuren **Palmitolein-** und **Ölsäure** synthetisiert. Nur pflanzliche Organismen (z. B. Algen, Plankton) können Doppelbindungen nach dem neunten C-Atom einfügen.

4.2.3 Essenzielle Fettsäuren

Essenzielle Fettsäuren besitzen Doppelbindungen, die mehr als neun C-Atome von der Carboxylgruppe entfernt sind und deshalb im menschlichen Stoffwechsel nicht synthetisiert werden können. Dazu gehören:

- **Linolsäure** ($\Delta^{9,12}$-Octadecandiensäure)
- **Linolensäure** ($\Delta^{9,12,15}$-Octadecatriensäure).
- **Arachidonsäure** ($\Delta^{5,8,11,14}$-Eicosatetraensäure) ist nur bedingt essenziell. Sie kann durch Kettenverlängerung und Einfügen einer Doppelbindung aus der essenziellen Fettsäure Linolsäure synthetisiert werden.

4.3 Triacylglyceride (Triglyceride)

4.3.1 Bildung der Triglyceride

Neutralfette, auch Triacylglyceride oder Triglyceride genannt, entstehen bei der **Veresterung** des dreiwertigen Alkohols Glycerin mit (unterschiedlichen) Fettsäuren. Bei der Reaktion wird Wasser freigesetzt (**Kondensationsreaktion**). Reagieren drei Moleküle Stearinsäure mit einem Molekül Glycerin unter Abspaltung von drei Molekülen Wasser, so entsteht Tristearinsäureglycerintriester. Die Reaktion der Veresterung läuft nach dem Mechanismus der **nucleophilen Substitution (S_N)** ab.

• **Veresterung** – Reaktion einer Säure mit einem Alkohol, vgl. Band 1, S. 168
• **Kondensationsreaktion** – Reaktion, bei der Wasser freigesetzt wird, vgl. Band 1, S. 168
• **Nucleophile Substitution** – vgl. Teil 1, S. 168

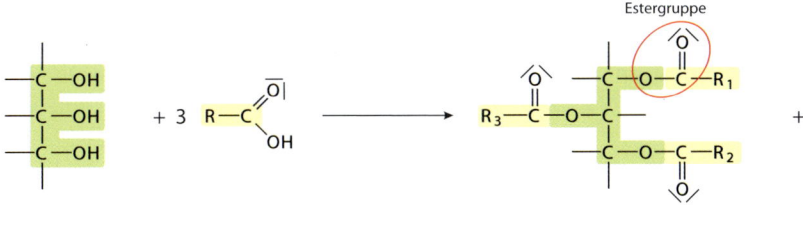

Abb. 4.5 Bildung eines Triglycerids

Die entstehenden Neutralfette weisen, außer den nur sehr schwach polaren Estergruppen, keine polaren Gruppen mehr auf. Sie sind deshalb sehr hydrophobe Moleküle. Ihre Dichte ist geringer als die des Wassers: Fett schwimmt auf Wasser.

• Brennendes Fett kann (und sollte) deshalb nie mit Wasser gelöscht werden! Da Wasser einen niedrigeren Siedepunkt hat als brennendes Fett, verdampft es sofort und schleudert dabei heißes Fett aus dem Feuer. **Fettbrände daher immer durch Ersticken löschen!**

4.3.2 Einteilung und Nomenklatur

Einteilung

Triglyceride werden aufgrund ihrer Fettsäurenzusammensetzung unterschieden in:

- **Homoacide Triglyceride**
  Zu den homoaciden Triglyceriden gehören Triglyceride, die mit nur einer Art von Fettsäure verestert wurden, also z. B. Tristearin-glycerintriester.
- **Heteroacide Triglyceride**
  Heteroacide Triglyceride sind Triglyceride, die mit verschiedenen Fettsäuren verestert wurden, also z. B. Ölsäure-distearinsäure-glycerintriester.

> Alle natürlich vorkommenden Fette sind Gemische heteroacider Triglyceride und Fettbegleitstoffe.

Nomenklatur

Bei der **Benennung** des jeweiligen Triacylglycerides wird
- die Fettsäure mit der kürzesten Kohlenwasserstoffkette zuerst genannt,
- bei gleicher Kettenlänge die gesättigte vor der ungesättigten genannt,
- die Fettsäure mit den wenigsten Doppelbindungen zuerst genannt.

Ein Triglycerid aus einem Molekül Ölsäure und zwei Molekülen Buttersäure heißt damit: Dibuttersäure-ölsäure-glycerintriester.

4.3.3 Eigenschaften der Neutralfette

Aggregatzustand und Konsistenz

- Weiche und flüssige Fette sind ernährungsphysiologisch bedeutende Fette mit einem niedrigen Schmelzpunkt (unter 37° C). Sie liegen im Verdauungstrakt in flüssiger Form vor und können so von den Verdauungsenzymen (*Lipasen*) leichter aufgespalten werden. Feste Fette werden dagegen sehr viel langsamer verdaut.

Nach dem Aggregatzustand der Fette bei Zimmertemperatur werden drei Gruppen unterschieden:
- Feste Fette: z. B. Plattenfette wie Kokosfett und Rindertalg
- Weiche Fette: z. B. Streichfette wie Butter oder Margarine
- Flüssige Fette: z. B. Speiseöle wie Sonnenblumen- oder Distelöl

Die Konsistenz ist, ähnlich wie bei den Fettsäuren, abhängig von:
- **der Kettenlänge:**
  Je länger die Kette, desto mehr Van-der-Waals(VdW)-Kräfte können zwischen den Ketten benachbarter Triglyceride ausgebildet werden.
- **dem Sättigungsgrad der Fettsäurereste:**
  Die cis-Konfiguration der Doppelbindungen bewirkt eine sperrige Molekülstruktur, was zu einer geringeren Dichte und somit zur Abschwächung der VdW-Kräfte führt.
- **der Anordnung der Fettsäurereste:**
  Auch die Anordnung der Fettsäurereste bei heteroaciden Triglyceriden führt zu einer unterschiedlichen Schmelztemperatur.

> Fette mit ungesättigten Fettsäuren sind flüssig, solche mit gesättigten sind fest.

Fetthärtung

- **Hydrierung**
  – Addition von Wasserstoff an eine Doppelbindung. Reaktionsmechanismus ist die elektrophile Addition (vgl. Band 1, S. 132).

Die Anzahl an ungesättigten Fettsäureresten beeinflusst die Konsistenz eines Fettes. Durch **katalytische Hydrierung** von ungesättigten Fettsäureresten entstehen aus flüssigen Fetten so halbfeste oder feste Fette (**Fetthärtung**). Als Katalysator dient Nickel.
Zum einen lassen sich so leicht aus Ölen feste bzw. streichfähige Fette herstellen, zum anderen erhält man so hitzebeständigere Fette, die zum Braten oder Frittieren geeignet sind.

> **Beispiel:**
> Triolein + 3 H_2 – **Ni** – **[Druck]** → Tristearin

Bei der Fetthärtung entstehen zum Teil auch **Trans-Fettsäuren**, die im Verdacht stehen, den Cholesterolspiegel und damit das Herzinfarktrisiko zu erhöhen. Sie sind vor allem in Frittierfett und gehärteter Margarine, in Keksen, Chips und Kuchenglasuren enthalten.

Schmelzbereich

Natürlich vorkommende Fette haben keinen exakten Schmelzpunkt, sondern einen **Schmelzbereich**. Das liegt daran, dass natürliche Fette keine Reinstoffe, sondern Gemische verschiedenster Fettmoleküle mit unterschiedlichen Schmelzpunkten sind.

Qualmpunkt

Fette haben keinen Siedepunkt. Bei zu starkem Erhitzen (über 200–240° C) werden sie, ähnlich wie Kohlenhydrate, zersetzt. Der Grund liegt darin, dass

die *intermolekularen* Kräfte (= die Kräfte zwischen den Molekülen) größer sind als die *intramolekularen* Kräfte (= die Kräfte innerhalb des Moleküls), sodass das Molekül auseinanderbricht.
Reine, wasserfreie Fette sollten bis maximal 180° C, emulgierte Fette (z. B. Butter) bis maximal 140° C erhitzt werden.

Löslichkeit – Extraktion nach Soxhlet

Fette sind aufgrund ihrer langen unpolaren Kohlenwasserstoffreste nicht wasserlöslich, lösen sich dafür aber gut in unpolaren Lösungsmitteln, wie Ether oder Benzin. Mithilfe dieser leicht verdampfbaren, unpolaren Flüssigkeiten können Fette aus Lebensmitteln herausgelöst, extrahiert, werden.
Dies geschieht im Labor mit einem sogenannten **Soxhlet-Apparat.** Der Soxhlet-Apparat (vgl. Abb. 4.6) ist ein speziell für die Extraktion geformtes Glasgefäß, in das eine Extraktionshülse mit der Lebensmittelprobe gestellt wird. Im Rundkolben wird das Lösungsmittel (z. B. Petroleumbenzin) erhitzt. Die Dämpfe steigen durch das Dampfrohr nach oben und werden im Kugelkühler kondensiert. Das Kondensat sammelt sich nun im Mittelteil, wo sich die Papphülse befindet, und wirkt dort auf die Lebensmittelprobe ein. Die lipophilen Substanzen werden gelöst. Von dort aus fließt es nach Erreichen einer bestimmten Höhe durch das Heberohr wieder in den Rundkolben zurück. Weil so immer wieder neues Lösungsmittel auf die Probe in der Extraktionshülse einwirkt, löst sich das Fett praktisch vollständig und befindet sich zum Schluss in der Lösung im Rundkolben. Nach Entfernen des Lösungsmittels kann der Fettanteil quantitativ bestimmt werden.

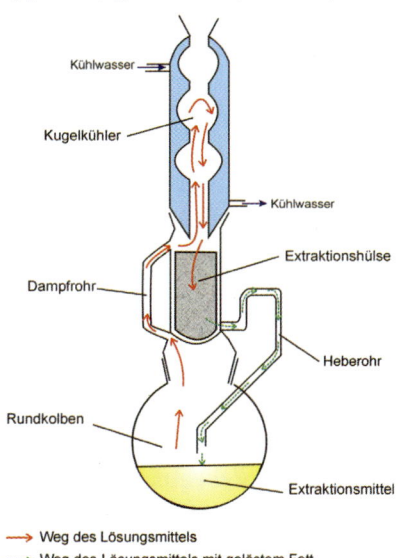

Abb. 4.6 Soxhlet-Apparatur

Emulgierung

Fette bilden in Wasser instabile Emulsionen. Bringt man z. B. ein wenig Öl in Wasser und schüttelt gut durch, so bilden sich kleine Fetttröpfchen, die sich sehr schnell wieder zusammenlagern und oberhalb der Flüssigkeit sammeln. Der Grund dafür liegt in der sogenannten **hydrophoben Wechselwirkung**: Es ist für die lipophilen Moleküle energetisch günstiger, wenn sie sich zusammenlagern (→ kleinere Oberfläche), als wenn sie verteilt in kleinen Tröpfchen vorliegen (→ große Oberfläche). Sie müssen so weniger Energie aufbringen, um die intermolekularen H-Brücken der Wassermoleküle zu überwinden (vgl. Abb. 4.7).

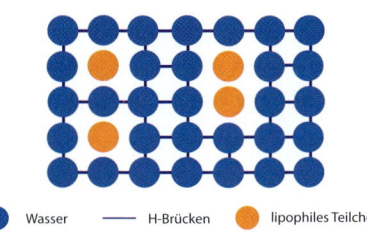

Abb. 4.7 Hydrophobe Wechselwirkung

• **Kohlenhydrate** karamellisieren bei zu starkem Erhitzen.

• **Franz von Soxhlet** wurde am 13. Januar 1848 in Brünn geboren. Er studierte landwirtschaftliche Chemie an der Universität Leipzig und promovierte dort 1872 mit einer Arbeit über die Chemie der Milch. Nach einer Professur in München promovierte er 1894 zum Doktor der Medizin. Sein Arbeitsschwerpunkt lag auf der Biochemie der Milch. So entwickelte er eine Apparatur zur Sterilisation von Milch für Säuglinge und war damit Pionier der Pasteurisierung. Als Erster wies er die Milchproteine Albumin, Casein, Globulin und Laktoprotein sowie Laktose nach. 1879 entwickelte er bei Arbeiten mit Fetten den Soxhlet-Apparat. Am 5. Mai 1926 starb er in München.

• **Emulsion** – Instabile Mischung (Dispersion, vgl. Band 1, S. 52) von zwei oder mehr ineinander nicht löslichen Flüssigkeiten. Eine ist dabei im Allgemeinen wässrig.

72 Energieliefernde Nährstoffe – Lipide

- **Emulgatoren** – Stoffe, die die Bildung einer Emulsion ermöglichen und deren Stabilität erhöhen. Sie müssen über einen hydrophilen und einen lipophilen Molekülteil verfügen.
- **Monoglyceride** – Sie bestehen aus Glycerin, das mit nur einer Fettsäure verestert ist. Steht die Fettsäure dabei am ersten oder dritten C-Atom, spricht man vom α-Monoglycerid, steht sie in der Mitte am C-Atom 2, vom β-Monoglycerid.
- **Lipophil** – lipo – gr. fettähnlich, phil – gr. liebend, ein unpolarer Molekülteil.
- **Hydrophil** – hydro – gr. wasserähnlich, phil – gr. liebend, ein polarer Molekülteil.
- **Hydrolyse** – Spaltung einer Verbindung unter Wasseranlagerung

Mithilfe von sogenannten **Emulgatoren** kann die Entmischung einer Öl-Wasser-Mischung verzögert bzw. verhindert werden. Emulgatoren vermitteln zwischen lipophiler und hydrophiler Phase. Stoffe, die als Emulgator fungieren sollen, müssen deshalb sowohl über einen polaren (hydrophilen) als auch über einen unpolaren (lipophilen) Rest verfügen. Mit dem unpolaren Rest treten sie mit dem lipophilen Stoff in Kontakt und bilden VdW-Kräfte aus. Mit dem polaren Rest zeigen sie zur wässrigen Phase und bilden H-Brücken aus. Als Emulgatoren können Monoglyceride, aber auch Anionen der Fettsäuren („Seifenanionen"), Gallensäuren, Phospholipide und Eiweiße dienen. Man unterscheidet zwischen **Öl-in-Wasser-Emulsionen** und **Wasser-in-Öl-Emulsionen** (vgl. Abb. 4.8).

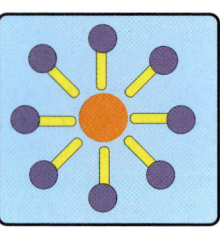
Öl-in-Wasser-Emulsion
Beispiele: Sahne, Milch

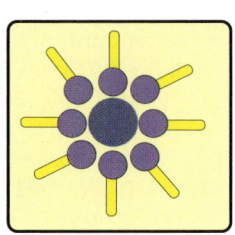
Wasser-in-Öl-Emulsion
Beispiele: Butter

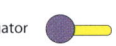
Emulgator

Abb. 4.8 Öl-in-Wasser- und Wasser-in-Öl-Emulsion

4.4 Fettverderb

Fette und fettreiche Lebensmittel verderben relativ leicht. Durch die Einwirkung von Licht, Sauerstoff, Metallen (besonders Kupfer), Hitze, Enzymen und Mikroorganismen werden die Triglyceride in Glycerin und Fettsäuren gespalten. Diese werden dann weiter zersetzt. Dadurch verändern sich Geschmack, Aussehen und Konsistenz des Fettes.

4.4.1 Hydrolytische Spaltung

Bei der hydrolytischen Spaltung findet eine Hydrolyse der Triglyceride zu Glycerin und freien Fettsäuren statt. Katalysiert wird diese Reaktion durch Wärme und Enzyme (z. B. Lipasen), die aus dem Lebensmittel selbst oder von Mikroorganismen stammen.
Die freien Fettsäuren verleihen dem Fett den typischen ranzigen, seifigen Geruch und Geschmack. Das Fett ist damit genussuntauglich.

Von der hydrolytischen Spaltung sind besonders emulgierte Fette, wie Butter und Margarine, betroffen, denn die Bakterien können im Wasser der Emulsion überleben. Das zur Spaltung benötigte Wasser kommt entweder aus der Umgebungsluft (Luftfeuchtigkeit) oder, was eine größere Rolle spielt, aus dem Fett selbst (Emulsionen!).

> Reaktionsgleichung der hydrolytischen Spaltung:
> Glycerintriester (Fett) + 3 Wasser → Glycerin + 3 Fettsäuren

4.4.2 Hitzespaltung

Auch beim Überhitzen eines Fettes findet zunächst eine Hydrolyse der Triglyceride in Glycerin und freie Fettsäuren statt. Vor allem ungesättigte Fettsäuren reagieren dann weiter unter Bildung von Peroxiden, die wiederum zu Aldehyden und Ketonen zerfallen.

Unter Abspaltung von zwei Molekülen Wasser entsteht aus dem freigesetzten Glycerin das **Acrolein** (Propenal, vgl. Abb. 4.9). Acrolein hat einen stechenden, zu Tränen reizenden Geruch, ist sehr giftig und krebserregend.

Leicht flüchtige Abbauprodukte werden über dem Fett als Rauch sichtbar. Ungesättigte Carbonylverbindungen und unpolare Verbindungen von Lebensmittelresten bleiben im Fett gelöst und führen dazu, dass das Fett dunkel wird.

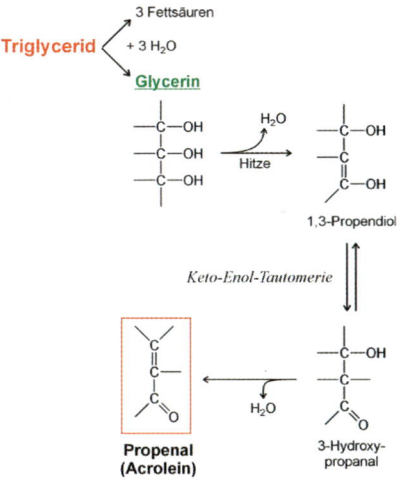

Abb. 4.9 Hitzespaltung der Fette

- **Acrolein** (Propenal, C_3H_4O) Aldehyd der Acrylsäure. Molare Masse: 56 g/mol. Schmelzpunkt: –88 °C. Siedepunkt: 52 °C. Bei Zimmertemperatur farblos, flüssig. Beim Erhitzen zerfällt Propenal in Methan und Kohlenstoffmonoxid. Propenal ist sehr giftig und krebserregend.
- **Carbonylverbindungen** – Verbindungen, die eine C = O-Gruppe enthalten, also z. B. Aldehyde und Ketone.

Durch die Hitze kommt es zu intra- und intermolekularen Verknüpfungen der ungesättigten Fettsäurereste. Es entstehen sogenannte **dimere Triglyceride** (vgl. Abb. 4.10). Das Fett wird zähflüssig.

a) mit intramolekularer Verknüpfung

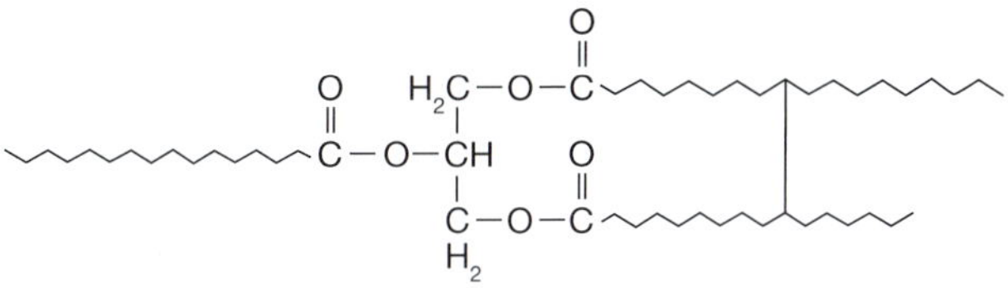

b) mit intermolekularer Verknüpfung

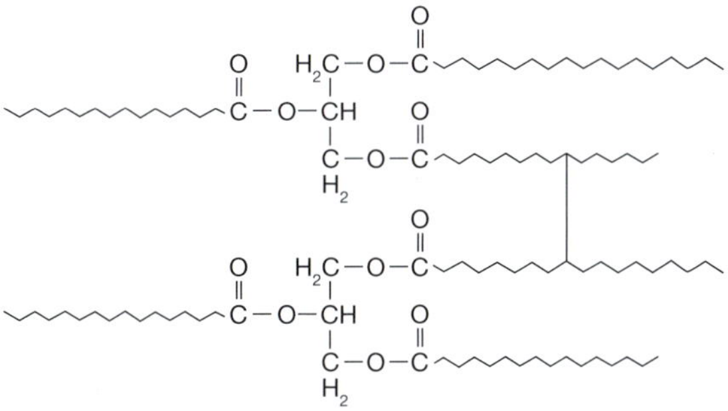

Abb. 4.10 Bildung von dimeren Triglyceriden

4.4.3 Autoxidation

Unter Autoxidation versteht man die Oxidation ungesättigter Fettsäurereste durch den Luftsauerstoff. Die Geschwindigkeit steigt mit der Anzahl der Doppelbindungen in einem Fettsäuremolekül an. Beschleunigt wird die Reaktion durch Wärme, Licht und Schwermetalle (Fe, Cu, Co, Mn).

Die Reaktionsprodukte der Autoxidation sind reaktionsfreudige Radikale. Diese können im Lebensmittel enthaltene Vitamine zerstören, reagieren mit körpereigenen Stoffen (z. B. der DNS, Proteinen, Zellmembran) und können so Veränderungen hervorrufen, die das Krebsrisiko erhöhen. Unter Spaltung der C-Kette entstehen widerlich riechende Aldehyde und Ketone.

Die Autoxidation kann verhindert werden durch Ausschluss von Sauerstoff (z. B. Vakuumverpackung), Lagerung bei niedrigen Temperaturen und im Dunkeln sowie Zusatz von Antioxidanzien (z. B. Vitamin E, Vitamin C).

> Verdorbenes (ranziges) Fett ist
> - durch den schlechten, seifigen Geruch und Geschmack der freien Fettsäuren, Aldehyde und Ketone genussuntauglich,
> - durch krebserregende Stoffe wie Acrolein und freie Radikale gesundheitsschädlich,
> - von geringerem ernährungsphysiologischem Wert durch Verlust von Vitaminen und essenziellen Fettsäuren.

> Der Fettverderb kann verzögert werden durch
> - kühle Lagerung: hemmt Autoxidation und Hydrolyse,
> - Lagerung unter Luftabschluss: unterbindet die Autoxidation,
> - Lagerung im Dunkeln bzw. in braunen Flaschen: hemmt die Autoxidation,
> - trockene Lagerung: verhindert die Hydrolyse,
> - Vermeiden von Überhitzung: verhindert die Acrolein-Bildung,
> - Zusatz von Antioxidanzien, z. B. Vitamin E: machen Radikale unschädlich.

4.5 Komplexe Lipide

4.5.1 Phosphoglyceride (Phospholipide)

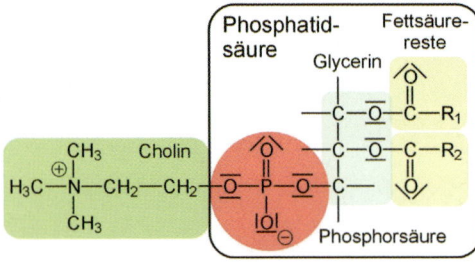

Abb. 4.11 Aufbau der Phosphoglyceride

Die Phosphoglyceride enthalten, ebenso wie die Triglyceride, als Grundbaustein das Glycerin. Die ersten beiden Hydroxylgruppen des Glycerins sind mit je einer Fettsäure (meist mit 16 bzw. 18 C-Atomen) verestert. Die dritte Hydroxylgruppe des Glycerins hat ein Molekül Phosphorsäure gebunden. Diese Verbindungen heißen **Phosphatidsäuren**.

Geht eine OH-Gruppe der Phosphatidsäure nun mit einem weiteren Alkohol eine Esterbindung ein, so entstehen **Phosphoglyceride**. Handelt es sich bei dem Alkohol um Cholin (Trimethylethanolamin), entsteht **Lecithin** (Phosphatidylcholin).

Lecithin (*Phosphatidylcholin*) ist das häufigste Phospholipid (vgl. Abb. 4.11) und wirkt aufgrund seiner hydrophilen (echte Ladungen an Phosphorsäure und Aminostickstoff) und lipophilen Molekülteile (Fettsäurereste) sehr gut als Emulgator. In dieser Funktion wirkt es bei der Fettverdauung und bei der Herstellung von Lebensmitteln (z. B. Mayonnaise). Lecithin ist ebenfalls Bestandteil der Zellmembranen. Über die Nahrung werden täglich 1–3 g Lecithin aufgenommen. Besonders lecithinreich sind Innereien, Fisch, Sojabohnen, Erdnüsse, Getreide und das Eigelb.

• **Emulgator** – vgl. Kap. 4.3.3

4.5.2 Sphingolipide

Sphingolipide sind Phospholipide, die anstelle von Glycerin den Aminodialkohol **Sphingosin** enthalten. In besonders hoher Konzentration kommen sie in der grauen und weißen Substanz des Gehirns vor. Man unterscheidet zwei große Gruppen von Sphingolipiden:

● **Sphingomyeline**
Bindet an Sphingosin eine Fettsäure, so entsteht zunächst ein **Ceramid**. Verbindet sich dieses Ceramid mit einem Molekül Phosphorylcholin (mit Phosphorsäure verestertes Cholin), so entsteht **Sphingomyelin** (vgl. Abb. 4.12). Sphingomyeline kommen v. a. in der Myelinscheide markhaltiger Nervenzellen vor.

● **Glykosphingolipide**
Im Gegensatz zu den Sphingomyelinen ist hier die OH-Gruppe des Ceramids (s. o.) nicht mit Phosphorylcholin verestert, sondern glykosidisch mit Zuckern verbunden (vgl. Abb. 4.12). Sie enthalten also kein Phosphat.
Innerhalb der Glykosphingolipide unterscheidet man die **Cerebroside** (sie enthalten Glukose oder Galactose), die **Sulfatide** (enthalten Schwefelsäure) und die **Ganglioside** (mit komplexen Kohlenhydratseitenketten).

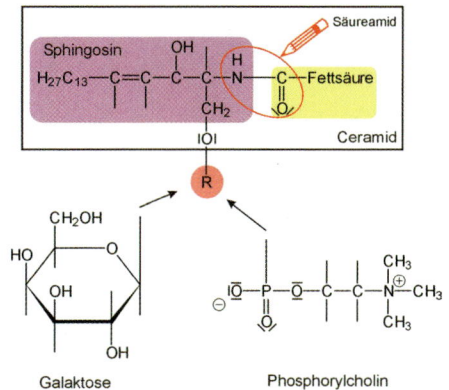

Abb. 4.12 Aufbau der Sphingomyeline und Glykosphingolipide

4.5.3 Eigenschaften und Aufgaben der Phosphoglyceride und Sphingolipide

• **Glykosidische Bindung** – vgl. Kap. 3.3.2

Im Gegensatz zu den Triglyceriden besitzen die Phosphoglyceride einen hohen Anteil an polaren bzw. geladenen Gruppen. Daneben tragen sie hydrophobe Fettsäureketten. Phosphoglyceride und Sphingolipide gehören damit zu den **amphiphilen Verbindungen**. Schematisch lassen sich amphiphile Verbindungen durch einen hydrophilen „Kopf" und einen hydrophoben „Schwanz" darstellen (vgl. Abb. 4.13).

• **Amphiphil** – Stoffe, die sowohl einen hydrophilen als auch einen lipophilen Molekülteil besitzen.

Die amphiphile Reaktion der Phosphoglyceride und Sphingolipide bedingen deren **Eigenschaften**:
● Sie dienen als **Emulgatoren**. Dabei bilden Phosphoglyceride häufig sogenannte **Micellen** aus. In diesen kugeligen Gebilden zeigen die unpolaren Molekülteile zueinander nach innen und die polaren Molekülteile nach außen, zur wässrigen Phase hin. In ihrem von einem polaren „Mantel" umschlossenen lipophilen Inneren können so unpolare Stoffe, z. B. Neutralfette oder Cholesterol, in einem wässrigen Medium (z. B. im Darm) transportiert werden.

Energieliefernde Nährstoffe – Lipide

- An der Oberfläche wässriger Lösungen bilden Phospholipide eine **monomolekulare Schicht** aus. Dabei ragt ihr polarer Molekülteil ins Wasser, während ihr unpolarer Kohlenwasserstoffrest nach außen zur Luft hin zeigt. Eine ähnliche Anordnung findet sich an Öl-Wasser-Grenzschichten. Hier ragen die unpolaren Molekülreste in das Öl, die polaren Reste (Phosphat oder Cholin) dagegen ins Wasser.
- Die vielleicht wichtigste Eigenschaft von Phospho- und Sphingolipiden ist die Bildung von sogenannten **Doppelmembranen** (*bilayer*). Dabei ragen auf beiden Seiten die hydrophilen Molekülteile nach außen, während die lipophilen Molekülteile sich im Innern der Doppelmembran gegenüberstehen.

Schematischer Bau der Phospholipide

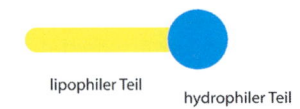

lipophiler Teil   hydrophiler Teil

Phospholipid-Doppelschicht

Anordnung der Lipide in einer Zellmembran

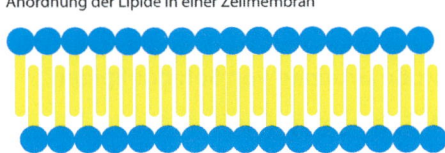

Anordnung der Phospho- und Sphingolipide in Öl und in Wasser

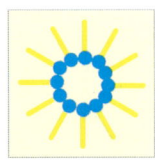 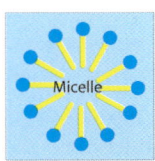

Micelle

Liposom

Abb. 4.13 Eigenschaften der Phospholipide

Aus diesen speziellen Eigenschaften der komplexen Lipide leiten sich deren **Aufgaben** ab:
- Phosphoglyceride sind zusammen mit den Glykolipiden Hauptbestandteil der **Zellmembranen**. Hier sind sie nicht nur Strukturbestandteil, sondern sorgen auch für die Verankerung von Proteinen und Enzymen (z. B. der Acetylcholinesterase) über sogenannte Glykosyl-phosphatidyl-inositol-Anker (GPI-Anker).
- Phosphoglyceride sind Bestandteil der **Lipoproteine**, mit deren Hilfe Lipide im Blut zum Fettgewebe oder zur Leber transportiert werden. Die wasserunlöslichen Fette können so in wasserlösliche „Pakete" verpackt werden. Störungen der Phosphoglycerid-Biosynthese führen aufgrund gestörten Abtransports von Fetten aus der Leber zu deren Verfettung.
- Unter Einwirkung von Ultraschallwellen entstehen aus Doppelmembranen **Liposome**. Liposome entsprechen im Bau Micellen, nur dass sie nicht von einer einfachen Membran umgeben sind, sondern von einer doppelten. Somit ist sowohl im Innern des Liposoms als auch nach außen eine Wechselwirkung mit hydrophilen Substanzen möglich. Liposome werden so als Vehikel für Medikamente, Enzyme oder DNA verwendet, weil sie aufgrund der strukturellen Ähnlichkeit leicht eine Zellmembran durchdringen können.

• Lipoproteine – vgl. Kap. 10.6.1

4.6 Nicht verseifbare Lipide

Im Gegensatz zu den bisher besprochenen Lipiden, besitzen die nun folgenden keine Esterbindung. Sie können deshalb weder mit Säuren hydrolytisch gespalten noch alkalisch verseift werden.

Diese nicht verseifbaren Lipide leiten sich vom **Isopren** (2-Methyl-1,3-butadien) ab. Unter geeigneten Bedingungen können mehrere Isoprenmoleküle kettenförmige oder ringförmige Moleküle ausbilden. Zu den Isopren-Derivaten gehören Duftstoffe (z. B. Menthol, Kampfer), die fettlöslichen Vitamine (Vitamin A, D, E und K), die Sterine (Cholesterol) und die Carotinoide.

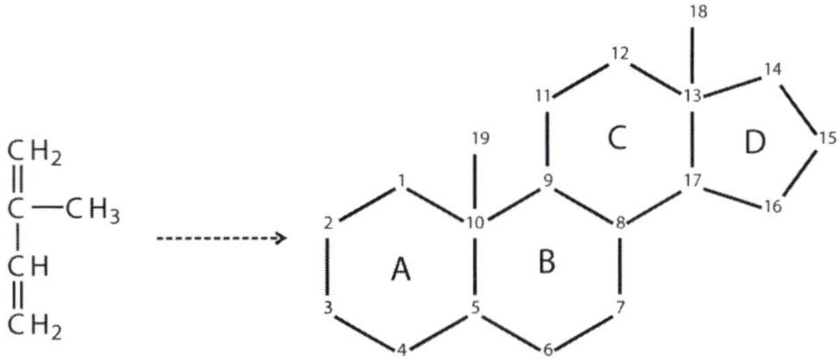

Isopren (2-Methyl-1,3-butadien)

Steroidgrundgerüst (Perhydro-cyclopentano-phenanthren)

Abb. 4.14 Isopren und das Cholesterolgrundgerüst

4.6.1 Steroide – Sterine

Sterine sind Derivate des Isoprens. Aus 6 Isopren-Einheiten (**Squalen**) entsteht das **Steroidgrundgerüst** (Perhydrocyclopentanophenanthren, vgl. Abb. 4.14). Steroide des tierischen Organismus tragen am C-Atom 10 und 13 eine Methyl-Gruppe.

• **Cholesterol**
– Stoffwechsel, vgl. Kap. 8.4.6, Krankheiten, vgl. Kap. 10.6.4.

Der bekannteste Vertreter der Sterine ist das **Cholesterol**, das 1784 zum ersten Mal aus Gallensteinen isoliert wurde und ausschließlich im tierischen bzw. menschlichen Organismus zu finden ist. In Pflanzen findet keine Cholesterolbiosynthese statt. Dafür findet man aber in Pflanzen eine Vielzahl anderer Sterine mit großer Bedeutung für die Pharmakologie.

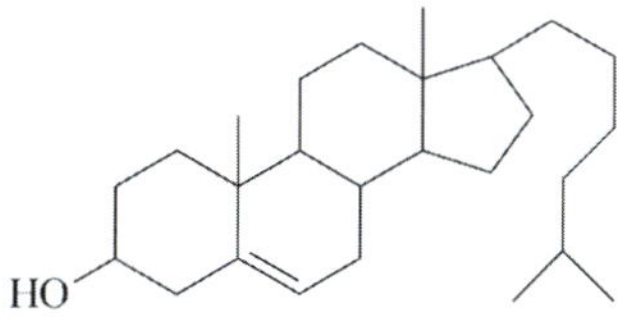

Abb. 4.15 Cholesterol

4.6.2 Carotinoide

Zu den Carotinoiden (vgl. Abb. 4.16) zählt eine Reihe von natürlichen Farbstoffen, die in Pflanzen, in Bakterien, aber auch in den Panzern und Schalen von Tieren, in Federn und im Eigelb vorkommen. Ihr gemeinsames Strukturmerkmal ist eine Kohlenstoffkette mit konjugierten Doppelbindungen. Aufgrund dieser konjugierten Doppelbindungen absorbieren sie sichtbares Licht und erscheinen farbig (orange oder gelb). Carotinoide zählen zu den sekundären Pflanzenstoffen.

• **Konjugierte Doppelbindungen**
– Die Doppelbindungen werden jeweils durch eine Einfachbindung voneinander getrennt, vgl. Band 1, S. 134.

• In Studien mit künstlich hergestelltem β-Carotin stieg bei Rauchern und Personen, die

Carotine

Carotine gehören zu den Carotinoiden und besitzen eine Summenformel von $C_{40}H_{56}$. Zwei sechsgliedrige Kohlenstoffringe (Ionon-Ringe) sind über eine Kohlenstoffkette mit konjugierten Doppelbindungen verbunden.

Das β-Carotin ist der Farbstoff der Karotte, kommt aber auch in Spinat, Salat, Orangen, Bohnen, Brokkoli und Paprika vor. β-Carotin ist die Vorstufe des

Energieliefernde Nährstoffe – Lipide

regelmäßig mehr als ein alkoholisches Getränk zu sich nehmen, das Krebsrisiko an, vgl. Kap. 6.3.4.

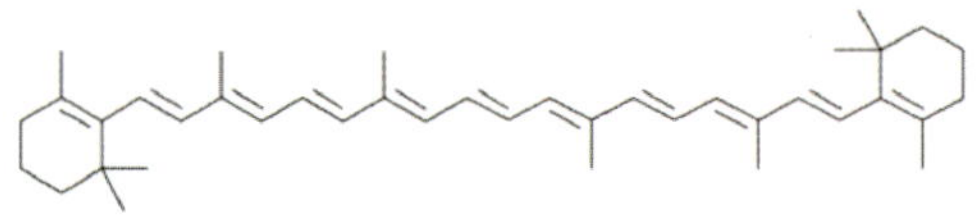

β-Carotin

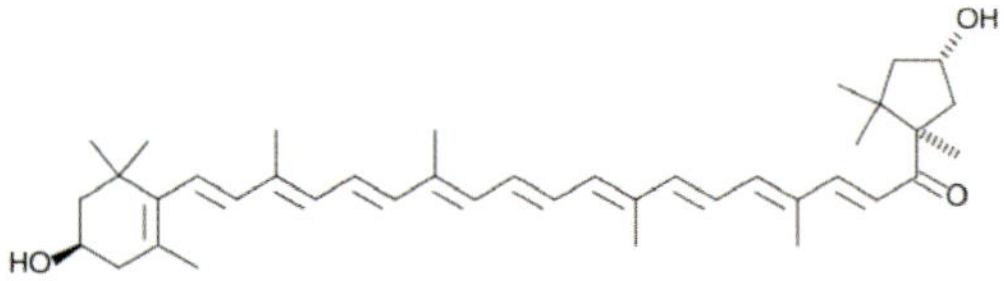

Vitamin A und wird als Lebensmittelfarbstoff (E 160) in z. B. Butter, Margarine oder Speiseeis eingesetzt.

Capsanthin

Abb. 4.16 Carotinoide

- gr. xanthos – *gelb*
- Das rote **Capsanthin** wird als Paprika-Extrakt zur Färbung von Fleisch- und Fischkonserven, Süßwaren (z. B. Marzipan), Mayonnaisen, Würsten und Kosmetika eingesetzt, da es selbst geruchlos ist.

Xanthophylle

Die Xanthophylle sind neben den Carotinen die zweite Gruppe der Carotinoide. Es handelt sich dabei um Farbstoffe, die in Pflanzen und Tieren vorkommen. Das rotviolette Astaxanthin kommt vor allem in Meerestieren wie Hummer und Lachs vor, das Capsanthin (vgl. Abb. 4.16) ist der rote Farbstoff der Pfefferschote. Daneben gibt es noch das gelborange Lutein und das Violaxanthin (gelb).

4.7 Funktionen der Fette im Organismus

Der gesunde, normalgewichtige menschliche Körper lagert beim Mann etwa 8–15 kg und bei der Frau etwa 10–20 kg Fett ein. Diese Energiereserve kann bis auf 1 kg abgebaut werden. Als Obergrenze der Energieeinlagerung in Form von Fett werden 100 kg angenommen. Nur etwa 0,5–1 kg dieser Fette haben andere Funktionen als die der Energiereserve.

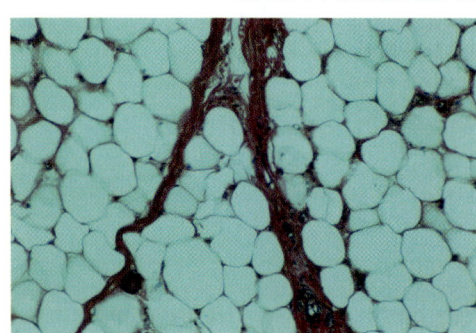

Abb. 4.17 Fettzellen

Fette sind mit ihrer hohen Energiedichte von 38 kJ/g (9 kcal/g) eine lagerbare Energiereserve, die im Bedarfsfall benutzt werden kann:
- bei sehr großer körperlicher Anstrengung, wie einem Marathonlauf,
- im Hungerzustand,
- bei Krankheiten, wie schweren Infektionen oder Tumorerkrankungen,
- nach Operationen,
- nach schweren Unfällen.

Ferner dienen Fette
- zur Isolation gegen Kälte,
- zur Polsterung der Nieren und des Augapfels,
- zur Löslichkeit der fettlöslichen Vitamine im Dünndarm,
- als Träger von Geschmacks- und Aromastoffen der Speisen,
- als Bestandteil der Lipoproteine,
- als Baustein zum Aufbau von Zellmembranen und dadurch zur Kompartimentierung in den Zellen (Phosphoglyceride, Sphingolipide und Cholesterol),
- zur Isolierung von Nervenzellen in deren Zellmembranen: Cerebroside, Ganglioside,
- als Membrananker von Enzymen,
- in Form von Glykolipiden als Teil von Oberflächenstrukturen von Zellen, die notwendig sind für die Zell-Zell-Erkennung,
- als Vorstufen von Hormonen, Vitamin D_3, Gallensäuren,
- zur Signaltransduktion durch Lipide.

Funktionen der Fette im Organismus

4.7.1 Bedeutung der mittelkettigen Fettsäuren (MCT)

Unter MCT = Middle Chain Triglyceride versteht man mittelkettige Fettsäuren mit einer Kettenlänge von C_8 bis C_{12}.
Sie zeichnen sich dadurch aus, dass sie wegen ihrer geringen Molekülgröße wasserlöslich sind und von der Pankreaslipase schneller als die langkettigen Fettsäuren hydrolysiert werden. Die Absorption erfolgt schneller und vollständiger als bei LCT. Die MCT gelangen an Albumin gebunden über das Pfortaderblut zur Leber. Die Leber nimmt nahezu 100 % der MCT auf. MCT-Fette kommen in natürlichen Fetten kaum vor. Sie werden technologisch hergestellt und Streichfetten sowie Brotaufstrichen zugesetzt. Sie eignen sich besonders für Personen mit eingeschränkter Fettverdauung.

4.7.2 Die Funktionen der mehrfach ungesättigten, langkettigen Fettsäuren

Entscheidende Funktionen im menschlichen Körper üben die
- Ölsäure $\quad$ C18 : 1Ω9 = Ölsäure (18 : 1), (Δ^9),
- Linolsäure $\quad$ C18 : 2Ω6 = Linolsäure (18 : 2), ($\Delta^{9,12}$),
- α-Linolensäure $\quad$ C18 : 3Ω3 = Linolensäure (18 : 3), ($\Delta^{9,12,15}$),

und deren Metaboliten im Stoffwechsel aus.

Der menschliche Stoffwechsel ist in der Lage, Ölsäure selbst zu produzieren, aber es fehlt ihm die Enzymausstattung, um Doppelbindungen nach C_{10} vom Carboxylende her einzubauen. Linolsäure und α-Linolensäure sind also essenziell und müssen mit der Nahrung zugeführt werden.
Gute Quellen für Linolsäure sind: Getreidekeimöle wie Sonnenblumenkernöl, Maiskeimöl, Distelöl.
Gute Quellen für α-Linolensäure sind Rapsöl und Leinöl, einzige Quellen für langkettige Omega-3-Fettsäuren sind Fettfische.

Werden die essenziellen Fettsäuren zugeführt, so kann der Körper in begrenztem Umfang daraus höher ungesättigte langkettige Fettsäuen herstellen (Eicosanoide), die von besonderer Bedeutung sind, da sie als „lokale Mediatoren" oder sogenannte Gewebehormone wirksam sind. Allerdings ist die Umwandlung von α-Linolensäure in Eicosapentaensäure nicht sehr effektiv und verläuft sehr langsam, sodass man sie heute ebenfalls zu den essenziellen Fettsäuren rechnen muss.

- **Eicos** = zwanzig, weil sie zwanzig C-Atome haben

Tab. 4.2 Der Stoffwechsel der langkettigen, mehrfach ungesättigten Fettsäuren

Ölsäure C 18:1 Ω 9	Linolsäure, C 18:2 Ω 6	Alpha-Linolensäure C 18:3 Ω 3
C 18:1 Ω 9 Ölsäure ↓ C 19:1 Ω 9 ↓ C 20:2 Ω 9 Eicosadiensäure ↓ C 20:3 Ω 9 Meadsäure	C 18:2 Ω 6 Linolsäure ↓ C 18:3 Ω 6 Gamma-Linolensäure ↓ C 20:3 Ω 6 Dihomogammalinolensäure ↓ C 20:4 Ω 6 Arachidonsäure	C 18:3 Ω 3 α-Linolensäure ↓ C 20:3 Ω 3 ↓ C 20:5 Ω 3 Eicosapentaensäure (**EPA**) ↓ C 22:6 Ω 3 Docosahexaensäure (**DHA**)

Energieliefernde Nährstoffe – Lipide

Ganz allgemein sind die Aufgaben der mehrfach ungesättigten Fettsäuren:
- Aufbau von Zellmembranen und damit verantwortlich für deren Fluidität und Permeabilität und die Regulation von Ionenkanälen,
- Modulation von Endo-und Exocytose,
- hormonelle und immunologische Aktivität,
- für frühkindliches Wachstum und Entwicklung des Gehirns notwendig.

Von besonderer Bedeutung sind diejenigen langkettigen, mehrfach ungesättigten Fettsäuren, die eine Kettenlänge von C20 haben, die sogenannten Eicosanoide. Aus ihnen werden Substanzen gebildet, die eine Wirkung als „lokale Mediatoren" oder Gewebshormone entwickeln. Diese Folgeprodukte der Eicosanoide haben vielfältige, aber vor allem auch gegenläufige Wirkungsspektren, und sie werden in unterschiedlichen Zellen gebildet, die ihnen auch ihre Namen gegeben haben.

Tab. 4.3 Wirkungsspektrum der Eicosanoide

Zelltyp	Arachidonsäure C 20:4 Ω 6 2er-Reihe	Eicosapentaensäure C 20:5 Ω 3 3er-Reihe
Thrombozyten	Thromboxan A2 verstärken die Thrombozytenaggregation, gefäßverengend	Thromboxan A1 geringe biologische Wirkung
Endothelzellen	Prostazyklin I2 hemmen die Thrombozytenaggregation, gefäßerweiternd	Prostazyklin I hemmen die Thromobozytenaggregation, gefäßerweiternd
Leukozyten	Leukotrien B4 stark entzündungsfördernd, stark chemotaktisch, starke Kontraktion der glatten Muskulatur von Darm, Bronchien, Blutgefäßen, immunsuppresiv	Leukotrien B5 schwach entzündungsfördernd, schwach chemotaktisch, viel schwächere Aktivität als die Leukotriene der 2er-Reihe
Alle Gewebe	Prostaglandine: vielfältige gewebespezifische Wirkungen, beeinflussen Enzymaktivitäten	

- **chemotaktisch** = Entzündungszellen anlockend

- Das weit verbreitete Schmerzmittel **Acetylsalicylsäure** (ASS) ist in der Lage, das Enzym zu blockieren, das Arachidonsäure und Eicosapentaensäure in lokale Mediatoren umwandelt. Dadurch wird die Entzündungsentstehung unterbunden und somit auch der Schmerz.
- **immunsuppressiv** = die Immunreaktion unterdrückend
- **Colitis ulcerosa** = entzündliche Darmerkrankung

Wie aus der Tabelle ersichtlich ist, verstärken die Eicosanoide der 2er-Reihe die Thrombozytenaggregation, sind gefäßverengend und entzündungsfördernd, während die Eicosanoide der 3er-Reihe die gegenteiligen Effekte hervorrufen und viel schwächer in ihren Wirkungen sind. Diese Effekte wirken sich auf den Blutdruck und die Fließeigenschaften des Blutes und die Blutgerinnung aus.

Die Prozesse spielen außerdem eine Rolle bei entzündlichen Erkrankungen wie Rheuma, Colitis ulcerosa, Neurodermitis und Arteriosklerose (vgl. Kap. 10.6). Es liegt nahe, die Bildung von Eicosanoiden der 3er-Reihe durch die Ernährung zu beeinflussen, indem eine hohe Aufnahme von Ω-3-Fettsäuren angestrebt wird.

Nun sind nennenswerte Mengen an Ω-3-Fettsäuren nur in Fettfischen vorhanden, sodass eine Zufuhr über die Ernährung alleine eine entscheidende Kostumstellung bedeutet.

Mehrfach ungesättigte Fettsäuren neigen leicht dazu zu oxidieren und stellen in dieser Form eine Quelle sogenannter „freier Radikale" dar, die für eine Reihe negativer Einflüsse verantwortlich gemacht werden. Vor der Oxidation geschützt werden sie durch Vitamin E, das aber in Fettfischen nur sehr begrenzt enthalten ist.

Tab. 4.4 Ω-3-Fettsäuregehalt ausgewählter Fische

Fischart	Fettgehalt in g/100 g	EPA in g/100 g	DHA in g/100 g
Hering (Atlantik)	17,8	2,0	0,7
Hering (Ostsee)	9,2	0,7	1,2
Lachs	13,6	0,8	1,9
Makrele	11,9	0,6	1,1
Thunfisch	15,5	1,4	2,1
Forelle	2,7	0,1	0,5
Zander	0,7	0,1	0,1
Hecht	0,9	0,1	0,2
Kabeljau	0,6	0,1	0,2
Flussbarsch	0,8	0,1	0,1

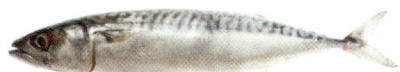

Abb. 4.18 Fettfisch

Quelle: Koch, Susanne, Omega-3-Fettsäuren aktuell. In: Ernährungsumschau, 54. Jahrgang 2007, 8, Umschau Zeitschriftenverlag, Sulzbach/Taunus S. 485.

4.8 Tagesbedarf an Fetten und essenziellen Fettsäuren

Einen Bedarf an Fetten gibt es eigentlich nicht, da der Körper Fette aus Kohlenhydraten, Aminosäuren und Ethanol selbst synthetisieren kann. Im Gegenteil ist heute die übermäßige Aufnahme von Fetten mit der Nahrung das Problem, sodass man weniger einen Mindestbedarf angeben kann als eine Obergrenze festsetzen muss. Die DGE hat in ihren Leitlinien von 2007 eine obere Grenze von 30 % Fetten am Tagesbedarf für gesunde Erwachsene angegeben. Dies entspricht etwa einer Menge von 70 g/Tag.

Fettsäuren kann der menschliche Organismus selbst synthetisieren, aber im Gegensatz zu Pflanzen kann er nach C 9 vom Carboxylende her keine Doppelbindungen einfügen. Mehrfach ungesättigte, langkettige Fettsäuren müssen deshalb mit der Nahrung zugeführt werden und man nennt sie essenziell.

• essenziell = lebensnotwendig

Tab. 4.5 Bedarfszahlen für Fettsäuren nach den Leitlinien der DGE

Langkettige gesättigte Fettsäuren	7–10 %
Einfach ungesättigte Fettsäuren	10–15 %
Trans-Fettsäuren	< 1 %
Mehrfach ungesättigte Fettsäuren: Ω-6- und Ω-3- Fettsäuren, wobei das Verhältnis von Ω-6- zu Ω-3- Fettsäuren 5 : 1 betragen sollte	7–10 %
Langkettige Ω-3- Fettsäuren: Eicosapentaensäure und Docosahexaensäure	250 mg/Tag, 0,5 Energie %
α-Linolsäure	1,6–2,0 g/Tag

Quelle: Deutsche Gesellschaft für Ernährung, Österreichische Gesellschaft für Ernährung, Schweizerische Gesellschaft für Ernährungsforschung, Schweizerische Vereinigung für Ernährung, Referenzwerte für die Nährstoffzufuhr, 1. Auflage, 5. korrigierter Nachdruck, Frankfurt/Main, Umschau Braus, 2013.

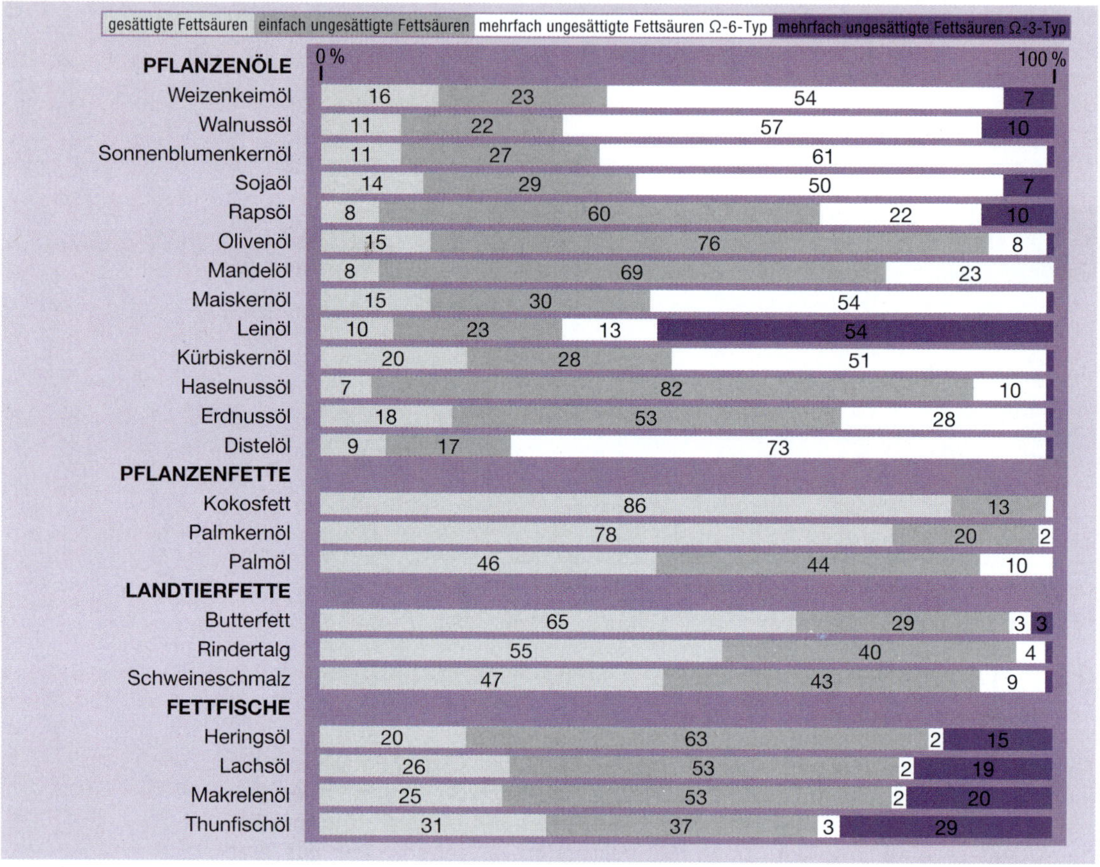

82 Energieliefernde Nährstoffe – Lipide

	gesättigte Fettsäuren	einfach ungesättigte Fettsäuren	mehrfach ungesättigte Fettsäuren Ω-6-Typ	mehrfach ungesättigte Fettsäuren Ω-3-Typ
PFLANZENÖLE				
Weizenkeimöl	16	23	54	7
Walnussöl	11	22	57	10
Sonnenblumenkernöl	11	27	61	
Sojaöl	14	29	50	7
Rapsöl	8	60	22	10
Olivenöl	15	76	8	
Mandelöl	8	69	23	
Maiskernöl	15	30	54	
Leinöl	10	23	13	54
Kürbiskernöl	20	28	51	
Haselnussöl	7	82	10	
Erdnussöl	18	53	28	
Distelöl	9	17	73	
PFLANZENFETTE				
Kokosfett	86	13		
Palmkernöl	78	20	2	
Palmöl	46	44	10	
LANDTIERFETTE				
Butterfett	65	29	3	3
Rindertalg	55	40		4
Schweineschmalz	47	43	9	
FETTFISCHE				
Heringsöl	20	63	2	15
Lachsöl	26	53	2	19
Makrelenöl	25	53	2	20
Thunfischöl	31	37	3	29

Vgl. Ibrahim Elmadfa: Die große GU Nährwert Kalorien Tabelle 2004/05, 3. Auflage, München, Gräfe und Unzer Verlag GmbH sowie Berechnungen mit DGE-professional 2.9

Abb. 4.19 Fettsäuremuster ausgewählter Koch- und Streichfette

4.9 Vorkommen von Fetten in Lebensmitteln

Fette kommen in Lebensmitteln pflanzlicher und tierischer Herkunft vor. Die Tabelle zeigt, dass für die Versorgung mit den essenziellen Fettsäuren nur bestimmte pflanzliche Fette und Fettfische infrage kommen. Fette von Landtieren sind reich an den unerwünschten gesättigten Fettsäuren (GF) und nur die flüssigen Fette pflanzlicher Herkunft haben nennenswerte Mengen an einfach ungesättigten Fettsäuren (EFS) und mehrfach ungesättigten Fettsäuren (MUFS) aufzuweisen.

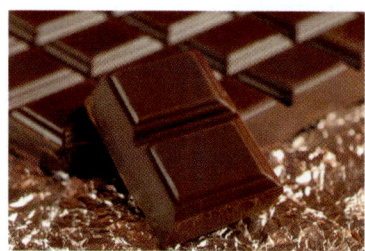
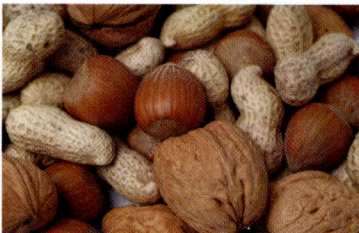
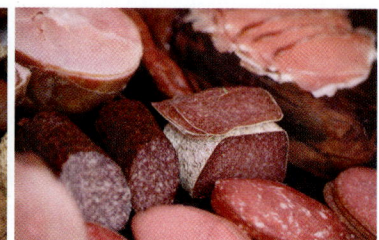

Abb. 4.20 Fetthaltige Lebensmittel

Tab. 4.6 Fetthaltige Lebensmittel pflanzlicher und tierischer Herkunft

Fette pflanzlicher Herkunft	Fette tierischer Herkunft
Überwiegend gesättigte Fettsäuren Palmfett Kokosfett Kekse, Gebäck, Knabbergebäck, Chips, Pommes frites	**Überwiegend gesättigte Fettsäuren** Fleisch Wurst Speck
Überwiegend einfach ungesättigte Fettsäuren Rapsöl Oliven Olivenöl Haselnussöl	Eier Käse Sauerrahm Sahne Créme fraîche
Überwiegend mehrfach ungesättigte Ω-6-Fettsäuren Kürbiskernöl Maiskeimöl Distelöl Sojaöl Sonnenblumenkernöl Traubenkernöl Walnussöl Weizenkeimöl Pflanzenmargarine Halbfettmargarine Nüsse Avocados Ölsaaten	Schmalz Talg Butter **Mehrfach ungesättigte Ω-3-Fettsäuren** Hering Makrele Lachs
Überwiegend mehrfach ungesättigte Ω-3 Fettsäuren Leinöl	
Trans-Fettsäuren Industriell gefertigte Kekse, Gebäck, Knabbergebäck, Chips, Pommes frites	

Betrachtet man Lebensmittel zunächst hinsichtlich ihres Gesamtfettgehaltes, so sind reine Fette und Öle wie Butter, Margarine und Pflanzenöle sowie Nüsse die Lebensmittel mit dem höchsten Fettgehalt.

Eine weitere Fettquelle stellen verarbeitete Produkte dar, wie Wurst, Milchprodukte, Käse, Gebäck, Kuchen, Fertiggerichte, Knabbergebäck, frittierte Kartoffel- und Fleischprodukte. In ihnen kommen die Fette in versteckter Form vor und sie täuschen daher über ihren absoluten Fettgehalt hinweg. Gerade diese Lebensmittel und Gerichte schmecken aufgrund ihres Fettgehaltes besonders gut, weil sich im Fett zahlreiche Aromastoffe lösen und so den Wohlgeschmack der Speisen ausmachen.

Im Durchschnitt werden täglich 140 g Fette mit der Nahrung aufgenommen.

Tab. 4.7 Gesamtfettgehalt ausgewählter Lebensmittel

Lebensmittel	Gesamtfett g/100 g LM	Gesättigte Fettsäuren g/100 g LM	Einfach ungesättigte Fettsäuren g/100 g LM	Mehrfach ungesättigte Fettsäuren g/100 g LM
Schweinefleisch, mittelfett	11,0	3,8	5,0	1,2
Kalbsleber	4,0	1,3	0,8	1,1
Schweinespeck, fett	65	31,9	35,4	5,6
Fleischwurst	40	14,5	19,1	4,6
Leberwurst, grob	27	9,8	12,5	3,2
Salami, deutsch	27	10	13,1	3,2
Hase	2	0,8	0,4	0,6
Ente	14	3,8	7,5	1,7
Hähnchenbrust	1	0,2	0,3	0,2
Forelle	1	0,3	0,4	0,5
Kabeljaufilet	1	0,1	0,1	0,3
Heringsfilet	15	3,1	7,6	2,8
Makrele, geräuchert	9	2,2	3,4	2,3
Hühnerei	10	2,7	4,1	1,3
Kuhmilch	3,6	2,1	1	0,1
Schlagsahne	30	18,2	9	1,1
Fruchtjoghurt	3,8	1,9	1	0,1
Butter	83	48,1	21,2	3
Butterkäse, 50 % Fett i. Tr.	24	14,3	7,1	0,9
Doppelrahmfrischkäse	32	18,9	8,4	1
Speisequark, 20 % Fett	5	3,1	1,4	0,2
Pflanzenmargarine	80	22,9	27,5	31
Maiskeimöl	100	14,7	25,5	55,3
Safloröl	100	8,5	11,5	75,2
Rapsöl	99	7,7	55	31,9
Blätterteig	32	19	10	1
Schwarzwälder Kirschtorte	16	9	6	1
Walnuss, ohne Schale	63	7,7	9,6	40
Eiersalat	7	3	3	1
Käsespätzle	17	9	5	1
Nudelsalat mit Mayonnaise	17	2	4	10
Ravioli mit Tomatensoße	8	4	3	1
Kohlroulade mit Hackfleischfüllung	4	2	2	1
Kartoffelauflauf	11	6	4	1
Bohneneintopf	20	8	8	2
Ochsenschwanzsuppe	8	4	3	–
Sauce Hollandaise, verzehrfertig	47	26	15	3

Vgl. Hartmut Fröleke: Kleine Nährwerttabelle der Deutschen Gesellschaft für Ernährung e. V., 43. Auflage, Frankfurt/Main, Umschau, 2005.

4.10 Verwendung von Fetten in der Küche

Es stehen heute eine Vielzahl an Fetten und Ölen zur Verfügung. Aus gesundheitlichen Gründen sollte in der heimischen Küche und der Gastronomie ein Basisöl zu verwenden, das einen hohen Gehalt an einfach ungesättigten Fettsäuren, einen hohen Gehalt an Ω-3-Fettsäuren, einen mäßigen Gehalt an Ω-6-Fettsäuren und einen niedrigen Gehalt an gesättigten Fettsäuren hat. Demgemäß wären Rapsöl und Olivenöl (vgl. Tab. 4.19) die geeignetsten Öle. Besonders Rapsöl eignet sich sowohl für Salate, als auch zum Andünsten von Gemüse und Anbraten von Fleisch. Soll jedoch sehr heiß angebraten werden, können nur Fette auf der Basis von Palmkernöl und Kokosfett genügend hoch erhitzt werden.

Alle anderen Öle, z. B. Walnussöl, können entsprechend dem in Speisen gewünschten Geschmack verwendet werden.

Als Streichfette, zum Backen und leichten Anbraten sind verschiedene Butter und Margarine im Handel erhältlich. Ihre Verwendung kann ebenfalls nach Rezept und Geschmack erfolgen. Der relativ hohe Gehalt an Cholesterol bei Butter spielt für die Entstehung von Fettstoffwechselstörungen (vgl. Kap. 10.6) eine sehr untergeordnete Rolle. Margarine besteht meist aus einer Mischung aus pflanzlichen Ölen und Fetten. Es gibt aber auch Margarinen, die Anteile von Fetten tierischer Herkunft haben.

In Reformhäusern und Bioläden werden sogenannte „kaltgepresste Öle" angeboten und damit beworben, dass sie gesünder seien als die raffinierte Öle aus dem Supermarkt. Obwohl die raffinierten und die kaltgepressten Öle einen sehr unterschiedlichen Herstellungsprozess hinter sich haben, sind sie sich in ihrer ernährungsphysiologischen Qualität nahezu gleich. Sie weisen ein ähnliches Fettsäuremuster auf, wobei in den raffinierten Ölen bis zu 1 % an trans-Fettsäuren vorkommen können. Unterschiede gibt es beim Vitamin E, das durch den Raffinationsprozess um 10–20 % reduziert wird. Allerdings ist der Bedarf an Vitamin E im Allgemeinen bei uns gedeckt. Auch der Gehalt an sekundären Pflanzenstoffen (vgl. Kap. 7.9.1) leidet durch die Raffination.

Raffinierte Pflanzenöle schmecken neutral, kaltgepresste Pflanzenöle dagegen weisen den typischen Geschmack der verwendeten Ölsaat bzw. des Ausgangsproduktes auf. Bei der Kaltpressung wird sehr streng darauf geachtet, dass keine hohen Temperaturen bei der Pressung entstehen. Demgemäß sind die meisten kaltgepressten Öle nicht geeignet für Bratvorgänge, wie auch dem Frittieren mit hohen Temperaturen. Kaltgepresste Öle sind zudem leichter verderblich als raffinierte Öle und teurer, weil bei ihrer Herstellung die Ausbeute geringer ist.

Tab. 4.8 Speisefette und ihre Verwendung

Welches Fett für welchen Verwendungszweck? (nach *aid* 2009)		
Verwendungszweck	Speisefett	Eigenschaften/Besonderheiten
Brotaufstrich	Butter, Margarine (in allen Fettgehaltsstufen), Schmalz	große Geschmacksunterschiede, wenige Wochen im Kühlschrank haltbar
Kochen und Backen	alle Öl- und Fettarten, Ausnahme: fettreduzierte Streichfette mit hohem Wasseranteil	Erhitzung bis 100 °C, große Vielfalt in Geschmack und Backeigenschaften
Braten	Fette und Öle mit einem Rauchpunkt über 160 °: hitzestabile/raffinierte Pflanzenöle, Butterschmalz, Pflanzencremes	Brattemperaturen zwischen 130 und 180 °C, Fette nie so hoch erhitzen, dass Rauch aufsteigt
Frittieren	spezielle Brat- und Frittierfette, z. B. Plattenfette (Kokos-, Palmkernfett), raffinierte Speiseöle (z. B. Rapsöl)	Frittiertemperatur von 175 °C nicht überschreiten
Salatsoßen/Dips/Marinaden	pflanzliche Speiseöle (auch kalt gepresst)	kalt verwenden, zum Teil charakteristischer Eigengeschmack, kühl und dunkel lagern

Ernährung im Fokus, 12. Jahrgang, März/April 2012, S. 112

4.11 Mangel an essenziellen Fettsäuren

Untersuchungen darüber, welche Auswirkungen ein Mangel an essenziellen Fettsäuren hat, wurden hauptsächlich mit Ratten durchgeführt.

Bei einem Mangel an essenziellen Fettsäuren werden in die Zellmembranen gesättigte und einfach ungesättigte Fettsäuren eingebaut, was sich in erster Linie auf die Festigkeit der Zellmembran (Membranfluidität) und deren Permeabilität auswirkt. Dies bewirkt beim Menschen Hautläsionen, gestörte Wundheilung und Beeinträchtigung der Immunabwehr.

Ein Mangel an Ω-3-Fettsäuren ist mit Sehstörungen, gestörter Oberflächen- und Tiefensensibilität und verminderter Lernfähigkeit verbunden.

Diese Mangelerscheinungen sind sehr unspezifisch und können leicht andere Ursachen haben, sodass sie nicht herangezogen werden können, um einen Mangel an essenziellen Fettsäuren zu erkennen.

4.12 Zu viel Fett

Das Problem unserer Zeit ist der viel **zu hohe** und **falsche Fettkonsum**. Rund die Hälfte der erwachsenen Bevölkerung in Deutschland leidet unter Adipositas, einer über das Normalmaß hinausgehenden Einlagerung von Triglyceriden im Fettgewebe.

Die Folge von über dem Energiebedarf liegendem Fettkonsum ist die Anlage von Fettreserven, die für eine Reihe von inzwischen weit verbreiteten Erkrankungen und Defekten verantwortlich sind.

Folgen der Überernährung mit Fetten:

- Diabetes mellitus Typ 2,
- Bluthochdruck,   } Arteriosklerose → Herzinfarkt, Schlaganfall
- Fettstoffwechselstörungen,
- Gicht,
- Gallensteine,
- Skelettschäden, Gelenkbeschwerden,
- erhöhtes Unfallrisiko,
- erhöhtes Organkrebsrisiko.

Betrachtet man nicht nur die absolute Fettaufnahme, sondern auch die Fettsäurezusammensetzung, dann fällt auf, dass zu viele gesättigte Fettsäuren sowie zu wenig mehrfach ungesättigte Fettsäuren konsumiert werden (vgl. Kap. 1 Tab. 1.1 und 1.2). Das konsumierte Fettsäuremuster hat wiederum Auswirkungen auf die menschliche Gesundheit (vgl. Kap. 10.7).

5 Energieliefernde Nährstoffe – Proteine

5.1 Aminosäuren

Die kleinsten Bausteine der Proteine sind die Aminosäuren.

5.1.1 Struktur und Nomenklatur der Aminosäuren

Struktur und Einteilung

Aminosäuren (Aminocarbonsäuren) besitzen in ihrem Molekül eine Carboxylgruppe (COOH) und eine Aminogruppe (NH$_2$). Bei den natürlich vorkommenden Aminosäuren sitzt die Aminogruppe ausschließlich am α-C-Atom. Es sind also α-Aminocarbonsäuren. Es gibt aber auch β-, γ- und δ-Aminocarbonsäuren (vgl. Abb. 5.1).

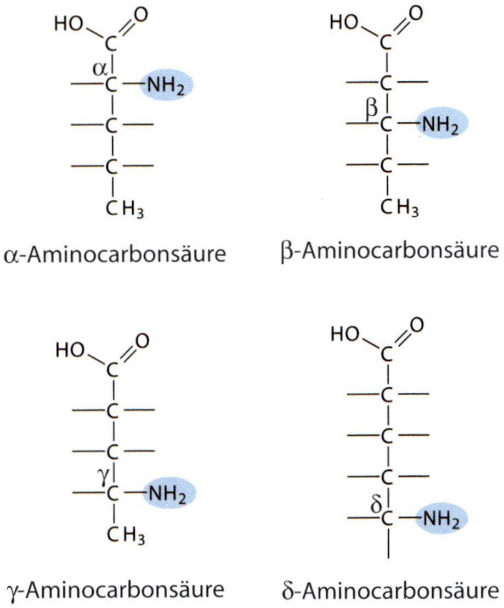

Am zentralen α-C-Atom der natürlichen Aminosäuren sind folgende Gruppen gebunden (vgl. Abb. 5.2):
- eine Carboxylgruppe (COOH),
- eine Aminogruppe (NH2),
- ein Wasserstoffatom und
- eine unterschiedliche Seitenkette (R).

Die einfachste Aminosäure Glycin enthält als Rest lediglich ein Wasserstoffatom. Alle anderen Aminosäuren besitzen als Seitenkette längere Kohlenwasserstoffketten oder zum Teil auch kompliziert gebaute Ringsysteme. Dadurch entsteht am α-C-Atom ein Chiralitätszentrum, und man kann in Bezug auf die Stellung der Aminogruppe eine **D- und eine L-Form** unterscheiden (vgl. Abb. 5.2).

Abb. 5.1 Verschiedene Aminocarbonsäuren

Allgemeine Strukturformel der α-Aminocarbonsäuren

L-Form
L-α-Aminocarbonsäure

D-Form
D-α-Aminocarbonsäure

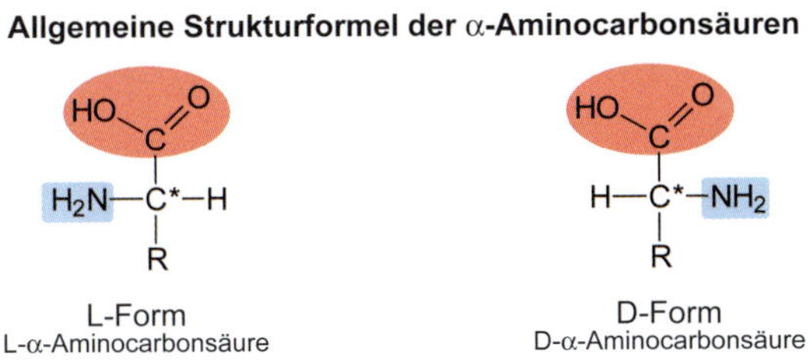

Abb. 5.2 Struktur der α-Aminocarbonsäuren

● Während bei den Zuckern die D-Formen in der Natur überwiegen, sind es bei den Aminosäuren die L-Formen! **D-Formen** von Aminosäuren finden sich in der Natur nur in Zellwänden von Bakterien, die dadurch für proteolytische (= eiweißspaltende) Enzyme nicht angreifbar sind.

Energieliefernde Nährstoffe – Proteine

Neueste Untersuchungen haben gezeigt, dass auch in Lebensmitteln geringe Mengen D-Aminosäuren enthalten sein können. Sie entstehen anscheinend bei der Umsetzung von L-Aminosäuren mit Enzymen aus Mikrobakterien. So wurden D-Aminosäuren in Käse, Sojasauce und Gemüsesaft nachgewiesen. In geringer Menge können sie auch in Milch vorkommen, was auf den besonderen Stoffwechsel der Wiederkäuer zurückgeführt wird.

• **Essenzielle Aminosäuren** - Von der DGE werden die essenziellen Aminosäuren als unentbehrliche Aminosäuren bezeichnet, die nicht essenziellen Aminosäuren als entbehrliche Aminosäuren.

> Alle natürlich vorkommenden Aminosäuren sind L-α-Aminocarbonsäuren.

Aminosäuren werden unterschieden in:

- **Proteinogene Aminosäuren**
  Diese 20 Aminosäuren sind Grundbausteine der Proteine (vgl. Tab. 5.2). Die meisten dieser Aminosäuren kann der Körper selbst aus Stoffwechselzwischenprodukten synthetisieren. Folgende Aminosäuren tauchen im Stoffwechsel häufiger auf und sind deshalb wichtig: die unpolaren Aminosäuren Glycin und Alanin, die polare Aminosäure Cystein, die sauren Aminosäuren Asparaginsäure und Glutaminsäure sowie die basische Aminosäure Lysin. Die Strukturformeln dieser Aminosäuren sollten Sie kennen.
  Acht der proteinogenen Aminosäuren kann der Körper nicht selbst herstellen. Sie sind essenziell (unentbehrlich) und müssen von außen über die Nahrung zugeführt werden. Aufgrund einer ausreichenden Zufuhr durch die Nahrung hat der Körper diese Syntheseschritte im Verlauf der Evolution sozusagen „verlernt".

> Die **essenziellen Aminosäuren** sind: Lysin, Phenylalanin, Tryptophan, Methionin, Valin, Leucin, Isoleucin und Threonin.
> Im Säuglingsalter auch Histidin und Arginin.

- **Nicht proteinogene Aminosäuren**
  Der weitaus größere Teil der Aminosäuren (mehr als 100) wird nicht in Proteine eingebaut. Man nennt sie deshalb nicht proteinogen. Sie finden im Stoffwechsel anderweitige Verwendung (vgl. Tab. 5.1).

Tab. 5.1 Nicht proteinogene Aminosäuren

Aminosäure	
γ-Aminobuttersäure (GABA)	Entsteht durch Decarboxylierung am a-C-Atom aus Glutaminsäure. Dient als Neurotransmitter und u. a. zur qualitativen Bewertung von Orangensäften.
3,4-Dihydroxy-phenylalanin	Entsteht durch Hydroxylierung von Tyrosin. Dient als Vorstufe bei der Bildung von Melanin, einem Pigment in Haaren und der Haut.
Carnitin	Kommt im quergestreiften Muskelgewebe, wo es im Fettsäure-Stoffwechsel als Acetylgruppen-Überträger fungiert, vor. Deshalb war Carnitin (vgl. Kap. 8.4.3) ein hochgepriesenes Mittel gegen Fettleibigkeit (Adipositas) – seine Wirkung ist mittlerweile aber umstritten.
Citrullin	Spielt zusammen mit Ornithin eine große Rolle im Harnstoffzyklus (vgl. Kap. 8.5.2).
Kreatin	Vorkommen u. a. im Fleischsaft zusammen mit Sarkosin. Steht mit der zyklischen Form, dem Kreatinin, im Gleichgewicht. Die zyklische Form bildet sich vor allem beim Erhitzen und bei saurem pH. Phosphoryliertes Kreatin (Kreatinphosphat) ist ein wichtiger, kurzzeitiger Energiespeicher im Muskel.
Ornithin	Entsteht im Harnstoffzyklus aus Arginin, (vgl. Abb. 8.38).

Nomenklatur

Die meisten Aminosäuren tragen keine funktionelle Bezeichnung, sondern einen **Trivialnamen**, der sich häufig auf das tierische oder pflanzliche Gewebe bezieht, aus dem man sie einst extrahierte. So heißt *Glutamin* nach dem Weizenprotein Gluten, das griechische Wort für Käse gab dem *Tyrosin* den Namen und *Asparagin* hat seine Bezeichnung vom lateinischen Wort für Spargel.
Jede Aminosäure lässt sich durch einen Drei-Buchstaben-Code und einen Ein-Buchstaben-Code abkürzen (vgl. Tab. 5.2). Der **Drei-Buchstaben-Code** entspricht in der Regel den drei Anfangsbuchstaben der Aminosäure. Der **Ein-Buchstaben-Code** ist zum Großteil nicht logisch herzuleiten.

Gliederung der Aminosäuren

Die meisten Aminosäuren leiten sich von **gesättigten Carbonsäuren** ab. Aufgrund ihrer Reste lassen sich Aminosäuren in verschiedene Gruppen einteilen (vgl. Tab. 5.2):
- Unpolare, aliphatische und aromatische Seitenketten (z. B. Glycin und Alanin)
- Polare Seitenketten (z. B. Cystein)
- Saure Seitenketten (z. B. Glutaminsäure und Asparaginsäure)
- Basische Seitenketten (z. B. Lysin)

• **Carbonsäuren** – vgl. Teil 1, S. 161
• **Aliphatisch** – nicht aromatische, kettenförmige oder zyklische Kohlenstoffgerüste

Tab. 5.2 Proteinogene Aminosäuren

Name	Formel des Restes	Rest	pK_{S1}	pK_{S2}	pK_{S3}	IEP	Masse
Gruppe 1: unpolare aliphatische und aromatische Seitenketten							
Glycin Gly G	-H	Wasserstoff	2,35	9,78		5,97	57,0
Alanin Ala A	-CH₃	Methyl-	2,35	9,87		6,01	71,0
Valin Val V	-CH(CH₃)₂	aliphatischer KW	2,29	9,74		5,96	99,1
Leucin Leu L	-CH₂-CH(CH₃)₂	dito	2,33	9,74		5,98	113,1
Isoleucin Ile I	-CH(CH₃)-CH₂-CH₃	dito	2,32	9,76		6,02	113,1
Prolin Pro P	(Pyrrolidinring)	Pyrrolidin (α-Iminosre.)	2,95	10,65		6,30	97,1
Phenylalanin Phe F	-CH₂-C₆H₅	Phenyl	2,16	9,18		5,48	147,1
Tryptophan Trp W	-CH₂-Indol	Indol	2,43	9,44		5,89	186,2
Gruppe 2: polare aliphatische und aromatische Seitenketten							
Serin Ser S	-CH₂-OH	Hydroxyl	2,19	9,21		5,68	87,0
Threonin Thr T	-CH(OH)-CH₃	Hydroxyl	2,09	9,10		5,63	101,0
Cystein Cys C	-CH₂-SH	Thiol	1,92	10,78	8,33	5,02	103,1
Methionin Met M	-CH₂-CH₂-S-CH₃	Thioether	2,13	9,28		5,74	131,1
Tyrosin Tyr Y	-CH₂-C₆H₄-OH	p-Hydroxyphenyl	2,20	9,11	10,13	5,65	163,1

Name	Formel des Restes	Rest	pK$_{S1}$	pK$_{S2}$	pK$_{S3}$	IEP	Masse
Gruppe 2: polare aliphatische und aromatische Seitenketten							
Asparagin Asn N	—CH$_2$—C(=O)—NH$_2$	Säureamid	2,10	8,84		5,41	114,1
Glutamin Gln Q	—CH$_2$—CH$_2$—C(=O)—NH$_2$	Säureamid	2,17	9,13		5,65	128,1
Gruppe 3: saure Seitenketten							
Asparagin- säure Asp D	-CH$_2$-COOH	Carboxyl	1,99	9,90	3,90	2,77	115,0
Glutamin- säure Glu E	-CH$_2$-CH$_2$-COOH	Carboxyl	2,10	9,47	4,07	3,22	129,1
Gruppe 4: basische Seitenketten							
Lysin Lys K	-CH$_2$-CH$_2$-CH$_2$-CH$_2$-NH$_2$	Butylamin	2,16	9,18	10,79	9,60	129,1
Arginin Arg R	—CH$_2$–CH$_2$–CH$_2$–N(H)–C(=NH)(NH$_2$)	Guanidino	1,82	8,99	12,47	11,1	157,2
Histidin His H	—CH$_2$—C=CH—N=C(H)—NH (Imidazol)	Imidazolium	1,80	9,33	6,04	7,5	137,1

5.1.2 Eigenschaften der Aminosäuren

Aminosäuren sind optisch aktiv

Wie oben bereits erläutert, besitzen alle Aminosäuren außer dem Glycin am C-Atom 2 ein Chiralitätszentrum und sind damit optisch aktiv (vgl. Tab. 5.3).

Tab. 5.3 Spezifische Drehung einiger Aminosäuren

Aminosäure	Spezifische Drehung
L-Alanin	+ 1,8°
L-Arginin	+12,5°
L-Isoleucin	+12,4°
L-Phenylalanin	−34,5°
L-Glutaminsäure	+12,0°
L-Histidin	−38,5°
L-Lysin	+13,5°
L-Serin	− 7,5°
L-Prolin	− 86,2°
L-Threonin	− 28,5°

92 Energieliefernde Nährstoffe – Proteine

Aminosäuren sind Ampholyte

• **Ampholyte** – Stoffe, die sowohl als Säure als auch als Base reagieren können, vgl. Teil 1, S. 94
• **Säuren und Basen** – vgl. Teil 1, S. 89
• **Amine** – vgl. Teil 1, S. 176

Aminosäuren reagieren aufgrund ihrer funktionellen Gruppen als Ampholyte: Die **Carboxylgruppe** reagiert als Säure (*Protonendonator*) und kann ein Proton abgeben. Die **Aminogruppe** dagegen kann ein zusätzliches Proton binden und als Base (*Protonenakzeptor*) reagieren.

Da bei α-Aminosäuren Carboxyl- und Aminogruppe am selben C-Atom sitzen, beeinflussen sich die beiden Gruppen gegenseitig: Die **Acidität der Carboxylgruppe** wird durch diese Wechselwirkung gegenüber normalen Monocarbonsäuren **erhöht**. Die **Basizität der Aminogruppe** wird gegenüber herkömmlichen Aminen **erniedrigt**.

Die sauren Aminosäuren **Asparagin**- und **Glutaminsäure** können ein weiteres Proton von der endständigen Carboxylgruppe (γ- bzw. δ-Carboxylgruppe) abspalten. Aminosäuren, die ebenfalls ein zusätzliches Proton abgeben können, sind Tyrosin und Cystein. Basische Aminosäuren, wie **Lysin**, Arginin und Histidin, können ein weiteres Proton binden.

> Aminosäuren können sowohl Protonen aufnehmen als auch abgeben. Sie gehören deshalb zu den Ampholyten: Ihre Aminogruppen sind schwache Basen, ihre Carboxylgruppen sind schwache Säuren.

Aminosäuren sind Zwitterionen

Aminosäuren besitzen in ihrem Molekül, wie oben gesehen, sowohl eine saure als auch eine basische Gruppe. Es ist deshalb möglich, dass ein Proton intramolekular, d. h. innerhalb des Moleküls, zwischen der Carboxyl- und der Aminogruppe ausgetauscht wird. So entstehen eine negative Carboxylat- und eine positive Ammoniumgruppe. Man spricht auch vom **Zwitterion**, weil zwei verschiedene, räumlich getrennte Ladungen in <u>einem</u> Molekül vorkommen. Die beiden gegensätzlichen Ladungen heben sich nach außen hin auf, und das Molekül erscheint <u>elektrisch neutral</u>. Man sagt auch: Es hat die Nettoladung Null. Zwitterionen leiten den elektrischen Strom **nicht**; sie sind **Isolatoren**.

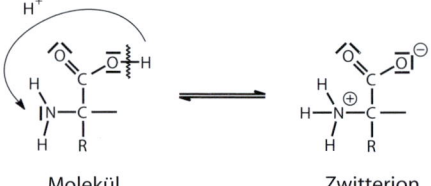

Abb. 5.3 Aminosäuren als Zwitterionen

> Zwitterionen entstehen formal durch intramolekulare Protonenwanderung. Alle Aminosäuren können (abhängig vom pH-Wert, s. u.) als Zwitterion vorliegen.

• **Hydratisierung** – vgl. Band 1, S. 46
• **Ionische Wechselwirkung** – zwischenmolekulare Kraft bei Verbindungen mit geladenen Teilchen, vgl. Band 1, S. 39

In der Zwitterionen-Form stehen die Aminosäuren den Salzen nahe, was folgende Eigenschaften erklärt:
- **Wasserlöslichkeit**
  Die echten Ladungen können leicht von Wassermolekülen umschlossen (hydratisiert) werden.
- **Hoher Schmelzpunkt – kein Siedepunkt**
  Die gegensätzlichen Ladungen bewirken starke, ionische Anziehungskräfte

zwischen den Molekülen. Außerdem kommt es zu einer symmetrischen, salzgitterähnlichen Anordnung der Moleküle im festen Aggregatzustand (vgl. Abb. 5.4).

Aminosäuren besitzen deshalb wie die Zucker einen hohen Schmelzpunkt und keinen Siedepunkt. Die intermolekularen ionischen Kräfte sind größer als die intramolekularen Kräfte (Atombindungen), weshalb sich Aminosäuren bei starkem Erhitzen zersetzen.

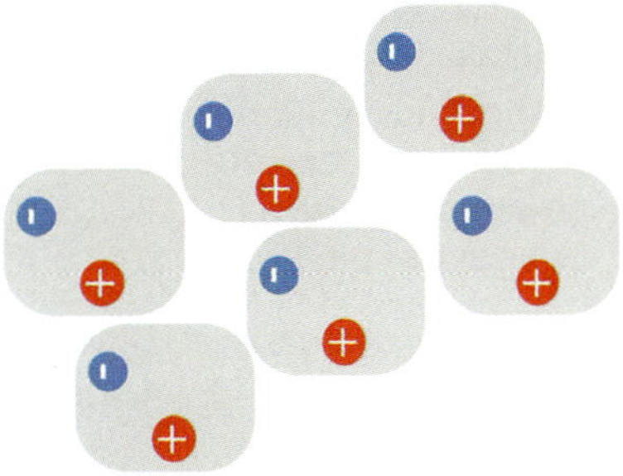

Abb. 5.4 Aminosäuren als Zwitterionen – Clusterbildung

Dissoziationsgrad und Nettoladung

Die Zwitterionenform mit der Nettoladung Null ist nur eine Form, die Amino-säuren annehmen können. Abhängig vom pH-Wert der Lösung, in der sie sich aufhalten, können sie auch weitere Protonen abgeben oder aufnehmen. Ihre Nettoladung hängt also vom pH-Wert der Lösung ab, in der sie sich befinden.

Bei Zugabe von Säure (Protonen) zu einer Aminosäure-Lösung bindet die Aminosäure aufgrund ihrer amphoteren Eigenschaft Protonen. Im stark **sauren pH-Bereich** (pH < 1) hat sie die maximale Zahl an Protonen gebunden und liegt als **Kation** vor. Man spricht auch von der **vollständig protonierten Form**. Die Nettoladung ist positiv.

Auf diese Weise entstehen durch die Reaktion von Aminosäuren mit starken Säuren die in der Chemie häufig verwendeten Salze der Aminosäuren (z. B. Glycinhydrochlorid aus Glycin und Salzsäure, vgl. Abb. 5.5).

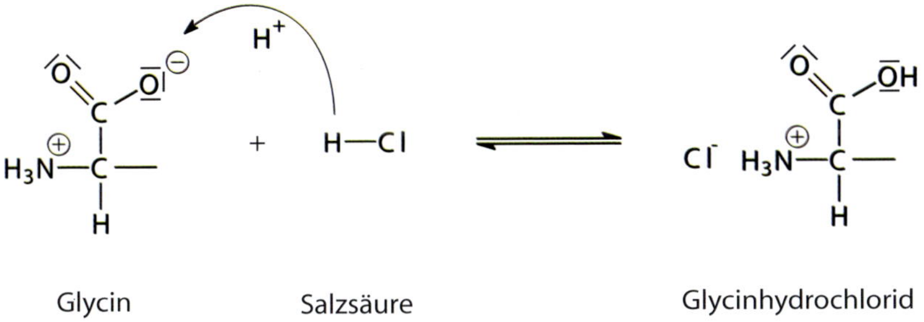

Glycin   Salzsäure   Glycinhydrochlorid

Abb. 5.5 Bildung von Glycinhydrochlorid

Mit steigendem pH-Wert werden die Protonen nacheinander, entsprechend dem pK_s-Wert der funktionellen Gruppe, abgespalten. Im **alkalischen pH-Bereich** (pH > 12) hat die Aminosäure alle Protonen abgegeben und liegt als **Anion** vor. Man spricht von der **vollständig deprotonierten Form**. Die Nettoladung ist negativ.

> Der Dissoziationsgrad einer Aminosäure und damit ihre Nettoladung hängen vom pH-Wert der Lösung ab.
> Im sauren pH-Bereich liegt eine Aminosäure als Kation, im basischen pH-Bereich als Anion vor.

Zwischen dem Kation und dem Anion befindet sich, quasi als Übergangszustand, die **Zwitterionenform**. In dieser Form ist die Carboxylgruppe deprotoniert (liegt als **COO⁻** vor) und die Aminogruppe protoniert (liegt als **-NH$_3^+$** vor).

94 Energieliefernde Nährstoffe – Proteine

> **Beispiel:**
> Aminosäuren Alanin, Asparaginsäure und Lysin (vgl. Abb. 5.6)
> Im **stark sauren pH-Bereich** (< 1,0) haben alle drei Aminosäuren ihre maximale Zahl von Protonen gebunden.
> Alanin hat ein Proton an der COOH-Gruppe und an der NH_3^+-Gruppe gebunden. Es erhält so nach außen eine Nettoladung von +1.
> Asparaginsäure trägt nach außen ebenfalls die Nettoladung +1.
> Lysin hat an seiner ε-Aminogruppe ein zusätzliches Proton gebunden und trägt so die Nettoladung +2.
> Mit **steigendem pH-Wert** wird nun zuerst ein Proton von der α-COOH-Gruppe abgespalten. Die Abgabe erfolgt zuerst von der α-COOH-Gruppe, da hier der (-)-I-Effekt der Aminogruppe die Abgabe eines Protons erleichtert.
> Alanin gibt bei pH 6,0 sein Proton ab. Durch die entstandene Carboxylatgruppe (COO^-) wird es zum Zwitterion (Nettoladung 0).
> Asparaginsäure gibt ihr erstes Proton bereits bei einem ungefähren pH von 3,0 ab. Es besitzt dann ebenfalls die Nettoladung 0, ist also ein Zwitterion. Kurz darauf kann Asparaginsäure ein weiteres Proton von der endständigen Säuregruppe abspalten: Es erhält so die Nettoladung –1.
> Wenn Lysin sein erstes Proton abgibt, bekommt es zunächst die Nettoladung +1. Die Form des Zwitterions (Nettoladung 0) erreicht Lysin erst im leicht alkalischen pH-Bereich (pH 9,6) durch Abgabe eines weiteren Protons von der α-Aminogruppe.
> Im **stark alkalischen pH-Bereich** haben die Aminosäuren alle Protonen abgegeben.
> Alanin besitzt dann die Nettoladung –1.
> Asparaginsäure die Nettoladung –2.
> Lysin die Nettoladung –1.

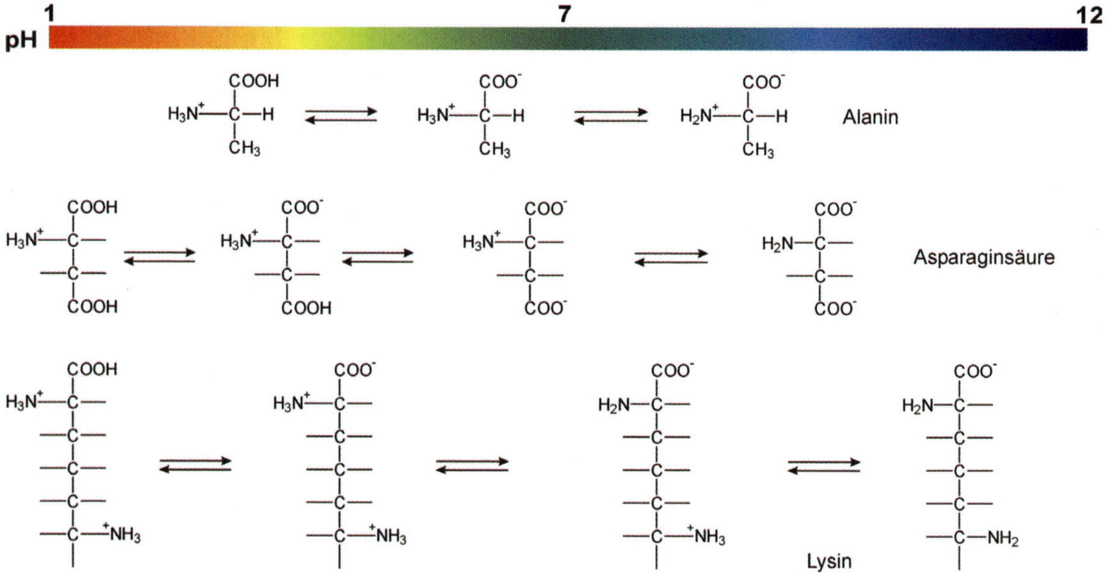

Abb. 5.6 Die Nettoladung einer Aminosäure hängt vom pH-Wert der Lösung ab.

Isoelektrischer Punkt

Der pH-Wert, bei dem eine Aminosäure nur als Zwitterion, d. h. mit der Nettoladung 0 vorliegt, wird **isoelektrischer Punkt** genannt. Am isoelektrischen Punkt zeigt eine Aminosäure zwei wichtige Eigenschaften:

- **Ein Minimum an Löslichkeit**
  Die gegensätzlichen Ladungen der Moleküle führen zu starken, ionischen Anziehungskräften und verringern damit die Löslichkeit.

- **Keine Wanderung im elektrischen Feld**
  Aufgrund der Elektroneutralität (Nettoladung = 0) des gesamten Moleküls bewegt sich dieses in einem angelegten Spannungsfeld nicht, sondern richtet sich nur aus. Diese Eigenschaft ist besonders wichtig für die **Elektrophorese** (s. u).

> Der pH-Wert, bei dem eine Aminosäure nur als Zwitterion vorliegt, wird isoelektrischer Punkt (IEP) genannt.
> Am isoelektrischen Punkt zeigt eine Aminosäure ein Minimum an Löslichkeit und keine Beweglichkeit im elektrischen Feld.

Betrachtet man die Lage der isoelektrischen Punkte der drei oben genannten Aminosäuren (Alanin, Asparaginsäure und Lysin), so lässt sich daraus folgende allgemeingültige Regel ableiten:

- Der IEP einer Aminosäure lässt sich berechnen, indem man die pH-Werte, die am nächsten beieinander liegen, addiert und durch zwei teilt.

> Neutrale Aminosäuren haben ihren IEP im annähernd neutralen, saure Aminosäuren (Asparagin-, Glutaminsäure) im sauren und basische Aminosäuren (Lysin, Arginin, Histidin) im basischen pH-Bereich.

Aminosäuren besitzen Puffereigenschaft

Aminosäuren können in ihrer Eigenschaft als Ampholyte (s. o.) in Lösungen Protonen (H^+) oder Hydroxid-Ionen (OH^-) neutralisieren und so den pH-Wert in einem bestimmten Bereich konstant halten. Eine Lösung, die diese Eigenschaft besitzt, bezeichnet man als **Puffer**.

- **Puffersysteme** – vgl. Kap. 7.8.2

> Die Fähigkeit einer Lösung, bei Zugabe von Säure oder Base den pH-Wert konstant zu halten, nennt man Pufferwirkung.

Bei Zugabe einer starken Säure zu einer Glycin-Lösung kann die Zwitterionen-Form von Glycin an ihrer Carboxylat-Gruppe ein Proton binden. Dadurch wird das Proton quasi „eliminiert". Der pH-Wert der Lösung ändert sich deshalb nicht.

$$R\text{-}COO^- + H^+ \rightleftharpoons R\text{-}COOH$$

Bei der Zugabe von Hydroxid-Ionen zu einer Glycin-Lösung werden diese durch Abgabe eines Protons von der Aminogruppe des Glycins neutralisiert. Es entsteht Wasser. Der pH-Wert ändert sich ebenfalls nicht.

$$H_3N^+\text{-}R + OH^- \rightleftharpoons H_2N\text{-}R + H_2O$$

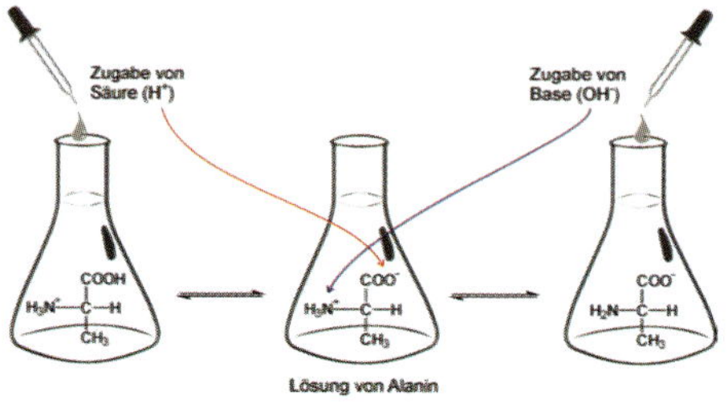

Abb. 5.7 Aminosäuren besitzen Pufferwirkung.

5.1.3 Trennverfahren für Aminosäuren

Um eine einzelne Aminosäure aus einem Gemisch herauszutrennen und zu identifizieren, stehen zwei wichtige Methoden zur Verfügung:
- die Dünnschichtchromatographie (DSC),
- die Elektrophorese.

Dünnschichtchromatographie (DSC)

- Die prinzipielle Methodik und die Durchführung der DSC sind in Band 1, S. 55 ausführlich erläutert.

Die Auftrennung der Aminosäuren erfolgt bei der Dünnschichtchromatographie durch Adsorption und Verteilung zwischen dem Flüssigkeitsfilm der stationären Phase und dem Laufmittel (mobile Phase). Meist wird als Laufmittel ein Gemisch aus 1-Butanol, Eisessig (= konzentrierte Essigsäure) und Wasser im Verhältnis 4 : 1 : 1 verwendet. Mithilfe des R_f-Wertes oder Vergleichslösungen können die Aminosäuren identifiziert werden.

> Kleinere Aminosäuren werden weiter transportiert als große.
> Bei gleich großen Aminosäuren werden Aminosäuren mit unpolaren Seitenketten weiter transportiert als solche mit polaren.

- gr. *phorein* – das Tragen
- **Elektrolyse** – Bei der Elektrolyse wird ein Reinstoff, kein Stoffgemisch, in seine Elemente zerlegt (analysiert), vgl. Band 1, S. 109.

Elektrophorese

Bei der Elektrophorese wird die Eigenschaft einer Verbindung ausgenutzt, sich im elektrischen Feld zu bewegen. Sie eignet sich zur Auftrennung eines Stoffgemisches aus gelösten, elektrisch geladenen Teilchen. Als Trennverfahren ist sie deshalb von der Elektrolyse abzugrenzen.

> Unter einer Elektrophorese versteht man die Auftrennung eines Stoffgemisches mithilfe des elektrischen Stromes.

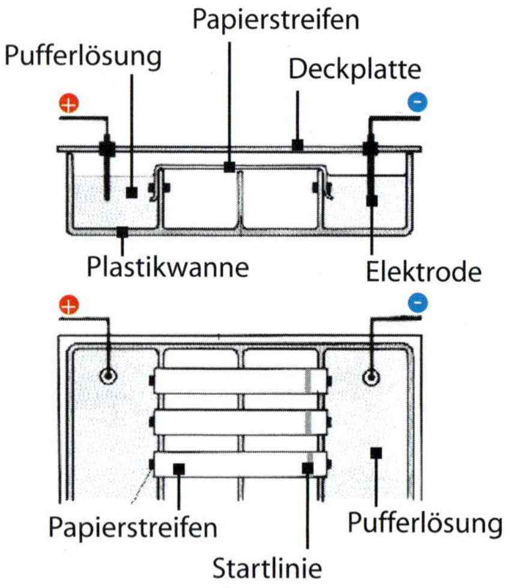

Versuchsaufbau

In einer Plastikwanne (Isolation!) befindet sich links und rechts je eine Vertiefung, die mit Pufferlösung gefüllt wird. Die Pufferlösung sorgt dafür, dass der pH-Wert während der Elektrophorese konstant bleibt. In die eine Vertiefung wird die Anode, in die andere die Kathode eingetaucht. Als elektrische Brücke zwischen beiden Vertiefungen dient ein mit Pufferlösung getränktes Stück Trägermaterial aus Papier. So ist der Stromkreis geschlossen (vgl. Abb. 5.8). Auf dem Trägermaterial wird eine Startlinie markiert und dort das zu trennende Aminosäuregemisch aufgetragen. Nach Treffen von Vorsichtsmaßnahmen – es werden 250 V angeschlossen! – kann der Strom angeschaltet werden.

Abb. 5.8 Versuchsaufbau bei der Elektrolyse

Trennmethodik

Die Auftrennung in der Elektrophorese erfolgt nach folgenden Kriterien (vgl. Abb. 5.9):

- **Ladung**
  Wie bereits oben erläutert, ist die Nettoladung einer Aminosäure abhängig vom pH-Wert der Lösung, in der sie sich befindet. So liegen bei einem bestimmten pH-Wert nicht alle Aminosäuren eines Aminosäuregemisches mit der gleichen Nettoladung vor: Einige der Aminosäuren sind Zwitterionen, während andere als Anionen und wieder andere als Kationen vorliegen.
  Positiv geladene Aminosäuren wandern zur Kathode, negative zur Anode. Zwitterionen bewegen sich im elektrischen Feld nicht und bleiben an der Auftragungsstelle. Sie richten sich lediglich im angelegten elektrischen Feld aus: Ihre negative Ladung orientieren sie zur Anode (Pluspol) und ihre positive Ladung zur Kathode (Minuspol).
  Sind bei Aminosäuren **Art der Ladung** und **Größe** gleich, wandert die Aminosäure mit der höheren Anzahl an Ladungen weiter.

> Ist der pH-Wert der Elektrophoreselösung
> - kleiner als der IEP der Aminosäure, so ist die Aminosäure positiv geladen und wandert zum Minuspol (Kathode).
> - gleich dem IEP der Aminosäure, so liegt diese als Zwitterion vor und wandert im elektrischen Feld nicht.
> - größer als der IEP der Aminosäure, so ist diese negativ geladen und wandert zum Pluspol (Anode).

- **Größe**
  Bei Aminosäuren mit der **gleichen Art und Anzahl** an Ladungen entscheidet die Größe über die Wanderungsstrecke. Kleine Aminosäuren wandern weiter.

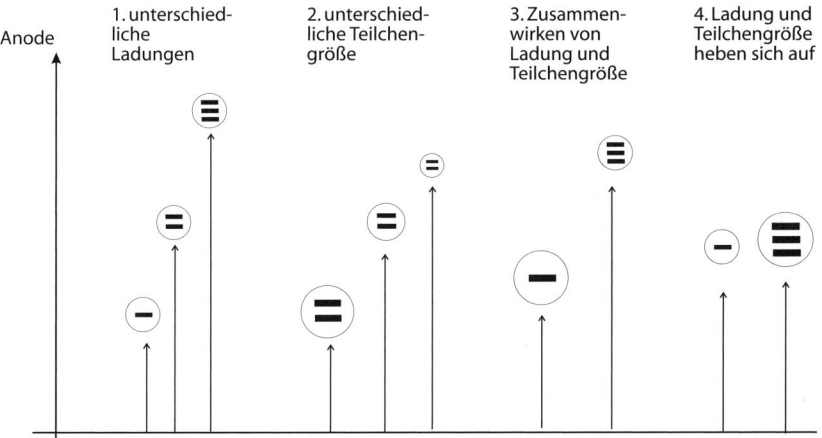

Abb. 5.9 Auftrennungsprinzipien bei der Elektrophorese

98 | Energieliefernde Nährstoffe – Proteine

> **Beispiel 1:**
> Trennung von Valin (IEP 5,9), Asparaginsäure (IEP 2,8) und Lysin (IEP 9,6). Wenn man drei Aminosäuren mit so weit gestreuten IEPs hat, wählt man am besten den mittleren IEP als pH für die Pufferlösung. Eine Elektrophorese wird also am besten bei einem pH von ~6,0 durchgeführt. Bei diesem pH-Wert liegt Valin als Zwitterion vor und wandert im elektrischen Feld nicht. Asparaginsäure liegt als Anion (wandert zum Pluspol) und Lysin als Kation (wandert zum Minuspol) vor (vgl. Abb. 5.10).

> **Beispiel 2:**
> Trennung von Asparaginsäure (IEP 2,8), Glutaminsäure (IEP 3,2) und Alanin (IEP 6,0).
> Hier hat man zwei Aminosäuren, die im IEP eng beieinanderliegen. Man wählt dann am besten den IEP der Aminosäure, der weiter von den beiden anderen entfernt liegt (hier 6,0). Man erreicht dadurch, dass Alanin als Zwitter vorliegt und nicht wandert. Die beiden anderen, sauren Aminosäuren liegen als Anionen vor, wandern also beide in die gleiche Richtung; nämlich zum Pluspol (Anode). Wenn man nun die Auftragungsstelle weiter zur Kathode verlegt, erhält man eine längere Auftrennungsstrecke und die Auftrennung der beiden Säuren erfolgt genauer. Auftrennungskriterium ist die Molekülgröße: Asparaginsäure ist kleiner und wandert deshalb weiter als Glutaminsäure (vgl. Abb. 5.10).

Beispiel 1: Asparaginsäure (Asp), Lysin (Lys) und Valin (Val)

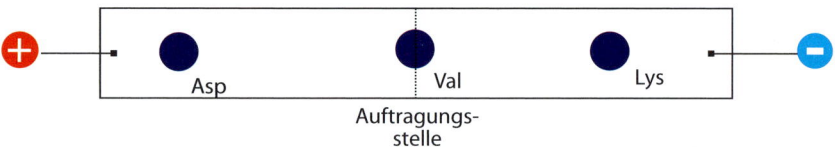

Beispiel 2: Alanin (Ala), Asparaginsäure (Asp) und Glutaminsäure (Glu)

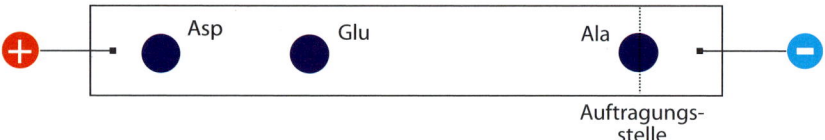

Abb. 5.10 Elektrophorese von Aminosäuregemischen

5.1.4 Reaktionen von Aminosäuren

Da Aminosäuren mehrere verschiedene funktionelle Gruppen tragen, sind entsprechend viele chemische Reaktionen möglich (vgl. Abb. 5.11). Die saure und die basische Reaktion wurden bereits oben erläutert.

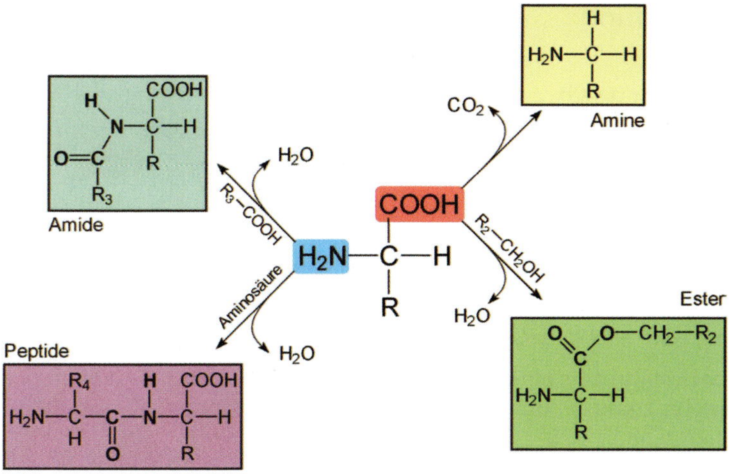

Abb. 5.11 Reaktionen von Aminosäuren

Decarboxylierung

Die Abspaltung von Kohlenstoffdioxid (CO_2) aus der Carboxylgruppe von Aminosäuren bezeichnet man als **Decarboxylierung**. Es entstehen meistens biogene Amine.

• **Biogene Amine** – vgl. Band 1, S. 180

Esterbildung

Reagiert die Carboxylgruppe einer Aminosäure mit einer alkoholischen OH-Gruppe, entsteht wie bei einer gewöhnlichen Carbonsäure ein Ester. Zu dieser Reaktion muss die entsprechende Aminosäure als Kation vorliegen, da nur so der nucleophile Angriff der OH-Gruppe am C-Atom der Säuregruppe möglich ist. Da Aminosäureester keine freie Säuregruppe mehr besitzen, verhalten sie sich chemisch wie Amine.

• **Ester** – vgl. Band 1, S. 167

> Die Abspaltung von CO_2 aus der Carboxylgruppe bezeichnet man als Decarboxylierung.
> Reagiert die Säuregruppe einer Aminosäure mit einem Alkohol, entsteht ein Ester und Wasser.
> Reagiert die Aminogruppe einer Aminosäure mit einer weiteren Säure, entsteht ein Amid.

5.2 Peptide

Durch Aneinanderreihung von zwei oder mehr Aminosäuren über eine Peptidbindung (s. u.) entstehen **Peptide**. Ein Peptid aus zwei Aminosäuren ist ein Dipeptid, ein Tripeptid besteht aus drei Aminosäuren usw. Peptide mit bis zu 10 Aminosäuren werden auch als **Oligopeptide** bezeichnet. Peptide mit bis zu 100 Aminosäuren werden als **Polypeptide** und solche mit mehr als 100 Aminosäuren als **Proteine** oder **Eiweiße** bezeichnet.

• gr. oligo – wenig(e)
• gr. poly – viele

5.2.1 Peptidbindung

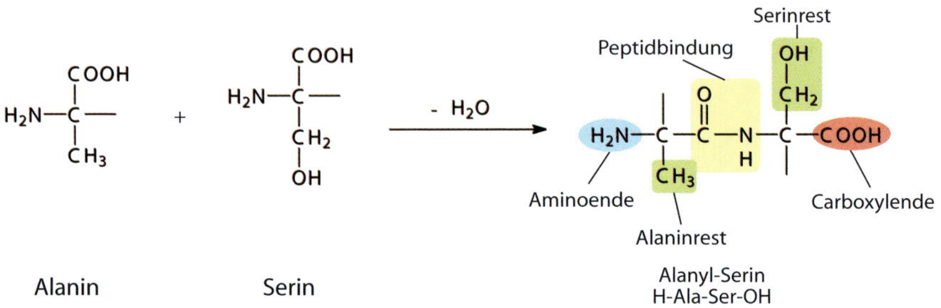

Abb. 5.12 Bildung einer Peptidbindung

Reagiert die Carboxylgruppe einer Aminosäure unter Wasserabspaltung mit der Aminogruppe einer zweiten Aminosäure, so entsteht ein **Peptid** (vgl. Abb. 5.12).

Die **Peptidgruppe** ist unter Einbeziehung des freien Elektronenpaares am Stickstoff mesomeriestabilisiert (vgl. Abb. 5.13). Die mesomeren Grenzformeln zeigen, dass die C-N-Bindung einen partiellen Doppelbindungscharakter besitzt. Diese **Mesomerie** hat drei Konsequenzen:

- **Mesomerie** – Grenzformeln, die durch Umlagerung von Elektronen entstehen, vgl. Band 1, S. 136
- **cis-trans-Isomerie** – vgl. Band 1, S. 132

- Das Amid-N-Atom zeigt nur eine geringe Tendenz zur Protonenanlagerung. Peptide sind deshalb im Vergleich zu Aminen neutral.
- Durch den partiellen Doppelbindungscharakter ist die freie Drehbarkeit der C-N-Bindung aufgehoben und es existiert ein cis- und ein trans-Isomer. Natürliche Peptide kommen immer in der trans-Konfiguration vor.

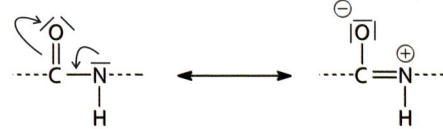

Abb. 5.13 Mesomerie der Peptidbindung

- Alle vier an der Peptidgruppe beteiligten Atome liegen in einer Ebene, d. h., sie sind koplanar. Die Ebenen verschiedener Peptidgruppen bilden zueinander einen Winkel α aus.

5.2.2 Strukturformeln und Nomenklatur

Strukturformeln

Bei der Darstellung von Strukturformeln von Peptiden ist auf Folgendes zu achten (vgl. Abb. 5.14):

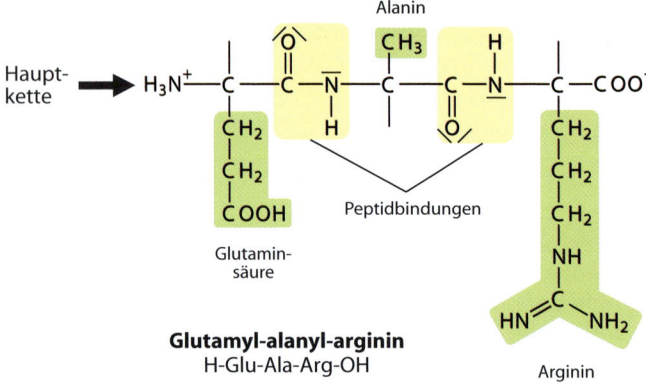

Abb. 5.14 Strukturformel eines Tripeptids

- Die Peptidbindungen und das C-Atom Nr. 2 jeder Aminosäure werden in eine Reihe geschrieben. Sie bilden die Hauptkette. Die Peptidgruppe zeigt bei natürlichen Peptiden immer trans-Konfiguration.
- Das Amino-Ende wird immer links, das Carboxyl-Ende immer rechts angeordnet.
- Die Reste der Aminosäuren werden abwechselnd oberhalb und unterhalb der Hauptkette angeordnet.

Nomenklatur

Die Benennung eines Peptids ist denkbar einfach. Die beteiligten Aminosäuren werden in ihrer Reihenfolge von links nach rechts mit der Endung -yl genannt. Die letzte Aminosäure rechts bildet die Endung.

> **Beispiel:**
> Glutamyl-alanyl-arginin (vgl. Abb. 5.14)
> Alternativ kann auch die Kurzschreibweise verwendet werden:
> H-Glu-Ala-Arg-OH

5.2.3 Struktur der Peptide

Die Struktur der Peptide lässt sich in vier Ebenen gliedern:

Primärstruktur

Unter der Primärstruktur versteht man die Reihenfolge (**Sequenz**) der Aminosäuren in einem Peptid (vgl. Abb. 5.14). Bei zwei Aminosäuren existieren zwei isomere Peptide (z. B. H-Ala-Gly-OH oder H-Gly-Ala-OH). Bei drei Aminosäuren sind bereits sechs Konstitutionsisomere möglich. Die Isomere unterscheiden sich jeweils in ihrer Sequenz.

• **Konstitutionsisomere** – Isomere, die sich durch die Reihenfolge und Stellung der Atome unterscheiden, vgl. Band 1, S. 125

> Die Primärstruktur eines Peptids beschreibt die Sequenz der enthaltenen Aminosäuren.

Sekundärstruktur

Große Moleküle mit vielen Einfachbindungen sind in ihrer Raumstruktur extrem flexibel und können unterschiedliche Konformationen annehmen. Peptide dagegen ordnen sich zu ganz bestimmten Molekülformen an, die man als **Sekundärstrukturen** bezeichnet. Die Sekundärstruktur wird durch **Wasserstoffbrücken** zwischen einem δ-Sauerstoffatom der CO-Gruppe und einem $\delta +$ Wasserstoffatom der NH-Gruppe zweier Peptidgruppen stabilisiert. Man unterscheidet:

• **Konformationen** – räumliche Anordnung
• **Konformere** – Isomere, die sich durch die räumliche Anordnung der Atome unterscheiden, vgl. Band 1, S. 127

- **α-Helix (vgl. Abb. 5.15)**
  Die α-Helix ist eine rechtsgängige, spiralförmige Anordnung eines Peptidmoleküls. Sie wird durch **intramolekulare Wasserstoffbrücken** stabilisiert. Eine Windung ist 0,54 nm hoch und besteht aus 3,6 Aminosäuren, unabhängig von der Art der Aminosäuren. Die Reste zeigen dabei wie Stacheln nach außen und stehen senkrecht zur Helixachse.

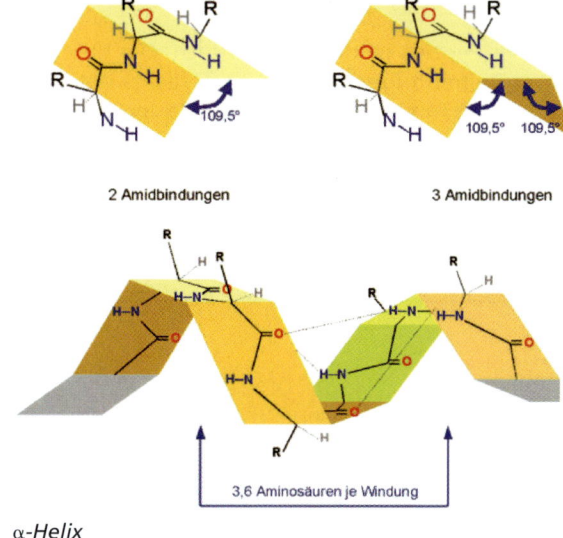

α-Helix

- **β-Faltblatt** (vgl. Abb. 5.16)
  Bei der β-Faltblattstruktur ist das Proteinmolekül zickzackartig gefaltet und durch **intermolekulare Wasserstoffbrücken** stabilisiert, d. h., eine Faltblattstruktur bildet sich nur zwischen zwei benachbarten Peptidketten aus. Die Reste zeigen über und unter die Faltblattebene. Man unterscheidet eine parallele und eine antiparallele Anordnung: Bei der parallelen Anordnung verlaufen beide Peptidketten in die gleiche Richtung (C → N), bei der antiparallelen Anordnung entgegengesetzt.

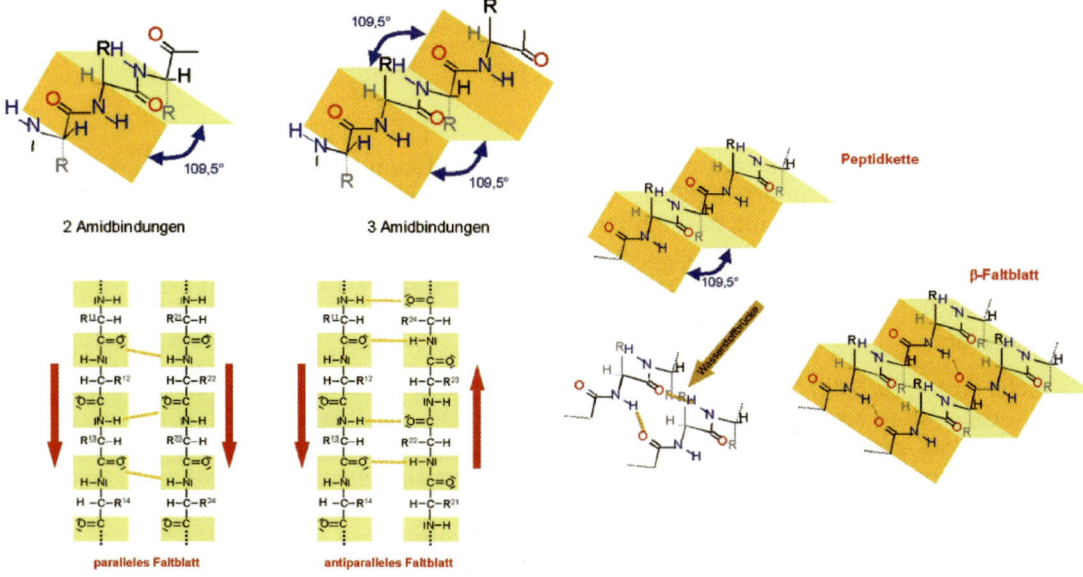

Abb. 5.16 β-Faltblatt

> Die α-Helix wird durch intramolekulare, das β-Faltblatt durch intermolekulare Wasserstoffbrücken stabilisiert.

Tertiärstruktur

Wird ein Peptidmolekül, das sich in der Sekundärstruktur befindet, nochmals räumlich angeordnet, so erhält man die Tertiärstruktur. In einer Tertiärstruktur können also β-Faltblatt und α-Helix gemischt vorkommen (vgl. Abb. 5.17).

Die Tertiärstruktur wird durch Wechselwirkung der Aminosäurereste und der nicht an der Stabilisierung der Sekundärstruktur beteiligten NH- und CO-Gruppen stabilisiert (vgl. Abb. 5.18). Folgende Wechselwirkungen kommen vor:

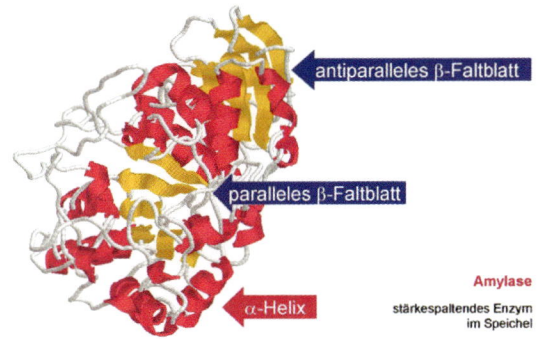

Abb. 5.17 Tertiärstruktur der Amylase

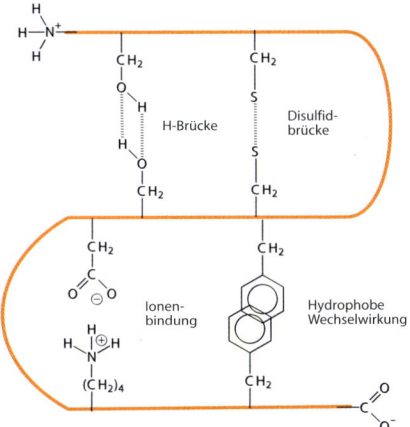

Abb. 5.18 Stabilisierung der Tertiärstruktur

- **Wasserstoffbrücken** – z. B. zwischen zwei Serinresten
- **Elektrostatische Anziehung** – z. B. zwischen Asparaginsäure (COO^-) und Lysin (NH_3^+)
- **Hydrophobe Wechselwirkung (VdW-Kräfte)** – z. B. zwischen zwei Phenylalaninresten
- **Disulfidbrücke** – bildet sich zwischen zwei Cysteinresten unter Wasserstoffabspaltung. Sie ist die stabilste Bindung, da es sich um eine Elektronenpaarbindung handelt.
- **Chelat-Komplexe** – Polare Seitenketten können Metallionen in einem Chelat-Komplex binden. In vielen Enzymen wird ein solches Metallion als aktives Zentrum benötigt.
- **Hydratisierung** – Wasser lagert sich an hydrophile Gruppen von Seitenketten an. Wie wichtig diese Hydrathülle zur Aufrechterhaltung der Molekülstruktur ist, erkennt man erst, wenn man Proteine entwässert: Sie denaturieren dadurch (s. u.).

> Die Tertiärstruktur wird durch Wasserstoffbrücken, Disulfidbrücken, ionische Bindungen und hydrophobe Wechselwirkung stabilisiert.

Quartärstruktur

Treten zwei oder mehrere Peptidmoleküle, die sich in der Tertiärstruktur befinden, zusammen, so erhält man eine Quartärstruktur. Die Stabilisierung erfolgt wie bei der Tertiärstruktur durch Wechselwirkung zwischen den Seitenketten. So entsteht das Hämoglobin durch Zusammenlagerung von vier Proteinketten (vgl. Abb. 5.19). Die Struktur des Hämoglobins wurde übrigens von Felix Hoppe-Seyler (1825–1895) in Tübingen entdeckt.

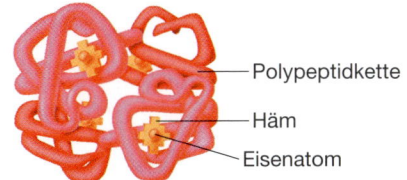

Abb. 5.19 Hämoglobin

5.2.4 Einteilung und Eigenschaften der Eiweiße

Einteilung der Eiweißstoffe

Eiweißstoffe werden unterschieden in die nur aus Aminosäuren bestehenden **Proteine** (= Polypeptide) und die **Proteide**, die zusätzlich zu einem Proteinanteil noch einen Nicht-Proteinanteil (prosthetische Gruppe) besitzen.

Proteine können weiter in die gut wasserlöslichen, kugelförmigen (**globulären**) Eiweißstoffe und die fadenförmigen (**fibrillären**), schlecht wasserlöslichen Eiweißstoffe unterschieden werden. Die **Proteide** werden anhand ihres Nicht-Proteinanteils in Gruppen unterteilt (vgl. Abb. 5.20).

• **Prosthetische Gruppe** – kovalent an ein Protein gebundene Nicht-Proteingruppe

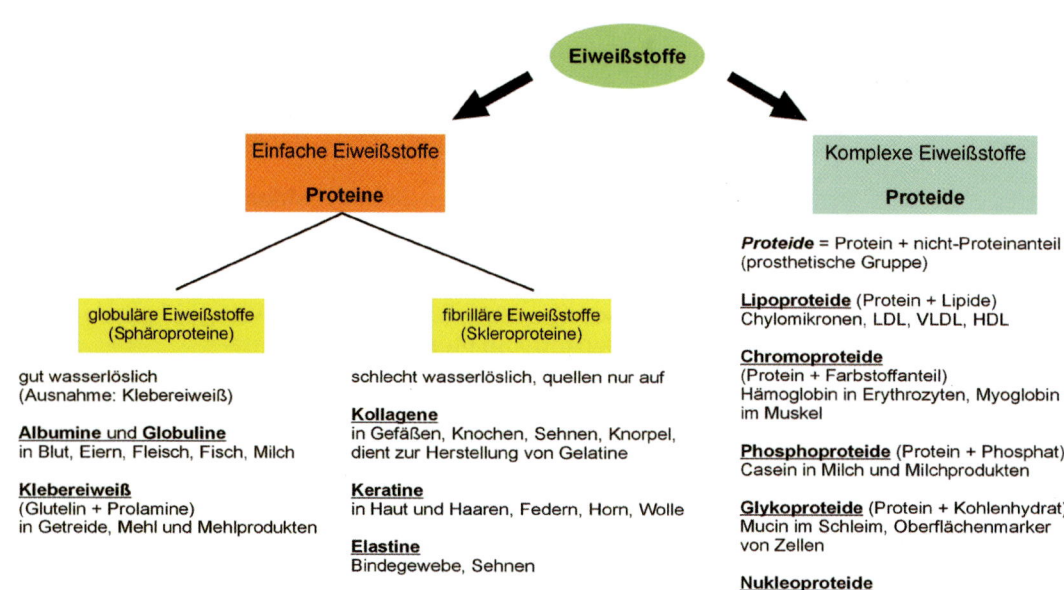

Abb. 5.20 Einteilung der Eiweißstoffe

Eigenschaften der Eiweißstoffe

Fibrilläre Proteine sind nicht wasserlöslich, da die Peptidketten dicht gepackt sind. Wasser kann nicht eindringen. Ausnahme sind Kollagene, die in warmem Wasser löslich sind. Beim Erhitzen (Kochen) brechen die H-Brücken zwischen den Kollagenmolekülen auf und Wasser wird eingelagert. Beim Abkühlen entsteht so ein Gel.

Aufgrund der schlechten Wasserlöslichkeit werden fibrilläre Proteine als Strukturproteine eingesetzt, z. B. in den Nägeln, Haaren, Knochen und Sehnen.

• **Gelbildung** – vgl. Kap. 3.5.1

Globuläre Proteine sind gut wasserlöslich und kommen als Enzyme, Transportproteine oder Antikörper vor. Albumine sind mit bis zu 70 % die wichtigsten Blutplasmaproteine. Durch die kugelige Gestalt kann Wasser leicht in die Zwischenräume eindringen und hydrophile Gruppen hydratisieren. Aufgrund der großen Molekülgröße entsteht aber beim Lösen von globulären Proteinen keine echte Lösung, sondern eine **kolloidale Lösung**, die bei seitlich einfallendem Licht einen **Thyndall-Effekt** zeigt.

- **Thyndall-Effekt**
  – vgl. Kap. 3.5.1
- **Kolloidale Lösung**
  – vgl. Kap. 3.5.1

In Abhängigkeit von der Art der Seitenketten besitzen auch Peptide einen **isoelektrischen Punkt (IEP)**. Asparaginsäure und Glutaminsäure sorgen für zusätzliche saure Carboxylgruppen, Lysin für zusätzliche basische Aminogruppen in einem Peptid. Die Nettoladung bei einem bestimmten pH-Wert und der IEP richten sich nach der Anzahl an sauren und basischen Gruppen in einem Peptid (vgl. Abb. 5.21).

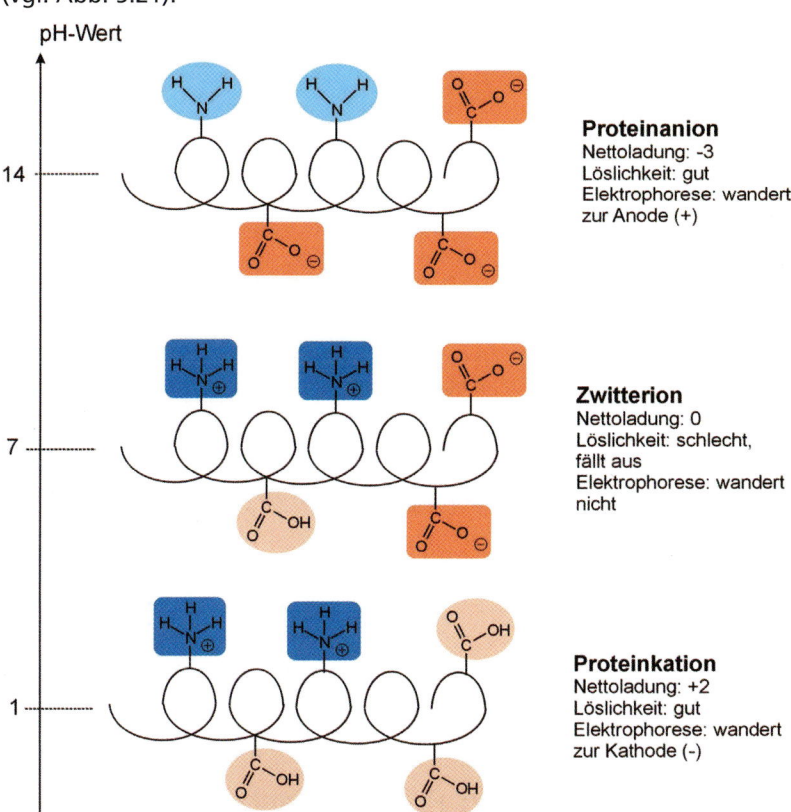

Abb. 5.21 Verhalten von Proteinen bei verschiedenen pH-Werten

5.2.5 De- und Renaturierung von Proteinen

Unter der Denaturierung eines Proteins versteht man die Änderung der Quartär-, Tertiär- und teilweise auch der Sekundärstruktur von Proteinen. Die Primärstruktur, d. h. die Aminosäuresequenz, bleibt erhalten. Sie wird nur durch eine saure Hydrolyse (z. B. Kochen mit Salzsäure) zerstört (vgl. Tab. 5.3).
Alle Substanzen oder Vorgänge, die die Ausbildung der zwischenmolekularen Kräfte innerhalb oder zwischen Peptidketten stören, führen zu einer Denaturierung. Man unterscheidet die in Tab. 5.3 dargestellten Arten der Denaturierung.

Tab. 5.3 Denaturierung von Proteinen

Einwirkung	Mechanismus	Beispiel
Hitze	Spaltung schwacher inter- und intramolekularer Bindungen durch Energiezufuhr. Freisetzung von reaktiven Gruppen und Zusammenlagerung von vielen Peptidketten führt zur Ausfällung der Peptide.	Hitzekonservierung von Lebensmitteln. Bakterien und Enzyme werden inaktiviert.
Kälte	Trennung von Eiweiß und Wasser beim Abkühlen. Eiweiß nimmt beim Auftauen wieder Wasser auf und seine ursprüngliche Konsistenz an. Keine Denaturierung im eigentlichen Sinne.	
Säure	Protonierung von Carboxylat-Gruppen → Auflösung von Ionenbindungen und Störung der Tertiärstruktur.	Konservierung von Lebensmitteln durch Säuerung (z. B. Essiggurken, Sauerkraut)
Alkohol	1) Entzieht dem Protein das Hydratationswasser. 2) Lipophiler Anteil des Alkohols lagert sich an lipophile Gruppen an, stört die Ausbildung hydrophober Wechselwirkung. 3) Der hydrophile Anteil interagiert mit hydrophilen Gruppen und stört die Bildung von H-Brücken.	Konservierung durch Einlegen in Alkohol (z. B. Rumtopf)
Schwermetallionen z. B. Blei, Cadmium	Lagern sich an Thiol- (SH) oder an Carboxylatgruppen an. Da SH-Gruppen häufig im aktiven Zentrum von Enzymen sitzen, kommt es zur Blockierung von Enzymen.	Schwermetallvergiftungen
Mechanisch	Rühren oder Schlagen	Herstellung von Eischnee, Schlagsahne
Strahlung	Energiezufuhr durch radioaktive Strahlung	Konservierung von Gewürzen

> Proteine werden durch Hitze, Kälte, Säure, Alkohol, Schwermetallionen, energiereiche Strahlung und mechanische Einwirkung denaturiert.

5.3 Aminosäuren- und Proteinnachweise

Drei Reaktionen können zum Nachweis von Aminosäuren bzw. Proteinen verwendet werden:

5.3.1 Xanthoproteinreaktion

• gr. *xanthos* – gelb

Bei der Xanthoproteinreaktion versetzt man eine Eiweißlösung mit etwas konzentrierter Salpetersäure (HNO_3) und erhitzt das Ganze vorsichtig. Durch die Säure und das Erhitzen denaturiert das Protein zunächst. Die Lösung färbt sich nach kurzer Zeit gelb – was dieser Nachweisreaktion den Namen gab. Die konzentrierte Salpetersäure hat aromatische Aminosäurereste im Protein nitriert.

Die nitrierten Reaktionsprodukte sind für die gelbe Farbe verantwortlich (vgl. Abb. 5.22).

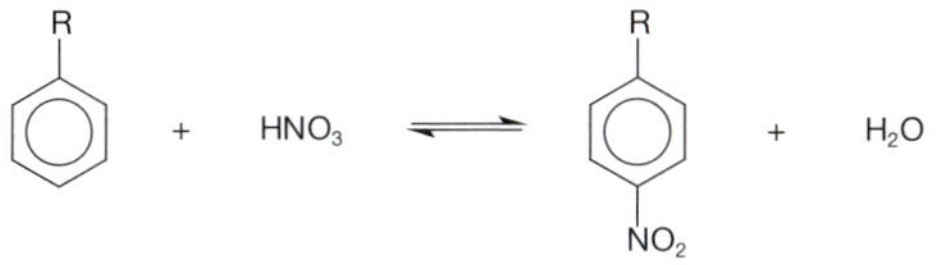

Abb. 5.22 Nitrierung aromatischer Aminosäurereste

Mit der Xanthoproteinreaktion lassen sich aromatische Aminosäuren und Proteine nachweisen, die aromatische Aminosäuren enthalten. Da natürliche Proteine nahezu immer aromatische Aminosäuren enthalten, ist die Xanthoproteinreaktion fast immer positiv.

5.3.2 Ninhydrinreaktion

Bringt man einen Tropfen einer Aminosäure- oder Eiweißlösung auf ein Filterpapier auf, lässt dieses trocknen und besprüht es anschließend mit Ninhydrinreagenz, so zeigt sich nach dem Erhitzen im Trockenschrank eine violette Färbung der Auftragungsstelle. Mit dem Ninhydrinreagenz lassen sich Aminosäuren (z. B. bei der Chromatographie), Peptide und Proteine nachweisen.

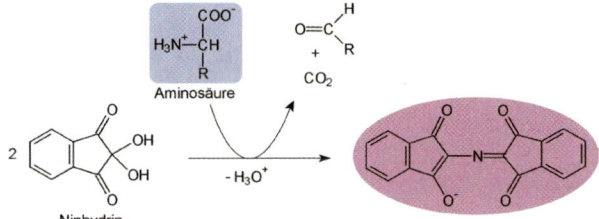

Abb. 5.23 Ninhydrinreaktion

5.3.3 Biuret-Reaktion

Beim trockenen Erhitzen von Harnstoff entsteht unter Abspaltung von Ammoniak ein Kondensat, das als Biuret bezeichnet wird. Zwei Biuretmoleküle können in einer Lösung von Kupfersulfat ein Kupferion in ihrer Mitte komplex binden. Dadurch kommt es zu einer intensiv violetten Färbung der Lösung.

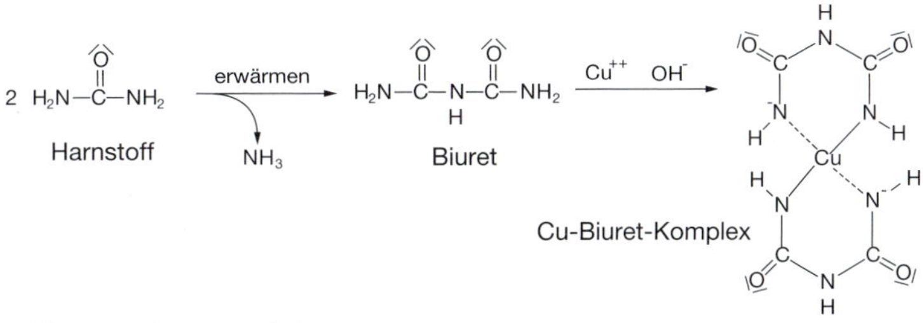

Abb. 5.24 Biuret-Reaktion

Beim Erhitzen einer Eiweißlösung mit Natronlauge und hellblauer Kupfersulfatlösung entsteht mithilfe der Peptidbindungen ein ähnlicher, violetter Biuret-Komplex. Die Biuret-Reaktion ist also nur bei Peptiden mit mindestens zwei Peptidgruppen positiv. Bei Aminosäuren verläuft sie negativ.

5.4 Funktionen der Proteine im menschlichen Organismus

Im menschlichen Körper sind etwa 50.000 Proteine im Umlauf.
Proteine werden in erster Linie vom Körper als Bausubstanzen und als Proteine mit ganz speziellen Funktionen genutzt. Nur bei Mangel an Kohlenhydraten und Fetten werden sie als Energiesubstrat verwendet.

Ihre Funktionen sind:
- Aufbau und Erneuerung von Körpergewebe:
  – kontraktile Proteine = Muskelgewebe,
  – Strukturproteine = Bindegewebe, Organgewebe, Haare, Nägel, Schleimsekrete,
  – während der Schwangerschaft und des Wachstums.

Daneben haben Proteine eine Vielzahl von funktionellen Bedeutungen im Organismus:
- Transportproteine: Hämoglobin, Myoglobin, Lipoproteine, Serumalbumin
- Signal- und Botenstoffe: Hormone, Neurotransmitter
- Biokatalysatoren: Enzyme (vgl. Kap. 8.2.3)
- Schutzproteine: Immungbline, Fibrinogen, Thrombin
- Speicherproteine: Transferritin
- regulatorische Funktionen: am Endothel, an der Blut-Hirn-Schranke
- Aufbau von Purinen
- Umbau zu Glukose zur Energiegewinnung beim totalen Fasten (vgl. Kap. 8.4.5)
- einzelne Aminosäuren mit spezifischen Funktionen

• **Purine** = Teile der Erbsubstanz
• **Transferritin** = in der Leber gebildetes Protein, das Eisen bindet

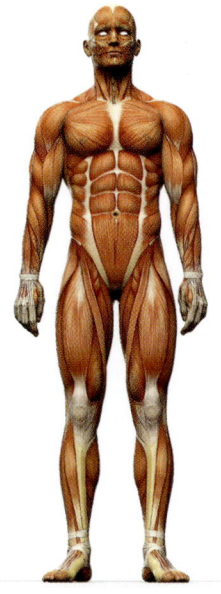

Abb. 5.25 Muskulatur benötigt zum Aufbau Proteine

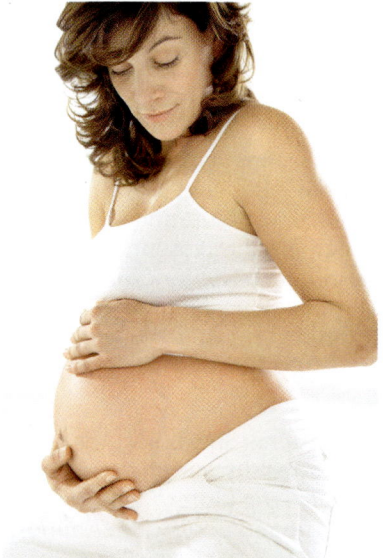

Abb. 5.26 Schwangerschaft und Wachstum benötigen viel Protein

5.5 Der Tagesbedarf an Proteinen

5.5.1 Die Stickstoffbilanz, Mindestproteinbedarf

Um den Tagesbedarf an Proteinen ermitteln zu können, bedient man sich des Wissens, dass sie stickstoffhaltig sind. Proteine enthalten im Durchschnitt 16 % Stickstoff. Gemessen werden die Stickstoffverluste des Körpers unter ausreichender Energiezufuhr und proteinfreier Ernährung. Es wird angenommen, dass die Verluste direkt äquivalent zum Bedarf sind. Dabei resultieren für Erwachsene folgende Werte:

Tab. 5.4 Tägliche Stickstoffverluste

	Tägliche Stickstoffverluste (mg/kg) Körpergewicht	Äquivalente Proteinmenge (g/kg) Körpergewicht
Harn	37	0,23
Stuhl	12	0,08
Haut	3	0,02
Andere: Schleimsekrete, Menstruation, Sperma	2	0,01
Gesamt	54	0,34

Vgl. Hans-Konrad Biesalski (Hrsg.): Ernährungsmedizin, 3. Auflage, Stuttgart, Thieme, 2005, S. 105, Tab. 8.8.

g Stickstoff $\times$ 6,25 = g Protein

Über Harn, Stuhl, Haut und verschiedene kleinere Quellen geht täglich Stickstoff im Umfang von 54 mg/kg verloren. Dies entspricht einer Proteinmenge von 0,34 g/kg, die man als minimalen Bedarf eines gesunden, erwachsenen Menschen annimmt.

Umgekehrt funktioniert es auch, indem verschiedene Testproteine unter ausgeglichener Energiezufuhr verabreicht werden. Entspricht die Zufuhr genau den Verlusten, dann gilt die Stickstoffbilanz als ausgeglichen.

5.5.2 Tagesbedarf an Proteinen

Von der WHO wurden eine Reihe von Korrekturen dieses Mindestbedarfs durchgeführt, um individuelle Schwankungen, Verluste bei der Proteinverwertung und Unterschiede in der Aminosäurenwertigkeit (Nahrungsprotein entspricht nie dem Aminosäureprofil des menschlichen Gewebes) abzufangen.

1. Proteinmenge, welche die obligatorischen Stickstoffverluste ausgleicht (s. o.) = Mindestproteinbedarf = **0,34 g/kg** Körpergewicht
↓
2. Mindestproteinbedarf + 2 $\times$ Standardabweichung zur Berücksichtigung individueller Schwankungen = **0,45 g/kg** Körpergewicht
↓
3. Korrekturfaktor für die Verluste bei der Proteinverwertung im Körper = **0,59 g/kg** Körpergewicht
↓
4. Korrekturfaktor für die Verluste bei der Proteinverwertung im Körper bei Proteinen mit geringerer Qualität als Volleiprotein = **0,8 g/kg** Körpergewicht

Die Empfehlungen der DGE für gesunde Erwachsene lautet daher:

> 0,8 g Protein/kg Körpergewicht

oder etwa 8–10 % der Gesamtenergiezufuhr. Sie sollten zu 1/3 aus Proteinen tierischer Herkunft und zu 2/3 aus Proteinen pflanzlicher Herkunft bestehen.

Der Bedarf an Proteinen – genauer der Bedarf an unentbehrlichen Aminosäuren – ist eigentlich nicht in jedem Fall ganz geklärt. Der Körper kann immer nur so viel Proteine aufbauen, wie es die defizitärste unentbehrliche Aminosäure zulässt. Diese bestimmt die Wertigkeit eines Nahrungsproteins (siehe biologische Wertigkeit, Kap. 5.7).

5.5.3 Proteinmangel

Normal ernährte Erwachsene haben einen durchschnittlichen Körperproteinbestand von 11 kg, davon können 3 kg ohne gesundheitliche Einbußen abgebaut werden.

- **vegan** = rein pflanzlich, ohne tierische Produkte

In Deutschland ist der Proteinbedarf gut bis überdurchschnittlich gut gedeckt und beträgt etwa 14 % der täglichen Energieaufnahme. Proteinmangelerscheinungen findet man jedoch teilweise bei Senioren, insbesondere bei Hochbetagten, bei Menschen mit Essstörungen, bei Menschen, die eine Reduktionsdiät durchführen, oder bei vegan ernährten Kindern.

Bei Erwachsenen sind von einem Proteinmangel in erster Linie das Immunsystem und die Wundheilung betroffen. Bei Kindern führt eine dauerhafte Proteinmangelernährung zu geistiger und körperlicher Unterentwicklung. Bei der körperlichen Entwicklung sind das Längenwachstum und die Muskelbildung verringert. Dazu kommen schuppige Haut und teilweise entfärbte Haare. Enzyme, Hormone und Immunglobuline werden in zu geringen Mengen produziert, was die Infektanfälligkeit fördert. Die geistige Unterentwicklung kann später auch bei ausreichender Proteinversorgung nicht mehr rückgängig gemacht werden.

In weiten Teilen der Erde herrschen Unter- und Mangelernährung (820 Millionen Menschen auf der Erde), die auf eine zu geringe Zufuhr an Nahrung oder eine zu geringe Zufuhr an Proteinen zurückzuführen ist. Von den ausgeprägtesten Formen sind vor allem Kleinkinder nach dem Abstillen betroffen (vgl. Kap. 10.8).

5.5.4 Erhöhter Proteinbedarf

Es gibt einige Zustände und Erkrankungen, die den Bedarf an Proteinen über den o. g. Normalbedarf hinaus anheben. Etwa **1,2–1,6 g/kg** sind angebracht bei:

- ausgedehnten Wunden,
- schweren und langanhaltenden Infektionen,
- nach Operationen,
- bei Verbrennungen,
- bei Krebsleiden,
- bei HIV-Infektion,
- bei bestimmten Nierenerkrankungen,
- unter Dialyse.

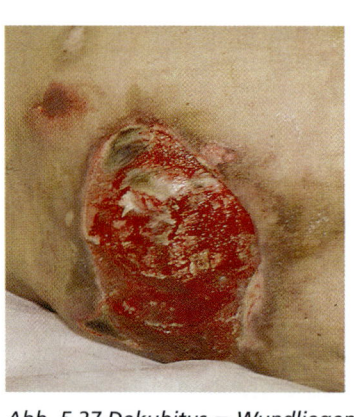

Abb. 5.27 Dekubitus = Wundliegen, gehört zur Kategorie der ausgedehnten Wunden, die einen erhöhten Proteinbedarf erzeugen

5.5.5 Zu hoher Proteinkonsum

Insgesamt liegt die Proteinaufnahme bei uns über dem Bedarf. Darüber hinaus gibt es Sportler aus dem Hochleistungssport sowie aus dem Freizeitsportlager, die Proteinergänzungsmittel zur verstärkten Muskelbildung zu sich nehmen.

Ob eine langfristig zu hohe Aufnahme an Proteinen eine negative Auswirkung auf den Körper und den Stoffwechsel hat, ist noch nicht abschließend geklärt. Vor allem aber ist nicht klar, wo das Zuviel beginnt.

Immer wieder wird argumentiert, dass Proteine in großen Mengen zur Knochenentkalkung führen und damit die Osteoporose begünstigen, weil sie die Calciumausscheidung im Urin erhöhen. Wahrscheinlich ist dies aber nur dann nachteilig für den Knochen, wenn die Calciumzufuhr erniedrigt ist.
Bei jungen Menschen scheint eine hohe Proteinzufuhr über Wurst und Fleisch die Knochendichte negativ zu beeinflussen, während sie bei alten Menschen den Knochen eher festigen.
Ein hoher Proteinkonsum wird verdächtigt, für die Entstehung von Nierensteinen und eine latente Acidose (vgl. Kap. 7.8.7) verantwortlich zu sein.
Eine hohe Proteinzufuhr fördert die Insulinresistenz, d. h., die peripheren Organe und die Muskulatur bekommen weniger Glukose als sie benötigen und sind so gezwungen, Fette und Proteine zu verbrennen, was wiederum die metabolische Acidose fördert.
Eine Proteinaufnahme von über 2 g/kg Körpergewicht bringt eine Veränderung der Plasmakonzentrationen einzelner Aminosäuren mit sich, die in ihrem Bild an einen Stressstoffwechsel, z. B. nach schweren Verletzungen, erinnert.

• **Acidose** = Übersäuerung des Körpers

Die negativen Auswirkungen von hohem Proteinverzehr sind offenbar weniger von der absoluten Menge der Proteinzufuhr abhängig als von der Proteinqualität bzw. der Herkunft der Proteine aus Lebensmitteln. Wenn die Proteinquellen überwiegend Fleisch, Wurstwaren oder fette Milchprodukte sind, dann ist damit auch eine hohe Aufnahme an gesättigten Fettsäuren und Cholesterol verbunden, was die bekannten negativen Auswirkungen auf den Stoffwechsel hat.

Man hat daher eine Obergrenze von 2 g Protein/kg Körpergewicht angesetzt, um die nachteiligen Auswirkungen einer überhöhten Proteinzufuhr zu beschränken.

Auch mögliche Vorteile hohen Proteinkonsums werden diskutiert. Zu ihnen gehören:
- Änderung des Lipidprofils im Blut durch einen Anstieg an HDL und eine Senkung der Triglyceride
- Vermindertes Risiko für ischämische Herzkrankheiten
- Vermindertes Knochenabbaurisiko im Alter

• **Ischämie** = mangelnde Blutversorgung, ischämisch = blutleer

5.6 Vorkommen der Proteine in Lebensmitteln

Proteine sind in unseren Nahrungsmitteln weit verbreitet und können sowohl tierischer als auch pflanzlicher Herkunft sein. Die einzelnen proteinhaltigen Lebensmittel haben einen unterschiedlichen Gehalt an unentbehrlichen Aminosäuren.

Tab. 5.5 Proteingehalt ausgewählter Lebensmittel

Proteine pflanzlicher Herkunft	Proteingehalt in %	Proteine tierischer Herkunft	Proteingehalt in %
Getreide- und Getreideprodukte		**Fleisch, Fisch**	
Mehl Type 405	10	Schwein	18–22
Weißbrot	7	Rind	18–21
Weizenvollkornbrot	7	Geflügel	10–24
Eierteigwaren, roh	12	Lammfleisch, Muskel	21
Weizengrieß	10	Wild	15–18
Früchtemüsli	11		
Haferflocken	13	Magerfisch	10–17
Reis, poliert, roh	7	Fettfisch	14–24
Kartoffeln, ohne Schale	2	Schalen- und Krustentiere	2–15
Hülsenfrüchte		**Eier**	11
Erbsen, trocken	23		
Linsen, trocken	24	**Milch und Milchprodukte**	
weiße Bohnen, trocken	21	Vollmilch	3,3
		Magermilch	3,5
Soja und Sojaprodukte		Buttermilch	3,5
Sojabohnen, trocken	28	Vollmilchjoghurt	3,9
Sojamehl, vollfett	4	Speisequark, mager	14
Tofu		Edamer Käse 40 % Fett i. Tr.	25
		Butterkäse 50 % Fett i. Tr.	22
Nüsse			
Erdnüsse mit Schale	18		
Haselnüsse	12		
Kürbiskerne	24		
Walnüsse	18		
Mandeln	19		

Vgl. Hartmut Fröleke: Kleine Nährwerttabelle der Deutschen Gesellschaft für Ernährung e. V., 43. Auflage, Frankfurt/Main, Umschau, 2005

5.7 Beurteilung der Proteinqualität

Wie ausgeführt, gibt es für den Körper entbehrliche und unentbehrliche (vgl. Kap. 5.1.1) Aminosäuren. Die Proteine aus der Nahrung entsprechen in ihrem Profil nie den Erfordernissen des menschlichen Körpers. Diejenige unentbehrliche Aminosäure, die am wenigsten in einem Protein vorkommt, bezeichnet man als die **limitierende Aminosäure**, weil sie den Aufbau von Körperprotein begrenzt, z. B. Tryptophan in Mais.

Um erfassen zu können, wie viel Nahrungsprotein für den Aufbau des Körperproteins genutzt werden kann, wurde der Begriff der „biologischen Wertigkeit" (BW) geschaffen.

Unter standardisierten Bedingungen und ausreichender Energiezufuhr gilt:

- entbehrliche Aminosäuren = nicht essenzielle Aminosäuren

- unentbehrliche Aminosäuren = essenzielle Aminosäuren

> Die **biologische Wertigkeit** ist die Menge an Körperprotein in g, die durch 100 g Nahrungsprotein aufgebaut werden kann.

Berechnung der biologischen Wertigkeit nach Kofrányi und Jekat

Zunächst wird von verschiedenen Testproteinen die Menge bestimmt, die ausreichend ist, um eine ausgeglichene Stickstoffbilanz zu erreichen (Bilanzminimum/Mindestbedarf). Die biologische Wertigkeit für Volleiprotein wird willkürlich mit 100 festgelegt und alle anderen Proteine werden darauf bezogen.

$$BW = \frac{\text{Mindestbedarf an Volleiprotein (mg/kg Körpergewicht)} = 500}{\text{Minimalbedarf des jeweiligen Nahrungsproteins (mg/kg Körpergewicht)}} \cdot 100$$

Je mehr ein Protein in seiner Zusammensetzung der des menschlichen Körpers entspricht, desto weniger muss davon aufgenommen werden, d. h., seine biologische Wertigkeit ist hoch.

Tierische Proteinträger entsprechen den Anforderungen des menschlichen Organismus dabei eher als pflanzliche Proteinträger. Daraus folgt, dass die biologische Wertigkeit von pflanzlichen Proteinträgern allein meist niedriger ist als die von tierischen Proteinträgern (Ausnahme: Soja). Die biologische Wertigkeit von Proteinen wird in Tierversuchen ermittelt.

Tab. 5.6 Die biologische Wertigkeit verschiedener Nahrungsproteine

Lebensmittel	Biologische Wertigkeit
Hühnerei	100
Schweinefleisch	85
Rindfleisch	80
Geflügel	80
Kuhmilch	72
Sojaprotein	81
Roggenmehl	78
Kartoffeln	76
Bohnen	72
Mais	72
Reis	66

Quelle: Hahn, Andreas, Ströhle, Alexander, Woltes, Maike: Ernährung, 2. Auflage, Stuttgart, Wissenschaftliche Verlagsgesellschaft mbH, 2006, S. 62, Tab. 3.3.

Wenn in einem Nahrungsprotein auch nur **eine** unentbehrliche Aminosäure in geringem Maß vorkommt, dann ist das gesamte Protein von geringerer biologischer Wertigkeit. Da es aber den proteinreichen Nahrungsmitteln in unterschiedlichem Maß an unentbehrlichen Aminosäuren mangelt, z. B.

- Getreide an Lysin und Threonin,
- Mais an Tryptophan, Lysin, Threonin
- Milch und Milchprodukten an Methionin
- Nüssen, Ölsamen, Sojabohnen, Gemüse an Methionin, Lysin,

lag der Gedanke nahe, solche Nahrungsmittel mit unterschiedlichen limitierenden Aminosäuren in **einer** Mahlzeit aufzunehmen.

Dabei sind teilweise höhere biologische Wertigkeiten zu erreichen als der Referenzstandard von 100 für Vollei.

Tab. 5.7 BW von sich ergänzenden Nahrungsproteinen

Lebensmittel	Biologische Wertigkeit
36 % Vollei + 64% Kartoffeln	136
75 % Milch + 25% Weizenmehl	125
68 % Vollei + 32% Weizenmehl	123
52 % Bohnen + 48% Mais	99

Vgl. Ibrahim Elmadfa: Ernährungslehre, 2. Auflage, Stuttgart, UTB, 2009

Diesen Ergänzungseffekt zeigt Abb. 5.28 für verschiedene Mischungsverhältnisse (Abszisse) von tierischen und pflanzlichen Proteinen. Der Minimalbedarf an dieser Proteinmischung (Ordinate) besitzt für ein bestimmtes Mischungsverhältnis ein Minimum, das weit unter dem der Einzelproteine liegt, d. h., die biologische Wertigkeit der Mischung ist größer.

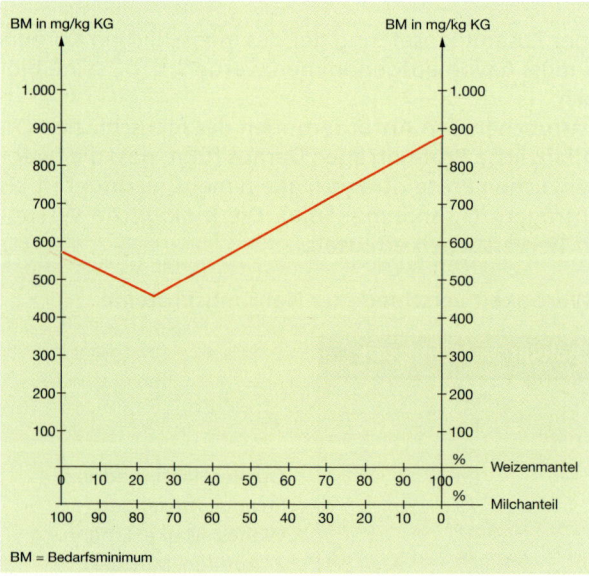

Abb. 5.28 Der Ergänzungseffekt von Proteinmischung

Insgesamt spielt die biologische Wertigkeit in der Ernährungslehre zunehmend eine untergeordnete Rolle. Zum einen, weil der Proteinbedarf bei uns durch eine gemischte Kost auch bei Vegetariern weit über den Bedarf gedeckt wird, zum anderen gibt es inzwischen genauere Methoden, um die Proteinqualität zu beurteilen (siehe Exkurs auf der beiliegenden CD-ROM).

5.8 Zöliakie – eine von Proteinen verursachte Krankheit

Bei der Zöliakie handelt es sich um eine Krankheit, bei der das in den Getreidesorten Weizen, Roggen, Gerste und Dinkel vorkommende Eiweiß Gluten nicht vertragen wird.
Über die Verträglichkeit von Hafer gibt es unterschiedliche Ansichten.

Die Unverträglichkeit zeigt sich in einer Zottenatrophie des Dünndarms, verbunden mit Bauchschmerzen, Durchfällen und Erbrechen. Je nach Schweregrad der Zottenatrophie kommt eine Malabsorption hinzu, was zu einem schlechten Ernährungszustand führt. Die Zöliakie bricht meist schon im Kindesalter aus, sobald Getreideprodukte in die Ernährung eingeführt werden. Unbehandelt führt sie bei Kindern zu Wachstums- und Gedeihstörungen. Bei extremer Zottenatrophie kommt es meist zu Lactoseintoleranz und teilweise zu Fettausscheidungen mit dem Stuhl sowie zu Calciummangel.

Die Therapie besteht in lebenslangem Meiden der genannten Getreidearten und allem, was daraus hergestellt wird, z. B. Brot, Backwaren, Teigwaren. Besonders schwierig ist dies, weil viele verarbeitete Lebensmittel Getreide oder Getreideeiweiß als Bindemittel enthalten, z. B. Fertiggerichte, Kartoffelprodukte, Wurstwaren, Brotaufstriche, Fischkonserven, Schmelzkäse, Fleischextrakte, Suppenwürzen, Salatsoßen, Ketchup, Eiscreme, Süßigkeiten. Alternativ können Mais, Reis, Buchweizen und Kartoffelstärke verwendet werden. Von der diätetischen Lebensmittelindustrie werden glutenfreies Mehl, Brot, Backwaren und Teigwaren angeboten. Da in vielen handelsüblichen Lebensmitteln Mehl enthalten ist, auch wenn man es nicht vermutet, muss Gluten auf der Zutatenliste aufgeführt sein.

Hilfreich sind die Ernährungs- und Kochanleitungen, die von der Deutschen Zöliakiegesellschaft angeboten werden, und der Austausch mit Betroffenen.

- Gluten setzt sich aus den Polypeptiden Prolamin und Glutenin zusammen. Die Bezeichnungen für Prolamin sind unterschiedlich für jede Getreidesorte: Weizen = Gliadin, Roggen = Secalin, Gerste = Hordein, Hafer = Avenin. Gluten wird auch Klebereiweiß genannt, da es bei der Brotherstellung für die Wasserbindung verantwortlich ist, was den Teig elastisch macht.
- **Atrophie** = Gewebeschwund

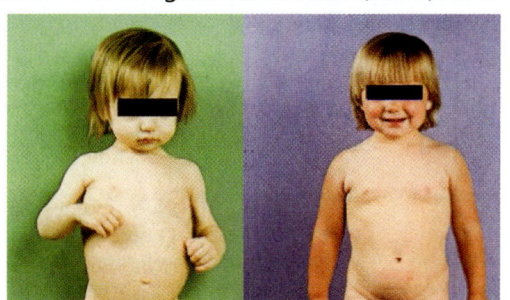

Abb. 5.29 Kind mit Zöliakie (links) und nach Einhalten einer glutenfreien Ernährung (rechts)

6 Nicht energieliefernde Nährstoffe – Vitamine

6.1 Vitamine

Als Vitamine bezeichnet man Substanzen, die der menschliche Stoffwechsel nicht selbst oder nicht in ausreichender Menge synthetisieren kann und auf deren Zufuhr durch die Nahrung er angewiesen ist.

Die Vitamine zählt man zu den **Mikronährstoffen**. Die Makronährstoffe benötigt der Körper als Energielieferanten und als Bausubstanz. Vitamine dagegen liefern keine Energie und dienen nicht zum Aufbau, sie übernehmen steuernde und regulierende und teilweise schützende Funktionen im Organismus. Ebenfalls im Gegensatz zu den Makronährstoffen gehören die Vitamine nicht mehr einzelnen Stoffklassen an, sondern haben sehr unterschiedliche und komplexe Strukturen. Deshalb können sich die Vitamine auch nicht gegenseitig ersetzen. Jedes Vitamin hat eigene spezifische Aufgaben. Im Jahr 1912 entdeckte Kasimir Funk in der Reiskleie eine Substanz, mit deren Hilfe man die Krankheit Beriberi behandeln konnte. Er stellte fest, dass es sich dabei um ein Amin handelt, und nannte sie Thiamin und die Stoffklasse **Vitamin** (von Vita = Leben; Amine, die für das Leben notwendig sind). Damals dachte man, dass die neu entdeckten Substanzen alles Amine seien und versah sie zur Unterscheidung mit Großbuchstaben. Dies wurde später aufgeben, als die Strukturen entschlüsselt waren. Dennoch ist der Name Vitamin bis heute geblieben und steht heute für 13 organische Substanzgruppen, die für den menschlichen Organismus essenziell sind.

Da einige der Eigenschaften von Vitaminen mit ihrer Löslichkeit in Fett oder Wasser zusammenhängen, teilt man sie in fettlösliche und wasserlösliche ein.

Tab. 6.1 Einteilung der Vitamine

Fettlösliche Vitamine	Wasserlösliche Vitamine
Retinol, Retinal, Retinylester (Vitamin A) Calciferole (Vitamin D) Tocopherole, Tocotrienole (Vitamin E) Phyllochinone und Menachinone (Vitamin K)	Thiamin (Vitamin B_1) Riboflavin (Vitamin B_2) Pyridoxin (Vitamin B_6) Cobalamin (Vitamin B_{12}) Pantothensäure Niacin Biotin Folsäure Ascorbinsäure (Vitamin C)

6.2 Überblick über die Funktionen der Vitamine

6.2.1 Vitamine als Coenzyme

Die Hauptaufgabe der Vitamine ist ihre Beteiligung am Stoffwechsel in Form von Coenzymen (vgl. Kap. 8.2.3). Dazu zählen: Thiamin, Riboflavin, Niacin, Folsäure, Biotin, Pantothensäure, Pyridoxin, Cobalamin und die Phyllochinone.

6.2.2 Vitamine in speziellen Zellen

Zu den Vitaminen, die den Aufbau spezieller Gewebe (Knochen, Zähne, Blutkörperchen, Muskel- und Bindegewebe, Haut) steuern, gehören: Retinole, Ascorbinsäure, Calciferole und Tocopherole.

6.2.3 Vitamine mit Schutzfunktion

Einige Vitamine sind aufgrund ihrer chemischen Struktur in der Lage, sogenannte „freie Radikale" abzufangen. Freie Radikale entstehen überall im Körper, aber besonders in der Haut durch UV-Einstrahlung, sauerstoffabhängige Reaktionen in den Mitochondrien (sogenannter **oxidativer Stress**), Entzündungen, Schadstoffe, Rauchen, enzymatische Reaktionen, Schwefelverbindungen, Eisenkomplexe.

Freie Radikale sind Moleküle, denen ein Elektron entrissen wurde. Dies ist der Beginn einer Kettenreaktion, in der freie Radikale ihrerseits anderen Molekülen wieder ein Elektron entreißen. Sie sind also ausgesprochen aggressive Moleküle und reagieren leicht mit den Fettsäuren aus den Zellmembranen, inaktivieren Enzyme, zerstören Rezeptoren und lagern sich leicht an die DNS an. Die Schäden, die die freien Radikale anrichten, sind Störungen der Zellmembran, Oxidation von Cholesterol mit der Folge von Arterioskleroseförderung, Tumorentstehung und Untergang der Zelle bei einer Schädigung der DNS.

Wichtig für den Organismus sind also Substanzen, die diese Kettenreaktion unterbrechen können. In dieser Weise wirksam sind:
- β-Carotin
- Ascorbinsäure
- Tocopherole

Bildung eines freien Sauerstoffradikals

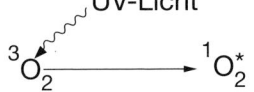

Singulettsauerstoff, freies Radikal

Abb. 6.1 Bildung von freien Sauerstoffradikalen durch UV-Strahlung

Am Beispiel der UV-Einstrahlung auf die Haut soll der Vorgang der Unterbrechung der Kettenreaktion verdeutlicht werden.

Durch die Einwirkung von UV-Strahlung auf die Haut entsteht dort sogenannter Singulettsauerstoff, ein freies Radikal, das nun seinerseits andere Moleküle angreifen kann und sie in freie Radikale verwandelt.

Unter dem Einfluss von β-Carotin kann diese Reaktion wieder rückgängig gemacht werden. Dabei entsteht zunächst ein β-Carotin-Radikal, das aber wieder in seine Ursprungsform zurückkehren kann, indem es Energie in Form von Wärme abgibt.

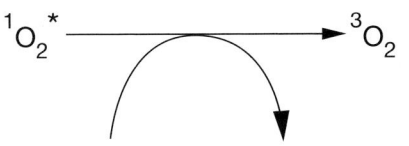

β-Carotin   β-Carotin*-Radikal

Abb. 6.2 Quenchen

Das Unterbrechen der Kettenreaktion, d. h. das Abfangen der Radikale, nennt man **„quenchen"**.

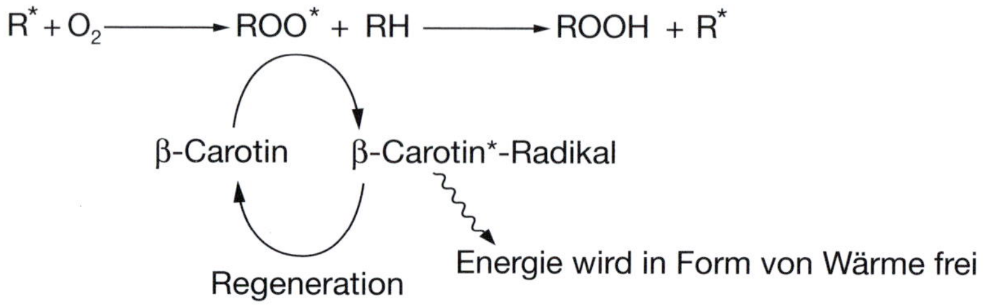

$$R^* + O_2 \longrightarrow ROO^* + RH \longrightarrow ROOH + R^*$$

β-Carotin ⇄ β-Carotin*-Radikal

Regeneration — Energie wird in Form von Wärme frei

Abb. 6.3 Allgemeine Reaktion

6.2.4 Vitaminsupplemente

Nachdem die oben genannten Zusammenhänge bekannt geworden waren, wurden im Handel bald zahlreiche Vitaminpräparate angeboten und beworben als Mittel zur Verhütung von Tumorerkrankungen und zur Bremsung des Alterungsprozesses. Etwa ein Viertel aller Deutschen konsumiert regelmäßig Vitaminpräparate. Inzwischen ist jedoch Ernüchterung eingetreten. Es gelang Studien nicht zu belegen, dass eine vermehrte Aufnahme von Vitaminen die Entstehung von Tumorerkrankungen, kardiovaskulären Erkrankungen oder Diabetes mellitus Typ 2 verhindern können.

Dies liegt vermutlich zum einen daran, dass die zugrunde liegenden Mechanismen der Entstehung dieser Krankheiten im molekularen Bereich noch nicht vollständig aufgeklärt sind. Eine andere Gruppe von Forschern dagegen vermutet, dass Vitamine ausschließlich antioxidativ wirksam sind, wenn sie im Verband mit den Lebensmitteln aufgenommen werden, in denen sie natürlicherweise vorkommen, nicht aber in Form von isolierten Pillen und Pulvern. Einige Wissenschaftler halten die freien Sauerstoffradikale dagegen für nützlich, weil sie die Enzyme ankurbeln, die für ihren Abbau notwendig sind. Demgemäß wären dann auch keine antioxidativen Vitamine in der Ernährung notwendig.

6.3 Wie viel? Zu wenig? Zu viel? Bedarf und Mangel an Vitaminen

Vitamine haben wichtige Aufgaben bei der Steuerung des Stoffwechsels und nur die fettlöslichen Vitamine und das Cobalamin können über längere Zeit gespeichert werden. Daher ist der Mensch auf die tägliche und regelmäßige Zufuhr von Vitaminen angewiesen. Für jedes Vitamin gibt es einen eigenen Bedarf, der, wenn er nicht gedeckt wird, zu Störungen des Stoffwechsels und damit zu Erkrankungen führt.

Es ist nicht einfach, den Bedarf an den einzelnen Vitaminen zu bestimmen. Das liegt zum einen daran, dass man aus ethischen Gründen nicht alle Versuche an Menschen durchführen kann, außerdem daran, dass es für die einzelnen Vitamine unterschiedlich wirksame Metabolite gibt. Die DGE hat ihre Ergebnisse daher mit Einschränkungen hinsichtlich des Bedarfs gekennzeichnet. Die im Folgenden für die Vitamine angegebenen Zahlen beziehen sich auf gesunde Personen zwischen 15 und 65 Jahren und werden unterschieden in:

- empfohlene Zufuhr (E), d. h., die empfohlene Menge soll allen physiologischen individuellen Schwankungen gerecht werden,
- Schätzwert (S), d. h., bei diesen Vitaminen kann der Bedarf nicht mit Genauigkeit festgelegt werden.

6.3.1 Ursachen für Vitaminmangel

Wie bereits erwähnt, ist der Vitaminbedarf bei uns im Allgemeinen gedeckt. Aber es gibt Lebensumstände und Personengruppen, die in einen Vitaminmangel geraten können. Es handelt sich dabei meist um Krankheiten oder gesundheitliche Beeinträchtigungen. Die häufigsten Ursachen sind in der Tabelle aufgeführt.

Tab. 6.2 Ursachen für Vitaminmangel

Ursache	Betroffene Vitamine
Lichtmangel im Winter oder ganzjährig bei Säuglingen und Immobilität	D
Hoher Alkoholkonsum	B_1, Niacin, B_6, Pantothensäure, Folsäure, E
Diabetes	C
Dialysepflicht	C
Rauchen	C, A
Lebererkrankungen	A, D, B_{12}
Resorptionsstörungen, Malabsorption, Morbus Crohn	Alle Vitamine
Schwere, langanhaltende Infektionen	Alle Vitamine
Erhöhte Schilddrüsentätigkeit	Alle Vitamine
Nach Operationen	Alle Vitamine
Lang anhaltende Einnahme von Medikamenten, die den Vitaminstatus stören	Alle Vitamine
Nierenerkrankungen	D
Verbrennungen	E
Fettverdauungsstörungen, gestörte Gallensekretion	K
Resorptionsstörungen	Alle Vitamine
Orale Antikonzeptiva	Niacin, B_6
Nach teilweiser oder gänzlicher Entfernung des Magens	B_{12}
Gendefekt	Biotin

Eine weitere Ursache für das Entstehen eines Vitaminmangels kann ein erhöhter Bedarf sein.

Tab. 6.3 Erhöhter Vitaminbedarf

Betroffene Personengruppe	Betroffenes Vitamin
Schwangere	Folsäure, A, C
Alte Menschen	Alle Vitamine
Sportler	Niacin, B_2
Raucher	A, E, C
Neugeborene, Frühgeborene	A, C, K
Stillende	Alle Vitamine
Bei Erkrankungen des Magen-Darm-Traktes	Alle Vitamine
Veganer, gestillte Kinder von Veganerinnen	B_{12}
Säuglinge, Senioren, Kranke, Stillende, Dunkelhäutige, die in nördlichen Breiten leben	D

6.3.2 Entstehung eines Vitaminmangels

Vitaminmangel ist ein Geschehen, das sich über einen längeren Zeitraum entwickelt. Aus einem Zustand von zunächst ausreichender Versorgung mit gutem Status in den Geweben kommt es zu einer langsamen Verarmung des Organismus an Vitaminen (z. B. durch totales Fasten, schwere Malabsorptionsstörungen, Schwangerschaft).

Da auch die Vitamine einem ständigen Stoffwechsel unterliegen, werden sie auch teilweise über Harn und Stuhl ausgeschieden.

In diesem Stadium kann eine verminderte Synthese von vitaminabhängigen Enzymen nachgewiesen werden. Das Stoffwechselgeschehen verlangsamt sich, weil Enzyme nicht in ausreichender Menge zur Verfügung stehen. Nun kommt es für den Betroffenen zu ersten, noch recht unspezifischen Symptomen wie Müdigkeit, Leistungsschwäche, erhöhter Infektanfälligkeit. Diesen Zustand nennt man **Hypovitaminose**.

Hält diese Mangelversorgung weiter an, dann bilden sich je nach betroffenem Vitamin spezifische Krankheitssymptome aus (siehe bei den einzelnen Vitaminen). Dies nennt man eine **Avitaminose**. Schwerer und langandauernder Vitaminmangel führt zu Veränderungen, die nicht mehr rückgängig gemacht werden können, wie z. B. Erblindung bei Vitamin-A-Mangel, und die in Einzelfällen zum Tod führen können.

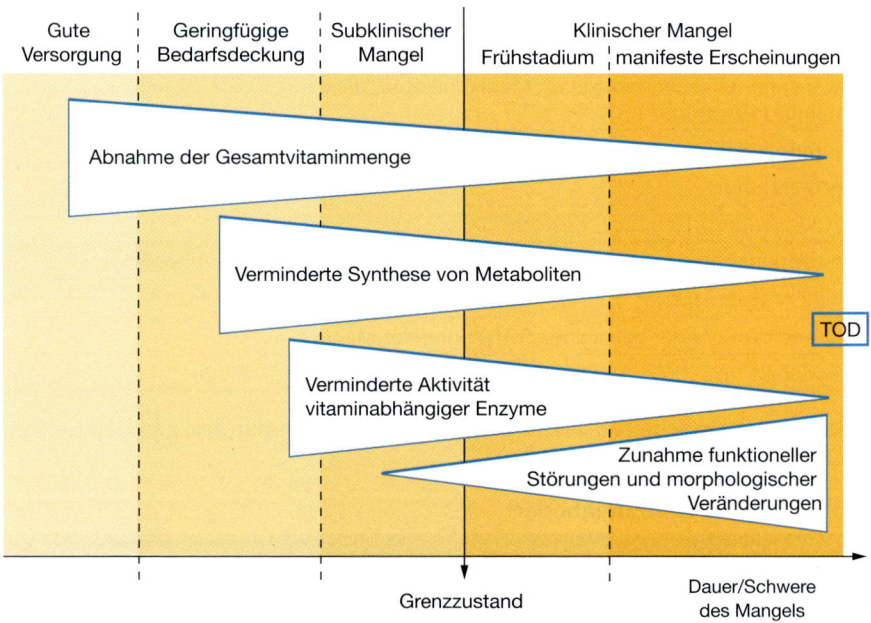

Abb. 6.4 Stadien des Vitaminmangels

6.3.3 Zubereitungsverluste

Vitamine sind Substanzen, die allesamt sehr empfindlich gegen äußere Einflüsse wie Licht, Sauerstoff, Hitze und Wasser sind. Sie werden dadurch zerstört. Ein schonender Umgang bei der Lagerung, Zubereitung und vor allem beim Kochen ist notwendig. Vitaminreiche Lebensmittel sollten daher dunkel und kühl gelagert, mit wenig Wasser zubereitet und danach rasch verzehrt werden.

Tab. 6.4 Zerstörende Einflüsse auf Vitamine

Vitamin	Licht	Hitze	Sauerstoff	Zubereitungsverluste in Prozent
A	–	–	–	20–40
D	X	–	X	Weitgehend stabil
E	–	–	X	10
K	X	–	–	Weitgehend stabil
C	X	X	X	30
B_1	–	X	X	30
B_2	X	–	–	20
Niacin	–	–	–	10
B_6	X	X	–	20
B_{12}	X	X	–	12
Folsäure	X	X	X	35
Biotin	X	–	–	Weitgehend stabil
Pantothensäure	–	X	–	30

X = vitaminzerstörender Einfluss, – = kein Einfluss auf Vitaminstabilität

6.3.4 Und zu viel?

Heute stehen eine große Anzahl an Vitaminsupplementen in Form von vitaminisierten Lebensmitteln, Säften (vgl. Kap. 12.3), Tabletten und Pillen (vgl. Kap. 12.4) zur Verfügung. Sie werden für Personen beworben, die einen erhöhten Bedarf haben, wie alte Menschen, Sportler oder Kinder, die wenig essen. So stellt sich auch bald die Frage, ob dabei nicht zu viel des Guten getan werden kann.

Die wasserlöslichen Vitamine bilden, abgesehen vom Cobalamin, keine nennenswerten Speicher im Körper aus. Werden sie im Übermaß aufgenommen, werden sie im Allgemeinen über die Niere wieder ausgeschieden. Wird Ascorbinsäure im Grammbereich aufgenommen, können sich Nierensteine entwickeln und die Cobalamine können oxidieren.

Hypervitaminosen

Bei den fettlöslichen Vitaminen sieht es dagegen kritischer aus. Sie bilden Speicher und werden, da sie nicht wasserlöslich sind, auch nicht über die Niere ausgeschieden.
Für Vitamin K sind auch bei 500-facher Überdosierung keine negativen Auswirkungen bekannt. Auch Vitamin E zeigt erst bei 30-facher Überdosierung Auswirkungen auf die Blutgerinnung.

Vitamin A

Dagegen kann es durch Vitamin A zu schweren Vergiftungen kommen. Es gibt nur wenige natürliche Lebensmittel, wie Eisbärleber oder Seehundleber, die einen derart hohen Vitamin-A-Gehalt aufweisen, dass sie Vergiftungen auslösen können. Die Einnahme von verschreibungspflichtigen Vitaminpräparaten ist eine weitere Vergiftungsmöglichkeit. Zwischen der erhöhten Aufnahme und den ersten Krankheitszeichen kann ein sehr langer Zeitraum liegen. Typische

Krankheitszeichen sind: Kopfschmerzen infolge eines gesteigerten Hirndrucks, Knochenschmerzen, Appetitlosigkeit, Hautveränderungen, Schwindel, Erbrechen, Müdigkeit.

Bei langfristiger Aufnahme sollten täglich 3 mg Retinoläquivalente nicht überschritten werden.

Retinolsäure wird zur Behandlung von schwerer Akne eingesetzt. Bei Anwendung während einer Schwangerschaft oder zeitlich nahe dazu kommt es zu teratogenen Schädigungen des Ungeborenen.

- **teratogen** = Missbildungen hervorrufend

Für Retinole ist dieser Zusammenhang nicht sicher nachgewiesen. Daher empfiehlt man heute Schwangeren, täglich nicht mehr als 3 mg Retinoläquivalente aufzunehmen und in den ersten drei Schwangerschaftsmonaten auf den Verzehr von Leber zu verzichten. Ein völliger Verzicht auf Vitamin-A-haltige Lebensmittel ist aber nicht angebracht, da auch ein Vitamin-A-Mangel sich negativ auf die Entwicklung des Ungeborenen auswirkt.

Vitamin D

Eine Hypervitaminose kann mit Vitamin D erzeugt werden. Allerdings ist das weder mit natürlichen Lebensmitteln noch mit vermehrtem Sonnenbaden, sondern ausschließlich durch die überhöhte Einnahme von Vitamin-D-haltigen Medikamenten erreichbar.

Hohe Vitamin-D-Werte im Blut setzen Calcium aus den Knochen (Hypercalzämie) frei, das nun vermehrt über die Nieren ausgeschieden werden muss. Dies führt einerseits zu Nierenfunktionsstörungen, andererseits aber auch zu Calciumablagerungen im ganzen Körper. Die Calciumablagerungen stören die Organfunktionen, was zum Tod führen kann. Diese dramatischen Folgen treten aber nur ab einer täglichen Aufnahme von 0,5–1 mg Vitamin D für Erwachsene und ab 150 µg für Kinder auf.

Ähnlich wie bei einer Vitamin-A-Intoxikation kommt es bei einer Vitamin-D-Intoxikation zu Appetitlosigkeit, Müdigkeit, Übelkeit, Erbrechen, Kopfschmerzen, Muskelschwäche und Gelenksschmerzen.

β-Carotin

- Keine Schäden sind zu erwarten bei β-Carotin aus Lebensmitteln, wohl aber aus Lebensmitteln, die mit synthetischen β-Carotin angereichert wurden.

β-Carotin wurde als antioxidatives Vitamin in hohen Dosierungen in einer skandinavischen Studie eingesetzt, weil man sich davon eine Prävention von Krebs versprach. Leider kam es genau zum gegenteiligen Effekt. β-Carotin steigerte die Krebsrate, sodass die Studie vorzeitig abgebrochen werden musste. Heute empfiehlt man Rauchern, keine β-carotinhaltigen Supplemente zu sich zu nehmen.

β-Carotin hat nicht die gleichen Auswirkungen wie Retinol und kann auch in der Schwangerschaft problemlos konsumiert werden. Bei langfristig hoher Aufnahme über Säfte oder Präparate kann es zu einer Gelbfärbung der Haut kommen, die aber nach dem Absetzen wieder verschwindet. Die Gelbtönung der Haut ist kein UV-Schutz und beugt einem Sonnenbrand nicht vor. Der hohe Carotingehalt der Haut trägt aber zum Abfangen freier Sauerstoffradikale bei.

Supplemente: Ja oder nein?

Liegen keine außergewöhnlichen Lebenssituationen, Belastungen oder Erkrankungen vor, dann ist es möglich, über eine abwechslungsreiche Ernährung den Vitaminbedarf des Körpers optimal zu decken. Mehr Vitamine in

Form von Supplementen zu konsumieren ist meist sinnlos, da sie – wenn kein Mangel vorliegt – ausgeschieden werden. Auch wird mit der Aufnahme eines Glases (200 ml) eines handelsüblichen Multivitaminsaftes der Tagesbedarf vollständig gedeckt. Über den Tagesbedarf hinausgehende Mengen haben keinen besonderen Effekt auf die Gesundheit, Fitness, Leistungsfähigkeit oder den Alterungsprozess, wie fälschlicherweise immer angenommen wird.
Einige Untersuchungen weisen darauf hin, dass Vitamine, wie sie in den Lebensmitteln enthalten sind, besser resorbiert werden können als solche aus Supplementen.

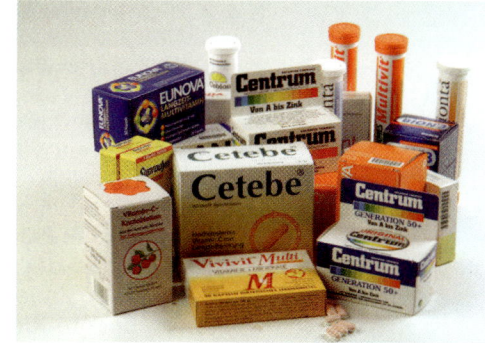

Abb. 6.5 Frei verkäufliche Vitaminpräparate

Um den o. g. negativen Folgen von zu viel Vitamin A oder D entgegenzuwirken, hat der Gesetzgeber ein Verbot der Anreicherung von Lebensmitteln, z. B. von Multivitaminsaft, und frei verkäuflichen Vitaminpräparaten ausgesprochen. Einzige Ausnahme ist Margarine, die mit bis zu 0,5 mg Vitamin D pro 100 g Margarine angereichert sein kann. Dies stellt kein Problem dar, da man davon ausgeht, dass niemand über einen längeren Zeitraum täglich große Mengen an Margarine verzehrt.
Rezeptpflichtige Arzneimittel können Vitamin A oder/und Vitamin D enthalten, z. B. zur Behandlung von Osteoporose oder zur Vorbeugung gegen Rachitis bei Säuglingen. Dabei wird vorausgesetzt, dass die Präparate nach Anweisung des Arztes eingenommen werden und es so nicht zu einer Intoxikation kommen kann.
Bei bestehendem Kinderwunsch kann allerdings nach Absprache mit dem Gynäkologen ein Folsäure-Supplement eingenommen werden (vgl. Kap. 9.4.2).

• **Intoxikation** = Vergiftung

6.4 Vitamin A (Retinol)

6.4.1 Struktur und wirksame Metaboliten

Nur Retinol und Retinylester besitzen die volle Vitaminwirksamkeit, während der Retinsäure und ihren synthetischen Derivaten die volle Wirksamkeit fehlt. Retinsäure und ihre Derivate können im Organismus nicht in Retinol überführt werden. Die Hauptwirkung im Organismus, die Beteiligung am Sehvorgang und die Reifung der Spermien, erfolgt ausschließlich über Retinol.
Bei gleichzeitigem Fettverzehr werden im Dünndarm 75 % des aufgenommenen Retinols resorbiert. In der Leber wird es gespeichert. Ist der Speicher optimal gefüllt, dann reichen die Reserven bei
- Neugeborenen: ein bis drei Wochen,
- Kindern: drei Monate,
- Erwachsenen: ein Jahr.

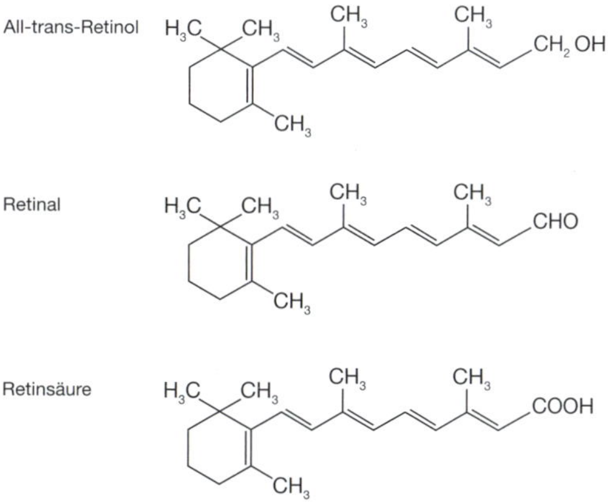

Abb. 6.6 All-trans-Retinol, Retinal, Retinsäure

6.4.2 Funktionen

Funktion des Retinols beim Sehvorgang

Schon im 15. Jahrhundert war der Zusammenhang zwischen der Aufnahme von Leber (= guter Vitamin-A-Lieferant) und Augenkrankheiten bekannt. Lichtrezeptoren (Photorezeptoren) im Auge machen die Unterscheidung von Hell und Dunkel beim Sehen möglich. In diesen Rezeptoren befindet sich ein lichtempfindliches Pigment, das Rhodopsin. Es besteht aus der Proteinkomponente Opsin und der Vitaminkomponente 11-cis-Retinal. Trifft Licht auf das 11-cis-Retinal, so ändert es seine Struktur zu 11-trans-Retinal, das sich von der Opsinkomponente löst. Das derart veränderte Rhodopsinmolekül verändert seine Konformation. Diese Konformationsänderung führt über mehrere Schritte zum Verschluss eines Kationenkanals an der Oberfläche des Photorezeptors. Dies führt zu einer Hyperpolarisation und damit zu einem Nervenimpuls an das Gehirn, das dies als „hell" interpretiert. Anschließend wird – vermittelt durch die Retinal-Isomerase – aus 11-trans-Retinal wieder 11-cis-Retinal (vgl. Abb. 6.8).

Funktion der Retinsäure

Nach heutigem Kenntnisstand ist Retinsäure in der Lage, sich an spezielle Rezeptoren im Zellkern zu binden und auf diese Weise als Transkriptionsfaktor durch Bindung an spezifische DNS-Sequenzen zu wirken.

Dabei werden Transkriptonsfaktoren aktiv, die besonders für das Wachstum und die Differenzierung von Zellen und Geweben zuständig sind. Je nach Konzentration der Retinsäure und den gebildeten Vitamin-A-Metaboliten kann es zu einer Anregung oder einer Hemmung von Wachstum und Differenzierung kommen. Die jeweiligen Wirkungen zeigen sich besonders an:
- Epithelien von Haut und Schleimhäuten (Atemwege, Urogenitaltrakt, Magen-Darm-Trakt),
- Knochen,
- Fortpflanzungsorganen.

Durch die regulierende Wirkung des Vitamin A auf die Epithelien von Haut und Schleimhäuten erklärt sich auch der Zusammenhang zur Infektabwehr.

6.4.3 Bedarf und Vorkommen in Lebensmitteln

Tagesbedarf: 0,9–1,1 mg Retinoläquivalente (E)

Entsprechend der vielen verschiedenen Verbindungen mit Vitamin-A-Charakter war es notwendig, Umrechnungsfaktoren für deren jeweilige Wirksamkeit anzugeben. Es gilt:
1 mg Retinoäquivalent
= 1 mg Retinol
= 6 mg all-trans-β-Carotin
= 12 mg andere Provitamin-A-Carotinoide
= 1,15 mg all-trans-Retinylacetat
= 1,83 mg all-trans-Retinylpalmitat

1 IE = 0,3 µg Retinol

Vitamin A (Retinol)

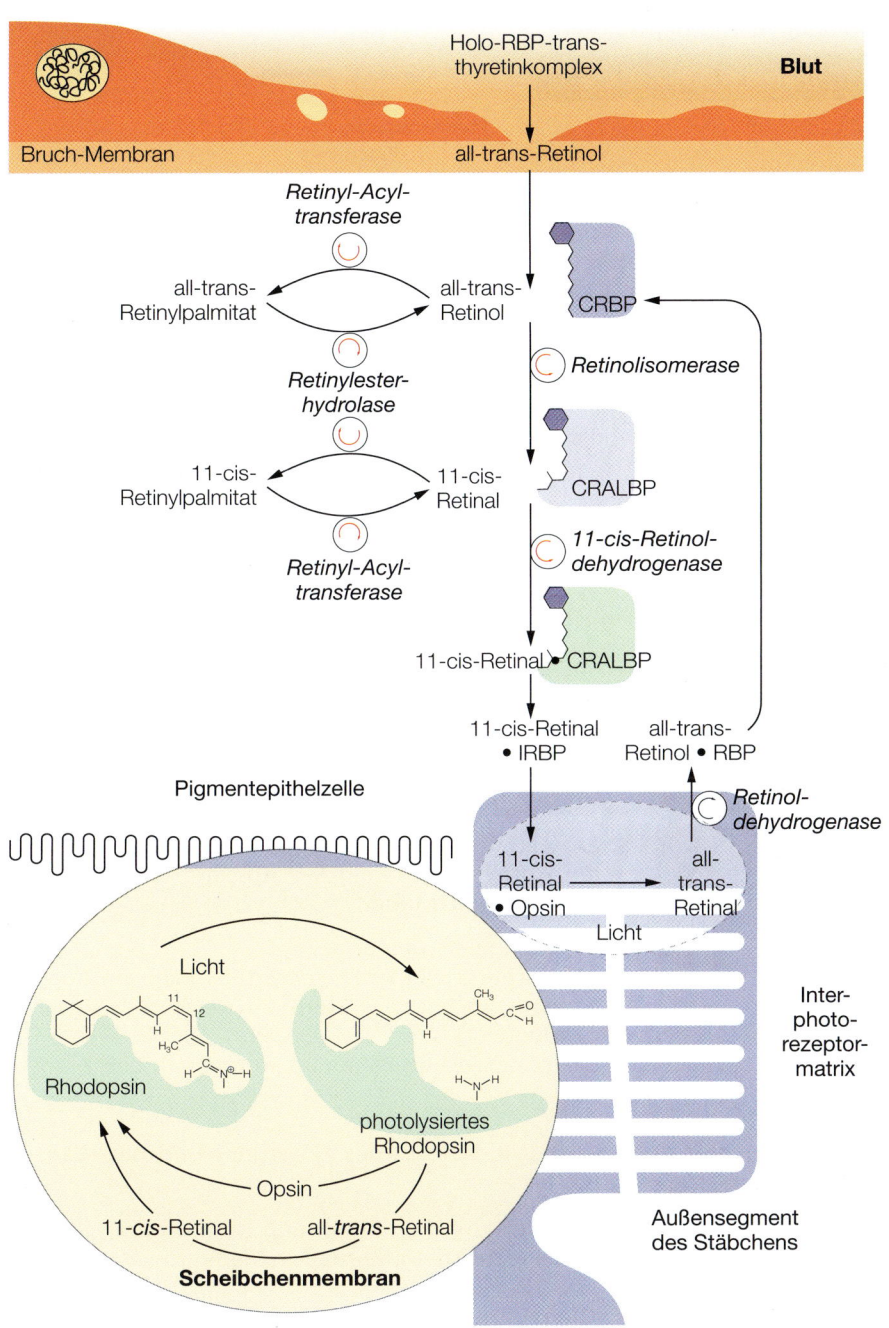

- **CRBP** = zelluläres retinolbindendes Protein
- **CRALBP** = zelluläres retinalbindendes Protein

Abb. 6.7 Der Sehvorgang

Tab. 6.5 Vitamin-A-Vorkommen in Lebensmitteln

Lebensmittel 100 g	Vitamin-A-Gehalt in mg
Schweineleber	17,6
Kalbsleber	21,9
Rinderleber	15,3
Leberwurst, grob	4,2
Aal, geräuchert	0,62
1 Hühnerei	0,14
Schlagsahne, 30 % Fett	0,36
Sauerrahm, 10 % Fett	0,24
Camembert, 45 % Fett i. Tr.	0,33
Rapsöl	0,55
Pflanzenmargarine	0,5 und je nach Höhe der Vitaminisierung
Butter	0,59

Vgl. Hartmut Fröleke: Kleine Nährwerttabelle der DGE, 43. Auflage, Neustadt/Weinst., Neuer Umschau Buchverlag GmbH, 2005

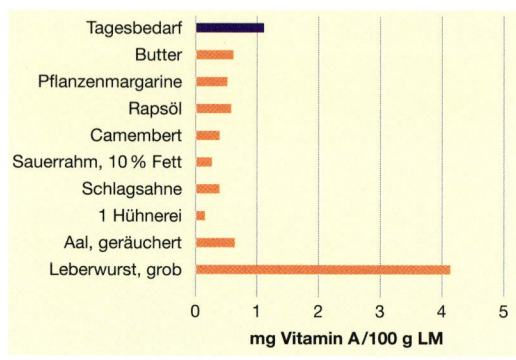

Abb. 6.8 **Säulendiagramm** Vitamin-A-Vorkommen in Lebensmitteln

6.4.4 Mangelerscheinungen und gefährdete Personengruppen

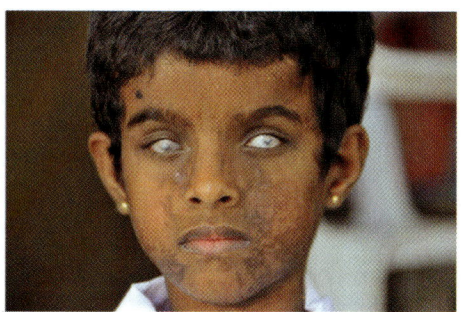

Abb. 6.9 *Durch Vitamin A-Mangel erblindetes Kind*

Frühe Mangelerscheinungen:
- Hohe Blendempfindlichkeit, langsamere Anpassung an das Dämmerungssehen → Nachtblindheit
- Veränderungen an den Schleimhäuten von Atemwegen und Geschlechtsorganen, Haut wird trocken
- Erhöhte Infektanfälligkeit der Atemwege sowie Diarrhöen. Diese Erkrankungen führen zu einem weiteren Abfall des Vitamin-A-Status und verschlechtern so den Mangelzustand.

Späte Mangelerscheinungen:
- Verhornung von Haut und Schleimhäuten: Augenbindehaut trocknet aus, Hornhaut verhornt, langsame Erblindung
- Wachstumsstörungen der Knochen und Zähne im Embryonal- und Kindesalter
- Störung der Spermienreifung
- Missbildungen des Embryos im Bereich des Hörorgans und des Magen-Darm- und Urogenitaltraktes

Bei einer ausreichend abwechslungsreichen Ernährung ist in unseren Breiten nicht mit Vitamin-A-Mangel zu rechnen. Gefährdet sind lediglich:
- Raucher sowie
- Neugeborene und Frühgeborene aufgrund ihrer gering ausgebildeten Speicher.

In den Entwicklungsländern rechnet die FAO (Food and Agriculture Organization, eine Organisation der UNO) mit 14 Mio. an Vitamin-A-Mangel leidenden Kindern unter fünf Jahren. Die schwerste Form des Vitamin-A-Mangels, die Erblindung, trifft jährlich 500.000 Kinder. Von ihnen versterben rund 60 % innerhalb kurzer Zeit.

6.5 β-Carotin (Provitamin A), Carotinoide

6.5.1 Struktur und Metabolite

Das β-Carotin gehört zu der Gruppe der sekundären Pflanzenstoffe (vgl. Kap. 7.9.1), die etwa 500 Substanzen umfasst, von denen aber nur 10 % in Retinol umgewandelt werden können.

β-Carotin

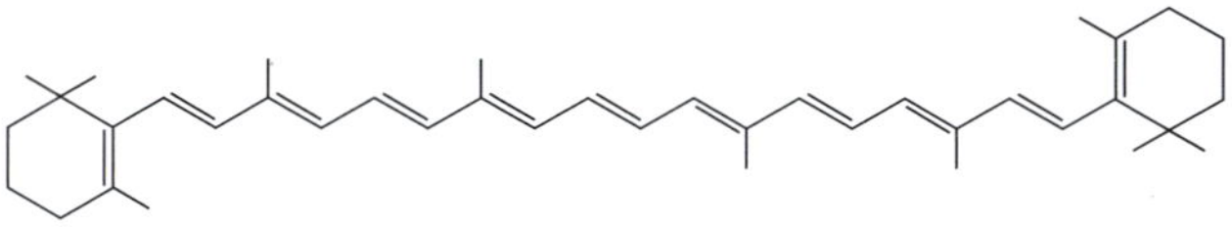

Abb. 6.10 β-Carotin

Das β-Carotin besteht aus zwei Anteilen Retinol. In der Darmmukosa wird ein Teil des resorbierten β-Carotins in Retinol umgewandelt. Die Absorptionsrate von β-Carotin beträgt gegenüber Retinol nur 1/3, die Transformationsrate nur 1/2, daraus ergibt sich eine Verwertbarkeit von β-Carotin von 1/6 im Vergleich zu Retinol.

6.5.2 Funktionen

Das β-Carotin hat, wenn es in Retinol gespalten ist, genau die gleiche Funktion im Organismus. Es kann also bei Vitamin-A-freier Ernährung dessen Bedarfsdeckung übernehmen. Weiter wird es aber geschätzt als Antioxidans.

6.5.3 Bedarf und Vorkommen in Lebensmitteln

Tagesbedarf: 2,0–4,0 mg (S)

Insgesamt sind Resorption, Verteilung im Organismus und Speicherung von β-Carotin stark vom Vitamin-A-Status abhängig. Es ist daher nicht möglich, einen exakten Bedarf an β-Carotin anzugeben.

Einen hohen β-Carotingehalt haben alle roten, gelben, orangefarbenen und grünen Gemüse und Obstsorten. Tabellenwerte sind jedoch mit Vorsicht zu genießen, weil die β-Carotinbildung in den Pflanzen von Sonnenlicht, Temperatur und Saison abhängt und erheblich schwanken kann.

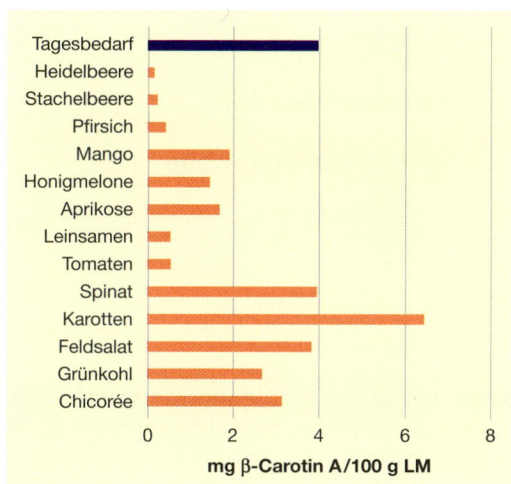

Abb. 6.11 Beta-Carotin-Vorkommen in Lebensmitteln

Tab. 6.6 Säulendiagramm β-Carotingehalt

100 g Lebensmittel	β-Carotingehalt in mg
Chicorée	3,053
Grünkohl	2,637
Feldsalat	3,783
Karotten	6,3
Spinat	3,966
Tomaten	0,486
Leinsamen	0,48
Aprikosen	1,63
Honigmelone	1,4
Mango	1,91
Pfirsich	0,4
Stachelbeere	0,21
Heidelbeere	0,13

Vgl. Hartmut Fröleke: Kleine Nährwerttabelle der DGE, 43. Auflage, Neustadt/Weinst., Neuer Umschau Buchverlag GmbH, 2005

128 Nicht energieliefernde Nährstoffe – Vitamine

Damit β-Carotin sein antioxidatives Potenzial zur Wirkung bringen kann, müssen wahrscheinlich Mengen von 6–8 mg pro Tag aufgenommen werden.

6.5.4 Mangelerscheinungen

Bei ausreichender Aufnahme von Vitamin A gibt es für β-Carotin keine Mangelerscheinungen.

6.6 Vitamin D (Calciferole)

6.6.1 Struktur und Metabolite

Die Gruppe der Calciferole oder Vitamin D umfasst mehrere Verbindungen. Für den menschlichen Organismus am wichtigsten sind:

a) Vitamin D_2 Ergocalciferol
b) Vitamin D_3 Cholecalciferol
c) 1,25-$(OH)_2$-D_3 1,25-Dihydroxycholecalciferol

Abb. 6.12 Vitamin D_2 = Ergocalciferol, enthalten in Pflanzen (a)
Vitamin D_3 = Cholecalciferol, enthalten in tierischen Organismen (b)
1,25 Dihydroxycholecalciferol (c)

Der Körper ist auf die Zufuhr dieser Substanzen unter bestimmten Bedingungen nicht zwingend angewiesen, denn er kann sie selbst produzieren. Daher wird Vitamin D heute auch kein exklusiver Vitaminstatus mehr zugeschrieben, sondern es wird eher als Hormon bezeichnet, weil es im Körper die Funktion eines Hormons erfüllt.

6.6.2 Funktionen

Calciumhomöostase und Knochenmineralisation

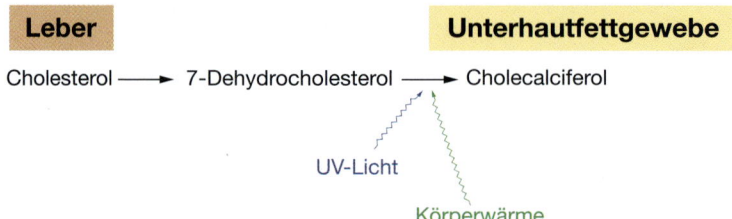

Cholesterol wird in der Leber gebildet und kann als Ausgangssubstanz für das wirksame Vitamin D fungieren. In der Leber wird es zu 7-Dehydrocholesterol umgewandelt und von dort ins Unterhautfettgewebe transportiert. Bei ausreichender Bestrahlung mit UV-B-Licht der Wellenlänge 290–315 nm und unter Einfluss der Körperwärme erfolgt die Umwandlung in Cholecalciferol.

Dies wird zurück zur Leber gebracht und dort zu 25-Hydroxycholecalciferol (25-OH-D_3) umgewandelt. Erst in der inneren Mitochondrienmembran der Nierenzellen erhält es seine eigentlich aktive biologische Funktion als 1,25-Dihydroxycholecalciferol (1,25-$(OH)_2$-D_3).

Leber	Niere (Innere Mitochondrienmembran)
Cholecalciferol ⟶ 25-Hydroxycholecalciferol	⟶ 1,25-Dihydroxycholecalciferol

Das mit der Nahrung aufgenommene Vitamin D_2 und D_3 wird zur Leber transportiert und auf oben angegebene Weise transformiert.
Sobald der Calciumspiegel im Blut abfällt, wird von der Nebenschilddrüse das Parathhormon (PTH) ausgeschüttet, was die Niere dazu bringt, 1,25-Dihydroxycholecalciferol (1,25-$(OH)_2$-D_3) zu bilden. Dies wirkt an drei Orten im Körper: am Darm, an der Niere und am Skelett und hat dabei folgende Wirkungen:

- Darm: kurzfristig gesteigerte Calciumresorption bis auf das Fünffache
- Niere: fördert die Calciumreabsorption
- Skelett: Steigerung der Mineralisation, der Resorption und des Knochenumbaus

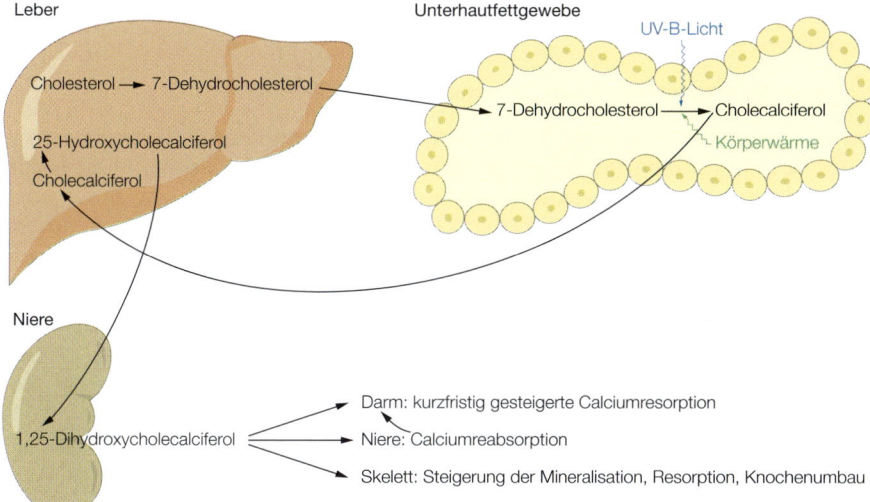

Abb. 6.13 *Vorgänge der Calciumhomöostase*

In unseren geografischen Breiten kommen zwischen November und Februar die genannten notwendigen Frequenzen des Sonnenlichtes nicht durch die Atmosphäre, d. h., in diesen Monaten gibt es keine körpereigenen Bildung von Vitamin D.
Damit die Haut in den anderen Monaten Vitamin D bildet, ist ein 5- bis 25-minütiger (je nach Wetterlage und täglichem Sonnenstand) Aufenthalt im Sonnenlicht notwendig, wobei Gesicht, Hände und Teile der Arme und Beine unbedeckt sein sollten.

Andere Funktionen des Vitamin D

In etwa 30 Geweben (u. a. Pankreas, Muskeln, Gehirn, Geschlechtsorgane) wurden Rezeptoren für Vitamin D gefunden, was zu der Vermutung veranlasst,

Nicht energieliefernde Nährstoffe – Vitamine

dass es dort ebenfalls Funktionen ausüben muss. Diese sind nicht vollständig aufgeklärt.
Folgendes wird diskutiert:
- Haut: Wachstum und Differenzierung
- Pankreas: Einfluss auf die Insulinausschüttung
- Muskeln: Einfluss auf den Calciumtransport
- Tumorzellen: Hemmung der Zellproliferation
- Blutdruck: Hemmung des blutdrucksteigernden Hormons Angiotensin

• **Zellproliferation** = Wucherung des Zellgewebes

6.6.3 Bedarf und Vorkommen in Lebensmitteln

Bedarf

Bei ausreichender Sonnenbestrahlung der nackten Haut hat der Körper keinen Bedarf an Vitamin D. Allerdings kommt in unseren nördlichen Breiten zwischen November und Februar die für die körpereigene Vitamin-D-Synthese notwendige Wellenlänge nicht durch die Atmosphäre, sodass der Körper in dieser Zeit von seinen Reserven leben muss oder auf die externe Zufuhr angewiesen ist.

Daher gibt die DGE einen **Tagesbedarf von 5 µg (E)** an.

Als Mengenangaben haben sich für Vitamin D Internationale Einheiten (I.E.) eingebürgert.

Es gilt: **1 µg Vitamin D_2 = 1 µg Vitamin D_3 = 40 I.E.**

Bei Menschen mit fehlender endogener Synthese von Vitamin D liegt der von der DGE empfohlene Richtwert bei 20 µg pro Tag. Eine solch hohe Menge kann nicht mehr mit Lebensmitteln aufgenommen werden, sie muss über Vitamin-D-Präparate gedeckt werden. Ob eine mangelhafte endogene Synthese vorliegt, kann nur anhand von Untersuchungen der Blutwerte an Vitamin D festgestellt werden. Sie tritt meist bei Menschen in höherem Lebensalter auf sowie bei Personen, die sich überwiegend in geschlossenen Räumen aufhalten.

Das Vorkommen von Vitamin D_2 und D_3 in Lebensmitteln ist sehr begrenzt. Nur winzige Mengen an Vitamin D_2 kommen in Hefe, Pilzen, Spinat und einigen Kohlsorten vor.
Große Mengen an Vitamin D_3 sind enthalten in Fettfischen und Lebertran.

Tab. 6.7 Vitamin-D-Gehalt ausgewählter Lebensmittel

100 g Lebensmittel	Vitamin D in µg
Hering	22,5
Lachs, geräuchert	18,0
Thunfisch	5,4
Hühnerei	2,9
Schweineleber	1,1
Margarine, angereichert	2,5
Butter	1,2

Vgl. Deutsche Gesellschaft für Ernährung (Hrsg.): Die Nährstoffe, Bausteine für die Gesundheit, 3. Auflage, Bonn, 2015

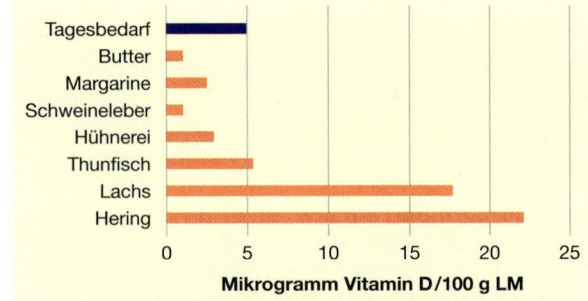

Abb. 6.14 Vitamin-D-Vorkommen in Lebensmitteln

6.6.4 Mangelerscheinungen und gefährdete Personengruppen

Das typische Krankheitsbild des Vitamin-D-Mangels ist die **Rachitis** – ein Schreckgespenst der Großstädte im 19. Jahrhundert, wo nahezu jedes Kind von dieser Mangelkrankheit betroffen war.

Kinder in der Wachstumsphase neigen am ehesten zum Krankheitsbild der Rachitis, die infolge eines Vitamin-D-Mangels entsteht. Infolge einer zu niedrigen Vitamin-D-Aufnahme oder unzureichenden Bildung in der Haut wird zu wenig Calcium aus dem Darm resorbiert. Dies führt langfristig zu einer unzureichenden Mineralisation des Knochens. Da zwar weiter Knochenkollagen gebildet wird, das aber aus Calciummangel nicht verknöchern kann, wird der Knochen weich und verformbar.

Bei der Rachitis sind besonders das Brustbein, Schädel und die Extremitäten von der Deformation betroffen. Eine nachträgliche Vitamin-D-Gabe kann die Deformationen nicht wieder rückgängig machen, aber weitere verhindern.

Beim Erwachsenen nennt man das Krankheitsbild **Osteomalazie**. Sie ist schmerzhaft. Neben einem klassischen Vitamin-D-Mangel kommen bei Erwachsenen Nieren- und Lebererkrankungen für die Entstehung der Osteo-malazie in Frage.

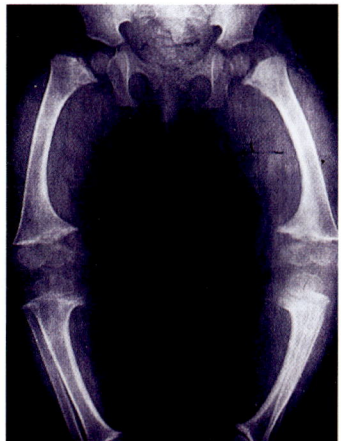

Abb. 6.15 Rachitis, Knochendeformation im Röntgenbild

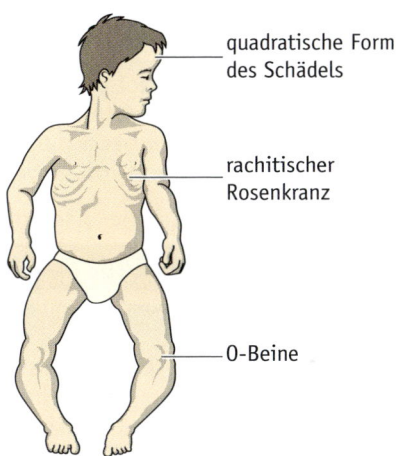

Abb. 6.16 Typische Veränderungen bei Rachitis

6.6.5 Gefährdete Personengruppen

Derzeit wird in allen Altersstufen vom Säugling bis zum alten Menschen von einem Vitamin-D-Mangel ausgegangen. Schwangere und Stillende haben einen erhöhten Bedarf an Vitamin D. Muttermilch enthält zwar relativ wenig Vitamin D, aber auch einige Vitamin-D-Metaboliten, die wirksamer sind. Es wird für das gesamte erste Lebensjahr, aber besonders für im Winterhalbjahr geborene Säuglinge eine Aufnahme von 10μg/Tag empfohlen (Vitamin-D-Prophylaxe). Dies erfolgt am besten über ein vom Kinderarzt verschriebenes Präparat für Säuglinge. Industriell gefertigte Säuglingsmilchen sind mit 10μg/l verzehrfertige Nahrung angereichert.

Zu den von Vitamin-D-Mangel betroffenen und gefährdeten Personengruppen gehören vor allem Senioren und kranke, bettlägerige Menschen, da sie sich meist wenig der Sonne aussetzen können und sie durch vielfache Medikamenteneinnahme (magensäurebindende Medikamente, krampflösende Medikamente) einen weiteren Risikofaktor besitzen, der den Vitamin-D-Status stört.

Zunehmend betroffen sind Menschen mit dunkler Hautfarbe, die in nördlichen Breiten leben. Starke Hautpigmentierung absorbiert die UV-B-Strahlung, die zur Bildung von Vitamin D im Unterhautfettgewebe notwendig ist. Sie bilden bei Sonnenexposition weniger Vitamin D, was sie durch exogene Aufnahme wieder ausgleichen müssen.

6.7 Vitamin C (Ascorbinsäure)

6.7.1 Struktur

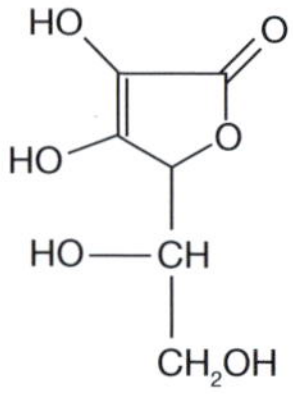

Abb. 6.17 Ascorbinsäure

6.7.2 Funktionen

Die Funktionen der Ascorbinsäure im Organismus sind ausgesprochen vielfältig. Ein Teil beruht auf der Wirkung als starkes Reduktionsmittel. Ein neu entdeckter Mechanismus deutet hingegen darauf hin, dass Ascorbinsäure eine regulatorische Funktion bei der Genexpression und der Modulation zellbiologischer Funktionen sowie von Funktionen des Stoffwechsels hat.

Tab. 6.8 Die Funktionen der Ascorbinsäure im Überblick

Stoffwechselreaktion	Wichtig für:
Umwandlung von Lysin und Prolin bei der Kollagensynthese	Bildung und Aufbau des Bindegewebes
Hydroxylierung von Tryptophan zu Serotonin	Neurotransmitter im Gehirn, für Schlaf, Stimmung, Appetit zuständig
Amidierung von Peptidhormonen	z. B. Gastrin, Calcitonin
Carnitinsynthese	Carnitin schleust Fettsäuren durch die Mitochondrienmembran
Verbesserung der Eisenresorption	Beugt Eisenmangel vor
Stimuliert die Cytochrom-P-450-Synthese	Notwendig für Entgiftung toxischer Substanzen und Medikamente in der Leber
Hemmung der Nitrosaminbildung im Magen	Beugt der Entstehung von Karzinogenen vor
Bildung von Gallensäuren aus Cholesterol	Fettverdauung
Bildung von Adrenalin und Noradrenalin	Hormone des sympathischen Nervensystems
Hemmung der Glykosilierung von Proteinen	Vorbeugung gegen Katarakt (grauer Star)

● **Cytochrom** = Hämproteine, die als Redoxkatalysatoren bei der Zellatmung fungieren

6.7.3 Bedarf und Vorkommen in Lebensmitteln

Der Bedarf an Vitamin C ist abhängig von der gewünschten Wirkung. Angesichts der vielfältigen Funktionen wird der Bedarf von Wissenschaftlern unterschiedlich eingeschätzt.

Vitamin C (Ascorbinsäure)

Um einen Mangel zu verhindern, scheinen 75 mg/Tag ausreichend zu sein. Daher lautet die Empfehlung der DGE, **95–110 mg/Tag** aufzunehmen. Einen erhöhten Bedarf haben Säuglinge, Schwangere und Stillende. Bei Rauchern scheint der Bedarf beim doppelten Tagesbedarf zu liegen.
Gemüse, Kartoffeln und Obst sind die besten Quellen für Vitamin C.

Tab. 6.9 Vitamin-C-Gehalt ausgewählter Lebensmittel

100 g Lebensmittel	Vitamin-C-Gehalt in mg
Kartoffeln, ohne Schale	17
Brokkoli	70
Rosenkohl, gekocht	85
Paprikaschote	106
Johannisbeeren, schwarz	175
Apfelsine	35
Grapefruit	30
Papaya	60
Erdbeeren	62

Vgl. Hartmut Fröleke: Kleine Nährwerttabelle der DGE, 43. Auflage, Neustadt/Weinstr., Umschau, 2005

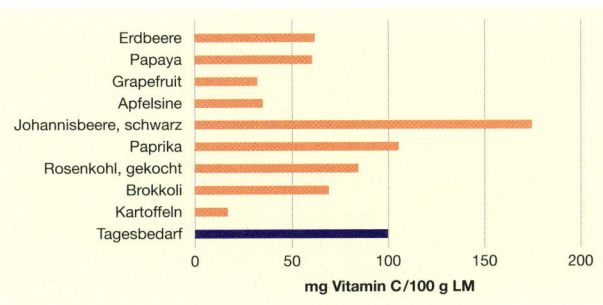

Abb. 6.18 Vitamin-C-Gehalt von Lebensmitteln

6.7.4 Mangelerscheinungen und gefährdete Personengruppen

Die bekannteste Vitaminmangelkrankheit ist Skorbut. Sie wurde in früheren Jahrhunderten bei Seeleuten festgestellt und es gab die Entdeckung, dass dieser Erkrankung durch frische Zitronen vorgebeugt werden kann. Skorbut ist die schwerste Form des Vitamin-C-Mangels und verbunden mit Schleimhautblutungen, Zahnfleischentzündungen, Muskelschmerzen, psychischen Veränderungen, von Gleichgültigkeit bis hin zur Depression, und schneller Erschöpfung. Im Säuglingsalter wird Skorbut die Müller-Barlow'sche Krankheit genannt.

Das voll ausgeprägte Krankheitsbild des Skorbut kommt bei uns nicht mehr vor. Ein Vitamin-C-Mangel mit unspezifischeren Krankheitszeichen kann sich jedoch bei bestimmten Personengruppen entwickeln.

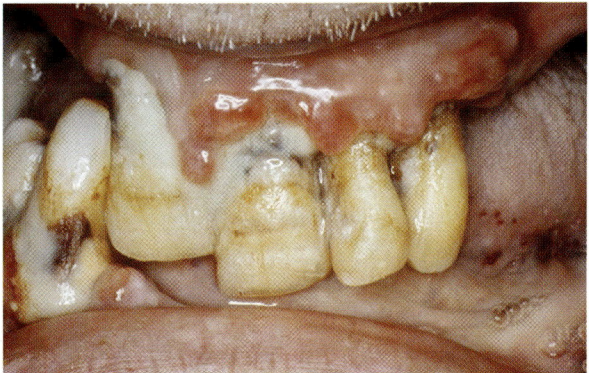

Abb. 6.19 Zahnschäden bei Skorbut

Gefährdete Personengruppen

Einen erhöhten Bedarf haben Schwangere, Stillende, Menschen mit Infektionskrankheiten und solche, die Stress ausgesetzt sind, Personen, die auf die Hämodialyse angewiesen sind, sowie Frühgeborene und Personen mit Resorptionsstörungen. Einen wohl über das Doppelte des Tagesbedarfs hinausgehender Bedarf an Vitamin C haben Raucher.

• **Hämodialyse** = Reinigungsverfahren der Blutflüssigkeit außerhalb des Körpers, bei Versagen der Nierentätigkeit

Grauer Star

Im Alter kann es zu einer Trübung der Augenlinse (Grauer Star) kommen, besonders bei Diabetikern. Vitamin C ist in der Lage, diesen Vorgang zu

- **Phagozyten** = Fresszellen der Immunabwehr

bremsen, allerdings sind dazu hohe Mengen (300–600 mg/Tag) notwendig, die nicht mehr einfach mit einer normalen gemischten Kost zu decken sind. Es sind Supplemente notwendig.

Erkältungskrankheiten

Die viel diskutierte Wirkung von Vitamin C auf das Immunsystem in Bezug auf Erkältungskrankheiten ist nur teilweise für den Menschen belegt. Richtig ist, dass Vitamin C die Phagozytenmembran vor oxidativer Selbstzerstörung schützt. Dadurch lässt sich die Häufigkeit von Infektionen nicht senken, ein vorbeugender Schutz ist nicht vorhanden. Die Dauer der Erkrankung kann dadurch aber gesenkt und die Schwere der Krankheit vermindert werden.

Tumorerkrankungen

- **kanzerogen** = krebserregend

Der überwiegende Anteil von Studien, die zur Thematik durchgeführt wurden, kommt zu dem Ergebnis, dass Vitamin C vor Krebs schützt. Verantwortlich für diese Wirkung scheint zum einen das Potenzial von Vitamin C zu sein, freie Radikale abfangen zu können und damit Präkanzerogene oder kanzerogene Stoffe unschädlich machen zu können. Weiter scheint Vitamin C tumorauslösende Viren in ihrem Wachstum zu hemmen.

Vitamin C ist außerdem in der Lage, die durch Bestrahlung und einige Chemotherapeutika entstehenden Belastungen für den Körper während der Therapie abzuschwächen.

6.8 Vitamin B_1 (Thiamin)

6.8.1 Struktur

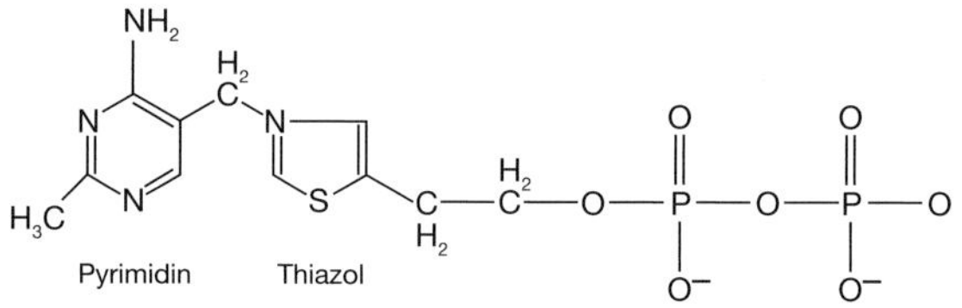

Abb. 6.20 Thiamindiphosphat = Thiaminpyrophosphat = TPP

6.8.2 Funktionen

TPP

In der Form von **TPP** ist Vitamin B_1 ein Coenzym im Kohlenhydratstoffwechsel:

- Pyruvatdehydrogenase: Pyruvat → Acetyl-CoA
- α-Ketoglutaratdehydrogenase: α-Ketoglutarat → Succinyl-CoA
- Transketolase: Glycerinaldehyd-3-phosphat → Ribose-5-phosphat

TTP = Thiamintriphosphat

In der Form von **TTP** wirkt Vitamin B_1 auf die Permeabilität von Na^+-Ionen in den Membranen der Nervenzellen.

6.8.3 Bedarf und Vorkommen in Lebensmitteln

Der Körper hat keinen Speicher für Vitamin B_1, es liegt alles in der aktiven TPP-Form als Coenzym vor. Bei einer überhöhten Aufnahme wird das Vitamin ausgeschieden.

Vitamin B$_1$ (Thiamin)

Der Bedarf ist entsprechend seinen Funktionen als Coenzym abhängig vom Energieumsatz. Pro 4,2 MJ/1.000 kcal werden 0,5 mg TPP benötigt.

Der Tagesbedarf liegt bei 1,0–1,3 mg.

Eine gute Thiaminquelle sind Vollkornprodukte, weil es in den Randschichten des Getreides sitzt. Bei der Weißmehlherstellung geht es verloren (vgl. Tab. 6.10). Weitere gute Quellen sind Hülsenfrüchte, Nüsse, Kartoffeln und Schweinefleisch.

Tab. 6.10 Thiamingehalt ausgewählter Lebensmittel

100 g Lebensmittel	Thiamingehalt in mg
Weizenmehl, Type 405	0,06
Weizenmehl, Type 1700	0,47
Haferflocken	0,59
Reis, poliert	0,06
Reis, unpoliert	0,41
Erbse, trocken	0,75
Linse, trocken	0,45
Schweinefleisch, mager	0,9

Vgl. Hartmut Fröleke: Kleine Nährwerttabelle der DGE, 43. Auflage, Neustadt/Weinst., Umschau, 2005

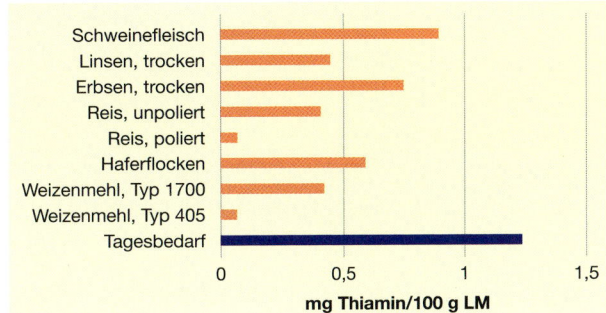

6.8.4 Mangelerscheinungen und gefährdete Personengruppen

Die schwerste Form des Thiaminmangels ist die in Asien zuerst entdeckte Krankheit **Beriberi**. Sie wurde durch den fast ausschließlichen Verzehr von poliertem Reis ausgelöst. Sie äußert sich in Nervenschäden, Muskelschwäche, Lähmungen, psychischen Störungen, Ödemen und Herzinsuffizienz. Man unterscheidet eine feuchte Beriberi, bei der Ödeme überwiegen, und eine trockene Beriberi, bei der Nervenschäden in der Peripherie überwiegen.

Ernährungsbedingt kommt bei uns kein schwerer Thiaminmangel vor, wohl ist jedoch eine marginale Bedarfsdeckung bei der Gesamtbevölkerung zu bemerken. Dies wird auf den niedrigen Verzehr von Vollkornprodukten zurückgeführt. Ein latenter Mangel führt zu unspezifischen Symptomen, wie Appetitlosigkeit, Magen-Darm-Störungen, Depression, Müdigkeit, Muskelschwäche und Konzentrationsstörungen.

Da der Bedarf an Thiamin vom Energieumsatz abhängt, haben Schwangere, Stillende, Sportler, Schwerstarbeiter und Personen mit Fieber einen erhöhten Bedarf. Hormonelle Verhütungsmittel („Pille") erhöhen den Bedarf ebenfalls. Einen ausgeprägten Thiaminmangel entwickeln Alkoholiker, da Alkohol sowohl die Resorption vermindert als auch die Verwertung stört. Den auf hohen Alkoholkonsum zurückgehenden Thiaminmangel nennt man Wernicke-Syndrom. Er ist mit Polyneuropathien, Augenlähmung und Bewusstseinsstörungen verbunden.

• **Polyneuropathie** = Erkrankungen mehrerer peripherer Nerven

Die alkoholbedingten Schäden von Neugeborenen, deren Mütter während der Schwangerschaft Alkohol konsumiert haben, sind wahrscheinlich auf einen Thiaminmangel zurückzuführen.

6.9 Folsäure

6.9.1 Struktur

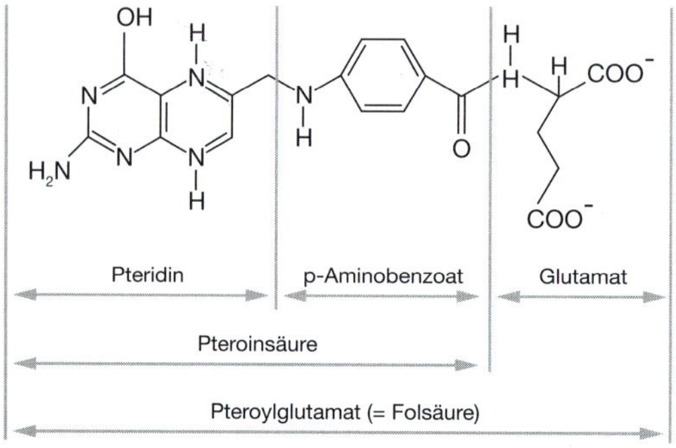

Abb. 6.21 Folsäure

Es sind über 100 folsäurewirksame Substanzen bekannt. Die biologisch aktiven Formen der Folsäure sind 5,6,7,8-**Tetrahydrofolsäure (THF)** und deren Derivate.

6.9.2 Funktionen

Tab. 6.11 THF überträgt als Coenzym C_1-Körper

Methyl-THF	Formyl-THF	Metylen-THF
Überträgt CH_3-Gruppe auf Homocystein → Methionin (vgl. Exkurs Vitamine)	Stellt C_1-Körper für die Purinsynthese zur Verfügung	Stellt CH_3 für die DNS-Synthese zur Verfügung
Überträgt CH-Gruppe auf Ethanolamin → Cholin → Lecithin, Acetylcholin		

6.9.3 Bedarf und Vorkommen in Lebensmitteln

Tab. 6.12 Folsäuregehalt (Folatäquivalente, FÄ) ausgewählter Lebensmittel

100 g Lebensmittel	FÄ in µg
Rinderleber	220
Limburger Käse, 50 % Fett i. Tr.	50
Weizenkeime	520
Knäckebrot	88
Erbsen, gekocht	150
Feldsalat	140
Spinat, roh	123
Rosenkohl, roh	142
Süßkirschen	65

Vgl. Hartmut Fröleke: Kleine Nährwerttabelle der DGE, 43. Auflage, Neustadt/Weinst., Umschau, 2005

Nur wenig Folsäure wird mit dem Urin ausgeschieden. Den höchsten Gehalt hat die Gallenflüssigkeit, mit der Folsäure über den enterohepatischen Kreis-lauf wieder rückresorbiert wird.

Die vorkommenden Folsäureverbindungen (Folsäuremono- und Folsäurepolyglutamate) sind sehr unterschiedlich resorbierbar, daher wird ihr Bedarf in Folatäquivalenten (FÄ) angegeben.

Dabei gilt: 1 **Folsäureäquivalent entspricht 1 mg Nahrungsfolat oder 0,5 mg synthetisches Folat.** Der **Tagesbedarf** beträgt **300 µg (E)** Nahrungsfolat, d. h. verschiedene Mono- und Polyfolate.

Folsäure kommt in Lebensmitteln tierischer und pflanzlicher Herkunft vor. Besonders gute Quellen sind grüne Blattgemüse, Leber, Getreide, Weizenkeime.

Folsäure

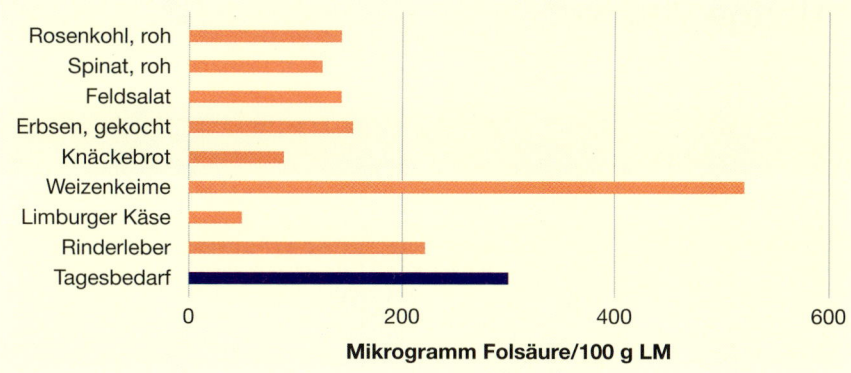

Abb. 6.22 Säulendiagramm Folsäuregehalt von Lebensmitteln

6.9.4 Mangelerscheinungen und gefährdete Personengruppen

Folsäuremangel kommt bei der deutschen Bevölkerung durchgängig in allen Altersgruppen vor. Zum einen ist Folsäure sehr empfindlich gegen Licht, Hitze und Sauerstoff, zum andern kommt sie in Lebensmitteln nur zu 25 % in freier Form (Folsäuremonoglutamat) vor.

Der größte Teil liegt in Form von Polyglutamaten vor, deren Absorptionsrate bei nur 20 % liegt. Die Folsäurespeicher sind bei Mehrbedarf schnell erschöpft.

Der Folsäuremangel zeigt sich zuerst an Geweben mit einer hohen Zellteilungsrate, wie den blutbildenden Zellen des Knochenmarks, dem Nervengewebe und den Schleimhäuten des Verdauungstraktes. Die Veränderungen sind Folge der gestörten DNS-Synthese.
Verschwindet bei Folsäuresupplementation das folsäuremangeltypische Blutbild nicht, dann ist ein B_{12}-Mangel die Ursache (vgl. Exkurs Vitamine).

An Folsäuremangel leiden häufig Senioren, besonders wenn sie auf zahlrei-che Medikamente angewiesen sind. Orale Kontrazeptiva vermindern bei jun-gen Frauen die Verfügbarkeit des Vitamins.

In der Schwangerschaft und Stillzeit ist der Bedarf erhöht. Frauen mit Kinderwunsch sollten drei Monate vor einer geplanten Schwangerschaft und die ersten drei Monate einer Schwangerschaft Folsäure-Supplemente von 400 μg/Tag einnehmen. Dies ist eine präventive Maßnahme, da bekannt ist, dass Folsäuremangel in den ersten zwölf Schwangerschaftswochen zu Fehlgeburten, Entwicklungsstörungen, Wachstumsschwächung und Neuralrohrdefekten (offener Rücken) beim Fetus führen kann.

Der erhöhte Folsäurebedarf in der Schwan-gerschaft ist Folge der raschen Zellvermeh-rung und Gewebezunahme (Uterus, Plazenta, Blutvolumen) bei Mutter und Kind. Der kindliche Stoffwechsel benötigt hohe
Folsäuremengen für den DNS-, RNS- und Proteinstoffwechsel.

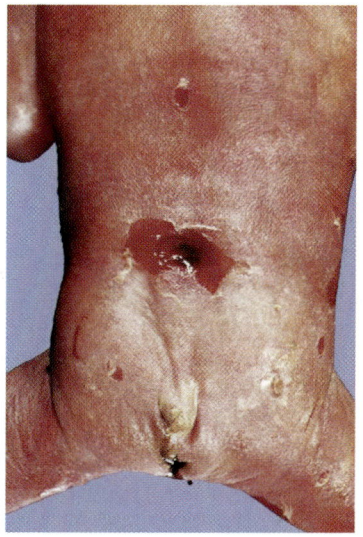

Abb. 6.23 Neuralrohrdefekt

6.10 Überblick: Übrige Vitamine

Tab. 6.13 Überblick: Übrige Vitamine

Vitamine	Referenzwerte	Vorkommen in LM	Aufgaben	Mangelerscheinungen
E	11–15 mg (S)	Hochwertige Pflanzenöle, Margarine, Weizenkeime, Haselnüsse	Wichtig für den Fettstoffwechsel, schützt mehrfach ungesättigte Fettsäure vor der Oxidation. Vitamin E wirkt als Genregulator.	Mangel kommt äußerst selten vor, durch Anhäufung von Sauerstoffradikalen Ausfallerscheinungen in Zellmembranen von Blut-, Muskel- und Nervenzellen
K	60–80 µg (S)	Vor allem grünes Gemüse, Milch und Milchprodukte, Fleisch, Eier, Obst, Getreide	An der Bildung von Blutgerinnungsfaktoren beteiligt, Regulation der Knochenbildung	Kommt beim gesunden Erwachsenen nicht vor, bestimmte Krankheiten können Mangel verursachen, dann besteht erhöhte Neigung zu Blutungen
Riboflavin (B_2)	1,0–1,4 mg (E)	Milch, Milchprodukte, Fleisch, Fisch, Eier, Vollkornprodukte	Übernimmt wichtige Aufgaben im Energie- und Proteinstoffwechsel, Coenzymfunktion: FAD, FMN	Hautrisse der Mundwinkel, Wachstumsstörungen, Entzündungen der Zunge und Mundschleimhaut, Blutarmut
Niacin	11–16 mg (E)	Fleisch, Innereien, Fisch, Milch, Eier, Getreideprodukte, Kartoffeln	Beteiligt am Auf- und Abbau von Aminosäuren, Fettsäuren und Kohlenhydraten und an der Zellteilung, Coenzymfunktion: NAD^+, $NADP^+$	Tritt in unseren Breiten selten auf; Schleimhautveränderungen des Mundes, der Zunge sowie des Magen-Darm-Traktes, Hautveränderungen insbesondere an den lichtausgesetzten Stellen (Pellagra)
Pyridoxin (B_6)	1,2–1,6 mg (E)	Hühner- und Schweinefleisch, Fisch, Kartoffeln, Gemüse (Kohl, grüne Bohnen, Feldsalat), Vollkornprodukte, Weizenkeime, Sojabohnen	Beteiligt am Aminosäurenstoffwechsel, an der Blutbildung, Funktionen des Nerven- und Immunsystems	Treten selten auf: Hautentzündungen im Augen-Mund-Nasen-Bereich, Störungen von Nervenfunktionen, Anämie
Pantothensäure	6,0 mg (S)	Leber, Muskelfleisch, Fisch, Milch, Vollkornprodukte, Hülsenfrüchte	Abbau von Fetten, Kohlenhydraten und einzelnen Aminosäuren, Aufbau von Fettsäuren, Cholesterol und einigen Hormonen, Coenzymfunktion: CoA	Mangelerscheinungen sind in unseren Breiten äußerst selten; Herzklopfen, Hautkribbeln, schlechte Wundheilung, niedriger Blutdruck, unkoordinierte Bewegungsabläufe
Biotin	30–60 µg (S)	Leber, Sojabohnen, Eier, Nüsse, Haferflocken, Spinat, Champignons, Linsen	Beteiligt am Protein-, Fett-, Kohlenhydratstoffwechsel	Mangel wird bei üblicher Ernährung nicht beobachtet; u. a. entzündliche Hautveränderungen, Übelkeit, Depressionen
Cobalamine (B_{12})	3,0 µg (E)	Kommt fast nur in tierischen Lebensmitteln vor: Leber, Fleisch, Fisch, Milch, Eier; pflanzliche Lebensmittel, die mittels Gärung hergestellt wurden (Sauerkraut)	Abbau einzelner Fettsäuren, Blutbildung	Blutarmut (Anämie), Dauerschädigung des Rückenmarks

Vgl. DGE, ÖSG, SGE: Referenzwerte für die Nährstoffzufuhr, D-A-CH, Bonn, 2015

7 Nicht energieliefernde Nährstoffe – Mineralstoffe, Spurenelemente und Wasserhaushalt

7.1 Mineralstoffe und Spurenelemente

Mineralstoffe und Spurenelemente sind anorganische Substanzen, die der menschliche Organismus nicht selbst produzieren kann. Sie sind daher wie die Vitamine essenziell und müssen mit der Nahrung aufgenommen werden. Sie versorgen den Organismus nicht mit Energie, sondern haben aufbauende, steuernde und schützende Funktionen.

7.1.1 Einteilung: Mengenelemente und Spurenelemente

Mineralstoffe werden aufgrund ihrer Konzentration im Organismus in Mengenelemente und in Spurenelemente eingeteilt.
Mengenelemente kommen in einer Konzentration von >**50 mg/kg Körpergewicht** vor. Spurenelemente kommen in Konzentrationen von <**50 mg/kg Körpergewicht** vor. Eine Ausnahme bildet das Eisen, das in einer Konzentration von 60 mg/ kg Körpergewicht vorkommt.

Tab. 7.1 Mengenelemente und Spurenelemente

Mengenelemente	Spurenelemente
Natrium	Eisen
Kalium	Jod
Calcium	Fluorid
Magnesium	Zink
Phosphor	Kupfer
Schwefel	Mangan
Chlor	Chrom
	Kobalt
	Molybdän
	Selen

7.1.2 Kurzüberblick der Funktionen

Die vielfältigen Aufgaben der Mineralstoffe im Körper umfassen folgende Bereiche:
- Aufbau und Erhalt von Knochen und Zähnen: Calcium, Phosphor, Fluorid, Magnesium
- Regulation und Konstanthaltung der Gewebespannung, des Wasserhaushaltes, des pH-Wertes, des osmotischen Drucks: Natrium, Kalium, Chlorid
- Aktivierung und Bestandteil von Enzymen: Magnesium, Mangan, Zink, Kalium, Molybdän
- Strukturbestandteil von nicht-enzymatischen Verbindungen: zur Bindegewebsbildung: Mangan. Bestandteil von Vitamin B_{12}: Kobalt. Bestandteil von Thyroxin: Jod

Nicht energieliefernde Nährstoffe

- Bestandteil von Hämoglobin und Myoglobin: Eisen
- Bestandteil der Schilddrüsenhormone: Jod
- Zur Aktivierung von Hormonen: Zink
- Zur Reizübertragung im Nervensystem: Calcium, Natrium, Kalium
- Bestandteil der Magensäure: Chlorid

7.1.3 Ursachen von Mineralstoffmangel

Im Allgemeinen ist der Bedarf an Mineralstoffen in Deutschland gedeckt. Eine Unterversorgung besteht jedoch bei Jod und Calcium.
Die Ursachen für diesen Mangel und weitere Mineralstoffmängel sind ähnlich gelagert wie bei den Vitaminen.

Tab. 7.2 Ursachen für Mineralstoffmangel

Ursachen	Betroffener Mineralstoff
Appetitmangel	Alle
Einseitige Ernährung durch Kau- und Schluckstörungen, Verdauungsbeschwerden, Maldigestion	Alle
Meiden von Milch- und Milchprodukten bei Laktoseintoleranz oder Kuhmilchallergie	Calcium
Zu geringe Bildung von Magensäure	Eisen, Zink
Überhöhter Alkoholkonsum	Zink, Selen, Magnesium
Stress	Zink
Chirurgische Eingriffe	Zink
Infektionen	Zink

Mineralstoffe beeinflussen sich gegenseitig bei ihrer Resorption. Hohe Zinkmengen, z. B. über ein Zinkpräparat aufgenommen, vermindern die Resorption von Eisen und Kupfer. Calcium dagegen vermindert die Resorption von Zink und Nickel und begünstigt die Resorption von Eisen.

7.2 Natrium und Chlorid

minimale tägliche Zufuhr	Natrium: 550 mg/Tag entsprechen 1,4 g NaCl* Chlorid: 830 mg/Tag
Vorkommen in Lebensmitteln	Wurst, Käse, Würzmittel, Brot, Salzgebäck, Fischkonserven
Aufgaben	Gewebespannung erhalten, Wasserhaushalt regulieren, Chlorid ist Bestandteil der Magensäure, Natrium aktiviert Enzyme
Mangelerscheinungen	Mangel ist äußerst selten, Anzeichen: niedriger Blutdruck, Muskelkrämpfe; eher Gefahr einer Überversorgung, diese kann bei entsprechender Veranlagung zu Bluthochdruck führen

* 1 mmol Natrium entspricht 23 mg, 1 mmol Chlorid entspricht 39,1 mg, 1 g NaCl besteht aus je 17 mmol Natrium und Chlorid → NaCl (g) = Na (g) x 2,54

Natrium und Chlorid | 141

Salz (NaCl) – ein Mineralstoff mit besonderer Bedeutung

Das als Kochsalz bezeichnete Salz ist eine Verbindung aus den Mineralstoffen Natrium und Chlorid.

Obwohl der Tagesbedarf an Salz nur 6 g beträgt, werden in Deutschland zwischen 8 und 13 g pro Person und Tag konsumiert. Der Hauptteil dieses hohen Salzkonsums kommt nicht aus dem Salzstreuer, sondern aus zubereiteten und vorgefertigten Lebensmitteln, wie Fleisch- und Wurstwaren, Brot und Gebäck, Käse, Knabbergebäck, Gemüsekonserven, Fertigsuppen und -soßen, Fertigmenüs, einige Mineralwässer, Colagetränke.

Steinsalz:

Etwa 70 % des Salzes ist seiner Herkunft nach Steinsalz, das aus unterirdischen Salzlagern gewonnen wird. Diese Salzlager sind durch das Eintrocknen urzeitlicher Binnenmeere entstanden.

Meersalz:

Etwa 30 % des Salzes wird weltweit aus Meerwasser im Verdampfungsverfahren gewonnen. Meersalz enthält noch 2 % andere Mineralstoffe und Spurenelemente.

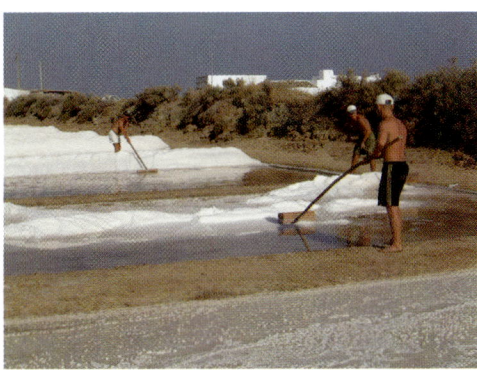

Abb. 7.1 Aufbereitung von Meersalz

Jodiertes Speisesalz

Jodiertes Speisesalz ist Kochsalz, dem der Mineralstoff Jod in einer Menge von 15–25 mg/kg Salz zugesetzt wird. Jod wird benötigt als Bestandteil der Schilddrüsenhormone.

Fluoridiertes und folsäureangereichertes Speisesalz ist ebenfalls erhältlich und empfehlenswert.

Kräuter- und Gewürzsalz

Dabei handelt es sich um normales Speisesalz mit einer Beimischung von etwa 60 % Kräutern und Gewürzen. Es ist ungeeignet für die salzreduzierte Kost.

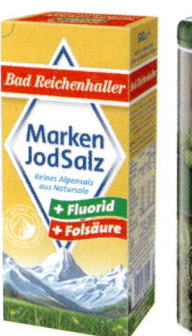 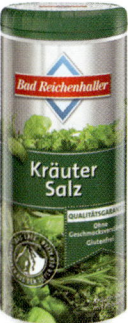 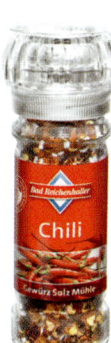

Abb. 7.2 Speisesalz mit Zusätzen

Gewürzzubereitungen bestehen zu etwa 60 % aus Gewürzen, können aber zusätzlich einen erheblichen Teil an Kochsalz aufweisen. Kochsalz ist bis zu einem Gehalt von 5 % nicht deklarationspflichtig.

Kochsalzersatzmittel

Bei Kochsalzersatzmitteln wird das Natrium durch den Mineralstoff Kalium ersetzt. Der Geschmack unterscheidet sich ebenfalls von herkömmlichem Salz. Sie werden bei natriumreduzierten Diäten verwendet.

7.3 Calcium

7.3.1 Funktionen

Im Körper eines erwachsenen Menschen befindet sich etwa 1 kg Calcium. Davon liegen 99 % in den Knochen und Zähnen in Form von Calciumhydroxylapatit $Ca_{10}(OH)_2(PO_4)_6$ vor, das dem Hartgewebe seine enorme Festigkeit verleiht.

Das verbleibende Prozent Calcium verteilt sich auf das Blutserum und die Extrazellulärflüssigkeit mit 10 mg/dl und den Intrazellulärraum mit 0,004 mg/dl.

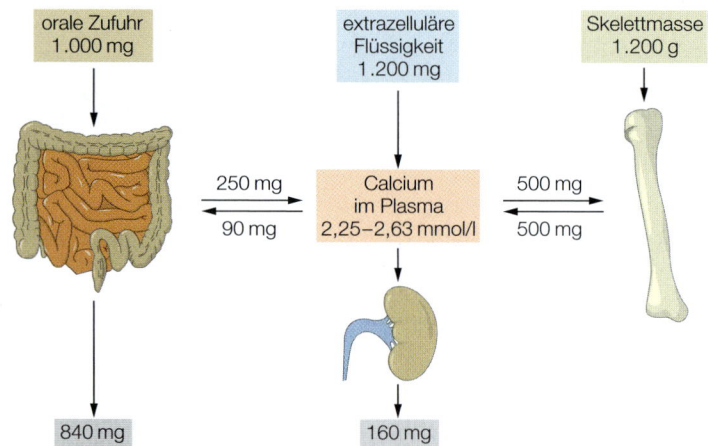

Abb. 7.3 Calciumbilanz

Das im Skelett gebundene Calcium dient dem Körper auch als Speicher, aus dem bei Bedarf Calcium ins Blutserum freigesetzt werden kann.

Calcium hat innerhalb der Zellen eine Reihe von wichtigen Funktionen:
- Signalmolekül bei der Muskelkontraktion
- Reizübertragung im Nervensystem
- Sekretion von Insulin aus den β-Zellen des Pankreas
- Aktivierung des Blutgerinnungssystems
- Stabilisierung der Zellmembran
- Cofaktor einiger Enzyme

Um eine reibungslose Funktion der intrazellulären Aufgaben des Calciums zu gewährleisten, muss die extrazelluläre Calciumkonzentration in engen Grenzen von 2,2–2,6 mmol/l konstant gehalten werden (Homöostase). Dies wird über mehrere Hormonsysteme reguliert.

Bei Abfall der Calciumkonzentration im Serum schüttet die Nebenschilddrüse **Parathormon (PTH)** aus. Dies löst im Wesentlichen drei Reaktionen aus:

1. Die Niere wandelt verstärkt 25-Hydroxycalciferol in 1,25-Dihydroxycholecalciferol um, was die Darmschleimhaut dazu veranlasst, das calciumbindende Protein Calbindin zu produzieren, und die Calciumabsorption aus dem Dünndarm steigert.
2. 1,25-Dihydroxycholecalciferol und PTH stimulieren die Bildung und Aktivität der Osteoklasten, was zu einer Freisetzung von Calcium und Phosphat aus dem Skelett führt.
3. Die Rückresorption von Calcium in den Nieren wird verstärkt.

Gemeinsam halten diese drei Prozesse die Calciumhomöostase aufrecht.

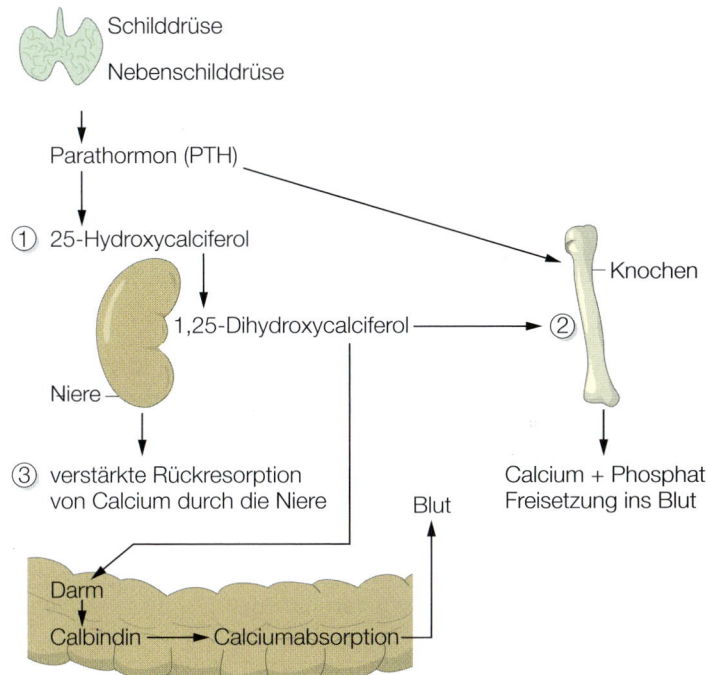

Abb. 7.4 Reaktionen bei Abfall der Calciumkonzentration im Blut

Umgekehrt wird bei einem Anstieg der Calciumkonzentration das Hormon Calcitonin von der Schilddrüse ausgeschüttet. Calcitonin senkt den Calciumspiegel
- durch eine verminderte Rückresorption in den Nieren,
- durch eine östrogengesteuerte Einlagerung von Calcium in die Knochen.

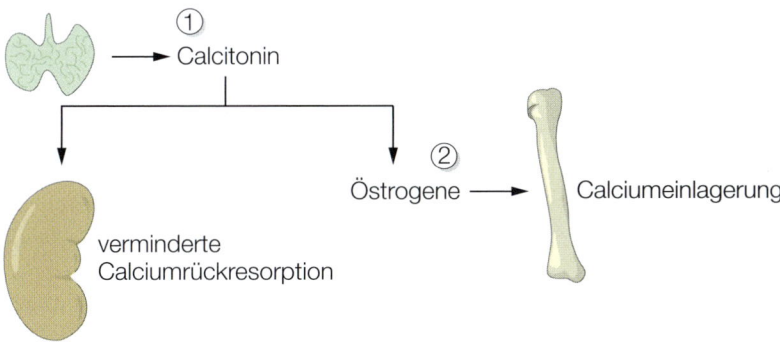

Abb. 7.5 Reaktionen beim Anstieg der Calciumkonzentrationen im Blut

Eine ausreichende Versorgung mit Calcium hat einen positiven Einfluss auf den Blutdruck und schützt wahrscheinlich vor Dickdarmtumoren.

7.3.2 Bedarf

Die DGE gibt den täglichen **Bedarf an Calcium mit 1.000 mg** (E) an. Dabei ist eine durchschnittliche Calciumresorption von 40 % berücksichtigt.

Nicht energieliefernde Nährstoffe

7.3.3 Resorption und Bioverfügbarkeit

Die Calciumresorption wird von zahlreichen Faktoren beeinflusst. Zunächst ist der Calciumbestand des Körpers ein wichtiger Regulator der Resorption. Bei guter Versorgung wird wenig Calcium resorbiert, bei schlechter Versorgung wird die Resorption erhöht. Calcium wird dosisabhängig zu 15–75 % resorbiert. Weiter spielt natürlich der Vitamin-D-Status des Organismus eine entscheidende Rolle, da die Prozesse der Calciumhomöostase eng an den Vitamin-D-Status gebunden sind.

Die Bioverfügbarkeit aus pflanzlichen Lebensmitteln liegt bei nur 5 %, die aus Milch und Milchprodukten liegt bei rund 40 %. Aus Mineralwässern wird Calcium wahrscheinlich sehr gut resorbiert; aus calciumangereicherten Fruchtsäften am besten, wenn es sich um Calcium-Citrat-Malat handelt.

Tab. 7.3 Hemmende und fördernde Einflüsse auf die Calciumresorption

Hemmende Einflüsse	Fördernde Einflüsse
Oxalat: Rhabarber, Tomaten, Kakao	Glukose, Laktose nach Spaltung
Fettsäuren	Schwefelhaltige Aminosäuren
Phytat: Vollkorngetreide	Citronensäure, Milchsäure, Malat
Tannine: Schwarztee	Östrogene
	Glukokortikoide
	Thyroxin
Zunehmendes Alter	Schwangerschaft, Stillzeit
	Casein

7.3.4 Vorkommen in Lebensmitteln

Den höchsten Calciumgehalt weisen Milch und Milchprodukte auf, dazu auf der Seite der pflanzlichen Lebensmittel Brokkoli und Nüsse. Einige Mineralwässer enthalten bis zu 600 mg Calcium pro Liter.

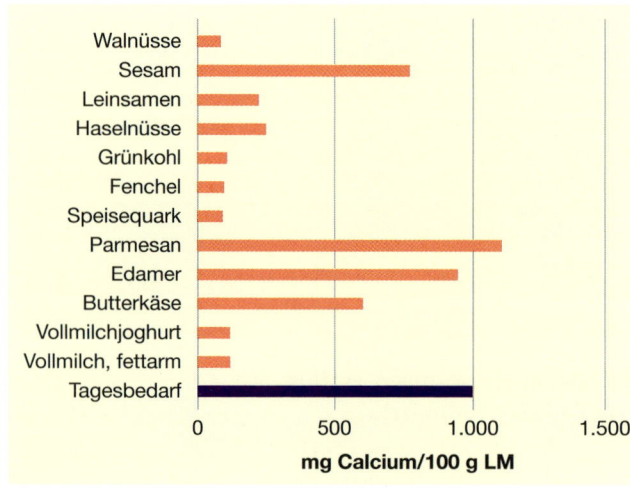

Abb. 7.6 Calciumgehalt von Lebensmitteln

Tab. 7.4 Calciumgehalt ausgewählter Lebensmittel

100 g Lebensmittel	Calciumgehalt in mg
Vollmilch, fettarme Milch	120
Vollmilchjoghurt	120
Butterkäse, 50 % Fett i. Tr.	750
Edamer, 40 % Fett i. Tr.	960
Parmesankäse	1.120
Speisequark, mager	90
Fenchel	100
Grünkohl	108
Haselnuss, ohne Schale	250
Leinsamen	230
Sesam	785
Walnuss	85

Vgl. Hartmut Fröleke: Kleine Nährwerttabelle der DGE, 43. Auflage, Neustadt/Weinst., Umschau, 2005

7.3.5 Mangelerscheinungen und gefährdete Personengruppen

Calciummangel ist in allen Bevölkerungsgruppen präsent. Das liegt hauptsächlich an der zu niedrigen Aufnahme, die durchschnittlich bei nur 650–900 mg/Tag liegt.

Bis zum 25. Lebensjahr, ganz besonders aber in der Kindheit und Jugend, wenn das Skelett wächst, wird die Knochenmasse bis zu ihrem genetisch determinierten Spitzenwert (peak bone mass) aufgebaut. In diesen Jahren ist eine optimale Calciumzufuhr notwendig, da über diesen Zeitraum hinaus keine Knochenmasse mehr aufgebaut werden kann. Ab dem 35. Lebensjahr überwiegt der Knochenabbau. Je mehr Knochen unter Calciumeinfluss aufgebaut wurden, desto später macht sich der altersbedingte Knochenabbau bemerkbar.

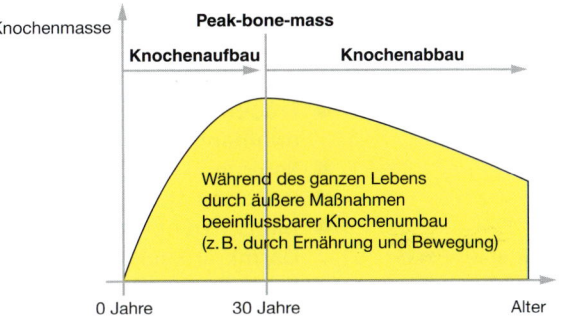

Abb. 7.7 Knochenauf- und -abbau

Nach neuesten Untersuchungen ist das Verhältnis von Phosphat und Calcium in der Ernährung für den Knochenauf- und -abbau nicht entscheidend, sondern allein die ausreichende Zufuhr an Calcium.

Da das Knochenskelett eine fast unerschöpfliche Quelle für Calcium ist, kommt es erst sehr spät zu Mangelerscheinungen. Die typische langfristige Calciumunterversorgung endet in einer **Osteoporose**, einer Krankheit, bei der so viel Knochenmasse abgebaut wurde, dass der Knochen brüchig wird. Besonders betroffen sind davon der Oberschenkelhalsknochen und die Wirbelkörper. Durch die Brüche der Wirbelkörper kommt es zum Zusammenfallen der Wirbelsäule mit Bildung eines Rundrückens. Dies ist sehr schmerzhaft. Die Osteoporose ist die bei uns am weitesten verbreitete Skeletterkrankung, bei den über 75-Jährigen ist die Hälfte davon betroffen.

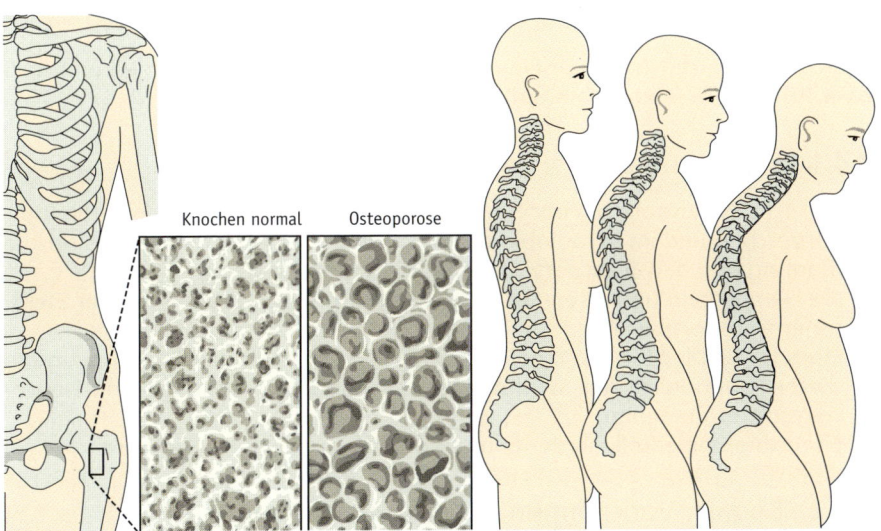

Abb. 7.8 Knochenveränderungen durch Osteoporose

Gefährdet, an einer Osteoporose zu erkranken, sind:
- Personen, die in der Kindheit und Jugend zu wenig Calcium aufgenommen haben
- Schwangere und Stillende und Frauen nach der Menopause, die ihren Calcium-Bedarf nicht ausreichend decken
- Personen mit Bewegungsmangel, da Calcium nur eingebaut wird, wenn auf die Knochen eine Kraft ausgeübt wird
- Frauen mit zahlreichen Schwangerschaften
- Frauen mit frühem Ausbleiben der Menstruation aufgrund eines Östrogenmangels
- Senioren
- Personen mit hohem Genussmittelkonsum
- Menschen mit Laktoseintoleranz, Kuhmilchallergie, chronisch entzündlichen Darmkrankheiten, Lebererkrankungen, rheumatischen Erkrankungen, Hypoparathyreoidismus

Hypoparathyreoidismus = verminderte Produktion von Parathormon durch die Nebenschilddrüse

7.3.6 Supplemente: Ja oder nein?

Nur mit einer bewussten Ernährung ist es möglich, die täglich notwendige Menge an Calcium aufzunehmen. Es hat sich daher als positiv erwiesen, gefährdete Personen, wie z. B. Menschen mit einer Kuhmilchallergie, mit Calciumsupplementen zu versorgen. Die Verfügbarkeit von Calcium aus Tabletten ist allerdings nicht so gut wie aus Lebensmitteln, das hängt hauptsächlich mit der verwendeten Calciumverbindung zusammen.
Geeignet sind:
- Calciumangereicherte Fruchtsäfte, die die Verbindung Calcium-Citrat-Malat enthalten,
- Brausetabletten, die sinnvollerweise gleichzeitig Vitamin D enthalten und vom Arzt verordnet werden müssen.

7.4 Eisen

Eisen ist das häufigste Spurenelement im menschlichen Körper und kommt zu zwei Dritteln in Hämoglobin und Myoglobin vor.

7.4.1 Funktionen

- Fe^{2+} ist das Zentralatom der Hämgruppe im Hämoglobin in den roten Blutkörperchen und im Myoglobin des Muskels. In beiden Formen ist es für die Bindung und den Transport von Sauerstoff zuständig.
- Als Hämprotein und Eisen-Schwefel-Protein ist Eisen Bestandteil der Elektronentransportkette und somit wichtig im Energiestoffwechsel.
- Eisen ist Bestandteil von oxidierenden und reduzierenden Enzymen und in dieser Funktion an der Synthese von Eicosanoiden, Kollagen und Neurotransmittern beteiligt.
- Eisen spielt eine Rolle in der Immunabwehr und der DNS-Synthese.

7.4.2 Bedarf, Vorkommen in Lebensmitteln und Bioverfügbarkeit

Der **Eisenbedarf** liegt für **Frauen bei 15 mg**, für **Männer bei 10 mg** täglich. Eisen ist in Lebensmitteln weit verbreitet, allerdings in relativ geringen Mengen.

Tab. 7.5 Eisengehalt ausgewählter Lebensmittel

100 g Lebensmittel	Eisengehalt in mg
Rindfleisch, mager	2,2
Schweineleber	15,8
Leberwurst, fettarm	7,3
Truthahn	1,2
Matjeshering	1,3
1 Hühnerei	1,0
Haferflocken	4,6
Weizenkeime	8,0
Weizenmehl, Type 405	1,5
Weizenmehl, Type 1700	2,9
Fenchelknolle	2,5
Kürbiskerne	12,5
Sesam	10
Haselnuss, ohne Schale	3,8

Vgl. Hartmut Fröleke: Kleine Nährwerttabelle der DGE, 43. Auflage, Neustadt/Weinst., Umschau, 2005

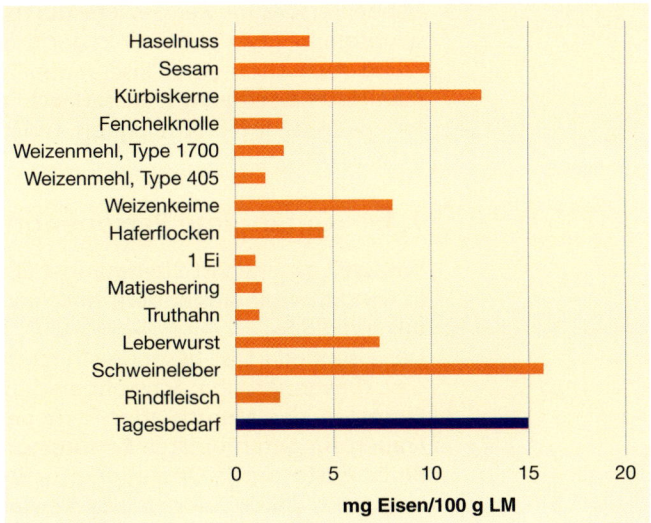

Abb. 7.9 Eisengehalt von Lebensmitteln

Aus Lebensmitteln tierischer Herkunft wird Eisen zu 10–25 % resorbiert, aus Lebensmitteln pflanzlicher Herkunft zu 3–8 %. Die Verfügbarkeit hängt davon ab, ob es sich um Hämeisen (gut resorbierbar, zweiwertig) oder anorganisches Eisen (schlecht resorbierbar, meist dreiwertig) handelt, sowie von anderen Nahrungsfaktoren, die die Resorption negativ oder positiv beeinflussen.
In einer gemischten Kost ist Eisen zu 10–15 % verfügbar.

Tab. 7.6 Hemmende und fördernde Einflüsse auf die Eisenresorption

Hemmende Einflüsse	Fördernde Einflüsse
Ballaststoffe	Ascorbinsäure
Hohe Calciummengen, z. B. Calciumsupplemente in Tablettenform	Organische Säuren
Hohe Phosphatmengen	Fleisch, Fisch
Oxalsäure, z. B. Rhabarber, Tomaten	
Gerbsäuren, z. B. in Schwarztee	
Polyphenole, z. B. in Rotwein	
Phytat, z. B. in Vollkorngetreide	
Salicylate	
Sojaprotein	

7.4.3 Mangelerscheinungen

Bei einer über einen längeren Zeitraum bestehenden unzureichenden Eisenaufnahme oder bei großen Verlusten, z. B. durch Blutungen, erhöht der Organismus zunächst die Resorption und das Recycling. Ist dies nicht ausreichend, dann werden die Eisenspeicher entleert. In dieser Zeit zeigen sich noch keine Mangelerscheinungen. Erst danach kommt es zu einer verringerten Bildung der roten Blutkörperchen, die dazu noch sehr klein sind: die Eisenmangelanämie

(= hypochrome, mikrozytäre Anämie). In diesem Stadium kommt es zu einer Minderversorgung der Gewebe durch Sauerstoff und zu den ersten Krankheitssymptomen. Erst danach sinkt auch die Aktivität der eisenhaltigen Enzyme.

Frühe Anzeichen eines Eisenmangels sind Kopfschmerz und Schwindel. Ein manifester Eisenmangel äußert sich in: Müdigkeit, Erschöpfung, Einrissen der Mundwinkel, Infektanfälligkeit, trockener Haut, Störungen von Haar- und Nagelwachstum.

7.4.4 Gefährdete Personengruppen

Weltweit gesehen ist Eisenmangel eine der häufigsten Mangelerscheinungen. In den Entwicklungsländern sind davon 36 % der Bevölkerung betroffen, bei uns nur 0,6 %.

Der Eisenbedarf ist besonders hoch in Phasen des Wachstums und damit der Gewebevermehrung: Schwangerschaft, Stillzeit, frühe Kindheit, Pubertät. Mit Einsetzen der Menstruation tritt eine Eisenverlustquelle auf, sodass junge Frauen zur gefährdetsten Personengruppe zählen.

Blutverluste durch Operationen, chronische Wunden, Parasiten im Verdauungstrakt, Erkrankungen des Verdauungstraktes und einige Medikamente können ebenfalls zu einem Eisenmangel führen.

Lange Zeit wurden Vegetarier und Veganer (vgl. Exkurs: Alternative Ernährungsformen) als ganz besonders für Eisenmangel anfällig betrachtet. Für Vegetarier konnte dies nicht bestätigt werden. Veganer, die komplett auf Lebensmittel tierischer Herkunft verzichten, nehmen wahrscheinlich mehr Eisen aus pflanzlichen Lebensmitteln auf als Personen, die auch Fleisch verzehren. Das liegt wahrscheinlich an dem hohen Ascorbinsäuregehalt ihrer Kost. Als nicht gesichert gilt jedoch die Versorgung von vegan ernährten Kindern mit Eisen, besonders wenn sie von vegan lebenden Müttern gestillt wurden.

7.4.5 Und zu viel?

Eisenmangel ist ein auch in der Bevölkerung bekanntes Phänomen. Schwangeren Frauen wurden prophylaktisch Eisenpräparate gegeben. Inzwischen gibt es Hinweise darauf, dass eine Eisenüberladung des Organismus zur Bildung freier Radikale führt, was mit einem verstärkten Risiko für Arteriosklerose und Tumorerkrankungen einhergeht.

Schwangerschaftsassoziierter Bluthochdruck ist wechselseitig mit der Höhe des Hämoglobinspiegels verbunden. Die Verminderung der Eisenresorption durch Ballaststoffe scheint ein Schutzmechanismus des Körpers vor einer zu hohen Eisenaufnahme zu sein.

7.5 Jod

7.5.1 Funktionen

Der Körper benötigt Jod in Form der in der Schilddrüse gebildeten Hormone Thyroxin (T_4) und Trijodthyronin (T_3).

T_3 ist in der Lage, an einen T_3-Rezeptor in Promotorregionen der DNS vieler Gewebe zu binden und auf diese Weise die Transkription in Gang zu setzen.

Die daraus resultierende Proteinbiosynthese und Enzymsynthese setzt eine Reihe von Reaktionen in Gang:

- Wachstum und Differenzierung von Geweben. Dies ist von Bedeutung für die Gehirnentwicklung von Feten und Säuglingen, denn sowohl die Dendritenbildung als auch die Myelinisierung der Nervenzellen werden stimuliert.

- Wirkung auf die Mitochondrien: verstärkte Synthese von Proteinen der Atmungskette, Entkopplung der ATP-Synthese vom transmembranären Rückfluss der Protonen. Daraus folgen ein verstärkter Sauerstoffverbrauch und eine Erhöhung des Grundumsatzes und der Körpertemperatur. Es kommt zu einer Stimulation des Kohlenhydratstoffwechsels und der Lipolyse.
- Vermehrte Expression von β-adrenergenen Rezeptoren und so Interaktionen mit Catecholaminen.
- Synergismen mit dem Wachstumshormon, was Reifung und Entwicklung von Geweben insbesondere von Knochen beeinflusst.

7.5.2 Regulation des Thyroxinstoffwechsels

Die vielen und unterschiedlichen Wirkungen des T_3 erzwingen eine strenge Regulation des Schilddrüsenstoffwechsels.

Unter Stress oder Kälte wird vom Hypothalamus das Thyreotropin Releasing Hormon (TRH) gebildet, was zur Synthese des Thyreoidea-stimulierenden Hormons (TSH) durch die Hypophyse führt. TSH stimuliert die Schilddrüse zur Bildung von Trijodthyronin (T_3) und Tetrajodthyronin (T_4). Beide Schilddrüsenhormone bremsen ihrerseits im Hypothalamus und der Hypophyse die Freisetzung von TRH bzw. TSH.

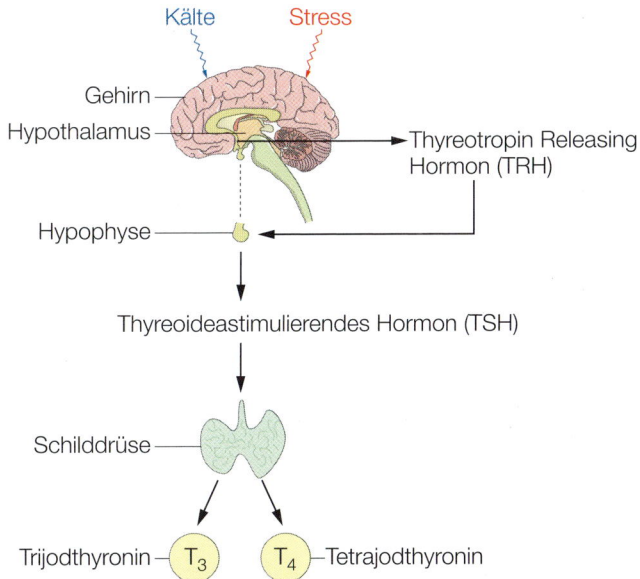

Abb. 7.10 Regulation der Schilddrüsenhormonbildung

7.5.3 Bedarf und Vorkommen in Lebensmitteln

Der **Tagesbedarf** an **Jod** beträgt **150–200 µg (E)**.

Jodid wird aus den Gesteinen der Erde durch Wasser gelöst und gelangt ins Meer. Das Sonnenlicht führt über den Meeren zur Oxidation von Jodid zu Jod, das flüchtig ist und mit dem Regen wieder auf Land- und Wasserflächen abgeregnet wird. Auf diese Weise kommen nur sehr geringe Mengen an Jod in die Böden, weshalb sowohl pflanzliche Lebensmittel als auch tierische Lebensmittel nur extrem geringe Jodmengen aufweisen. Nur Seefisch enthält ausreichende Jodmengen.

Nicht energieliefernde Nährstoffe

Seit 1993 wird bei uns das Speisesalz mit der Menge von 15–25 mg Natriumjodat pro kg Salz angereichert. 5 g jodiertes Speisesalz führen zu einer Aufnahme von 100 µg Jod.

Tab. 7.7 Jodgehalt ausgewählter Lebensmittel

100 g Lebensmittel	Jodidgehalt in mg
Kabeljau	170
Schellfisch	243
Thunfisch in Öl	50

Vgl. Hartmut Fröleke: Kleine Nährwerttabelle der DGE, 43. Auflage, Neustadt/Weinst., Umschau, 2005

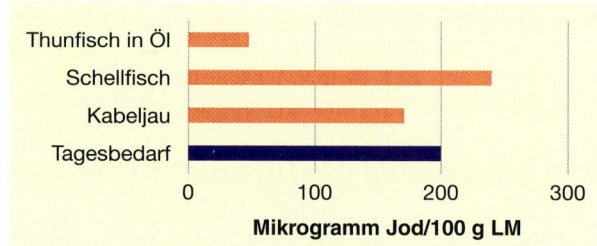

Abb. 7.11 Jodgehalt von Lebensmitteln

7.5.4 Mangelerscheinungen

Die Jodversorgung ist bei uns in allen Bevölkerungsgruppen und Altersstufen sehr schlecht. Mit einer gemischten Kost ohne Jodsalz werden täglich nur etwa 60 µg aufgenommen. Deutschland gilt daher als Jodmangelgebiet. Weltweit sind bis zu 1 Mrd. Menschen von Jodmangel betroffen.

Ungeborene: Jodmangel in der Schwangerschaft führt zu nicht wieder aufholbaren Entwicklungsstörungen des ZNS, der Knochen und Organe beim Ungeborenen. Das voll entwickelte Bild des jodunterversorgten Feten nennt man Kretinismus. Es ist die am weitesten verbreitete, vermeidbare geistige Störung. **Neugeborene**: Jodmangel in der frühen Zeit nach der Geburt hat eine mangelhafte Gehirnreifung zur Folge, die sich im Kindesalter in Form von Lern- und Merkschwierigkeiten äußern kann.

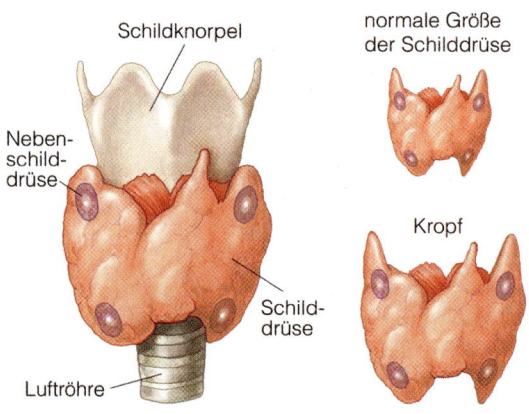

Abb. 7.12 Jodmangelstruma bei einer jungen Frau

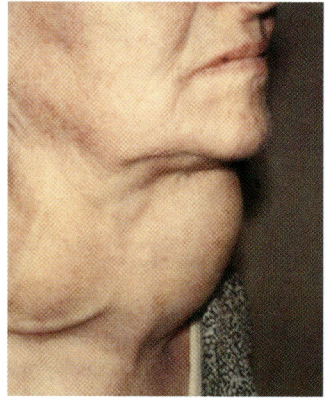

Abb. 7.13 Jodmangelstruma beim Erwachsenen

Kinder und Erwachsene: entwickeln bei Jodmangel eine Struma (Kropf), hierbei handelt es sich um ein extrem vergrößertes Schilddrüsengewebe. Die Schilddrüse versucht, durch Wachstum die mangelhafte T_3-Produktion auszugleichen.

In Deutschland sind 40 % der Bevölkerung von einer Struma betroffen. Dieser Zustand ist durch Jodgaben nicht umkehrbar.

Zum Problem kann eine Struma werden, wenn sie so groß wird, dass sie die Atemwege einengt. Dann muss sie operativ entfernt werden. Die Strumaoperation ist die in Deutschland am häufigsten durchgeführte Operation.

Wegen der vielfältigen Wirkungen des T_3 im Organismus hat Jodmangel eine Reihe von Veränderungen zur Folge:
- ungewollte Gewichtszunahme
- Obstipation
- Kälteempfindlichkeit
- trockene Haut
- Zyklus- und Fertilitätsstörungen

7.5.5 Gefährdete Personengruppen

Grundsätzlich ist jeder in Deutschland Lebende wegen der oben dargestellten Situation gefährdet, einen Jodmangel auszubilden. Besonders betroffen sind jedoch Schwangere, Stillende und Jugendliche zwischen elf und 18 Jahren.

7.6 Überblick

Die in der Tabelle zusammengefassten Spurenelemente zeichnen sich dadurch aus, dass sie Bestandteile von Enzymen sind. Für ihren Bedarf liegen nur Schätzwerte vor. Über Mangelerscheinungen ist wenig bekannt.

Tab. 7.8 Überblick Spurenelemente

	Bedarf	Vorkommen in Lebensmitteln	Funktionen	Mangelerscheinungen
Magnesium	300–400 mg	alle grünen Gemüse, Vollkornprodukte, Hülsenfrüchte, Nüsse	Aktivierung und Bestandteil von Enzymsystemen, wichtigstes intrazelluläres Kation	nervöse Störungen, Unruhe, Schwindel, neuromuskuläre Übererregbarkeit, Kontraktion der Blutgefäße → Herzrhythmusstörungen und Durchblutungsstörungen
Zink	7,0–10 mg (E)	Fleisch, Eier, Milch, Käse, Vollkornprodukte	Bestandteil von Proteinen, Aktivator von Enzymen, Transkriptionsfaktor	Wachstumsverzögerungen, Appetitlosigkeit, Hautentzündungen, beeinträchtigtes Geschmacksempfinden, Infektabwehr und Wundheilung. Betroffen sind in erster Linie Alkoholiker
Selen	60–70 µg (S)	Fleisch, Fisch, Eier, Linsen, Spargel	Bestandteil antioxidativer Enzyme, fördert den Aufbau von Schilddrüsenhormonen	Mangel tritt selten auf, führt zu Störungen der Herz- und Muskelfunktion
Kupfer	1,0–1,5 mg (S)	Getreideprodukte, Leber, Fisch, Schalentiere, Nüsse, Kakao, Schwarztee, Kaffee, grüne Gemüsesorten	Bestandteil von Oxidasen, die Elastin und Kollagen im Bindegewebe vernetzen, Bildung von Phospholipiden, Neurotransmittern und Melatonin, Beteiligung am Eisenstoffwechsel	Anämie, erhöhte Knochenbrüchigkeit
Mangan	2,0–2,5 mg (S)	Schwarztee, Lauch, Kopfsalat, Spinat, Erdbeeren, Haferflocken	Bestandteil von Enzymen des Citratcyclus, der Glucogenese, des Harnstoffzyklus, von antioxidativen Enzymen und bindegewebsbildenden Enzymen	Mangel ist äußerst selten
Chrom	30–100 µg (S)	Fleisch, Leber, Eier, Haferflocken, Tomaten, Kopfsalat, Kakao, Pilze	Glukosetoleranzfaktor, Verstärkung der Insulinwirkung	Störungen des Kohlenhydratstoffwechsels, wichtig für Diabetiker
Molybdän	50–100 µg (S)	Hülsenfrüchte, Getreide	Bestandteil von Oxidasen	Mangel wurde nur unter künstlicher Ernährung beobachtet
Fluorid	2,9–3,8 mg (R)	Schwarztee, Seefische	Festigt die Knochenstruktur, härtet den Zahnschmelz, beugt Karies vor	Mangel verhindert im Kindesalter eine ausreichende Zahnhärte, Zähne werden kariesanfällig

Vgl. DGE, ÖSG, SGE: Referenzwerte für die Nährstoffzufuhr, D-A-CH, Bonn, 2. Auflage, 2015

7.7 Wasser

Wasser ist die lebenswichtigste Substanz, die dem Menschen zugeführt werden muss. Ohne Wasser kann der Organismus etwa eine Woche überleben. Ohne Nahrung überlebt ein Mensch – je nach vorhandenen Fettreserven – mehrere Monate.

7.7.1 Der Wassergehalt des Organismus

Im lebenden Organismus ist Wasser der größte und wichtigste Bestandteil. Im Laufe des Lebens ändert sich der Wassergehalt des menschlichen Körpers, er nimmt immer weiter ab.
Der Wasserbestand des menschlichen Körpers beträgt in % des Körpergewichtes bei:

- Neugeborenen   70–80 %
- Erwachsenen   60 %
- über 60-Jährigen   50–60 %
- über 85-Jährigen   45–50 %

Der Rückgang des Wasserbestandes des Körpers hängt mit der Zunahme des Fettgewebes und der Abnahme der fettfreien Körpermasse (lean body mass) mit fortschreitendem Alter zusammen. Fettgewebe hat einen durchschnittlichen Wassergehalt von 0,2 %, andere Gewebe dagegen von 0,73 %.

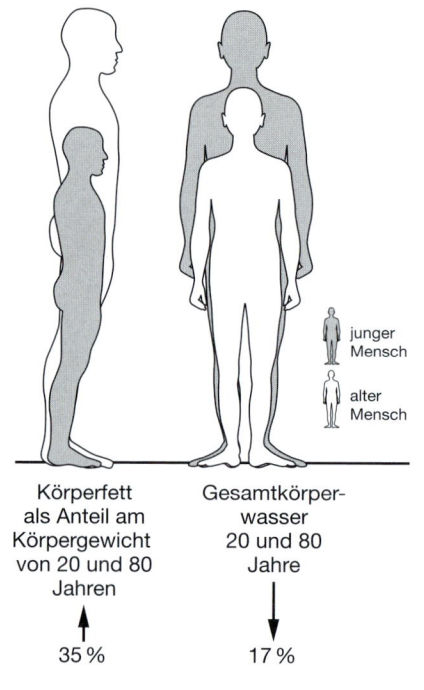

Körperfett als Anteil am Körpergewicht von 20 und 80 Jahren
↑ 35 %

Gesamtkörperwasser 20 und 80 Jahre
↓ 17 %

Gesamtkörperwasser mit 20 Jahren und mit 80 Jahren

Abb. 7.14 Verteilung von Wasser und fettfreier Körpermasse in Abhängigkeit vom Alter

7.7.2 Verteilung des Wassers im Organismus

Das Gesamtkörperwasser setzt sich zusammen aus:

- Liquor = Gehirnflüssigkeit

2/3 im Intrazellulärraum
- Muskeln
- Skelett
- Organe
- Fettgewebe

Hoher Gehalt an Natriumionen
Niedriger Gehalt an Kaliumionen

1/3 im Extrazellulärraum
- Zwischenzellraum
- Blut, Liquor, Lymphe
- Magen- und Gallensaft
- Urin

Hoher Gehalt an Kaliumionen
Niedriger Gehalt an Natriumionen

Die Zellmembran ist die Grenzfläche zwischen Intra- und Extrazellulärraum. Mittels Osmose, Diffusion und aktivem Ionentransport werden die Ionengradienten an der Zellmembran aufrechterhalten.

7.7.3 Wasserbilanz

Unter normalen Bedingungen hat der Körper eine ausgeglichene Wasserbilanz, d. h., die Menge an Wasser, die über Nieren, Lunge und Haut ausgeschieden wird, entspricht in etwa der Menge an Wasser, die aufgenommen und im Stoffwechsel gebildet wird. Für eine reibungslose Funktion aller Körpervorgänge ist langfristig immer eine ausgeglichene Wasserbilanz notwendig.

Tab. 7.9 Ausgeglichene Wasserbilanz

Aufnahme und Produktion	Innerhalb von 24 Stunden in ml	Abgabe unter normalen Bedingungen	Innerhalb von 24 Stunden in ml
Getränke	1.440	Lunge	500
Speisen	875	Haut	550
Oxidationswasser	335	Niere	1.440
		Stuhl	160
Gesamt	2.650	Gesamt	2.650

Was ist Oxidationswasser?

Bei der Oxidation der Nährstoffe wird Wasser frei. Die Reaktion von H_2 und O_2 zu H_2O setzt sehr viel Energie frei, welche in ATP umgewandelt wird. Bei der Oxidation im Körper werden freigesetzt für
- 100 g Glukose → 60 ml Wasser
- 100 g Protein → 40 ml Wasser
- 100 g Fett → 110 ml Wasser

Bei einer gemischten Kost entsprechend der empfohlenen Nährwertrelation entstehen täglich etwa 300 ml Oxidationswasser.

7.7.4 Funktionen des Wassers im Organismus

Wasser hat viele unterschiedliche Funktionen. Es dient als/zur:

- Zellbaustein jeder Zelle
- Transportmittel für aufgenommene Nährstoffe
- Transportmittel für auszuscheidende Stoffe
- Lösungsmittel für Salze und Mineralstoffe
- Lösungsmittel für Sauerstoff und Kohlendioxid im Blut
- Harnbildung
- Wärmeregulation durch Schwitzen

7.7.5 Regulation des Wasserhaushalts

Wie erwähnt, ist eine ausgeglichene Wasserbilanz wichtig. Dies wird durch zwei verschiedene Regulationssysteme erreicht:

Flüssigkeitsregulation ohne die Niere

- Bei erhöhtem Flüssigkeitsgehalt des Körpers wird über **Haut** und **Lunge** Flüssigkeit abgegeben, bis die Regulation über die Niere einsetzt.
- Bei hoher Flüssigkeitsaufnahme nimmt die **Leber** viel Flüssigkeit auf und gibt dafür Elektrolyte ab, sodass im Blut keine rasche Osmolaritätsänderung stattfindet.

- Bei erhöhtem Flüssigkeitsgehalt des Körpers steigt der hydrostatische Druck in den Blutgefäßen. Dadurch wird Wasser in den Zwischenzellraum des **Bindegewebes** gedrückt.

Flüssigkeitsregulation über die Niere

Das Antidiuretische Hormon

- **Abnahme des Blutvolumens**: In den Blutgefäßen sind Dehnungsrezeptoren angebracht, die eine Änderung des Blutvolumens registrieren und an das Gehirn melden. Wird ein geringeres Blutvolumen festgestellt, so wird vom Hypophysenhinterlappen das Hormon ADH (= Antidiuretisches Hormon = Vasopressin) freigesetzt. Dieses Hormon hemmt die Wasserausscheidung über die Niere mittels einer verstärkten Rückresorption. Eine hohe Flüssigkeitsaufnahme hemmt die ADH-Ausschüttung.
- **Zunahme der Osmolarität des Blutes**: Bei einer ansteigenden Osmolarität des Blutes wird ebenfalls ADH ausgeschüttet und auf diese Weise die Wasserausscheidung und somit die Osmolaritätszunahme gebremst. Abfall der Blutosmolarität hemmt die ADH-Ausschüttung.

① **Blutvolumenabnahme**

Blut → Gehirn → ADH → Niere
Die Wasserausscheidung wird gehemmt

② **Osmolaritätszunahme**

Blut → Gehirn → ADH → Niere
Die Wasserausscheidung wird gehemmt

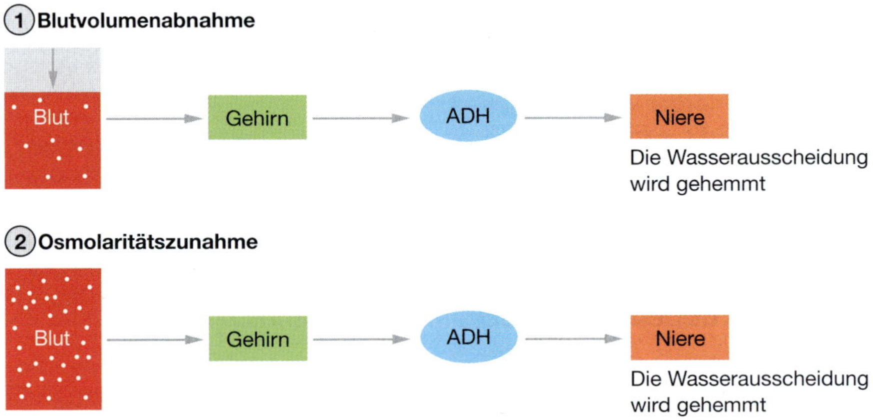

Abb. 7.15 Wirkung des antidiuretischen Hormons

Das Renin-Angiotensin-Aldosteron-System

Das Renin-Angiotensin-Aldosteron-System tritt in Aktion bei
- Blutdruckabfall,
- Verringerung der Osmolarität des Blutes,
- Abfall des Plasmavolumens.

Diese Umstände führen zu einer Freisetzung von Renin durch die Niere. Renin spaltet in der Leber von Angiotensinogen Angiotensin I ab. Angiotensin I wird durch ein Enzym zum Angiotensin II umgewandelt, was zu einer Gefäßverengung und zur Ausschüttung von Aldosteron aus der Nebennierenrinde führt. Aldosteron hat folgende Wirkungen:
- Natriumrückresorption,
- Kaliumausscheidung

und bewirkt auf diese Weise eine Erhöhung der extrazellulären Flüssigkeit.

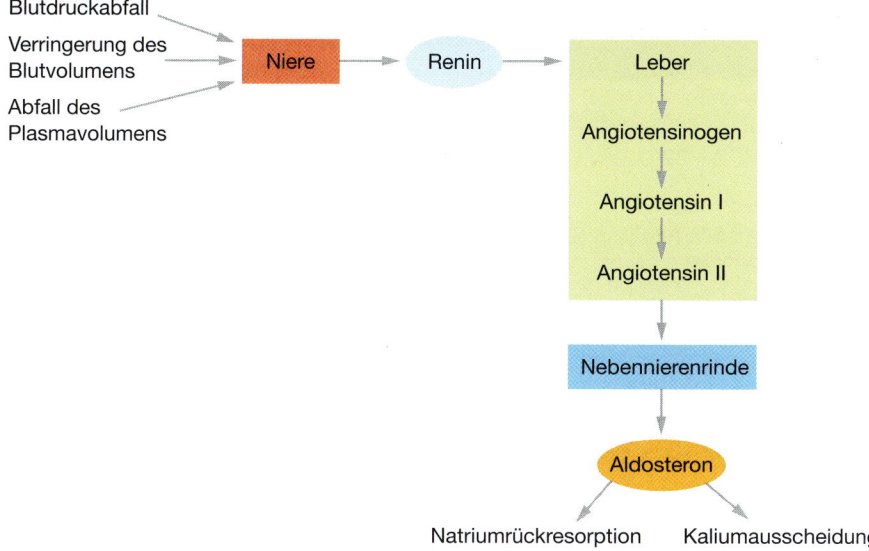

Abb. 7.16 Das Renin-Angiotensin-Aldosteron-System

Ein Durstgefühl entsteht, wenn der menschliche Organismus mehr als 0,5 % seines Gewichtes an Wasser verliert. Dies nennt man die Durstschwelle.
Ein Wasserverlust von 10 % des Körpergewichtes erzeugt bereits schwere Krankheitserscheinungen wie Bluteindickung, Kreislaufversagen und Verwirrtheit. Ein Wasserdefizit von 15–20 % ist tödlich.

7.7.6 Der Wasserbedarf

Unter normalen Umständen benötigt der Körper eines gesunden Erwachsenen pro Tag etwa:

> 30–40 ml Wasser/kg Körpergewicht

Tab. 7.10 Empfehlenswerte Wasserzufuhr in verschiedenen Altersstufen

Alter	Wasserzufuhr durch Getränke und feste Nahrung in ml/kg und Tag
Säuglinge	
0 bis unter 4 Monate	130
4 bis unter 12 Monate	110
Kinder	
1 bis unter 4 Jahre	95
4 bis unter 7 Jahre	75
7 bis unter 10 Jahre	60
10 bis unter 13 Jahre	50
13 bis unter 15 Jahre	40

Alter	Wasserzufuhr durch Getränke und feste Nahrung in ml/kg und Tag
Jugendliche und Erwachsene 15 bis unter 19 Jahre 19 bis unter 25 Jahre 25 bis unter 51 Jahre 51 bis unter 65 Jahre 65 Jahre und älter	 40 35 35 30 30
Schwangere	35
Stillende	45

Der Wasserbedarf ist von verschiedenen Faktoren abhängig und kann daher auch schwanken. Der Wasserbedarf wird beeinflusst durch:

- das Klima,
- Art und Dauer der körperlichen Betätigung,
- Erkrankungen, die mit großem Wasserverlust verbunden sind, wie Durchfall, Erbrechen, Fieber,
- Kohlenhydrate: 1 g Kohlenhydrate binden im Körper 2,7 g Wasser,
- Salz: 1 g NaCl bindet im Körper 80–100 ml Wasser, d. h., zur Ausscheidung von 1 g NaCl sind 80–100 ml Wasser notwendig,
- Proteine: bei hohem Proteinkonsum wird mehr Wasser zur Harnstoffausscheidung benötigt.

Wie groß muss die tägliche Trinkmenge sein?

Der tägliche Wasserbedarf wird zunächst mithilfe der in der Tabelle angegebenen Bedarfszahlen berechnet. Etwa 900 ml Wasser werden über die Speisen aufgenommen, 300 ml fallen als Oxidationswasser an. Die tägliche Trinkmenge ergibt sich also aus dem errechneten Wasserbedarf abzüglich 1.200 ml. Dies gilt natürlich nur, wenn ausreichend gegessen wird.

> **Trinkmenge** = maximaler Wasserbedarf – 1.200 ml

• **Kalium** – Bei einer **Acidose** nehmen Zellen vermehrt Protonen auf und geben Kalium ans Blut ab. Es kommt zur **Hyperkaliämie**. Bei einer **Alkalose** geben Zellen im Austausch für Kalium Protonen ab. Es kommt zur **Hypokaliämie**.

7.8 Säure-Base-Haushalt

Der normale pH-Wert des Blutes liegt zwischen 7,35 und 7,45. Eine Abweichung unter diesen Wert, Richtung sauer, bezeichnet man als **Acidose**, eine Abweichung nach oben, Richtung alkalisch, als **Alkalose**.

Eine Veränderung des pH-Werts hat große Auswirkungen auf die Stoffwechselabläufe des Körpers. Es kommt zu Flüssigkeits- und Elektrolytverschiebungen (v. a. bei Kalium, Calcium und Chlorid), Störungen des Membrantransportes durch Änderung der Durchlässigkeit der Zellmembranen, Eiweiße denaturieren und Enzyme werden unwirksam. Da Säuren und Basen auch als Katalysatoren

7.8.1 Säure-Base-Belastung des Körpers

Verschiedene Faktoren beeinflussen ständig unseren Säure-Base-Haushalt:

- Durch den **oxidativen Abbau der Nährstoffe** entsteht Kohlenstoffdioxid (CO_2). Aufgrund der schlechten Wasserlöslichkeit wird CO_2 überwiegend als Hydrogencarbonat (HCO_3^-) transportiert. Bei der Bildung von HCO_3^- entstehen Protonen. In der Lunge wird wieder CO_2 gebildet und dieses abgeatmet. Bei normaler Lungenfunktion kommt es zu keiner Säureakkumulation.

$$CO_2 + 2\,H_2O \rightleftharpoons H_2CO_3 + H_2O \rightleftharpoons H_3O^+ + HCO_3^-$$

- Beim **Abbau der Aminosäuren** (besonders beim Abbau schwefelhaltiger Aminosäuren wie Methionin und Cystein) entstehen Schwefelsäure und andere organische Säuren. Diese Säuren müssen über die Nieren ausgeschieden werden.

$$SO_2 + 2\,H_2O \rightleftharpoons H_2SO_2 + H_2O \rightleftharpoons HSO_3^- + H_3O^+$$
$$SO_3 + 2\,H_2O \rightleftharpoons H_2SO_4 + H_2O \rightleftharpoons HSO_4^- + H_3O^+$$

- Eine starke Säurebelastung kann bei bestimmten **Stoffwechselsituationen** entstehen. Die unvollständige Verbrennung von Kohlenhydraten unter Sauerstoffmangel liefert Milchsäure (Laktat). Im Hungerstoffwechsel und bei Diabetes mellitus entstehen saure Ketonkörper (u. a. β-Hydroxybuttersäure) aus dem Fettabbau. Überschreitet deren Konzentration die Stoffwechselkapazität der Leber, kommt es zur Acidose.

- Auch mit der **Nahrung** können saure oder basische Äquivalente aufgenommen werden. Basisch wirkende und damit Säure verbrauchende Salze sind z. B. das Carbonat und das Phosphat.

$$CO_3^{2-} + H_2O \rightleftharpoons HCO_3^- + OH^-$$
$$PO_4^{3-} + H_2O \rightleftharpoons HPO_4^{2-} + OH^-$$

Nahrung mit hohem Anteil an Kohlenhydraten, Fetten und/oder Eiweißen und einem geringen Anteil an Salzen wirkt daher eher säuernd (und umgekehrt). Die in Industrieländern übliche Mischkost ist leicht säureüberschüssig. Vegetarische Kost ist leicht basenüberschüssig. Eine rein basenbildende Kost gibt es nicht, da alle Lebensmittel Kohlenhydrate, Fette oder Eiweiße enthalten.

Tab. 7.11 Säure- und basenbildende Kost

Säurebildende Nahrungsmittel	Basenbildende Nahrungsmittel
Eiweißreiche Lebensmittel, z. B. Fleisch, Wurst, Fisch	Gemüse, Obst, Milch
Fette und Öle	
Zucker, Süßigkeiten, Weißbrot	

- **Calcium** – Calcium liegt im Blut nur zu einem geringen Anteil frei vor. Der größere Teil ist an negative Ladungen im Albumin gebunden. Bei einer **Alkalose** nehmen die negativen Ladungen durch Dissoziation der Säuregruppen im Albumin zu. Es wird vermehrt Calcium gebunden und dessen Konzentration sinkt. Es kommt zur **Hypocalcämie**.
- **Chlorid** ändert seine Konzentration gegensinnig zu Hydrogencarbonat. Ein Absinken der Hydrogencarbonat-Konzentration führt zu einem Chloridanstieg, und umgekehrt.
- **Milchsäuregärung** – vgl. Kap. 8.3.1
- **Ketonkörperbildung** – vgl. Kap. 8.4.5

158 Nicht energieliefernde Nährstoffe

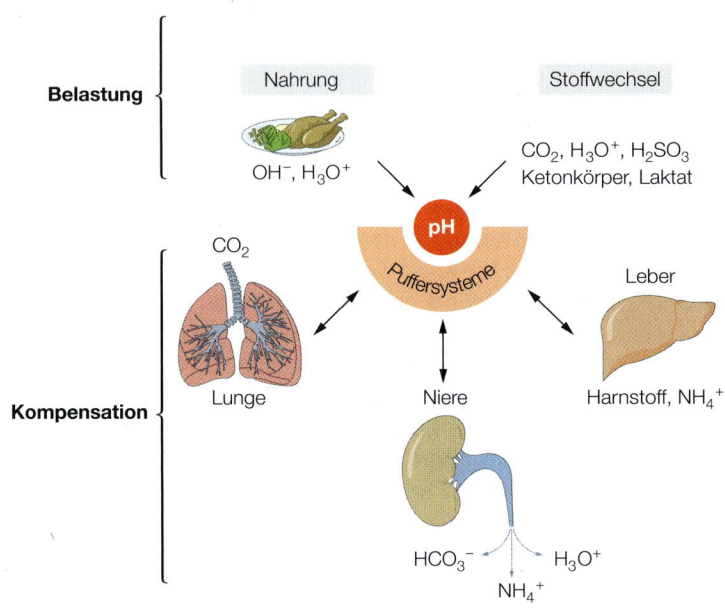

Abb. 7.17 Überblick über den Säure-Base-Haushalt

7.8.2 Puffersysteme

• Funktion eines Puffers – vgl. Kap. 5.1.2

Das Blut verfügt über verschiedene Puffersysteme, die Änderungen in der Protonenkonzentration über weite Bereiche kompensieren und so dafür sorgen, dass der pH-Wert in engen Grenzen gehalten wird.

Ein Stoff oder ein Stoffgemisch, das als Puffer agieren will, muss sowohl die Möglichkeit zur Protonenaufnahme als auch zur Protonenabgabe besitzen. Nur so können zugegebene Protonen (H^+) oder Hydroxidionen (OH^-) neutralisiert werden.

Ein Puffersystem besteht deshalb immer aus einer Puffersäure und einer Pufferbase. Die **Puffersäure** (HA) neutralisiert zugegebene basische Äquivalente (OH^-) durch Abgabe eines Protons.

(I) $HA + OH^- \rightarrow A^- + H_2O$

Das Salz der Puffersäure (A^-), die **Pufferbase**, bindet zugegebene saure Äquivalente und neutralisiert diese.

(II) $A^- + H_3O^+ \rightarrow HA + H_2O$

> Ein Puffersystem besteht aus einer schwachen Säure und dem Salz dieser schwachen Säure. Die Puffersäure neutralisiert zugegebene basische, die Pufferbase zugegebene saure Äquivalente.

Diese Eigenschaft eines Puffersystems kann auch, wie bei den Aminosäuren, in einem einzigen Molekül vereint sein (vgl. Abb. 5.7). Häufiger aber benötigt man dazu eine schwache Säure (z. B. Essigsäure, CH_3COOH, kurz: HAc) und das Salz dieser schwachen Säure (z. B. Acetat, CH_3COO^-, kurz: Ac^-).

Beispiel:
Wirkungsweise eines Essigsäure(HAc)/Acetat(Ac^-)-Puffers
- bei Säurezugabe
  $Ac^- + H_3O^+ \rightarrow HAc + H_2O$
- bei Basenzugabe
  $HAc + OH^- \rightarrow Ac^- + H_2O$

7.8.3 Henderson-Hasselbalch-Gleichung

Werden in einer wässrigen Lösung Protonen zwischen Stoffen ausgetauscht, so verändern sich der pH-Wert und die Konzentrationen von Puffersäure und -base. Mithilfe der Puffergleichung von Henderson und Hasselbalch lässt sich zu jedem beliebigen pH-Wert das Verhältnis von Puffersäure zu Pufferbase berechnen. Umgekehrt kann man berechnen, wie Puffersäure und Pufferbase zu mischen sind, damit man eine Lösung mit entsprechendem pH-Wert erhält.

Zur Herleitung der Henderson-Hasselbalch-Gleichung gehen wir von einem allgemeinen Puffersystem aus:

$HA + H_2O \rightleftharpoons A^- + H_3O^+$

Das Massenwirkungsgesetz zu dieser Reaktionsgleichung lautet:

$$K = \frac{c(A^-) \cdot c(H_3O^+)}{c(HA) \cdot c(H_2O)}$$

Formt man die Gleichung um und logarithmiert, erhält man folgende Gleichung:

$\underbrace{-\lg c(H_3O^+)}_{\text{pH-Wert}} = \underbrace{-\lg K \cdot c(H_2O)}_{pK_s\text{-Wert}} + \lg c(A^-)/c(HA)$

Der Ausdruck „$-\lg c(H_3O_+)$" entspricht dem pH-Wert, der Ausdruck „$-\lg K \cdot c(H_2O)$" dem pK_s-Wert. Damit erhält man folgende vereinfachte Gleichung, die Gleichung von Henderson und Hasselbalch:

pH = pK_s + lg c(A^-)/c(HA)

> **Henderson-Hasselbalch-Gleichung**
>
> $$pH = pK_s + \lg \frac{c(Salz)}{c(Säure)}$$

Die erhaltene Gleichung zeigt, dass der pH-Wert einer Pufferlösung einerseits durch die Säurestärke (pK_s-Wert) der sauren Pufferkomponente und andererseits durch das Konzentrationsverhältnis von Puffersäure zu Pufferbase bestimmt wird. Sinkt die Konzentration der basischen Pufferkomponente, sinkt der pH-Wert (lg c(A^-)/c(HA) wird kleiner). Sinkt die Konzentration der sauren

- **pH-Wert** – zur Herleitung vgl. Band 1, S. 94
- **pK_s-Wert** – zur Herleitung und Bedeutung vgl. Band 1, S. 96
- **Lawrence Joseph Henderson** wurde am 3. Juli 1878 in Lynn, Massachusetts, geboren. Nach seinem Medizinstudium war er an der Harvard-Universität als Professor für Chemie tätig. Seine Untersuchungen zu körpereigenen Puffersystemen führten zur Henderson-Hasselbalch-

Gleichung. Er starb am 10. Februar 1942 in Cambridge.
• **Karl Albert Hasselbalch** wurde am 1. November 1874 in Aastrup, Dänemark, geboren. Er war ein Physiker und Chemiker, besonders widmete er sich der Untersuchung zur pH-Messung im medizinischen Bereich. Im Jahr 1916 schrieb er die Gleichung von Henderson in die logarithmische Schreibweise um. Er starb am 19. September 1962.

Pufferkomponente, steigt der pH-Wert (lg $c(A^-)/c(HA)$ wird größer). Der pH-Wert der Pufferlösung entspricht dem pK_S-Wert der Puffersäure, wenn die Konzentrationen von Puffersäure und Pufferbase gleich groß sind (lg $c(A^-)/c(HA)$ ist gleich Null).

> **Anwendungsbeispiele:**
> (1) Der pH-Wert aus einer Mischung von 0,1 mol Natriumacetat und 0,01 mol Essigsäure (pK_S-Wert = 4,76) berechnet sich damit wie folgt:
> pH = 4,76 + lg (0,1/0,01) = 4,76 + lg (10) = 4,76 + 1 = <u>5,76</u>
>
> (2) Möchte man eine Pufferlösung aus Hydrogenphosphat und Dihydrogenphosphat (pK_S-Wert = 7,21) mit einem pH-Wert von 6,21 herstellen, muss man die beiden Salze wie folgt mischen:
> 6,21 = 7,21 + lg ($HPO_4^{2-}/H_2PO_4^-$) ↔ −1 = lg x ↔ 10^{-1} = x = 1/10
> D. h., die beiden Salze müssen im Verhältnis 1 : 10 gemischt werden.

7.8.4 Pufferungskurven

Mit der Gleichung von Henderson und Hasselbalch lässt sich für jeden beliebigen pH-Wert das prozentuale Verhältnis von Puffersäure zu Pufferbase berechnen (vgl. Beispiel 2 oben). Stellt man das Ergebnis in einer Grafik dar, bei der die x-Achse das Mischungsverhältnis und die y-Achse den pH-Wert abbildet, erhält man sogenannte Pufferungskurven (vgl. Abb. 7.18 und 7.19).

Pufferungskurven einfacher Puffersysteme

Im sauren pH-Bereich liegt nur Puffersäure (z. B. Essigsäure) vor. Mit steigendem pH-Wert nimmt die Konzentration der Puffersäure ab und die der Pufferbase (z. B. Acetat) zu. Die Kurve zeigt bei einem Mischungsverhältnis von 1 : 1 einen Wendepunkt. An diesem Punkt entspricht der pH-Wert der Lösung dem pK_S-Wert der sauren Pufferkomponente. Dies zeigt die Henderson-Hasselbalch-Gleichung:

pH = 4,76 + lg (1/1) = 4,76 + lg 1 = 4,76 + 0 = 4,76.

Steigt der pH-Wert weiter an, liegt bald überwiegend bzw. ausschließlich Pufferbase vor. Die Abb. 7.18 zeigt beispielhaft die Pufferungskurve von Essigsäure.

Die besten Puffereigenschaften zeigt ein Puffersystem dann, wenn sowohl Puffersäure als auch Pufferbase vorliegen und sich der pH-Wert bei Säure- oder Basenzugabe nur geringfügig ändert. Diese Bedingungen werden im Bereich des flachen Kurvenabschnittes um den pK_S-Wert (± 1 Einheit) erfüllt; bei Essigsäure um einem pH-Bereich von 3,76 bis 5,76 (4,76 ± 1). Darüber und darunter geht die Kurve in den steilen Abschnitt über, wo sich der pH-Wert bei Säure- oder Basenbelastung sehr schnell ändert.

Säure-Base-Haushalt

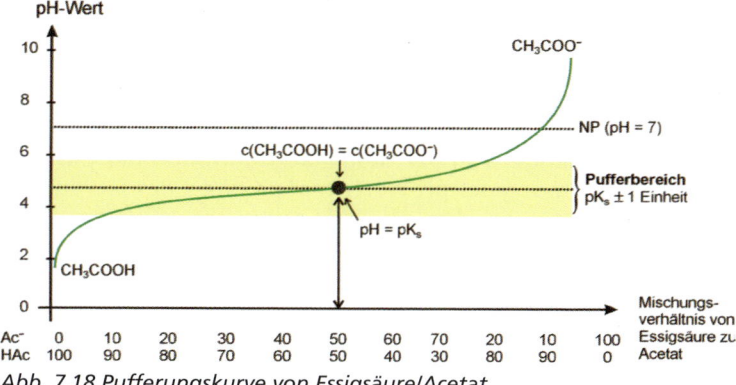

Abb. 7.18 Pufferungskurve von Essigsäure/Acetat

> Die besten Puffereigenschaften besitzt ein Puffersystem bei einem pH-Wert, der dem pK_s-Wert der sauren Pufferkomponente ± 1 Einheit entspricht.
> Ist $c(HA) = c(A^-)$, dann ist der pH-Wert gleich dem pK_s-Wert der sauren Pufferkomponente.

Pufferungskurven von Aminosäuren

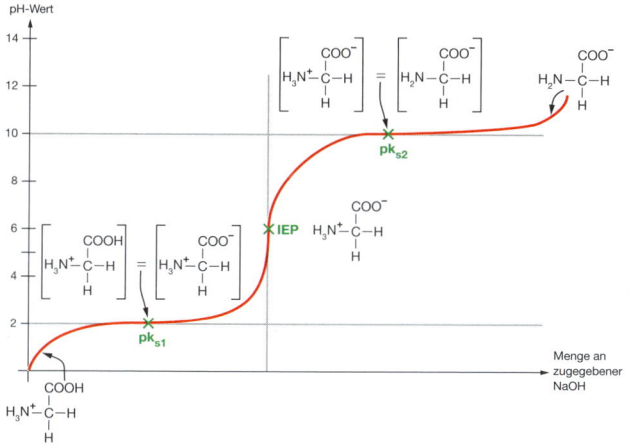

Abb. 7.19 Pufferungskurve von Glycin

Besitzt die Puffersäure zwei pK_s-Werte, so existieren auch zwei verschiedene Pufferbereiche. Bei den Aminosäuren gibt es einen Pufferbereich um den pK_s-Wert der Carbonsäuregruppe und einen zweiten Pufferbereich um den pK_s-Wert der Aminogruppe. Der Wendepunkt der Kurve im steilen Bereich entspricht dem IEP-Wert. Die Abb. 7.19 zeigt die Pufferungskurve von Glycin.

• **IEP-Wert** – Isoelektrischer Punkt, vgl. Kap. 5.1.2

Pufferkapazität

Die **Pufferkapazität** eines Puffers beschreibt seine quantitative Leistungsfähigkeit. Ein Puffer mit einer hohen Pufferleistung hat eine hohe Pufferkapazität. Sie berechnet sich als die Menge an H_3O^+ bzw. OH^--Ionen (in mmol), die den pH-Wert in 1 Liter Pufferlösung um eine Einheit verändern. Reicht dazu bereits eine kleine Zugabe von H_3O^+ bzw. OH^--Ionen aus, ist die Pufferkapazität entsprechend gering.

$$\text{Pufferkapazität} = \frac{\text{Menge zugegebener } H_3O^+\text{- bzw. } OH^-\text{-Ionen}}{\text{pH-Wert-Änderung}}$$

Die Pufferkapazität ist abhängig von der Gesamtkonzentration der puffernden Teilchen und der Entfernung des pH-Werts vom pK_s-Wert der sauren Pufferkomponente. Bei einem pH, der dem pK_s-Wert entspricht, ist sie am größten (vgl. Abb. 7.20).

- Eine andere Methode, die Pufferkapazität eines Puffers anzugeben, ist die **theoretische Pufferkapazität**. Sie entspricht gegenüber Säuren der Konzentration der Pufferbase und gegenüber Basen der Konzentration der Puffersäure. Befindet sich das Puffersystem in einem pH-Wert links vom pK_s-Wert (pH < pK), ist die Konzentration der Puffersäure größer als die der Pufferbase. Die Pufferkapazität gegenüber Basen ist entsprechend größer als gegenüber Säuren. Bei einem pH-Wert rechts vom pK_s-Wert (pH > pK) ist es entsprechend umgekehrt. Die Pufferbase überwiegt gegenüber der Puffersäure. Die Pufferkapazität gegenüber Säure ist größer.

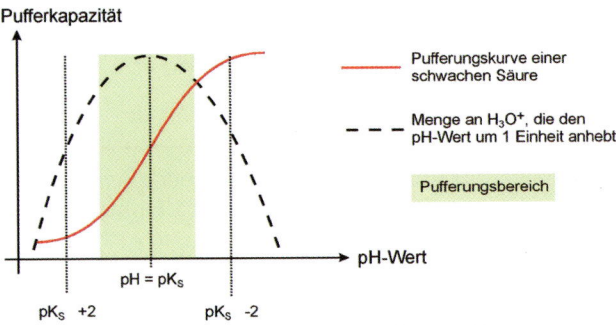

Die Kurve zeigt, dass bei einem pH-Wert, der dem pK_s-Wert entspricht, am meisten H_3O^+ zugegeben werden können, um eine pH-Änderung um eine Einheit hervorzurufen. Die Pufferkapazität ist also für pH = pK_s am größten.

Abb. 7.20 Pufferkapazität in Abhängigkeit vom pH-Wert

> Die Pufferkapazität ist zum einen abhängig von der Gesamtkonzentration der puffernden Teilchen und zum anderen von der Entfernung des pH-Werts vom pK_s-Wert der sauren Pufferkomponente.

7.8.5 Puffersysteme des Blutes

Eine Vielzahl von Puffersystemen im Blut sorgen dafür, dass der pH-Wert des Blutes in einem engen Bereich von 7,40 ± 0,05 gehalten wird (**Isohydrie**).

Phosphatpuffer

Der Phosphatpuffer bewältigt nur etwa 1 % der gesamten Pufferkapazität und kommt v. a. intrazellulär zur Wirkung. Extrazellulär ist die Pufferkapazität nur gering. Die saure Pufferkomponente ist das Dihydrogenphosphat ($H_2PO_4^-$), die basische Pufferkomponente das Hydrogenphosphat (HPO_4^{2-}).

$$H_2PO_4^- + H_2O \rightleftharpoons HPO_4^{2-} + H_3O^+$$

Proteinpuffer

Blutplasmaproteine

Zur Pufferung stehen saure oder basische Aminosäurereste in den Proteinen zur Verfügung. Der durchschnittliche pK_s-Wert der sauren Aminosäurereste (z. B. Glutamin- oder Asparaginsäure) liegt bei etwa 4, der der basischen (z. B. Lysin) bei ungefähr 10. Beide pK_s-Werte weichen zu stark vom pH-Wert des Blutes ab und sind somit zur Pufferung eher ungeeignet. Die geringste Abweichung vom Blut-pH-Wert hat der **Imidazolrest** des Histidins mit einem pK_s-Wert von etwa 6 (vgl. Abb. 7.21).

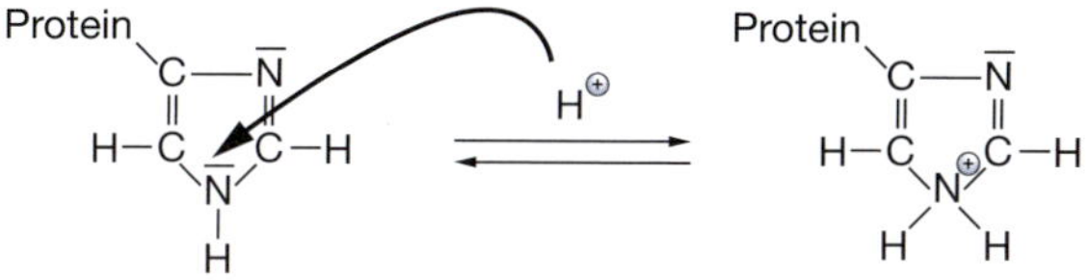

Abb. 7.21 Protolyse des Imidazolrestes am Histidin

Hämoglobin

Als weiteres Protein kommt neben den Plasmaproteinen noch das Hämoglobin der Erythrozyten zur Pufferung in Betracht. Der Proteinanteil Globin besteht zu etwa 16 % aus **Histidin**, welches, wie oben gezeigt, Puffereigenschaft besitzt. Das Hämoglobin übernimmt so etwa 25 % der Pufferkapazität des Blutes und ist nach dem Kohlensäure/Hydrogencarbonat-Puffer das wichtigste Puffersystem.

$H\text{-}Hb + H_2O \rightleftharpoons Hb^- + H_3O^+$

- Hämoglobin kann man in das mit Sauerstoff beladene (**oxygenierte**) und das sauerstofffreie (**desoxygenierte**) Hämoglobin unterteilen. Der pK_s des oxygenierten Hämoglobins liegt bei 6,95, der des desoxygenierten bei 8,25. Das desoxygenierte Hämoglobin ist also die schwächere Säure und damit zur Pufferung besser geeignet.
- Das Ammonium-Ion (NH_4^+) stellt eine Sonderform einer Säure dar; sie ist eine **Kationensäure**.

Kohlensäure-Hydrogencarbonat-Puffer

Das wichtigste Puffersystem des Blutes ist das Kohlensäure-Hydrogencarbonat-System. Es übernimmt ca. 75 % der gesamten Pufferkapazität (vgl. Kapitel 7.4.6).

Ammonium-Ammoniak-Puffer

Für den Extrazellulärraum hat das Ammonium/Ammoniak-System keine Bedeutung. Einerseits ist seine Konzentration zu gering, zum anderen weicht sein pK_s mit 9,40 zu stark vom Blut-pH-Wert ab.

Reaktionsgleichung: $NH_4^+ + H_2O \rightleftharpoons NH_3 + H_3O^+$

Bedeutung besitzt dieses Puffersystem für die Pufferung des Urins. In der Niere wird das Ammoniak aus **Glutamin** freigesetzt und in die Nierentubuli abgegeben. Dort nimmt Ammoniak ein Proton auf und wird zum Ammonium-Ion. Diese können das Tubuluslumen nicht mehr verlassen und werden ausgeschieden.

$NH_3 + H^+ \rightleftharpoons NH_4^+$

Bei einer länger andauernden Acidose, z. B. einer Ketoacidose beim Fasten, muss die Pufferkapazität des Urins erhöht werden. Es wird deshalb mehr Stickstoff in Form von Ammoniak ausgeschieden als in Form von Harnstoff.

7.8.6 Kohlensäure-Hydrogencarbonat-Puffer

Kohlenstoffdioxid (CO_2) reagiert mit Wasser zur Kohlensäure (I), die wiederum in H_3O^+ und Hydrogencarbonat dissoziiert (II). Reaktion I wird im Organismus durch das Enzym Anhydrase beschleunigt. Beide Reaktionsgleichungen lassen sich zu einer Gleichung zusammenfassen (III).

(I)	$CO_2 + H_2O \rightleftharpoons H_2CO_3$	$pK_s = 3{,}16$
(II)	$H_2CO_3 + H_2O \rightleftharpoons HCO_3^- + H_3O^+$	$pK_s = 3{,}30$
(III)	$CO_2 + 2\,H_2O \rightleftharpoons HCO_3^- + H_3O^+$	$pK_s = 6{,}10$

Die Puffersäure (CO_2/H_2CO_3)

Da bei Körpertemperatur (37° C) nur ein verschwindend geringer Teil des CO_2 als H_2CO_3 vorliegt, wird die saure Pufferkomponente überwiegend von

Kohlenstoffdioxid (CO_2) gebildet. Es gilt: $c(H_2CO_3 + CO_2) \approx c(CO_2)$. Die normale Konzentration von CO_2 im Blut beträgt nur 1,2 mmol/L.

> Die normale Konzentration der sauren Pufferkomponente (CO_2) im Blutplasma beträgt 1,2 mmol/L.

Die Pufferbase (HCO_3^-)

Die basische Pufferkomponente bildet das Hydrogencarbonat (HCO_3^-). Seine Konzentration ist im Gegensatz zu der von CO_2 relativ hoch. Sie beträgt 24 mmol/L.

> Die normale Konzentration der Pufferbase (HCO_3^-) im Blutplasma beträgt 24 mmol/L.

- pH = 6,1 + lg (24/1,2) = 6,1 + lg 20 = 6,1 + 1,3 = 7,4

Auf den ersten Blick scheint der Kohlensäure-Hydrogencarbonat-Puffer mit einem pK_S-Wert von 6,1 für die Pufferung des Blut-pH-Wertes völlig ungeeignet. Berechnet man aber mit vorliegenden Konzentrationen von Puffersäure und Pufferbase anhand der Henderson-Hasselbalch-Gleichung den pH-Wert, erhält man einen pH-Wert von 7,4. Dieser pH-Wert kommt dem des Blutes schon sehr nahe. Die Pufferkapazität in diesem pH-Bereich ist allerdings aufgrund der großen Abweichung des pK_S-Werts vom pH-Wert sehr schlecht. Trotzdem ist der Kohlensäure-Hydrogencarbonat-Puffer das wichtigste Puffersystem des Blutes.

Wirkungsweise

Entsteht im Körper eine **Säurebelastung**, so wird diese durch Hydrogencarbonat-Ionen abgepuffert. Es entsteht Kohlensäure, die in Wasser und Kohlenstoffdioxid zerfällt.

$$H_3O^+ + HCO_3^- \rightarrow H_2O + H_2CO_3 \rightarrow H_2O + CO_2 \uparrow$$

- pH = 6,1 + lg (23/2,2) = 7,12
- pH = 6,1 + lg (23/1,2) = 7,38

Im Reagenzglasversuch würde eine **Säurebelastung** von 1 mmol bereits zu einem pH-Wert von 7,12 führen – für den Organismus der Zustand einer schweren Acidose. Im Stoffwechsel zerfällt die Kohlensäure jedoch weiter in Wasser und gasförmiges Kohlenstoffdioxid, welches über die Lungen abgeatmet wird. Bei einer Säurebelastung wird die Atmung entsprechend beschleunigt, um die entstehende CO_2-Menge abatmen zu können. So bleibt die Konzentration der Puffersäure im Blut **konstant** und der pH-Wert sinkt lediglich auf etwa 7,38 ab.

> Bei einer Säurebelastung bleibt die Konzentration der Puffersäure (bei normaler Lungenfunktion) konstant.

Bei einer entsprechenden **Basenbelastung** sinkt durch die Pufferung die Konzentration der Puffersäure und die Konzentration der Pufferbase steigt. Durch eine verringerte Abatmung der flüchtigen Puffersäure CO_2 wird deren Konzentration konstant gehalten.

$$CO_2 + H_2O \rightarrow H_2CO_3 + OH \rightarrow H_2O + HCO_3^-$$

> Bei einer Basenbelastung wird die Konzentration der Puffersäure durch eine verminderte Abatmung konstant gehalten.

Der Grund für die große Flexibilität des Kohlensäure-Hydrogencarbonat-Puffers ist, dass unser Körper ein nach außen hin **offenes System** darstellt und somit die Möglichkeit zum Austausch von Stoffen mit der Umwelt besteht. So können sowohl Puffersäure als auch Pufferbase durch vermehrte oder verminderte Abgabe reguliert und in ihrer Konzentration annähernd konstant gehalten werden (vgl. Kompensation). So besitzt der Kohlensäure-Hydrogencarbonat-Puffer trotz seiner großen Abweichung des pK_s-Wertes der sauren Pufferkomponente vom Blut-pH-Wert sehr gute Puffereigenschaften.

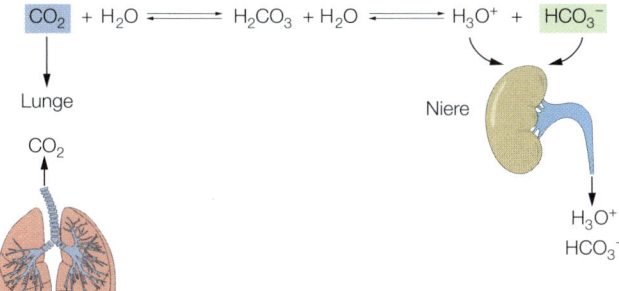

Abb. 7.22 *Kohlensäure-Hydrogencarbonat-System als offenes Puffersystem*

7.8.7 Störungen des Säure-Base-Haushalts (Acidose und Alkalose)

Die Pufferung selbst ist ein Vorgang, der sehr schnell abläuft. Säure- oder Basenbelastungen aus dem Stoffwechsel werden innerhalb Sekunden neutralisiert. Als Bestandteile einer Lösung puffern die Systeme gemeinsam und teilweise parallel. Protonen können auch von Puffersystem zu Puffersystem weitergegeben werden, denn die Puffersysteme stehen miteinander im Gleichgewicht.

Beim Puffervorgang verändert sich die Konzentration von Puffersäure und Pufferbase. So wird z. B. bei der Pufferung von Säure die Pufferbase verbraucht. Es muss also ein Schritt erfolgen, der schließlich die Pufferbase wieder zurückbildet. Würde dies nicht geschehen, würde die Konzentration der Pufferteilchen relativ schnell abnehmen und die Puffer würden ihre Puffereigenschaft verlieren.

In einem Prozess, der **Kompensation** genannt wird, gewinnt der Körper seine Pufferteilchen zurück. Die Aufgabe der Kompensation übernehmen zum einen die Lunge und zum anderen die Nieren. Aber auch die Leber trägt ihren Teil dazu bei. Die Kompensation stellt somit einen Teil des Neutralisationsprozesses dar.

- Die **Lunge** regelt die Ausscheidung von CO_2, indem die Atmung beschleunigt oder verlangsamt wird. Die Kompensation über die Lunge erfolgt relativ schnell, da sie über Nerven gesteuert wird. Eine größere CO_2-Menge aus der Pufferung wird durch eine schnellere Atemtätigkeit kompensiert und umgekehrt.
  Eine beschleunigte Atmung kann aber auch Ursache einer Störung des Säure-Base-Haushalts sein. Sie führt zu einer Abnahme der Konzentration der Puffersäure.

- Die Kompensation über die **Nieren** erfolgt langsamer, da sie über Hormone gesteuert wird. Die Nieren kompensieren die Pufferung durch die Regulation der H^+- und HCO_3^--Ausscheidung bzw. Rückresorption.
- In der **Leber** entsteht bei der Oxidation der Proteine Hydrogencarbonat (HCO_3^-), das mit Ammonium (NH_4^+) zu Harnstoff reagiert. Muss Hydrogencarbonat eingespart werden (z. B bei einer Acidose), wird Ammonium alternativ durch die Bildung von Glutamin fixiert.

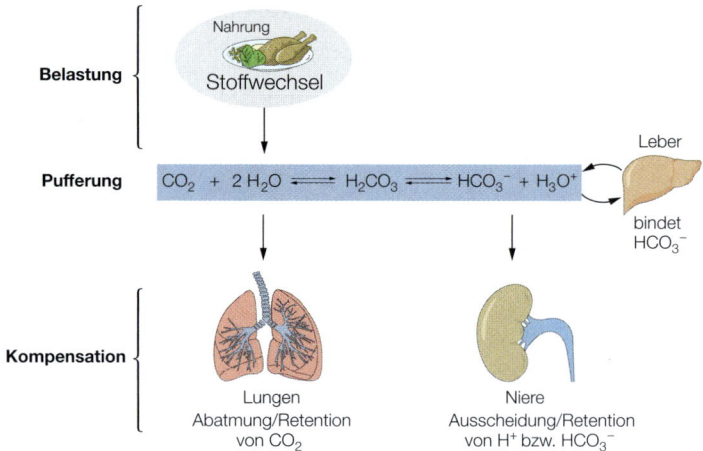

Abb. 7.23 Überblick über den Säure-Base-Haushalt

Trotz der Puffersysteme kann es aufgrund von Krankheiten der Lunge oder Niere oder durch Ernährungsfehler zur Entgleisung des Säure-Base-Haushalts kommen. Es entsteht eine Acidose oder Alkalose. Man unterscheidet noch zwischen **kompensierten** und **dekompensierten** Formen der Acidose bzw. Alkalose. Die kompensierten Formen zeichnen sich dadurch aus, dass eine pH-Wert-Änderung durch eine Gegenregulation verhindert wird. Die dekompensierte Form dagegen führt zu einer pH-Wert-Änderung.

Nach ihrer Ursache unterscheidet man die Zustände der Acidose bzw. Alkalose jeweils in eine **respiratorische**, d. h. „atmungsbedingte", und eine **metabolische**, d. h. „stoffwechselbedingte", Form. Chlorid- und Säure-Base-Haushalt sind eng miteinander verknüpft und ändern sich gegensinnig. Sinkt aufgrund einer metabolischen Acidose die Hydrogencarbonat-Konzentration, kommt es zu einem kompensatorischen Chlorid-Anstieg, um die Elektroneutralität zu erhalten. Man spricht deshalb auch von einer **hyperchlorämischen Acidose**. Eine metabolische Alkalose dagegen bewirkt aufgrund eines Hydrogencarbonat-Anstiegs eine Abnahme der Serum-Chlorid-Konzentration (**hypochlorämische Alkalose**).

Metabolische Störungen

Metabolische Formen entstehen durch eine Störung des Stoffwechsels oder der Ausscheidung von Protonen über die Nieren, vgl. Tab. 7.12.

Tab. 7.12 Metabolische Störungen des Säure-Base-Haushaltes

Störung	Metabolische Acidose	Metabolische Alkalose
Ursachen	■ **zusätzliche Bildung von Säuren (Additionsacidose)** z. B. Laktatacidose, Ketoacidose, Vergiftung mit Salicylaten (Aspirin), Vergiftung mit Glykol (Ethandiol). ■ **Verlust von Hydrogencarbonat (Subtraktionsacidose)** z. B. bei wiederkehrendem Erbrechen, Durchfall oder Verlust von Flüssigkeit über Fisteln und Sonden. ■ **Verminderte renale Protonenausscheidung (Retentionsacidose)** z. B. beim akuten oder chronischen Nierenversagen.	■ **Verlust von Protonen** z. B. beim Erbrechen von saurem Magensaft. ■ **Schwere Hypokaliämie:** Zur Einsparung von Kalium werden in der Niere vermehrt Protonen ausgeschieden, um Kalium zurückzuhalten ■ **Zufuhr von Hydrogencarbonat** z. B. bei Bluttransfusionen (> 10 Konserven). ■ **Mangelhafte Ausscheidung von Hydrogencarbonat** z. B. bei Hormonstörungen, extrazellulärem Volumenmangel
Pufferung	Pufferung erfolgt je nach Ursache über Protein-, Phosphat- und Kohlensäure-Hydrogencarbonat-Puffer: $HCO_3^- + H_3O^+ \rightarrow H_2CO_3 + H_2O \rightarrow CO_2\uparrow + H_2O$	Pufferung erfolgt je nach Ursache über Protein-, Phosphat- und Kohlensäure-Hydrogencarbonat-Puffer: $H_2CO_3 + OH^- \rightarrow HCO_3^- + H_2O$ NHc-Puffer-[H] + $OH^- \rightarrow$ NHc-Puffer$^-$ + H_2O
Kompensation	Eine Kompensation erfolgt einerseits durch eine erhöhte Ammonium-Ausscheidung über die Nieren (Maximum nach zwei bis vier Tagen), andererseits durch vermehrte Abatmung von CO_2 über die Lungen (**Hyperventilation**, Maximum nach 11 bis 24 Stunden).	Die Kompensation erfolgt durch Retention von CO_2 in der Lunge (**Hypoventilation**) und kommt nach ein bis zwei Tagen in Gang. Der Hypoventilation sind enge Grenzen gesetzt, da es sonst zu einem Sauerstoffmangel (Hypoxie) kommt.
Sonstige Folgen	Hyperkaliämie	Hypokaliämie → Herzrhythmusstörungen
Therapie	Pufferung mit Hydrogencarbonat-Infusionen (nur bei schwerer Acidose).	Behandlung der Grundkrankheit, Ausgleich des Kaliumspiegels.

- **Laktatacidose** – vgl. Milchsäuregärung, Kap. 8.3.1. Auch bei der Vergiftung mit Glykol, Methanol und Paraldehyd kommt es zur Laktatacidose.
- **Ketoacidose** – Ketonkörper werden beim Hungerstoffwechsel und beim Diabetes mellitus gebildet. Vgl. Kap. 8.4.5
- **Erbrechen** – zur Acidose kommt es nur dann, wenn der Verlust von bicarbonatreichem Duodenalsekret den Verlust von saurem Magensaft überwiegt.
- **Hyperventilation** – hyper – mehr, über und ventilare – atmen

> Metabolische Störungen werden vorwiegend respiratorisch kompensiert.

Respiratorische Störungen

Respiratorische Störungen des Säure-Basen-Haushaltes entstehen durch eine Veränderung der Atmung, vgl. Tab. 7.13.

Nicht energieliefernde Nährstoffe

- **Encephalitis**
  – Entzündung des Gehirns

- **Hirnschwellung**
  – Bei hohem CO_2-Gehalt des Blutes stellen sich die Gefäße des Gehirns weit. Durch den vermehrten Flüssigkeitsgehalt schwillt das Gehirn an. Umgekehrt sinkt die Durchblutung des Gehirns bei niedrigen CO_2-Spiegeln im Blut.

Tab. 7.13 Respiratorische Störungen des Säure-Base-Haushalts

Störung	Respiratorische Acidose	Respiratorische Alkalose
Ursachen	■ **Vermehrte Retention von CO_2 über die Lungen** z. B. bei chronischen Lungenerkrankungen (Lungenfibrose, chronische Entzündung bei Rauchern), Erkrankungen der Atemmuskulatur, Störung der Atemregulation im Gehirn bei Entzündung oder Schädel-Hirn-Trauma, Vergiftung mit Schlafmitteln	■ **Vermehrte Abatmung von flüchtigem CO_2 über die Lunge** Hyperventilation, z. B. bei Angst- und Erregungszuständen („Morbus Tokio Hotel"), Schmerzen, Schädel-Hirn-Trauma, Encephalitis
Pufferung	Nur über Nicht-Kohlesäure-Puffer schon nach kurzer Zeit (5–10 min)	Nur über Nicht-Kohlensäure-Puffer
Kompensation	Erfolgt erst nach drei bis fünf Tagen durch vermehrte Ausscheidung von Protonen bzw. gesteigerte Retention von Hydrogencarbonat in der Niere.	Verminderte Ausscheidung von Protonen in der Niere und verminderte Rückresorption von Hydrogencarbonat.
Sonstige Folgen	Atemnot, blaue Lippen (weil meist auch der Sauerstoffgehalt erniedrigt ist); Hirnschwellung mit Benommenheit bis hin zum Koma, Kopfschmerzen, Schwitzen, Schwindel	Hypocalcämie und dadurch Muskelkrämpfe (Tetanie) besonders der Hände und um den Mund. Mangeldurchblutung des Gehirns und Bewusstseinsverlust oder Krampfanfälle
Therapie	Atemmasken bis hin zur künstlichen Beatmung (Intubation)	CO_2-Rückatmung in eine Plastiktüte

> Respiratorische Störungen werden metabolisch kompensiert.

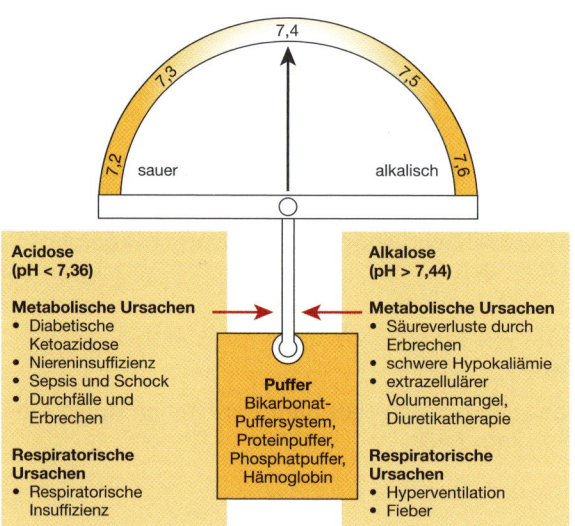

Abb. 7.24 Häufige Ursachen von Acidosen und Alkalose

7.9 Bioaktive Substanzen

In den vergangenen zwanzig Jahren wurden zahlreiche Substanzen in Lebensmitteln entdeckt, die zwar nicht zu den Nährstoffen im klassischen Sinn zählen, die aber ganz unterschiedliche, hauptsächlich gesundheitsfördernde Einflüsse auf den menschlichen Organismus haben. Sie werden zusammengefasst unter dem Begriff **bioaktive Substanzen**.
Zu ihnen zählen:

- Ballaststoffe,
- Pre- und Probiotika,
- sekundäre Pflanzenstoffe.

7.9.1 Sekundäre Pflanzenstoffe

Die mengenmäßig größte Gruppe der bioaktiven Substanzen sind die **sekundären Pflanzenstoffe** (SPS und im Englischen: Phytochemicals). Ihre Zahl beträgt schätzungsweise 100.000. Es handelt sich dabei um sehr unterschiedliche, komplexe organische Verbindungen.

Der primäre Stoffwechsel der Pflanze ist für den Aufbau von Kohlenhydraten, Fetten und Proteinen notwendig. Daneben besitzen Pflanzen einen sekundären Stoffwechsel, in dem sie die sekundären Pflanzenstoffe bilden. Sie werden hauptsächlich von der Pflanze als Duft-, Geschmacks-, Farbstoffe, Wachstumsregulatoren, Pflanzenhormone und Schutzstoffe gegen Schädlinge und Krankheiten produziert.

Mithilfe der sekundären Pflanzenstoffe locken Pflanzen nützliche Insekten an und wehren sich gegen Schadinsekten, Bakterien, Viren und Pilze. Sie kommen im Pflanzenreich weit verbreitet, aber in sehr geringen Mengen vor. In den Nahrungspflanzen und daraus gewonnenen Produkten (Obst, Säfte, Gemüse, Pilze, Hülsenfrüchte, Sprossen und Keimlinge, Nüsse, Getreide, Kräuter, Gewürze) sind etwa 5.000–10.000 sekundäre Pflanzenstoffe enthalten.

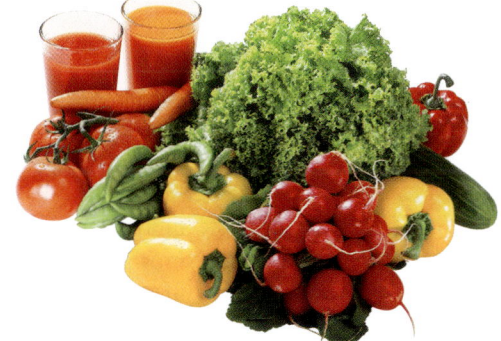

Abb. 7.25 Naturbelassene pflanzliche Lebensmittel

Die sekundären Pflanzenstoffe unterscheiden sich in ihrer Wirkung auf den menschlichen Körper sehr stark. Bis vor einigen Jahren hat man eher deren negative Auswirkungen hervorgehoben, wie z. B. dass Phytate Mineralstoffe im Dünndarm binden, die so nicht resorbiert werden können; oder dass Glucosinolate in Kohlgewächsen die Bildung der Schilddrüsenhormone blockieren. Inzwischen weiß man allerdings, dass derart negative Auswirkungen auf den Organismus nur auftreten, wenn entsprechende Lebensmittel täglich über einen längeren Zeitraum und im Kilogrammbereich verzehrt werden.

Bisher gibt es keine genaue Definition für SPS. Man ist aber dazu übergegangen, sie nach ihrer chemischen Struktur einzuteilen.

Tab. 7.14 Übersicht über die wichtigsten SPS und ihr Vorkommen in Lebensmitteln

SPS mit Untergruppen	Vorkommen in Lebensmitteln
Carotinoide Carotine Xanthophylle	Rote und gelbe Gemüse und Obstarten (in unerhitzten Früchten und Gemüsen in höheren Mengen)
Glucosinolate	Rettich, Senf, Kohlarten, Kresse
Monoterpene	Schalen von Zitrusfrüchten, Gewürze, Kräuter
Phytoestrogene Isoflavone Lignane Cumarine	Sojabohnen Leinsamen, Getreide Lavendel, Engelwurz
Phytinsäure	Hülsenfrüchte, Vollkornprodukte
Phytosterole	Samen, Nüsse, Getreide, Oliven und daraus hergestellte Öle, Kohlsprossen, Brokkoli, Blumenkohl
Polyphenole Phenolsäuren Hydroxyzimtsäure Flavonoide	Heidelbeeren, Moosbeeren, Gewürznelken, Sanddornfrüchte Kaffee, Vollkornprodukte Zwiebeln, Endivie, Paprika, Sellerie, Trauben, Rotwein, Äpfel, grüner Tee, Zitrusfrüchte
Proteaseinhibitoren	Hülsenfrüchte, Erdnüsse, Kartoffeln, Vollkornprodukte
Saponine	Hülsenfrüchte
Sulfide	Knoblauch, Zwiebeln, Lauch

Vgl. Andreas Hahn; Alexander Ströhle; Maike Wolters: Ernährung, 2. Auflage, Stuttgart, Wissenschaftliche Verlagsgesellschaft mbH, 2006, S. 173, Tab. 8.1

SPS kommen in allen Nahrungspflanzen vor und haben auf den menschlichen Organismus sehr unterschiedliche, aber in allen Fällen gesundheitsfördernde und schützende Einflüsse. Sie wirken beispielsweise krebsvorbeugend, antimikrobiell oder stärken das Immunsystem. Die Wirkmechanismen sind geklärt und können für eine bestimmte Eigenschaft, z. B. antikanzerogene Wirkung, auf unterschiedlichen Mechanismen beruhen.

Die Wirkungen sind in Tierversuchen und In-vitro-Studien belegt, aber nur selten in Humanstudien. Aus diesem Grund ist es momentan auch noch nicht möglich festzulegen, welche Mengen an SPS konsumiert werden müssten, um die gesundheitsfördernden Effekte optimal ausnützen zu können.

Bioaktive Substanzen

Tab. 7.15 Überblick über die Wirkungen der SPS

Wirkung	Carotinoide	Glucosinolate	Monterpene	Phytoestrogene	Phytinsäure	Phytosterole	Polyphenole	Proteaseinhibitoren	Saponine	Sulfide
Antikanzerogen	X	X	X	X			X			
Antimikrobiell		X					X			X
Antioxidativ	X			X			X	X		X
Antithrombotisch							X			X
Blutdruckregulierend										X
Cholesterinsenkend						X		X	X	
Blutglukoseregulierend					X		X			
Immunmodulierend	X						X		X	X
Verdauungsfördernd										X
Entzündungshemmend							X			X

- **antikanzerogen** = krebsvorbeugend
- **antimikrobiell** = schützen vor Infektionen durch Bakterien und Viren
- **antithrombotisch** = beugen Blutgerinnseln vor
- **immunmodulierend** = stärken das Abwehrsystem

Vgl. Ibrahim Elmadfa: Ernährungslehre, 2. Auflage, Stuttgart, UTB, 2009

7.9.2 Pre- und Probiotika

Probiotika

In Osteuropa werden seit Jahrhunderten vergorene Milchprodukte wie Joghurt, Dickmilch und Kefir verzehrt. Die Menschen werden dort außergewöhnlich alt, was sie auf den Verzehr von gesäuerten Milchprodukten zurückführen.

Auch Gemüse lassen sich einer Milchsäuregärung unterziehen. Bei uns hat von den milchsauer vergorenen Gemüsen nur noch das Sauerkraut einen Platz in der Küche.

Seit langer Zeit werden milchsauer vergorenen Produkten positive und krankheitsabwehrende Wirkungen zugeschrieben. Dafür verantwortlich sind die in ihnen vorhandenen lebenden Mikroorganismen, die, wenn sie die Verdauung überstehen, eine Reihe von Wirkungen im Dickdarm entfalten. Man nennt diese Produkte Probiotika, von pro bios = für das Leben.

> **Probiotika** sind definierte lebende Mikroorganismen, die in ausreichender Menge in aktiver Form in den Darm gelangen und dadurch positive gesundheitliche Wirkungen erzielen.

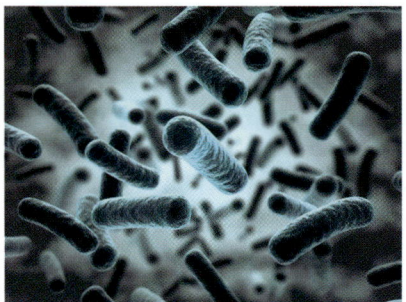

Abb. 7.26 Dickdarmbakterien

Als in diesem Sinne besonders geeignet haben sich verschiedene Gattungen von Milchsäurebakterien, Lactobacillen und Bifidobakterien erwiesen.

Damit Probiotika wirksam werden können, ist es notwendig, dass die Mikroorganismen die Passage durch den Magen-Darm-Trakt überstehen und lebend im Dickdarm ankommen.

Dort siedeln sie sich kurzfristig an der Darmwand an. Sie verändern das Gleichgewicht der intestinalen Darmflora, indem sie negative (krankmachende) Keime verdrängen und positive in ihrem Wachstum fördern oder deren Anhaftung an die Dickdarmepithelzellen verbessern.

Dies bewirkt:
- Schutz vor krankmachenden (pathogenen) Mikroorganismen
- Vorbeugung gegen Verstopfung
- Verbesserung der Laktoseintoleranz
- Prävention von Durchfall/Einsatz bei Durchfall
- Reduktion der Aktivität von krebspromovierenden Enzymen → beugt Dickdarmkrebs vor

Ferner werden folgende Wirkungen diskutiert:
- Senkung des Cholesterinspiegels
- Vorbeugung gegen vaginale Pilzinfektionen
- Stimulation des darmassoziierten Immunsystems

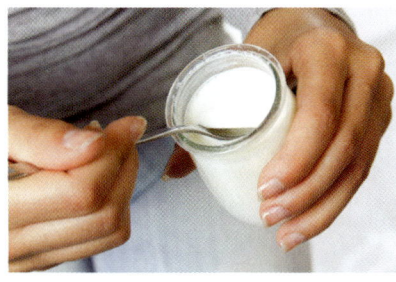

Abb.: 7.27 Probiotikum

In entsprechenden Studien hat sich gezeigt, dass diese Effekte sehr personen-spezifisch sind und vom jeweiligen Stamm abhängen. Nicht alle probiotischen Keime führen alle genannten Effekte herbei.

Wirkungen sind auch nur zu erwarten, wenn eine genügend große Keimzahl lebend den Dickdarm erreicht, im Durchschnitt sind das 10–30 %. Um probiotische Wirkungen im Körper zu entfalten, ist eine tägliche Dosis von mindestens 10^8 Keimen pro verzehrübliche Portion probiotischer Joghurt notwendig.

Bisher hat sich Joghurt als Träger der probiotischen Keime als am wirkungsvollsten erwiesen. Da sich die Keime nicht langfristig im Dickdarm ansiedeln, ist ein täglicher Verzehr von einem probiotischen Milchprodukt über drei Wochen und länger nötig, um eine Wirkung erzielen zu können. Die Fähigkeit, sich im Darm anzusiedeln, hängt dabei auch vom jeweiligen probiotischen Stamm ab, denn probiotische Kulturen ähneln sich zwar in ihren grundsätzlichen Mechanismen, weisen jedoch im Detail unterschiedliche Eigenschaften auf.

Probiotika werden auch Milchmischerzeugnissen, Schokolade, Eiscreme, Butter, Käse, Quark, Müsli, Säuglingsnahrung und Rohwurst zugesetzt. Ob sie in diesen Zubereitungen noch Wirkung entfalten bzw. in genügend hoher Dichte vorhanden sind, ist bisher nicht untersucht.

Prebiotika

Auf dem Markt werden auch gesäuerte Milchprodukte angeboten, die noch einen Zusatzstoff enthalten, der von den o. g. Milchsäurebakterien besonders gern verwertet wird und ihre Vermehrung im Darm stimuliert. Man nennt sie Prebiotika, weil sie das Wachstum von Probiotika selektiv stimulieren. Der Zusatz besteht aus einem speziellen Oligosaccharid:
- Inulin (lineare Ketten mit bis zu 60 Fruktoseeinheiten) oder
- Oligofruktose (aus Inulin durch Hydrolyse hergestellt, mit zwei bis zehn Fruktoseeinheiten)

Es handelt sich dabei um Fruktooligosaccharide, die β-1,2-glykosidisch verknüpft sind und daher von den menschlichen Verdauungsenzymen nicht gespalten und damit auch nicht verwertet werden können. Im Dickdarm bilden sie das Substrat für Lactobacillen und Bifidobakterien, die sich dadurch stark vermehren. Auf diese Weise kommen ihre positiven Eigenschaften zum Tragen.

Inulin wird durch Extraktion aus Zicchorienwurzeln gewonnen und durch enzymatische Hydrolyse zu Oligofruktose abgebaut. Es ist aber noch nicht untersucht, welche Mengen an Oligosacchariden den Lebensmitteln zugesetzt werden müssen, damit sie die gesundheitsfördernden Wirkungen zeigen.

Prebiotika finden sich in Milchmischerzeugnissen, Müsli, Brot, Säuglingsnahrung und Erfrischungsgetränken.

8 Verdauung und Stoffwechsel

• **Enzyme** – Biokatalysatoren
• **Lymphe** – vergleichbar mit dem Blut, nur enthält sie weniger Eiweiß und keine roten Blutkörperchen
• **Hydrolytisch** – Spaltung unter Wasseranlagerung

In den folgenden Kapiteln soll es darum gehen, wie der Körper Nährstoffe verwertet und letzten Endes aus ihnen Energie gewinnt.

8.1 Die Verdauung

Bevor die Nährstoffe vom Körper aufgenommen und in den Stoffwechsel eingeschleust werden können, müssen sie im Verdauungstrakt in resorbierbare Einheiten aufgespalten werden.
Dazu stehen im Körper hochspezifische Verdauungsenzyme und eine genau aufeinander abgestimmte Abfolge von spezialisierten Organen zur Verfügung. An den Verdauungsvorgang schließt sich die **Resorption**, d. h. die Aufnahme der gespaltenen Nährstoffe ins Blut oder die Lymphe an. Unverdauliche Nahrungsbestandteile und Abbauprodukte des Körpers (z. B. Gallenfarbstoffe, Abbauprodukte von Medikamenten) verbleiben im Darm bzw. werden dorthin abgegeben und mit dem Stuhl ausgeschieden (vgl. Abb. 8.1 und Abb. 8.4).
Über die Lymphe oder das Blut erreichen die Spaltprodukte alle Körperzellen, wo sie auf-, ab- oder umgebaut werden.

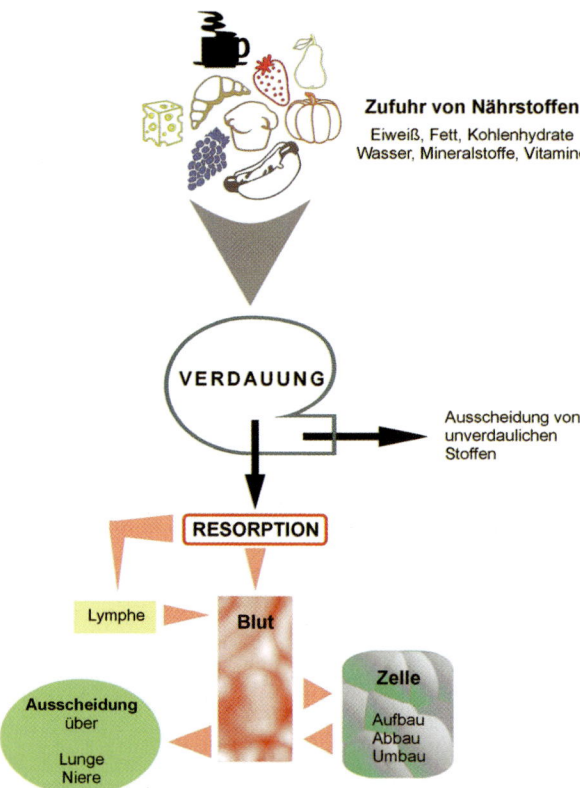
Abb. 8.1 Überblick über Verdauung und Stoffwechsel

> Unter Verdauung versteht man die hydrolytische Aufspaltung der hochmolekularen Nährstoffe (Kohlenhydrate, Fette und Eiweiße) in kleine, wasserlösliche und damit resorbierbare Teilchen.

8.1.1 Die Verdauungsorgane

Der Mund (*Cavitas oris*)

Im Mund wird die Nahrung zunächst durch Kauen und Beißen mechanisch zerkleinert. Kalte Speisen werden temperiert. Geschmack, Geruch und Aussehen der Nahrung regen die Speichelproduktion der drei großen Speicheldrüsen (Ohr-, Unterzungen- und Unterkieferspeicheldrüse) und unzähliger kleiner Speicheldrüsen der Wangenschleimhaut an: „Das Wasser läuft uns im Mund zusammen."

Der Speichel (pH 6,5–7,0) hat folgende Aufgaben:
- Das Glykoprotein **Mucin** erhöht die Gleitfähigkeit des Speisebreis und erleichtert so das Schlucken.
- **Ig-A-Antikörper** (IgA) und das Enzym **Lysozym** wirken antibakteriell.
- Ein hoher **Hydrogencarbonat**-Gehalt neutralisiert Säuren und schützt so die Zähne vor einer Entmineralisierung und damit vor Karies.
- α-**Amylasen** beginnen bereits hier mit der Verdauung der Kohlenhydrate. Das kann man leicht testen, indem man ein Stück Weißbrot etwa 10 min lang kaut. Es schmeckt dann durch die freigesetzten Mono- und Disaccharide süß.

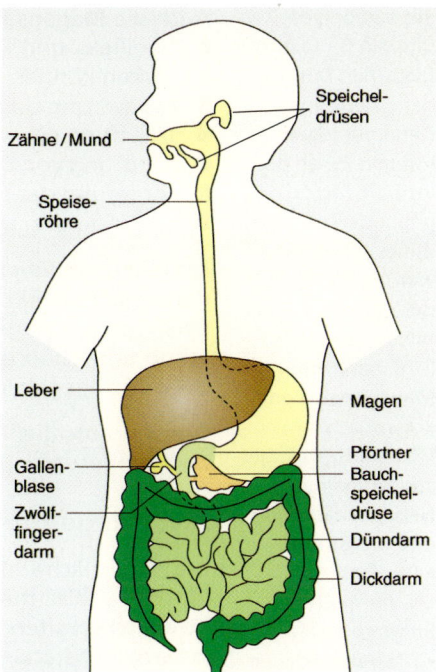

Abb. 8.2 Überblick über die Verdauungsorgane

Speiseröhre *(Ösophagus)*

Die Speiseröhre ist etwa 25 cm lang und stellt die Verbindung zwischen Mundhöhle und Magen her. Mit peristaltischen Wellen befördert sie den Speisebrei zum Magen (auch gegen die Schwerkraft). Um den Rückfluss von stark saurem Mageninhalt in die Speiseröhre zu verhindern, wird die Speiseröhre gegenüber dem Magen durch einen Sphinkter (ringförmiger Schließmuskel) verschlossen.

Magen (*Gaster, Ventriculus*)

Die Speiseröhre mündet nach dem Durchtritt durch das Zwerchfell in den Magen. Der Magen hat folgende Aufgaben:
- Vorübergehende **Einlagerung von Speisen** und kontrollierte Abgabe an den Dünndarm: Das hat den Vorteil, dass man mit 2–3 größeren Mahlzeiten am Tag auskommt und nicht stündlich kleine Mahlzeiten zu sich nehmen muss.
- Bildung eiweißspaltender Enzyme (Pepsin): Das **Pepsin** wird in Form einer inaktiven Vorstufe, dem Pepsinogen, gebildet. Erst im Magenlumen wird Pepsinogen durch die Salzsäure zu Pepsin aktiviert. In einem autokatalytischen Prozess kann bereits entstandenes Pepsin die Umsetzung von Pepsinogen zu Pepsin beschleunigen (vgl. Band 1, S. 77).
- Bildung von **Schleimstoffen** zum Schutz der Magenwand vor Enzymen und Salzsäure.
- Schutz vor Infektionen durch Abtöten von Keimen durch die Salzsäure (s. u.) oder Auslösen von Erbrechen.
- Bildung von **Gewebshormonen** (z. B. Gastrin) und **intrinsic factor**.

- Des Weiteren findet man im Mund die **Zunge**. Sie dient zum Sprechen, Schlucken und Schmecken. Am hinteren Rand der Zunge gibt es besonders viele Geschmacksknospen, die, zusammen mit den Riechzellen der Nase, den Geschmack einer Nahrung vermitteln.
- Im leeren Zustand ist der Magen ein etwa 20 cm langer Schlauch. Entfaltet hat er ein Fassungsvermögen von 1,5–2,0 Liter, individuell (je nach „Training") sogar noch mehr.
- Der **intrinsic factor** wird für die

Verdauung und Stoffwechsel

Resorption von Vitamin B_{12} (extrinsic factor) im Dünndarm benötigt. Denn nur wenn Vitamin B_{12} an den intrinsic factor gebunden ist, kann dieses resorbiert werden. Bei Verlust der intrinsic-factor-bildenden Zellen (z. B. nach einer Magenoperation), kommt es zu Vitamin-B_{12}-Mangelzuständen mit Nervenschädigung und Blutarmut.

- **Peptidasen** – Eiweiß-spaltende Enzyme
- Die **Verweildauer im Magen** ist je nach Art der Mahlzeit unterschiedlich lang: Fettreiche Kost verweilt bis zu 8 Stunden, gemischte Kost etwa 4 Stunden und Milchnahrung bis zu 2 Stunden.
- Auch die **Enzyme des Pankreas** werden als inaktive Vorstufen produziert (Endung -ogen, z. B. Trypsinogen) und erst im Darmlumen aktiviert. Dadurch wird die Selbstverdauung des Pankreas durch seine eigenen Enzyme verhindert.

Auch die **Magensalzsäure** (pH 1–3) erfüllt wichtige Aufgaben. Sie führt zur:
- Quellung und Denaturierung der Eiweiße, sodass die Enzyme besser einwirken können
- Aktivierung des Pepsinogens zum Pepsin
- Schaffung eines pH-Optimums für Enzyme
- Abtötung von Bakterien zum Schutz vor Infektionen
- Förderung der Eisenresorption durch Bildung löslicher Eisensalze
- Verhinderung der Nitrosaminbildung

Die ankommenden Speisen werden zunächst aufeinander geschichtet und durch die Einwirkung der Peptidasen nach und nach verflüssigt. Peristaltische Bewegungen sorgen für eine gute Durchmischung. Der Speisebrei wird dann Schub um Schub durch den Pförtner *(Pylorus)* in den Zwölffingerdarm *(Duodenum)* abgegeben.

Der sich anschließende Dünndarm ist 3 bis 4 Meter lang und gliedert sich in Zwölffingerdarm *(Duodenum)*, Leerdarm *(Jejunum)* und Krummdarm *(Ileum)*.

Zwölffingerdarm

Die Oberfläche des Zwölffingerdarms ist durch zahlreiche Einstülpungen (Kerckring'sche Falten, Zotten und Mikrozotten [Mikrovilli]) stark vergrößert (vgl. Abb. 8.3). Sie beträgt etwa 180 m², das ist in etwa die Größe eines Tennisplatzes. Der Zwölffingerdarm ist für die Verdauung von größter Bedeutung, denn hier münden die Ausführungsgänge von Leber und Bauchspeicheldrüse an einem gemeinsamen Punkt, der sogenannten Papille.

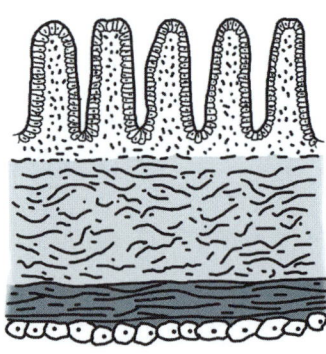

Abb. 8.3 Dünndarmzotten

Die **Bauchspeicheldrüse** *(Pankreas)* produziert ein Sekret, das sowohl kohlenhydrat- als auch fett- und eiweißspaltende Enzyme enthält (Amylasen, Lipasen und Peptidasen). Sie ist damit die wichtigste Verdauungsdrüse. Das im Bauchspeichel enthaltene Hydrogencarbonat (HCO_3^-) senkt den pH-Wert in den alkalischen Bereich (7,4–8,5). Dies ist nötig, damit der saure Mageninhalt neutralisiert wird und die Schleimhäute des Darms geschützt werden.

Verdauung im Duodenum

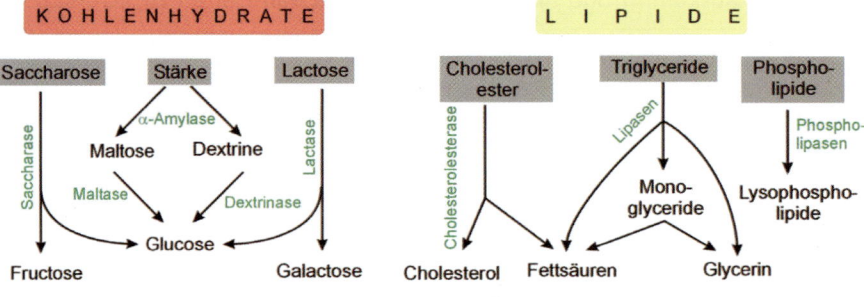

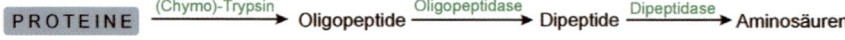

Abb. 8.4 Überblick über die Verdauung im Zwölffingerdarm

Die **Leber** (*Hepar*) produziert als Sekret die **Galle**, ein Gemisch aus Gallensäuren, Cholesterin, Wasser, Mineralstoffen und einem Abbauprodukt des Hämoglobins, dem Bilirubin. Letzteres ergibt die gelbe Farbe. Die Galle wird zunächst in der Gallenblase gespeichert (30–80 ml) und dort durch Wasserentzug stark konzentriert. Erst wenn Speisebrei in das Duodenum gelangt, werden über Reize Hormone (u. a. Cholecystokinin) ausgeschüttet, die zu einer Kontraktion der Gallenblase führen. So wird die Gallenblase entleert und die Gallenflüssigkeit gelangt in den Zwölffingerdarm. Die in der Gallenflüssigkeit enthaltenen Gallensäuren tragen zur Emulgierung der Nahrungsfette bei und erleichtern so den Angriff der fettspaltenden Enzyme (Lipasen) des Pankreas.

• **Emulgierung** – vgl. Kap. 4.3.3

> Die wichtigste Verdauungsdrüse ist das Pankreas. Es bildet alle wichtigen Verdauungsenzyme.
> Die größte Verdauungsdrüse ist die Leber. Sie bildet die Galle. Die Galle emulgiert Fette und erleichtert so die Fettspaltung. Sie selbst ist aber kein Enzym!

Eine Störung der Vorverdauung im Magen, der Verlust der Pankreasenzyme (z. B. bei chronischer Entzündung) oder das Fehlen von Gallensäuren führen zur mangelnden Aufspaltung der Nährstoffe. Man spricht von **Maldigestion**.

> Maldigestion = Störung der Verdauung der Nährstoffe

Dünndarm (*Intestinum*)

Der Dünndarm hat folgende Aufgaben:
- Durchmischen und Weiterleiten des Darminhalts
- Resorption der Nahrungsbestandteile
- Bildung von Hormonen (z. B. Serotonin)
- Immunologische Abwehr von Schadstoffen (z. B. Bakterien aus verdorbenen Lebensmitteln)

Der Dünndarm ist der Hauptort der Resorption. Um eine möglichst große Kontaktfläche zwischen Speisebrei *(Chymus)* und Darmepithel zu erhalten, ist die Darmoberfläche durch Falten, Zotten und Mikrozotten um den Faktor 7 bis 14 vergrößert. Eine schleimhauteigene Muskulatur *(Lamina muscularis mucosae)* sorgt ständig für engen Kontakt zwischen Darmwand und Speisebrei.

Auf der Oberfläche der Darmschleimhaut sind zum einen Dissacchariden, also Enzyme, die im Nahrungsbrei enthaltene Disaccharide zu Monosacchariden spalten, und eiweißspaltende Enzyme, die Peptidasen, lokalisiert.

Tab. 8.1 Mechanismen der Resorption

Passive Resorption	Aktive Resorption		
	Primär aktiv	Sekundär aktiv	Tertiär aktiv
Fruktose, Lipide (inklusive fettlöslicher Vitamine), Chlorid	Natrium, Calcium, Gallensäuren, Vitamin B_{12}, Folsäure	Glukose, Galaktose, neutrale Aminosäuren (Tryptophan, Methionin, Glycin), Phosphat, Eisen	Basische und saure Aminosäuren

Für die **Resorption** bestehen unterschiedliche Mechanismen, die eine schnelle oder eher langsame Nährstoffaufnahme bedingen (vgl. Abb. 8.5 und Tab. 8.1):
- Bei der **passiven Resorption** diffundieren die Nährstoffe entsprechend dem Konzentrationsgefälle ins Blut. Hydrophile Verbindungen (wie Fruktose oder Mineralstoffe) benutzen dazu Kanäle oder Carrier. Fettlösliche Verbindungen können ohne Hilfe von Kanälen durch die lipophile Membran der Zellen diffundieren.
- **Aktive Resorption** bedeutet eine Aufnahme der Nährstoffe gegen das Konzentrationsgefälle unter Aufwendung von Energie in Form von ATP. Man unterscheidet primär aktive Prozesse von sekundär bzw. tertiär aktiven Prozessen.
Bei der primär aktiven Resorption wird die Energie unmittelbar bei der Resorption des Nährstoffs verbraucht.
Bei sekundär aktiven Prozessen wird zunächst Natrium aktiv aus der Darmzelle ins Blut hinaus „gepumpt" (Energieverbrauch). Dadurch entsteht für Natrium ein Konzentrationsgefälle vom Darmlumen zur Darmzelle hin, sodass Natrium entsprechend seinem Konzentrationsgefälle in die Darmzelle (passiv!) einströmt. Die dazu benötigten Natrium-Carrier nehmen außer Natrium gleichzeitig andere Nährstoffe, z. B. Glukose, mit. Glukose wird so zwar aktiv resorbiert, die Energie wurde aber bei der Resorption von Natrium verbraucht. Deshalb spricht man von der sekundär aktiven Resorption. Bei der tertiär aktiven Resorption ist es noch komplizierter.

Mechanismen der Resorption

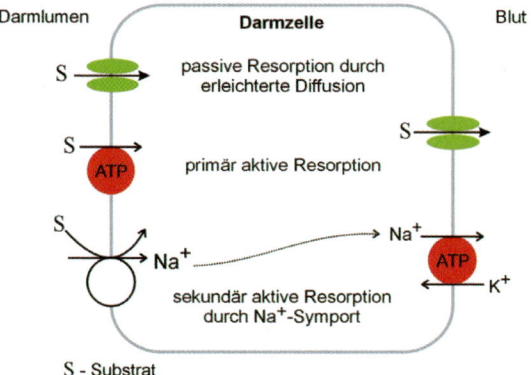

Abb. 8.5 Mechanismen der Resorption

Ein Mangel von Enzymen auf der Oberfläche der Dünndarmschleimhaut oder ein verkürzter Darm nach Operationen führen zu Resorptionsstörungen. Man spricht dann von **Malabsorption**.

> Malabsorption = Störung der Resorption der gespaltenen Nahrungsbestandteile und/oder deren Abtransportes über das Blut oder die Lymphe.

Dickdarm (*Colon*)

Im Dickdarm findet keine Verdauung mehr statt. Der restliche Speisebrei wird durch Entzug von Wasser und Elektrolyten eingedickt. Außerdem werden Schleimstoffe abgesondert, die die Gleitfähigkeit der unverdaulichen Speisereste erhöhen.

Ernährungsphysiologisch bedeutend ist die Darmflora, die aus bestimmten Bakterienstämmen (z. B. Laktobazillen, Enterokokken, Bifidobakterien und Eubakterien) besteht. Diese Bakterien bauen die Ballaststoffe der Nahrung anaerob zu CO_2, CH_4, H_2S und anderen Produkten wie organischen Säuren ab – was zu unerwünschten Blähungen führen kann. Nebenbei synthetisieren die Bakterien für den Menschen lebenswichtige Vitamine, so z. B. Vitamin K, Biotin, Niacin und Folsäure. Durch die von den Bakterien gebildeten Säuren wird die Darmperistaltik angeregt, was Verstopfung vorbeugt.

8.1.2 Verdauung der Kohlenhydrate

Die Kohlenhydratverdauung beginnt im **Mund**, wo Polysaccharide durch die Speichelamylasen in kleinere Spaltprodukte (Dextrine) aufgespalten werden. Im **Magen** werden die α-Amylasen allmählich durch die Magensalzsäure inaktiviert, weshalb hier keine Kohlenhydratverdauung stattfindet.

Der wichtigste Ort der Kohlenhydratverdauung ist das **Duodenum**. Durch Einwirkung der α-Amylasen aus dem Pankreassaft entstehen durch hydrolytische Spaltung Disaccharide. Diese Disaccharide werden in tieferen Dünndarmabschnitten durch darmwandständige **Disaccharidasen** (z. B. Maltase, Saccharase, Laktase) in Monosaccharide gespalten und sofort resorbiert. Die Resorption erfolgt abhängig von der Art des Zuckers unterschiedlich schnell (vgl. Tab. 8.2 und Kasten).

> Relative Resorptionsgeschwindigkeit:
> Glukose 100   Fruktose 70   Galaktose 100

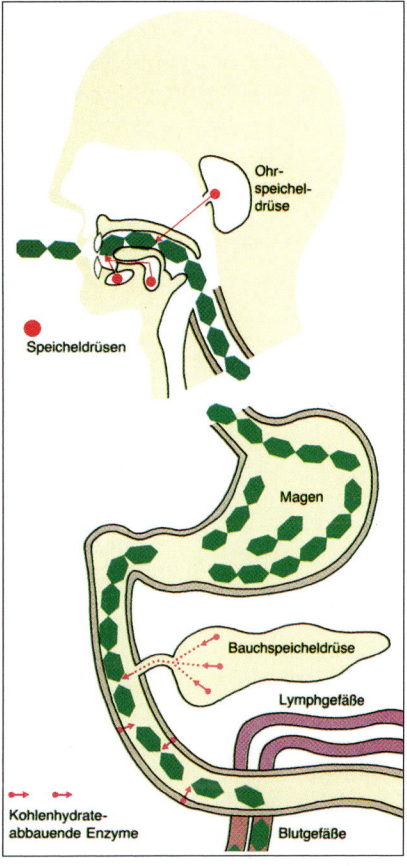

Abb. 8.6 Kohlenhydratverdauung

Tab. 8.2 Resorption von Kohlenhydraten

Nahrungsmittel	Resorptionsgeschwindigkeit	Erklärung
Haushaltszucker, süße Getränke, Süßigkeiten	Schießen ins Blut	Hauptbestandteil der genannten Nahrungsmittel ist Saccharose, ein Disaccharid, das schnell gespalten wird; keine hemmenden Ballaststoffe; hohe Zuckermenge.
Mehlprodukte (z. B. Nudeln), Weißbrot, Kartoffeln	Strömen ins Blut	Langsamere Spaltung, da Polysaccharide. Die Spaltprodukte, v. a. Glukose, werden schnell resorbiert.
Früchte	Fließen ins Blut	Fruktose wird nur über erleichterte Diffusion (passive Resorption) aufgenommen. Ballaststoffe (z. B. Pektine) hemmen die Resorption.
Milchzucker	Tropfen ins Blut	Die Aktivität der Laktase ist sehr gering. Dadurch langsame Spaltung von Laktose. Kann zu Durchfällen führen.
Gemüse	Sickern ins Blut	Wenig resorbierbare Kohlenhydrate, bei gleichzeitig hohem Ballaststoffanteil.

- **Pfortader** – Das gesamte Blut des Dünn- und des größten Teils des Dickdarms sammelt sich in der Pfortader. Diese mündet in die Leber.
- **Glykogen** – vgl. Kap. 3.5.2
- **Lipogenese** – vgl. Kap. 8.4.4

Nach der Resorption gelangen die Monosaccharide sofort ins Blut, wo sie über die Pfortader die Leber erreichen. Dort werden sie zur „Vorratshaltung" in Glykogen umgewandelt und gespeichert. Erst dann gelangen sie über den Körperkreislauf zu allen anderen Zellen. Überschüssig aufgenommene Kohlenhydrate können in der Leber in Fettsäuren umwandelt und als Triglyceride (**Lipogenese**) gespeichert werden.

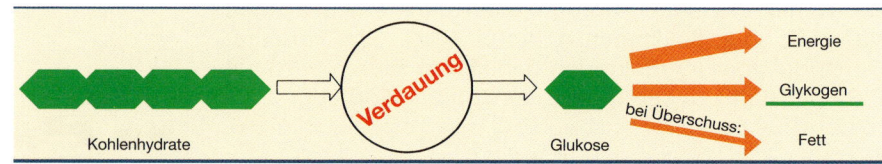

Abb. 8.7 Kohlenhydratresorption

8.1.3 Verdauung der Fette

Im **Mund** findet keine Fettspaltung statt, da der Speichel keine fettspaltenden Enzyme enthält. Fette mit niedrigem Schmelzpunkt (< 37 °C, z. B. Öle, Butter und Margarine) schmelzen bereits im Mund und sind deshalb leichter verdaulich als Fette mit hohen Schmelzpunkten (Plattenfette oder Talge).

Im **Magen** werden durch kleine Mengen Lipase, die im Magensaft enthalten sind, vor allem emulgierte Fette und Fette mit kurzkettigen Fettsäuren (z. B. Butterfett, Milchfett) gespalten. Diese Station der Fettverdauung ist für den Säugling zur Verdauung des Milchfettes von besonderer Bedeutung, während sie für den Erwachsenen kaum eine Rolle spielt. Nur etwa 5 % der Fette werden im Magen gespalten.

Die eigentliche Fettverdauung findet im **Duodenum** statt. Die im Gallensaft enthaltenen Gallensäuren, die Gallensalze und das Lecithin bewirken eine Emulgierung der Fette: Es entstehen kleine Fetttröpfchen. Das Emulgieren vergrößert zum einen die Oberfläche und zum anderen werden die Fetttröpfchen nach außen hin hydrophil. So kann die Pankreaslipase leichter angreifen.

- **Emulgierung** – vgl. Kap. 4.3.3
- **Hydrophil** – wasserliebend
- **β-Stellung** meint die Fettsäure am mittleren der 3 C-Atome des Glycerins. Die beiden endständigen C-Atome (1 und 3) sind die α- C-Atome.

Pankreaslipasen spalten die Triglyceride hydrolytisch auf, wobei **β-Monoglyceride** und 2 Fettsäuren oder Glycerin und 3 Fettsäuren entstehen. Die entstandenen β-Monoglyceride wirken zusätzlich emulgierend. Durch Umlagerung der mittelständigen Fettsäure in α-Stellung (C-Atom 1 oder 3) können auch die β-Monoglyceride durch Lipasen noch weiter in Fettsäure und Glycerin aufgespaltet werden.

Triglyceride + 2 H_2O −[Lipase] → 2 Fettsäuren + β-Monoglycerid
Triglyceride + 3 H_2O −[Lipase] → Glycerin + 3 Fettsäuren

Ebenso wie die Triglyceride werden auch die Esterbindungen in Lecithin und Cholesterolester gespalten. Das Cholesterin selbst sowie fettlösliche Vitamine (A, D, E, K) werden dagegen nicht gespalten.

Nach der Spaltung liegen im Dünndarm zwei Fraktionen vor:
- Eine **hydrophile Fraktion**, bestehend aus Glycerin, Phosphorsäure, Cholin, kurz- und mittelkettigen Fettsäuren.
- Eine **lipophile Fraktion**, bestehend aus langkettigen Fettsäuren, β-Monoglyceriden, Cholesterin und fettlöslichen Vitaminen.

Die **hydrophile Fraktion** stellt für den weiteren Transport kein Problem dar. Die wasserlöslichen Substanzen werden resorbiert und über die Blutgefäße abtransportiert.

Die **lipophile Fraktion** dagegen kann in einem wässrigen Medium (Darm oder Blut) nicht transportiert werden. Es werden deshalb zunächst unter Mithilfe der Gallensäuren sogenannte **Micellen** gebildet. Dabei lagern sich alle Moleküle mit ihren lipophilen Molekülteilen aneinander und bilden untereinander VdW-Kräfte aus. Ihre hydrophilen Gruppen, mit denen sie Wasserstoffbrücken zum Wasser ausbilden können, ragen nach außen. So entsteht eine nach außen hydrophile Struktur. Diese Micelle tritt nun mit der Darmschleimhaut in Kontakt und die Bestandteile der Micelle werden in die Zelle aufgenommen (vgl. Abb. 8.8).

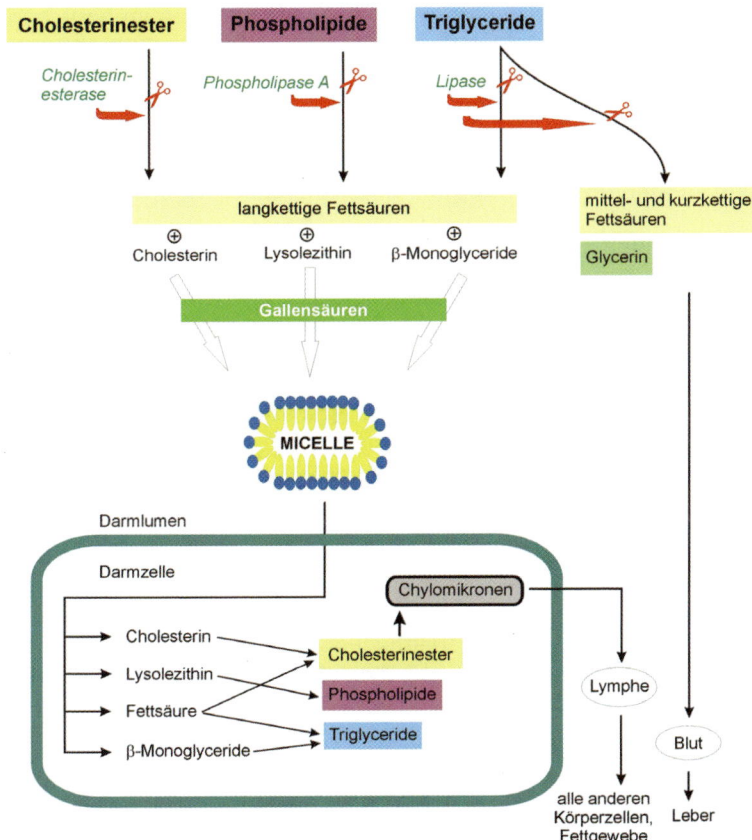

Abb. 8.8 Überblick über die Fettverdauung

In der Mucosazelle findet eine **Resynthese** der resorbierten Bestandteile statt. Die dabei entstandenen Triglyceride, Phospholipide und Cholesterinester werden nun mit speziellen Proteinen umgeben. So entstehen die **Chylomikronen**. Diese stellen eine wasserlösliche Transportform der Lipide dar. Der Abtransport der Chylomikronen erfolgt über das Lymphsystem, denn die Kapillaren sind zu klein, um die Chylomikronen aufnehmen zu können. Über immer größer werdende Lymphgefäße mündet die Lymphflüssigkeit schließlich auf Höhe

• **Chylomikronen** – Sie gehören zu den Lipoproteinen, vgl. Kap. 10.6.2

des Schlüsselbeines in die obere Hohlvene und damit in den Blutkreislauf. Mit dem Blut erreichen die Lipide dann zuerst das Fettgewebe (→ Speicherung) und dann, als Zweites, die Leber (→ Verstoffwechslung). Die Chylomikronen werden innerhalb 1 bis 2 Stunden aus dem Blut entfernt.

Eine Sonderstellung bei der Fettverdauung nehmen die **kurz- und mittelkettigen Triglyceride** (KKT und MKT) ein.

- Kurzkettige Triglyceride und mittelkettige Triglyceride werden leichter und damit schneller durch die Lipase gespalten. Da hierzu bereits sehr kleine Mengen Lipase ausreichen, werden sie u. U. bereits im Magen gespalten.
- Die enzymatische Hydrolyse der kurzkettigen und mittelkettigen Triglyceride erfolgt bereits ohne vorherige Emulgierung.
- Kurz- und mittelkettige Fettsäuren sind wasserlöslich (liegen im basischen Milieu des Darms als Anionen vor) und können so über das Blut abtransportiert werden.
- In der Mucosazelle erfolgen keine Resynthese, keine Chylomikronenbildung, kein Abtransport über die Lymphe. Aufgrund ihrer Wasserlöslichkeit und ihrer geringen Größe gehen kurz- und mittelkettige Fettsäuren direkt ins Blut und werden über die Pfortader direkt zur Leber transportiert.

Fette mit kurz- oder mittelkettigen Fettsäuren besitzen deshalb in der Ernährung von Verdauungsstörungen, die auf einem Mangel an Pankreasenzymen oder Galle gründen, besondere Bedeutung. Solche Krankheiten können sein: chronische Entzündung der Bauchspeicheldrüse, Verlust der Bauchspeicheldrüse durch einen Tumor (Krebs) oder Operation, Störungen des Galleabflusses bei Gallensteinen oder Störungen der Galleproduktion bei Lebererkrankungen. Zur Ernährung bei diesen Erkrankungen gibt es spezielle Fette, sogenannte MCT-Fette (z. B. Ceres-Öl).

8.1.4 Verdauung der Proteine

Die Verdauung der Proteine beginnt im **Magen**. Durch die Einwirkung der Magensalzsäure werden die Proteine zunächst denaturiert und damit für Enzyme leichter angreifbar. Die Peptidbindungen werden nun unter Einwirkung der **Endopeptidase Pepsin** hydrolytisch gespalten. Pepsin spaltet Peptidbindungen innerhalb eines Proteins, besonders leicht diejenigen, an denen aromatische Aminosäuren (z. B. Tyrosin) beteiligt sind. Das pH-Optimum des Pepsins liegt bei 1,8.

Im **Zwölffingerdarm** mischt sich der Speisebrei mit den Eiweiß spaltenden Enzymen der Bauchspeicheldrüse. Dies sind die Endopeptidasen **Trypsin** und **Chymotrypsin**, die **Carboxypeptidasen A und B** (Exopeptidasen) und die **Elastase**. Wie alle anderen proteolytischen Enzyme werden auch sie als inaktive Vorstufen (Trypsinogen, Chymotrypsinogen, Procarboxypeptidasen) produziert und durch Abspaltung eines Anteils aktiviert.

Trypsin und Chymotrypsin arbeiten bei einem pH-Optimum von 7,5 und 8,5 und spalten die Proteinbruchstücke aus dem Magen in Polypeptide auf. Carboxypeptidasen spalten sodann die am Carboxylende stehende Aminosäure ab. Die Carboxypeptidase A hat dabei eine besondere Affinität (= Vorliebe) zu aromatischen Gruppen (z. B. Phenylalanin, Tyrosin), die Carboxypeptidase B zu basischen Gruppen (z. B. Lysin, Arginin, Histidin).

- MKT = MCT = middle chain triglycerids

- Endopeptidase – Eiweiß verdauendes Enzym, welches innerhalb einer Proteinkette spaltet.
- Exopeptidase – Eiweiß verdauendes Enzym, welches jeweils an den Enden eine Aminosäure abspaltet.

> Endopeptidasen spalten Peptidbindungen innerhalb einer Peptidkette.
> Exopeptidasen spalten endständige Aminosäuren ab.

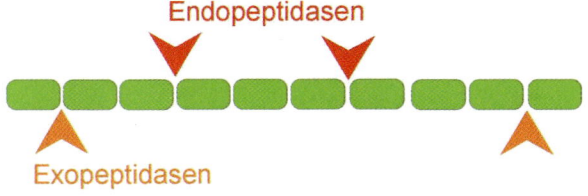

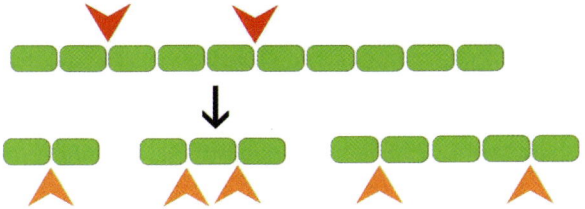

Abb. 8.9 Endo- und Exopeptidasen

Die Abfolge von Endopeptidasen im Magen und Exopeptidasen im Duodenum ist durchaus sinnvoll: Da Exopeptidasen Aminosäuren nur am Ende abspalten können, würde die Verdauung eines Proteins mit mehreren Tausend Aminosäuren eine Ewigkeit dauern. Durch die Vorverdauung mit Endopeptidasen werden kleinere Bruchstücke erzeugt, gleichzeitig steigt natürlich die Anzahl der Enden und die Angriffsfläche für die Exopeptidasen wird größer.

Im Dünndarm werden Dipeptide durch wandständige Dipeptidasen in Aminosäuren gespalten. Die freien Aminosäuren werden durch einen (sekundär) aktiven Transportprozess resorbiert und ins Blut abgegeben. Auch sie erreichen über die Pfortader zunächst die Leber.

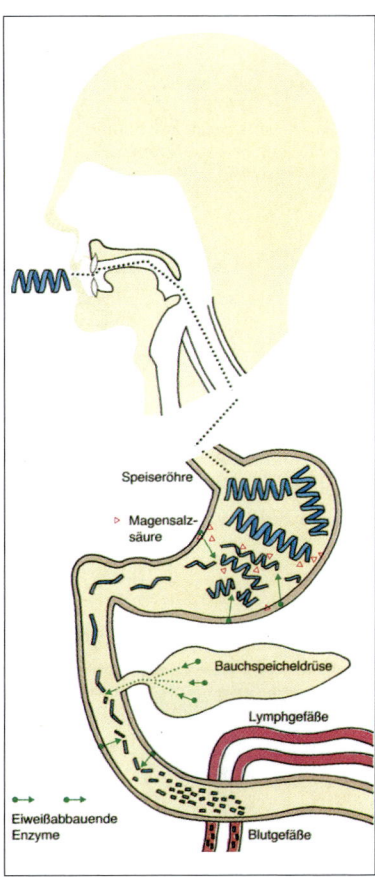

Abb. 8.10 Verdauung der Proteine

Tab. 8.3 Übersicht über die Verdauung

	Mund	Magen	12-Fingerdarm	Dünndarm
Enzyme, Verdauungssekrete	Speichel (α-Amylase)	Pepsin Geringe Mengen Lipase	Pankreassaft (α-Amylasen, Endo- und Exopeptidasen und Lipase), Gallensaft	Dissacharidasen Dipeptidasen
Kohlenhydrate	α-Amylase spaltet Stärke in Dextrine und weiter in Maltose.	Keine Kohlenhydratverdauung	α-Amylasen aus dem Pankreassaft spalten Stärke zu Dextrinen und Maltose. Saccharase und Maltase spalten Saccharose bzw. Maltose weiter auf.	Laktase spaltet Laktose. Resorption der Monosaccharide.

Verdauung und Stoffwechsel

	Mund	Magen	12-Fingerdarm	Dünndarm
Fette	Keine Fettverdauung. Fette mit niedrigen Schmelztemperaturen schmelzen.	Magenlipase spaltet emulgierte Fette.	Gallensaft emulgiert die Nahrungsfette. Lipase spaltet Esterbindungen. Es entstehen freie Fettsäuren, Glycerin, Monoglyceride, freies Cholesterin.	Bildung von Micellen und deren Aufnahme in die Darmzelle.
Proteine	Keine Proteinverdauung	Magensalzsäure denaturiert die Proteine. Pepsin beginnt mit der Vorverdauung. Es entstehen Polypeptide.	Endo- und Exopeptidasen spalten die Proteinbruchstücke weiter auf. Es entstehen Oligo- und Dipeptide.	Dipeptidasen spalten in Aminosäuren. Resorption der Aminosäuren.

8.2 Grundlagen des Zellstoffwechsels

8.2.1 Aufbau der Zelle

• Zum Zellaufbau vgl. auch Lehrbücher der Biologie

Bevor wir nun genauer in den Stoffwechsel der Nährstoffe einsteigen, seien hier kurz die wichtigsten Strukturen einer normalen, menschlichen Zelle erläutert. Durch die Aufteilung der Zelle in verschiedene spezialisierte Kompartimente (= „Räume") ist es möglich, verschiedene Reaktionen, die sich normalerweise gegenseitig stören würden, gleichzeitig ablaufen zu lassen.

Tab. 8.4 Wichtige Zellstrukturen

Zellkern		Er enthält die gesamte Erbinformation in Form der aufspiralisierten DNA. Um neue Zellproteine herzustellen, werden Kopien der Erbinformation (mRNA) hergestellt, die durch Kernporen ins Zytoplasma der Zelle gelangen.
Zytoplasma Zytosol		Die flüssige, gelartige Zellgrundsubstanz. Man kann es vielleicht mit einer Nudelsuppe vergleichen. Hier finden die Glykolyse, die Glukoneogenese sowie die Fettsäuresynthese statt.
Endoplasmatisches Retikulum (ER)		Das raue ER (rER) geht aus der den Kern umschließenden Doppelmembran hervor und dient zur Synthese von Proteinen an sogenannten Ribosomen. Im glatten ER (sER, engl. smooth – glatt) werden Lipide, Glykoproteine und Membranen synthetisiert.

Grundlagen des Zellstoffwechsels | 185

GOLGI-Apparat (Dictyosom)	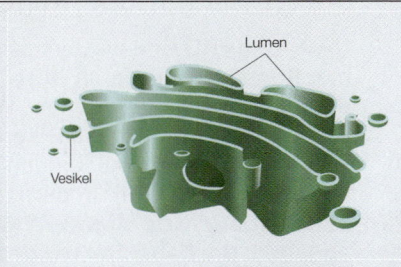	Es hat große Bedeutung in der Bildung und Wiederverwertung von Membranteilen. Dazu kann es die im rER gebildeten Proteine entsprechend markieren, damit sie ihren zugewiesenen Platz in der Membran finden.
Mitochondrium (Mt)	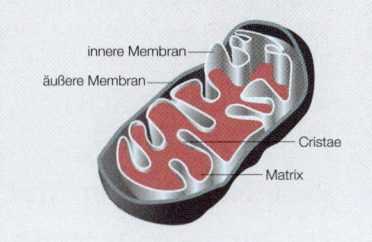	Das Mitochondrium (Mt) ist das Kraftwerk der Zelle. An seiner spezialisierten inneren Membran läuft die Endoxidation (Atmungskette) ab. Im Cytosol (Matrix) des Mt finden der Citratzyklus und die β-Oxidation statt. Daneben besitzt das Mt eine ringförmige DNA, die für die meisten im Mt benötigten Enzyme kodiert.

8.2.2 Wichtige Moleküle des Stoffwechsels

Gleich zu Anfang treten im Stoffwechsel verschiedene Moleküle auf, deren Bedeutung für das Stoffwechselgeschehen man leider erst am Ende verstehen kann. Die beiden wichtigsten Moleküle seien deshalb hier kurz vorgestellt.

Das Energiebündel – ATP

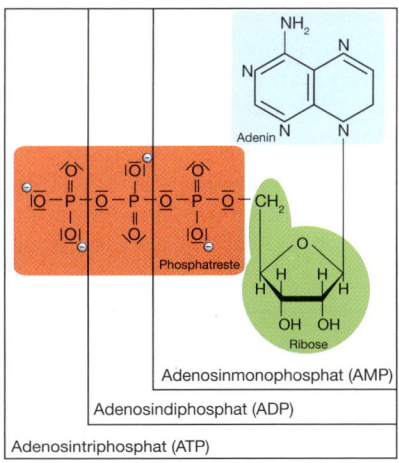

Abb. 8.11 Adenosintriphosphat

Das ATP (Adenosintriphosphat) ist die Energiewährung im Körper; ein kleines Energiepaket sozusagen, vergleichbar einem 2-€-Stück. Ein 2-€-Stück, das Sie sich erspart haben, können sie gezielt zum Kauf eines anderen Gegenstandes einsetzen. Der Körper kann so die bei einer Reaktion frei werdende Energie durch den Aufbau eines ATPs speichern und sie dann gezielt durch die Abspaltung einer Phosphatgruppe vom ATP wieder an anderer Stelle freisetzen. Bei der Spaltung von ATP zu ADP und organischem Phosphat (P_i) werden rund 30 kJ/mol freigesetzt (vgl. Kap. 2.4).

- Aufgrund des pH-Wertes in der Zelle liegen praktisch alle Säuren als Salze vor. Deshalb ist es richtiger, vom Pyruvat als von der Brenztraubensäure zu sprechen. Hier soll aber trotzdem von den Säuren gesprochen werden. Der Name des Salzes folgt in Klammern, z. B. Brenztraubensäure (Pyruvat).
- **ADP** – Adenosindiphosphat
- **AMP** – Adenosinmonophosphat
- P_i – ‚i' für inorganic
- **Endoxidation** – vgl. Kap. 8.6

$$ATP \rightleftharpoons ADP + P_i \quad \Delta H \sim 30 \text{ kJ/mol}$$
$$\text{Adenosintriphosphat} \rightleftharpoons \text{Adenosindiphosphat} + \text{organisches Phosphat}$$

Die Wasserstoffüberträger – NAD$^+$ und FAD

NAD$^+$ und FAD sind wasserstoffübertragende Coenzyme. Beteiligt sind sie an allen Reaktionen (meist Redoxreaktionen), bei denen Wasserstoff freigesetzt oder verbraucht wird. Sie können frei gewordenen Wasserstoff reversibel binden und werden so zum NADH/H$^+$ und FADH$_2$. In der Endoxidation (Atmungskette) können sie diesen Wasserstoff an Sauerstoff abgeben. Die dabei frei werdende Energie wird in die Bildung von ATP investiert. Aus einem NADH/H$^+$ können so drei ATP und aus einem FADH$_2$ zwei ATP gebildet werden.

$$NAD^+ + 2\,H\bullet \rightleftharpoons NADH/H^+$$
$$FAD + 2\,H\bullet \rightleftharpoons FADH_2$$

Reaktionstypen im Stoffwechsel

Am Anfang erscheint das Stoffwechselgeschehen meist kompliziert und undurchschaubar. Bei genauerer Betrachtung fällt aber auf, dass es zum großen Teil immer wieder die gleichen Reaktionen sind, die der Körper zum Auf-, Um- und Abbau von Molekülen im Stoffwechsel beschreitet. Nur sehr selten taucht eine ganz spezielle Reaktion auf. Verdeutlicht man sich dies, so wird das Stoffwechselgeschehen schon viel durchschaubarer und lässt sich auf folgende Reaktionstypen reduzieren:

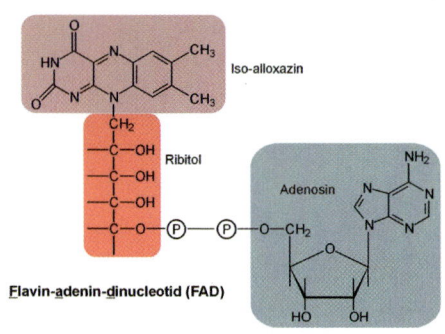

Abb. 8.12 NAD$^+$ und FAD

1. Aktivierung

Um Stoffe reaktiver für folgende Reaktionen zu machen, müssen sie im Körper aktiviert werden. Eine solche Aktivierung kann durch **Phosphorylierung** oder durch eine Reaktion mit **Coenzym A** erfolgen.

Stoffe mit alkoholischen OH-Gruppen (z. B. Glukose) werden in der Regel phosphoryliert, d. h., ein Enzym (meist eine *Kinase*) überträgt eine Phosphatgruppe vom ATP auf eine alkoholische OH-Gruppe. Es entsteht ein Ester anorganischer Säuren.

• **Ester** – vgl. Teil 1, Kap. 167

• **Thioester** – Ester aus einem Thioalkohol und einer Säure
• **Thiolgruppe** – SH-Gruppe, funktionelle Gruppe in Thioalkoholen (= „Schwefelalkohole")

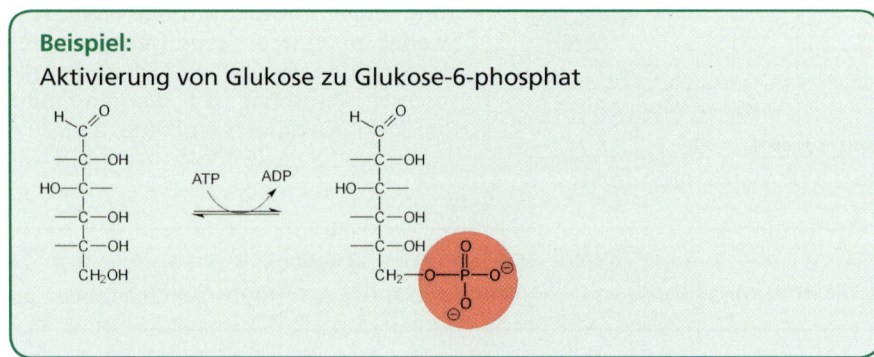

Grundlagen des Zellstoffwechsels | 187

Stoffe mit Säuregruppen (COOH) werden in aller Regel durch die Bildung eines Thioesters mit der Thiolgruppe von Coenzym A (CoA) aktiviert.

> **Beispiel:**
> Aktivierung von Stearinsäure durch Coenzym A
>
>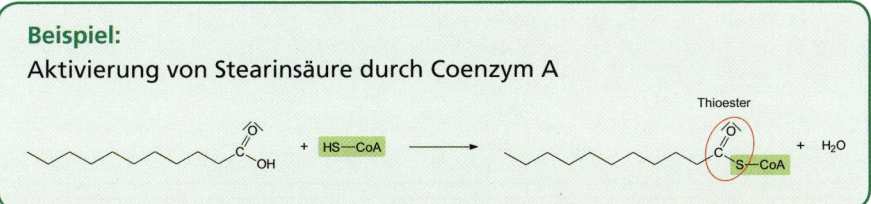

> Moleküle können durch die Reaktion mit ATP oder Coenzym A (CoA) aktiviert werden.

2. Decarboxylierung

Die Oxidation von Kohlenstoffatomen zu CO_2 erfolgt meist durch eine Decarboxylierung. Bei β-Ketocarbonsäuren erfolgt diese spontan. Bei anderen Reaktionen wird Biotin als Coenzym benötigt.

- **Decarboxylierung**
  – Abspaltung von CO_2 aus einer Säuregruppe, vgl. Band 1, S. 167

> **Beispiel:**
> Decarboxylierung von β-Ketobuttersäure
>
>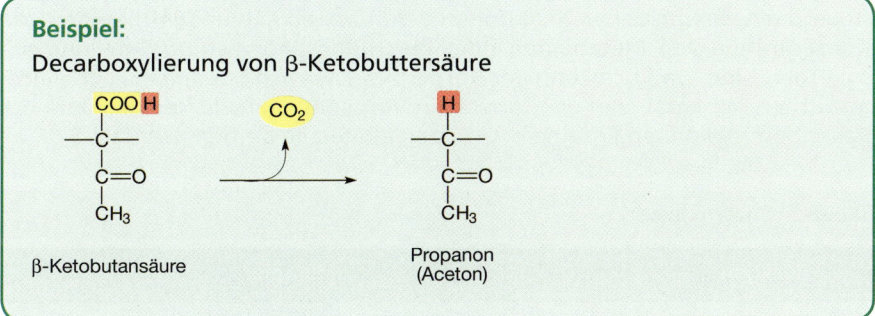

3. Oxidation und Reduktion

Oxidation und Reduktion erfolgen im Stoffwechsel meist als Hydrierung (Reduktion) oder Dehydrierung (Oxidation). An diesen Reaktionen ist immer das Redoxsystem $NAD^+/NADH/H^+$ als wasserstoffübertragendes Coenzym beteiligt.

> **Beispiel:**
> Reduktion von Brenztraubensäure (Pyruvat) zu Milchsäure (Laktat)
>
>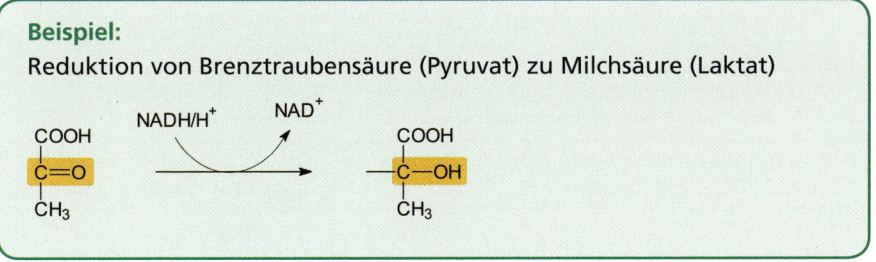

4. Einfügen einer Doppelbindung

Durch das Einfügen einer Doppelbindung in ein Kohlenstoffskelett wird eine reaktionsfreudige Struktur geschaffen, an die in Folge eine Addition (z. B. die von Wasser) erfolgen kann. Immer beteiligt ist dabei das Redoxsystem $FAD/FADH_2$.

Verdauung und Stoffwechsel

> **Beispiel:**
> Einfügen einer Doppelbindung in Butandisäure
>
> Butandisäure → trans-Butendisäure (FAD → FADH$_2$)

- **Katalysator** – vgl. Band 1, S. 77
- **Aktivierungsenergie** – vgl. Band 1, S. 76
- **Gleichgewicht** – vgl. Band 1, S. 81
- **Metabolite** – Stoffwechselzwischenprodukte
- **Anabolismus** – Körpersubstanz aufbauende Prozesse (z. B. Lipogenese, Glykogensynthese)
- **Katabolismus** – Körpersubstanz abbauende Prozesse (z. B. Lipolyse, Glykolyse)

> Alkoholische OH-Gruppen werden mithilfe von NAD$^+$ oxidiert. Doppelbindungen werden mithilfe von FAD eingefügt.

8.2.3 Enzyme

Enzyme sind Biokatalysatoren, die im Stoffwechsel praktisch an jeder Reaktion beteiligt sind. Wie andere Katalysatoren senken sie die Aktivierungsenergie und sorgen so für eine schnelle Gleichgewichtseinstellung. Der Körper befindet sich durch ständige Aufnahme von energiereichen Substraten und Abgabe energiearmer Endprodukte in einem Fließgleichgewicht (steady state). Enzyme steuern die verschiedenen Reaktionen des Stoffwechsels, indem sie durch die Konzentration von Metaboliten oder durch Phosphorylierung „an- und abschaltbar" sind. Dadurch kann der Körper zwischen verschiedenen Fließgleichgewichten mit katabolen oder anabolen Vorgängen umschalten. Anhand des Reaktionstyps können Enzyme in Gruppen eingeteilt werden, vgl. Tab. 8.5.

Tab. 8.5 Enzymklassen

Klasse	Reaktion	Beispiel
1) Oxidoreduktasen	Redoxreaktionen (Dehydrogenasen, Oxigenasen), Reduktasen	Alkoholdehydrogenase Lactatdehydrogenase
2) Transferasen	Übertragung von Stoffgruppen (Amino-, Glykosyl-, Phosphotransferasen)	Aspartataminotransferase Hexokinase
3) Hydrolasen	Spaltung durch Wasseranlagerung (Esterasen, Peptidasen, Glykosidasen)	Trypsin, Pepsin α-Amylase, Lipase
4) Lyasen	Nicht-hydrolytische Spaltung (C-C-, C-O- und C-N-Lyasen)	Pyruvatcarboxylase Aldolase
5) Isomerasen	Umwandlung isomerer Moleküle ineinander (Epimerasen, cis-trans-Isomerasen)	DNA-Topoisomerase Mutasen
6) Ligasen	Energieabhängige Bildung von Bindungen (C-C-, C-O-, C-N-Ligasen)	Pyruvatcarboxylase Glutaminsynthetase

- **Enzyme** – vgl. auch Lehrbücher der Biologie

In einer enzymkatalysierten Reaktion bindet das Enzym (E) zunächst das umzusetzende Substrat (S) in seinem speziell zum Substrat passenden aktiven **Zentrum (Schlüssel-Schloss-Prinzip)**. Gleichzeitig passt sich das aktive Zentrum durch Veränderungen aber auch an das Substrat an, sobald dieses gebunden wird (**induced-fit-Modell**). Es bildet sich der Enzym-Substrat-Komplex (ES), der nach Umsetzung des Substrates wieder in Enzym und Produkt (P) zerfällt.

$$E + S \rightleftharpoons [ES] \rightleftharpoons E + P$$

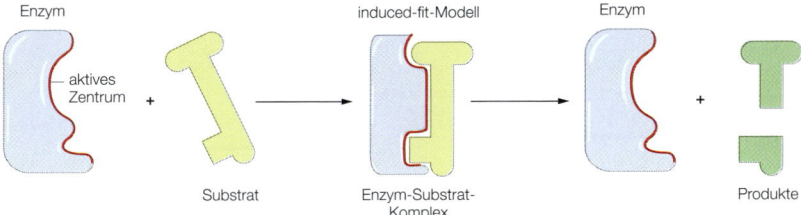

Abb. 8.13 Enzymkatalyse

8.3 Stoffwechsel der Kohlenhydrate

Der Stoffwechsel der Kohlenhydrate ist eigentlich ein Stoffwechsel der Glukose. Sie stellt das zentrale Molekül des Kohlenhydratstoffwechsels dar, von der aus verschiedene Stoffwechselwege eingeschlagen werden können (vgl. Abb. 8.12):

- **Glykolyse**: Abbau zur Energiegewinnung
- **Glukoneogenese**: Umkehr der Glykolyse zur Synthese von Glukose aus Nicht-Kohlenhydratvorstufen
- **Glykogensynthese bzw. -abbau**: Aufbau bzw. Abbau von Glykogen, der Speicherform der Glukose • Glykogen – vgl. Kap. 3.5.2
- **Pentosephosphat-Weg**: Abbau der Glukose zu CO_2 und Pentose-Phosphaten, die zum Aufbau der DNA und RNA benötigt werden
- **Umbau** in andere Monosaccharide (Galaktose, Mannose)
- **Oxidation zu Glukuronsäure** und deren Bindung an Abbauprodukte, um diese besser löslich zu machen

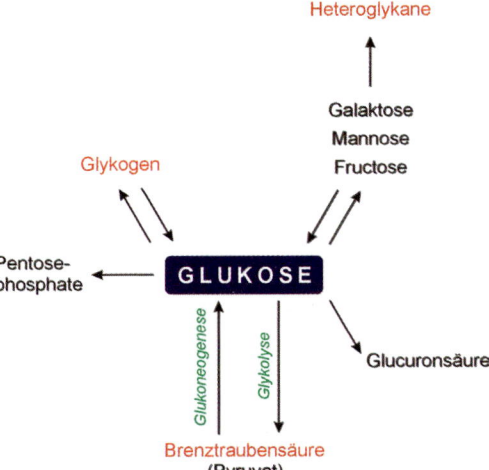

Abb. 8.14 Zentrale Stellung der Glukose im Kohlenhydratstoffwechsel

8.3.1 Glykolyse

Unter Glykolyse versteht man den Abbau der Glukose zu Pyruvat (Brenztraubensäure, BTS) bzw. Laktat (Milchsäure), der seinen Entdeckern zu Ehren Embden-Meyerhof-Abbau genannt wird. Alle 10 Reaktionsschritte laufen im Zytosol der Zelle ab und können in zwei Teile unterschieden werden (s. u.). Die Glykolyse kann auch unter anaeroben Bedingungen ablaufen.

• **Anaerob** – Stoffwechsel unter Sauerstoffmangel – Gegenteil: aerob

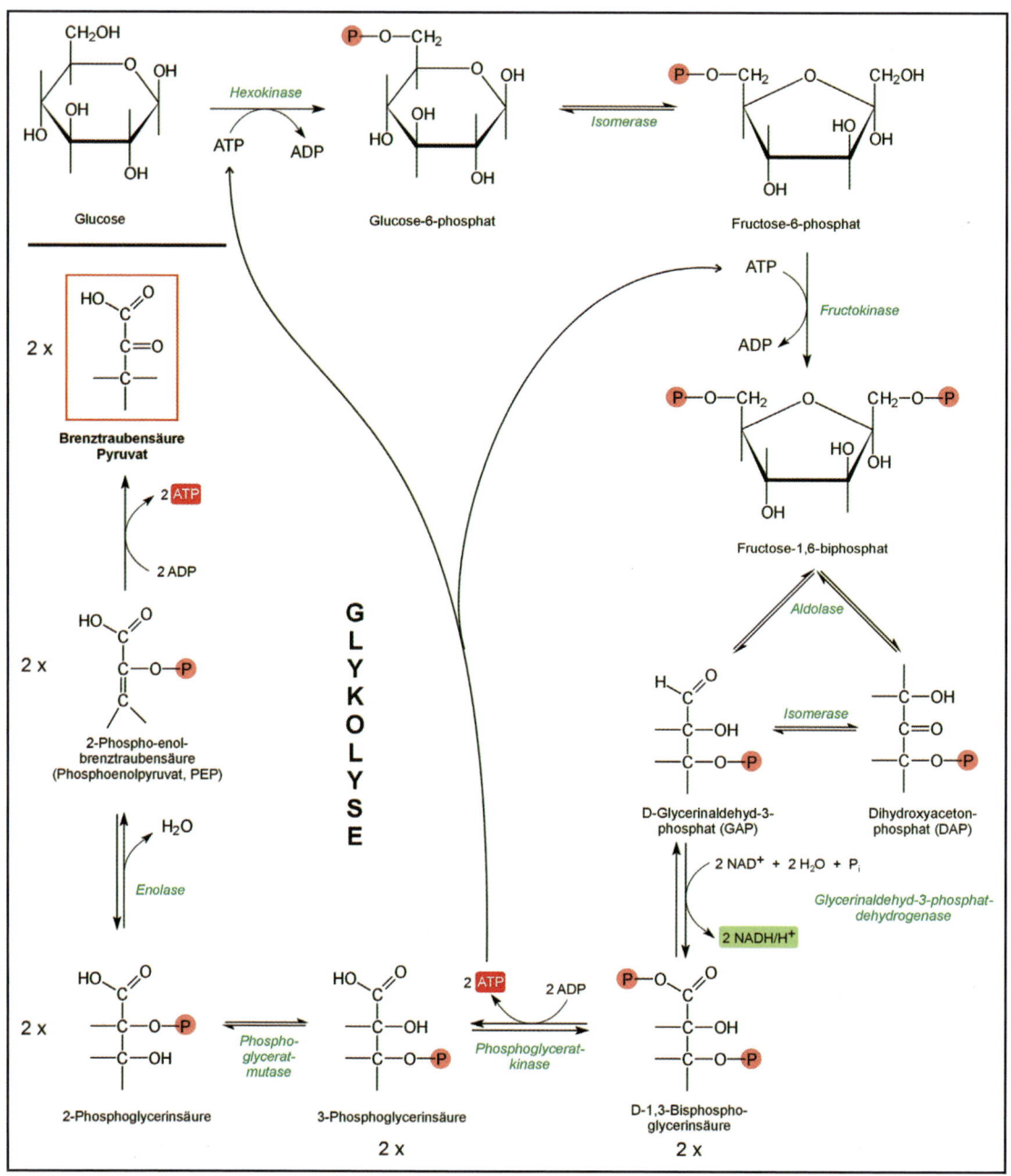

Abb. 8.15 Glykolyse

Stoffwechsel der Kohlenhydrate

Bei der Oxidation von Glukose zu Pyruvat wird bereits eine Energiemenge von rund 197 kJ/mol freigesetzt. Diese Energie wird im Körper nicht „verschenkt", sondern in die Bildung von ATP investiert. So werden bereits in der Glykolyse pro mol Glukose 2 mol ATP gebildet.

> Glykolyse ist der Abbau von Glukose zu Pyruvat (Brenztraubensäure) unter Bildung von 2 mol ATP pro mol Glukose.

Reaktionsschritte der Glykolyse

Phase 1: Umbau des Glukosemoleküls und anschließende Spaltung in zwei C_3-Körper

- Sofort nachdem die **Glukose** in die Zellen eingedrungen ist, wird sie durch eine *Kinase (Hexokinase, Glukokinase)* am C-Atom 6 phosphoryliert. Das entstandene **Glukose-6-phosphat** (Glc-6-P) kann die Zelle nun nicht mehr verlassen.
- Glukose-6-phosphat wird nun durch eine *Isomerase (Phosphohexose-Iso-merase)* in **Fruktose-6-phosphat** (Fru-6-P) umgewandelt. Durch diese Iso-merisierung entsteht aus der halbacetalischen OH-Gruppe am C-Atom 1 (Glukose) eine alkoholische OH-Gruppe (Fruktose). Dieser Schritt ist nötig, damit im Folgenden eine Phosphorylierung an C-Atom 1 möglich wird.
- Durch eine weitere *Kinase (Phosphofruktokinase)* findet am C-Atom 1 eine Phosphorylierung statt. Es entsteht **Fruktose-1,6-bisphosphat** (Fru-1,6-BP). Beide Phosphatgruppen sind sich gleichwertig.
  Das Enzym, das diese Reaktion bewerkstelligt, ist ein kompliziert reguliertes Enzym und stellt den geschwindigkeitsbestimmenden Schritt in der Glykolyse dar.

Diese ersten drei Schritte bilden die Voraussetzung für die nun stattfindende Spaltung des C_6-Körpers in zwei C_3-Körper.

- Fru-1,6-BP wird nun durch eine *Aldolase* in zwei Triosephosphate, nämlich **Glycerinaldehyd-3-phosphat** (GAP) und **Dihydroxyacetonphosphat** (DAP), gespalten.
- Die beiden gebildeten Triosephosphate stehen durch eine Keto-Endiol-Tautomerie miteinander im Gleichgewicht, das nahezu auf der Seite von Dihydroxyacetonphosphat liegt. Die Einstellung des Gleichgewichts wird durch eine *Isomerase* beschleunigt.

• **Phosphorylierung** – Aktivierung durch Anhängen eines energiereichen Phosphates, vgl. Kap. 8.2.2

• **Triosephosphate** – Triose = Monosaccharid mit 3 C-Atomen

• **Keto-Endiol-Tautomerie** – vgl. Teil 1, S. 159

Phase 2: Oxidation der C_3-Körper zu Pyruvat unter Energiegewinnung

In den nun folgenden Reaktionsschritten wird Glycerinaldehyd-3-phosphat (GAP) zweimal oxidiert, wodurch das Endprodukt Pyruvat (Brenztraubensäure) entsteht. Dabei werden pro mol Glukose 2 mol ATP gebildet.
- **GAP** wird nun durch die *Glycerinaldehyd-3-phosphat-Dehydrogenase* (kurz: GAP-DH) zur **1,3-Bisphosphoglycerinsäure** (1,3-Bisphosphoglycerat) oxidiert. Bei dieser Reaktion wird so viel Energie frei, dass ein organisches Phosphat gebunden werden kann. Bei der Oxidation wirkt NAD^+ als Coenzym und übernimmt den freiwerdenden Wasserstoff; es entsteht $NADH/H^+$.
- In der anschließenden durch die *Phosphoglyceratkinase* katalysierten Reaktion wird der Phosphatrest vom C-Atom 1 der 1,3-Bisphosphoglycerinsäure abgespalten und auf ADP übertragen. Es entsteht ATP und **3-Phosphoglycerinsäure**. Diese Form der ATP-Bildung nennt man **Substratketten-phosphorylierung**.

• Es muss beachtet werden, dass die beiden Phosphatreste in der 1,3-Bisphosphoglycerinsäure keineswegs gleichwertig sind. Der Phosphatrest an C-Atom 3 ist als **Ester** gebunden, der Phosphatrest an C-Atom 1 dagegen als **Säureanhydrid** (energetisch höherwertig). Der bessere Name für 1,3-Bisphosphoglycerinsäure wäre deshalb 3-Phosphoglyceroylphosphat.

- Durch eine *Mutase (Phosphoglyceratmutase)* wird die 3-Phosphoglycerinsäure in **2-Phosphoglycerinsäure** umgewandelt (isomerisiert).
- Aus 2-Phosphoglycerinsäure wird nun durch die *Enolase* Wasser abgespalten, wodurch **Phosphoenolpyruvat (PEP, Phosphoenolbrenztraubensäure)** entsteht. In Position 2 wird so ein energiereicher Phosphatrest gebildet.
- Durch die *Pyruvatkinase* wird der Phosphatrest von PEP abgespalten und auf ADP übertragen. Es entsteht ATP. Das ebenfalls entstehende Enolpyruvat ist instabil und lagert sich schnell in **Pyruvat** (Brenztraubensäure) um.

Alle Reaktionen, die nach der Spaltung von Fru-1,6-BP in die beiden C_3-Körper folgen, müssen zum Abbau von einem Molekül Glukose zweimal ablaufen.

Energiebilanz der Glykolyse

Im ersten Teil der Glykolyse werden für die beiden Aktivierungsreaktionen pro mol Glukose 2 mol ATP verbraucht. — 2 ATP

Im zweiten Teil der Glykolyse werden bei zwei Reaktionsschritten pro mol Triosephosphat 2 mol ATP gebildet. Da aus einem mol Glukose zwei mol Triosephosphate entstehen, werden pro mol Glukose 4 mol ATP freigesetzt. + 4 ATP

In der Summe werden also in der Glykolyse pro Glukosemolekül 2 ATP gebildet. = 2 ATP

Pro mol Glukose werden 2 mol NADH/H$^+$ gebildet, welches erst in der Atmungskette Energie liefert. + 6 ATP

Damit entstehen pro mol Glukose bei vollständiger Oxidation 5 ATP (~ 240 kJ). = 8 ATP

Milchsäuregärung – Bildung von Milchsäure (Laktat) aus Glukose

Durch Reduktion von Pyruvat mittels NADH/H$^+$ entsteht Milchsäure (Laktat). Diese Reduktion findet im Muskelgewebe bei Sauerstoffmangelversorgung und in Milchsäurebakterien statt.

Bei kurzfristig starker Beanspruchung der Muskulatur (v. a. bei kurzen Sprints wie 100-m-Lauf oder dem morgendlichen Rennen zum Bus) kann diese nicht ausreichend mit Sauerstoff versorgt werden. Die u. a. in der Glykolyse gebildeten Reduktionsäquivalente (NADH/H$^+$) können aufgrund des Sauerstoffmangels nicht mehr in der Atmungskette zum NAD$^+$ reoxidiert werden. So würde nach und nach ein Mangel an freien Reduktionsäquivalenten (NAD$^+$) entstehen und die Glykolyse käme zum Erliegen, was zum Absterben der Zelle führen würde. Die Natur hilft sich in diesem Fall so, dass sie Pyruvat unter Verbrauch von NADH/H$^+$ zu Milchsäure reduziert und dadurch wieder freie Coenzyme (NAD$^+$) erhält. Die Glykolyse kann so weiter ablaufen.

Milchsäure stellt nun aber eine „Sackgasse" im Stoffwechsel dar, denn sie kann nicht weiter energiebringend abgebaut werden. Die Milchsäure wird ins Blut abgegeben und zur Leber transportiert, wo sie erneut zu Pyruvat oxidiert und in der Glukoneogenese zu Glukose aufgebaut wird. Die neu

- **Reduktionsäquivalente** – So werden NADH/H$^+$ und FADH$_2$ auch genannt.
- **Milchsäurebakterien** stellen durch Spaltung von Laktose in Glukose und Galaktose und anschließenden Abbau von Glukose

gebildete Glukose wird ans Blut abgegeben und steht nun wieder der Muskulatur zur Verfügung. Dieser Kreislauf wird nach dem Entdecker **Cori-Zyklus** genannt.

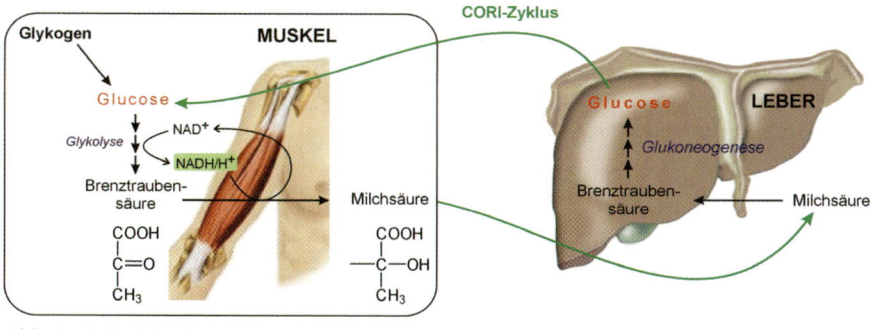

Abb. 8.16 Cori-Zyklus

Alkoholische Gärung – Bildung von Ethanol aus Glukose

Hefepilze zeigen unter anaeroben Bedingungen einen anderen Abbau von Brenztraubensäure (BTS). Mithilfe des Enzyms *Brenztraubensäure-Decarboxylase (Pyruvat-Decarboxylase)* entsteht aus BTS durch Abspaltung von CO_2 der C_2-Körper Ethanal, welches ein starkes Zellgift darstellt. Durch das aus dem Glukoseabbau gewonnene $NADH/H^+$ wird Ethanal zum Ethanol reduziert *(Alkoholdehydrogenase)* und so unschädlich gemacht. Auf diese Weise wird, wie bei der Milchsäuregärung, das für die Glykolyse notwendige Coenzym NAD^+ regeneriert.

in der Glykolyse ebenfalls Milchsäure her, was zum Sauerwerden von offen stehender Milch führt. Diese Wirkungsweise wird in der Landwirtschaft und in der Lebensmittelindustrie genutzt: z. B. zur Herstellung von Joghurt, Buttermilch, Käse, Sauerkraut und Gärfutter (Silage). Die Säuerung der Produkte trägt gleichzeitig zu einer besseren Haltbarkeit (Konservierung) bei, indem sie das Wachstum von Fäulnisbakterien verhindert.

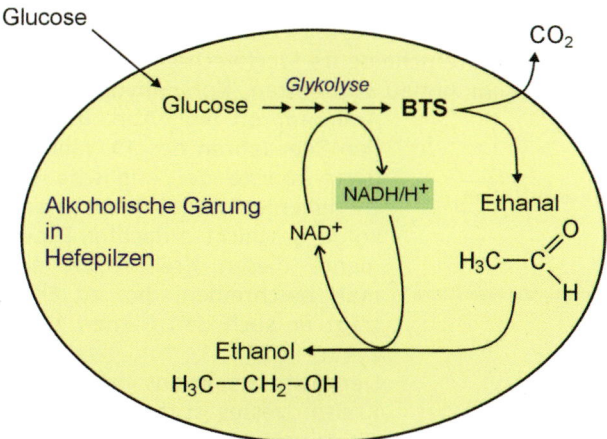

Abb. 8.17 Alkoholische Gärung

8.3.2 Oxidative Decarboxylierung

Der weitere aerobe Abbau der Brenztraubensäure findet im Mitochondrium statt. Hier erfolgt zunächst, katalysiert durch die *Brenztraubensäure-Dehydrogenase (Pyruvat-Dehydrogenase)*, die oxidative Abspaltung von Kohlenstoffdioxid (**oxidative Decarboxylierung**) aus Brenztraubensäure. Bei diesem Prozess entsteht die **aktivierte Essigsäure** (Acetyl-Coenzym A, Acetyl-CoA).

Als wichtigste Coenzyme wirken bei dieser Reaktion Coenzym A, NAD⁺ und das Thyaminpyrophosphat (TPP) mit, welches Vitamin B_1 enthält.

Formal wird Brenztraubensäure zuerst zu Ethanal decarboxyliert und dann mit NAD⁺ zur Ethansäure (Essigsäure) aufoxidiert:

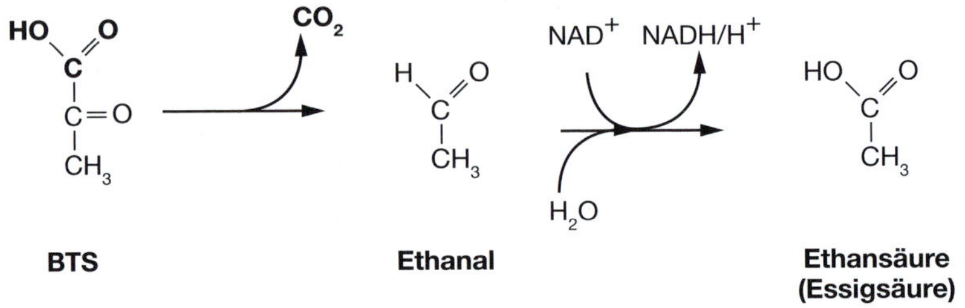

BTS → **Ethanal** → **Ethansäure (Essigsäure)**

Essigsäure ist ein relativ stabiles, reaktionsträges Molekül. Im Stoffwechsel wird deshalb die reaktionsfreudigere **aktivierte Essigsäure (Acetyl-CoA)** gebildet. Sie entsteht durch die Veresterung der Essigsäure mit der Thiolgruppe des Coenzym A (HS-CoA).

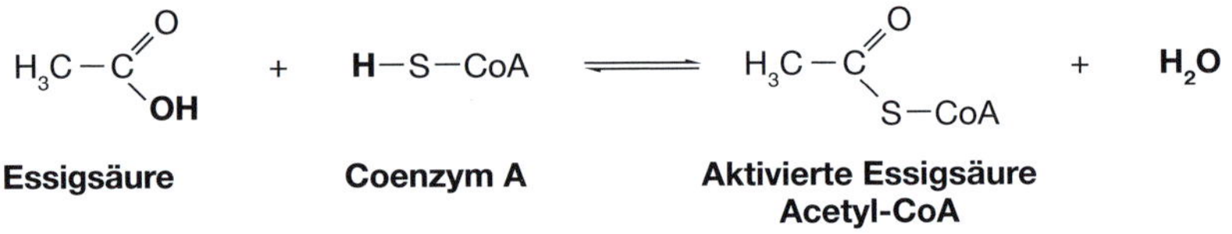

Essigsäure + Coenzym A ⇌ Aktivierte Essigsäure Acetyl-CoA + H_2O

8.3.3 Citratzyklus (Krebs-Martius-Zyklus)

Stellung des Citratzyklus im Stoffwechsel

Der Citratzyklus ist eine wichtige Drehscheibe im Stoffwechsel. Er ist die gemeinsame oxidative Endstrecke im Abbau von Fetten, Kohlenhydraten und Aminosäuren (vgl. Abb. 8.16). In den 30er-Jahren des 19. Jahrhunderts konnte der englische Biochemiker Hans Adolf Krebs in einer Folge geschickt erdachter Experimente diesen Kreisprozess erstmals beschreiben. Ihm zu Ehren trägt er auch den Namen Krebs-Zyklus.

Der erste Reaktionsschritt dieses Kreisprozesses ist die Bildung von Citronensäure aus aktivierter Essigsäure und dem Akzeptormolekül Oxalessigsäure, weshalb man den Zyklus auch als **Citratzyklus** oder **Tricarbonsäurezyklus** (TCC) bezeichnet.

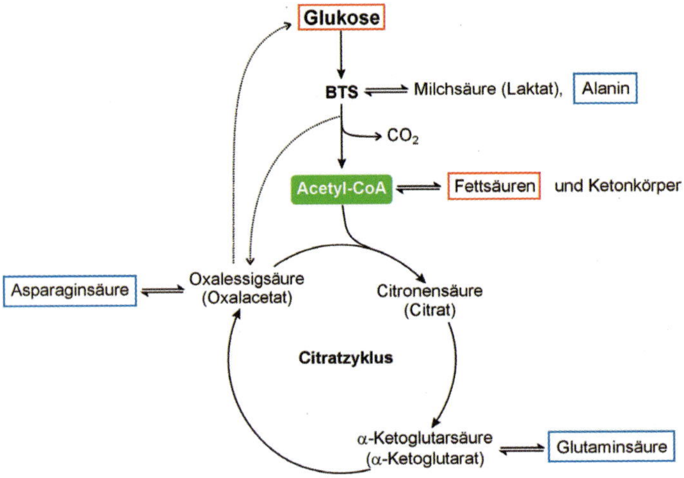

Abb. 8.18 Zentrale Stellung des Citratzyklus im Stoffwechsel

Der Citratzyklus findet im Mitochondrium der Zelle statt und ist als einziges Bindeglied der Endoxidation vorgeschaltet. Die Bedeutung des Citratzyklus für den Stoffwechsel zeigt die Tatsache, dass in jeder aerob arbeitenden Zelle

Stoffwechsel der Kohlenhydrate

die enzymatische Ausstattung für den Citratzyklus nachgewiesen wurde. In einem einmaligen Durchlauf entstehen aus einem Molekül Acetyl-CoA zwei Moleküle CO_2, ein GTP (= ATP), drei NADH/H$^+$ und ein $FADH_2$.

Die Aufgaben des Citratzyklus

Formal werden im Citratzyklus die restlichen aus der Glukose stammenden Kohlenstoff- und Wasserstoffatome getrennt:
- Die Kohlenstoffatome werden zu CO_2 oxidiert.
- Die Wasserstoffatome werden auf wasserstoffübertragende Coenzyme (NAD$^+$ und FAD) übertragen. Durch die reduzierten Coenzyme (NADH/H$^+$ und $FADH_2$) erfolgt in der Endoxidation die Synthese von ATP.

Gliederung des Citratzyklus

Zum besseren Verständnis kann der Citratzyklus in zwei Phasen eingeteilt werden:
- In der ersten Phase von der Citronensäure bis zur Bernsteinsäure erfolgt die Oxidation der Kohlenstoffatome.
- In der zweiten Phase wird durch verschiedene Reaktionen das Akzeptormolekül Oxalessigsäure zurückgewonnen.

Die Reaktionsschritte des Citratzyklus

Phase 1: Oxidation der Kohlenstoffatome

- Die erste, von der *Citratsynthase* katalysierte Reaktion des Citratzyklus ist die Bildung von **Citronensäure** (Citrat) durch die Addition von Acetyl-CoA an Oxalessigsäure (Oxalacetat). Dabei wird das Coenzym A wieder freigesetzt und steht der oxidativen Decarboxylierung erneut zur Verfügung.
- Die Citronensäure wird nun unter Hilfe der *Aconitase* in die **iso-Citronensäure** (iso-Citrat) umgelagert. Diese Umwandlung ist nötig, um die tertiäre OH-Gruppe der Citronensäure in eine sekundäre OH-Gruppe in der iso-Ci-tronensäure umzuwandeln. Denn nur so wird im folgenden Schritt die Oxidation dieser OH-Gruppe möglich.
- Unter Einwirkung der *Isocitratdehydrogenase* und mithilfe des Coenzyms NAD$^+$ wird nun die sekundäre OH-Gruppe der iso-Citronensäure zum Keton oxidiert. Es entsteht **Oxalbernsteinsäure (Oxalsuccinat)**.
- In der Oxalbernsteinsäure steht die Ketogruppe in β-Stellung zur mittleren Säuregruppe. Alle Säuregruppen mit Ketogruppe in β-Stellung decarboxylieren spontan. Für die Decarboxylierung von Oxalbernsteinsäure zu α-**Ketoglutarsäure** ist deshalb kein Enzym notwendig.
- Zur Decarboxylierung der α-Ketoglutarsäure wird die α-*Ketoglutarat-dehydrogenase* benötigt. Der Reaktionsmechanismus entspricht der oxidativen Decarboxylierung von BTS. Es entsteht deshalb **aktivierte Bernsteinsäure (Succinyl-CoA)**.

> Die beiden C-Atome der anfangs eingeschleusten aktivierten Essigsäure sind nun in der Summe zu CO_2 abgebaut. Von ihnen bleibt im Citratzyklus nichts zurück.

- Durch die *Succinat-Thiokinase* wird das Coenzym A wieder abgespalten und es entsteht **Bernsteinsäure (Succinat)**. Die frei werdende Energie wird dabei zur Bildung eines GTP genutzt. Ein GTP ist einem ATP in etwa äquivalent.

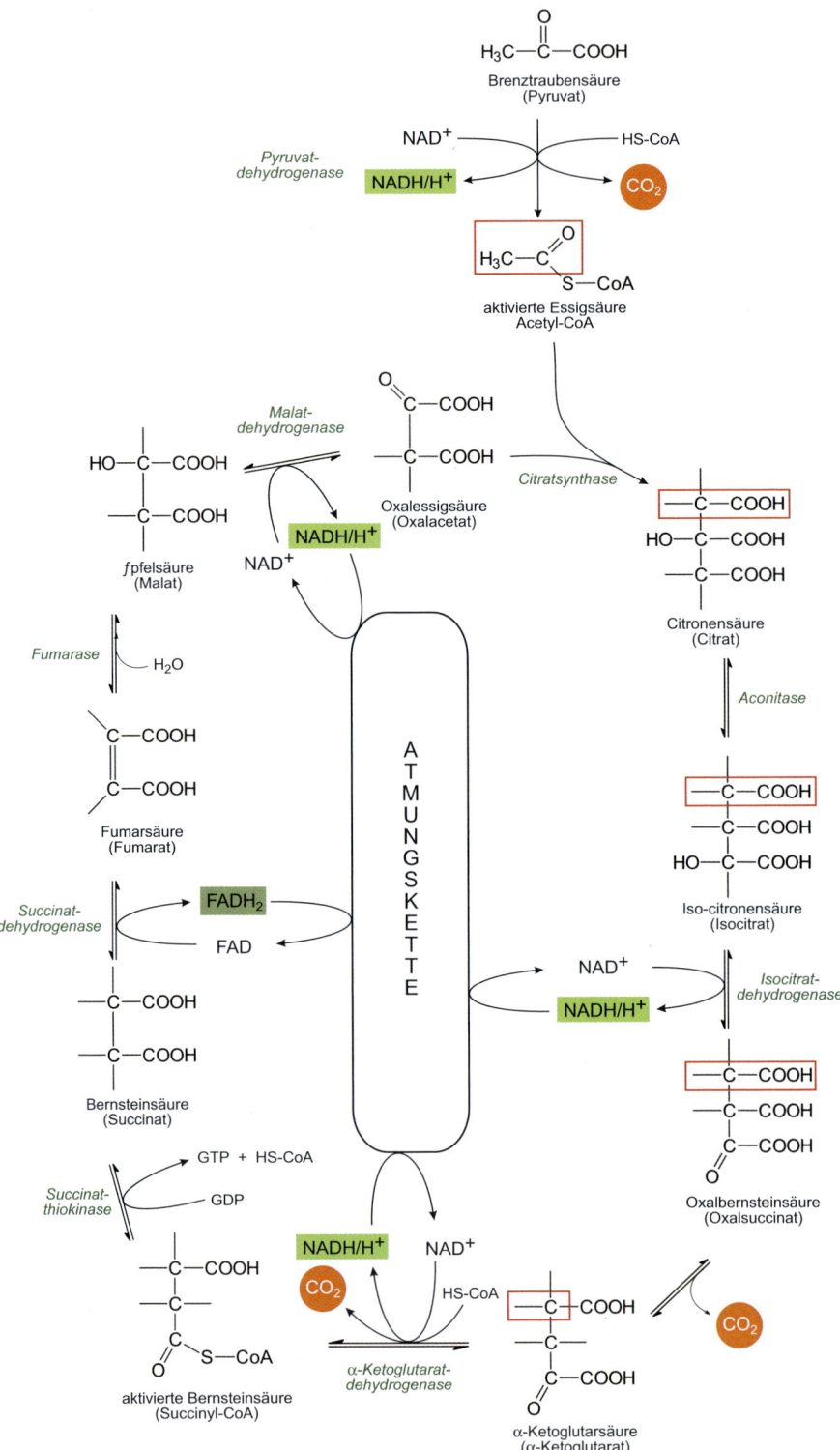

Abb. 8.19 Citratzyklus

Stoffwechsel der Kohlenhydrate

Phase 2: Rückbildung des Akzeptormoleküls

- Bernsteinsäure (Succinat) wird nun zunächst mithilfe der *Succinat-Dehydrogenase* und FAD dehydriert. Es entsteht eine Doppelbindung im Kohlenstoffskelett, wodurch im Folgenden wieder eine alkoholische OH-Gruppe addiert werden kann. Die ungesättigte Dicarbonsäure ist die **Fumarsäure (Fumarat)**.
- An die Doppelbindung der Fumarsäure wird nun, katalysiert durch die *Fumarase*, Wasser addiert. Es entsteht die **Äpfelsäure (Malat)**.
- Die OH-Gruppe der Äpfelsäure kann dann durch die *Malat-Dehydrogenase* und NAD^+ zur Ketogruppe oxidiert werden. Es entsteht wieder **Oxalessigsäure**.

Energiebilanz des Citratzyklus

Die Energiebilanz des Citratzyklus bei einem einmaligen Durchlauf beim Abbau von BTS und beim Abbau von Glukose im Vergleich zeigt Tab. 8.6.

Tab. 8.6 Energiebilanz des Citratzyklus

	1 Durchlauf		BTS		Glukose	
Oxidative Decarboxylierung	1 NADH/H^+	= 3 ATP	1 NADH/H^+	= 3 ATP	2 NADH/H^+	= 6 ATP
Citratzyklus	3 NADH/H^+ 1 $FADH_2$ 1 GTP	= 9 ATP = 2 ATP = 1 ATP	3 NADH/H^+ 1 $FADH_2$ 1 GTP	= 9 ATP = 2 ATP = 1 ATP	6 NADH/H^+ 2 $FADH_2$ 2 GTP	= 18 ATP = 4 ATP = 2 ATP
Summe		= 15 ATP		= 15 ATP		= 30 ATP
Energie in kJ (1 ATP = 30 kJ)		= 450 kJ		= 450 kJ		= 900 kJ

8.3.4 Glykogenstoffwechsel

Das Glykogen stellt die Speicherform der Glukose im Körper dar. Nahezu alle Zellen können Glykogen speichern. Die größten Speicher aber befinden sich im Muskel, der die gespeicherte Glukose ausschließlich für sich selbst verwendet, und in der Leber, die ihre Glukosereserven allen Zellen zur Verfügung stellen kann und damit die Glukosehomöostase entscheidend reguliert.
Zum Start der Glykogensynthese wird ein Startermolekül aus mindestens 8 Einheiten benötigt, welches durch **Glykogenin** bereitgestellt wird. Durch die *Glykogensynthase* entsteht zunächst das unverzweigte 1,4-glykosidisch verknüpfte Glykogen. Ein *branching enzyme* fügt in diese Kette dann α-1,6-glykosidische Verzweigungen ein. Die Verzweigungen sind sinnvoll: Im Falle eines schnellen Energiebedarfes kann der Abbau so an mehreren Enden gleichzeitig erfolgen.

8.3.5 Glukoneogenese

Die Glykogenreserven des Körpers reichen etwa für zwei Tage. Bei ausbleibender Nährstoffzufuhr muss dann Glukose aus anderen Metaboliten hergestellt werden, um die absolut glukoseabhängigen Gewebe versorgen zu können. Zur Synthese von Glukose aus anderen Nährstoffen dient die **Glukoneogenese**. Die komplette Enzymausstattung zur Glukoneogenese steht nur in der Leber und den Nieren zur Verfügung.

- **Homöostase** – Gleichgewichtszustand des Körpers
- **Metabolite** – Stoffwechselzwischenprodukte
- **Glukoseabhängige Gewebe** – rote Blutkörperchen (Erythrozyten), Nervenzellen, Fibroblasten, Nierenmark

198 Verdauung und Stoffwechsel

Sie entspricht im Allgemeinen einer Umkehr der Glykolyse, wobei drei Reaktionsschritte aus energetischen Gründen nicht direkt umkehrbar sind.

- **Pyruvatkinase-Reaktion (Phosphoenolpyruvat → Pyruvat)**

Gleich die erste Reaktion ausgehend vom Pyruvat zum PEP ist nicht umkehrbar und muss umgangen werden. Dazu wird Pyruvat zunächst im Mitochondrium biotinabhängig carboxyliert *(Pyruvatcarboxylase)*. Es entsteht Oxalacetat. Anschließend wird das Oxalacetat im Zytosol durch die *Phosphoenolpyruvat-Carboxykinase* wieder decarboxyliert.

Diese Reaktionsfolge scheint unlogisch, wird doch zunächst CO_2 angelagert und danach wieder abgespalten. Die Abspaltung von CO_2 aus Oxalacetat wird von der Entropiezunahme getrieben und verleiht der Reaktion einen „Schub", sodass energiereiches PEP gebildet werden kann.

Die Umsetzung von PEP bis zum Fruktose-1,6-Bisphosphat in Umkehr der Glykolyse ist nun möglich.

- **PEP** – Phosphoenolpyruvat
- **Biotin** – wichtiges Enzym bei (De-)Carboxylierungen
- **Carboxylierung** – Anlagerung von CO_2. Es entsteht eine zusätzliche COOH-Gruppe.
- **Entropie** – vgl. Band 1, S. 73

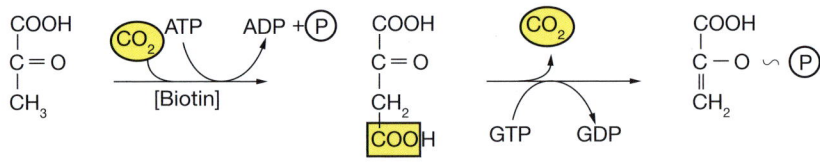

BTS   Oxalessigsäure

Abb. 8.20 Carboxylierung von Pyruvat

- **Phosphofruktokinase-Reaktion (Fruktose-1,6-bisphosphat → Fruktose-1-phosphat)**

Diese Reaktion umgeht der Körper, indem er die Phosphatgruppe vom Fruktose-1,6-bisphosphat hydrolytisch abspaltet *(Fruktose-1,6-bisphosphatase)*. Dabei geht die chemische Energie der Bindung verloren und wird als Wärmeenergie abgegeben.

- **Hexokinase-Reaktion (Glukose-6-phosphat → Glukose)**

Auch diese Reaktion ist energetisch nur dadurch zu überwinden, indem man die Phosphatgruppe unter Verlust einer energiereichen Bindung hydrolytisch abspaltet *(Glukose-6-phosphatase)*. Die Reaktion findet im endoplasmatischen Retikulum statt. Nur die Leber und die Nieren können so Glukose ins Blut abgeben. Der Muskulatur fehlt dieses Enzym. Sie kann „egoistischerweise" Glukose nur selbst verwenden.

Zur Synthese von einem Molekül Glukose werden 2 Moleküle Pyruvat benötigt.

Ausgangsstoffe der Glukoneogenese

Als Ausgangsstoffe der Glukoneogenese können Metabolite verwendet werden, die in Pyruvat, Oxalacetat oder ein Zwischenprodukt der Glykolyse umwandelbar sind (vgl. Abb. 8.21).

> Aus allen Nährstoffen/Metaboliten, die direkt zu Acetyl-CoA abgebaut werden (z. B. Fettsäuren), kann <u>keine</u> Glukose synthetisiert werden.

Stoffwechsel der Kohlenhydrate

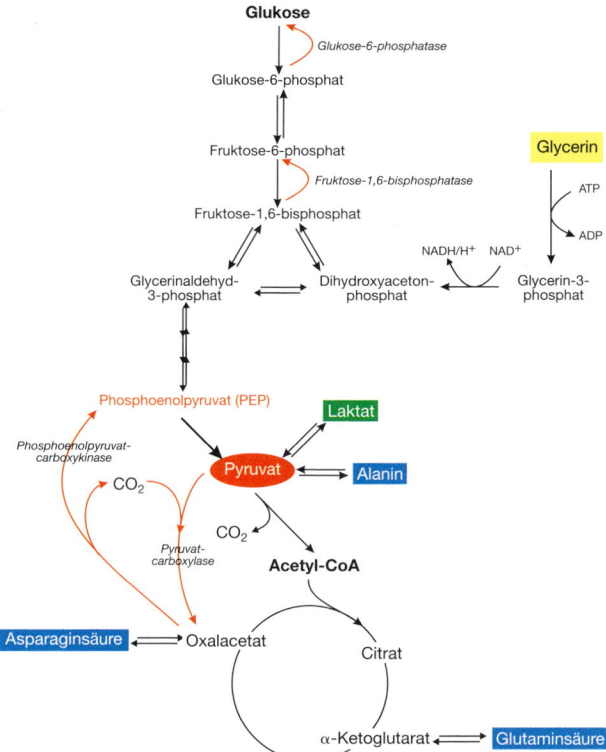

Abb. 8.21 Glukoneogenese

Tab. 8.7 Ausgangsstoffe der Glukoneogenese

Ausgangsstoff	Syntheseweg
Glukogene Aminosäuren ● Alanin ● Asparaginsäure ● Glutaminsäure	**Alanin** kann direkt in Pyruvat transaminiert werden. **Asparaginsäure** wird durch Transaminierung zur Oxalessigsäure (Oxalacetat). **Glutaminsäure** kann durch Transaminierung in α-Ketoglutarsäure umgewandelt werden. Diese wird im Citratzyklus zur Oxalessigsäure (Oxalacetat).
Laktat (Milchsäure)	Milchsäure kann durch Oxidation der OH-Gruppe mit NAD^+ in Pyruvat umgewandelt werden. COOH COOH | $NADH/H^+$ NAD^+ | C=O H–C–OH | | CH_3 $NADH/H^+$ NAD^+ CH_3 **Brenztraubensäure** **Milchsäure**
Glycerin	Glycerin kann nach Aktivierung und Oxidation zum Dihydroxyacetonphosphat in die Glykolyse eingeschleust werden.

8.3.6 Stoffwechsel anderer Zucker

Fruktose

Der Stoffwechsel der Fruktose erfolgt insulinunabhängig. Zugeführt wird dem Körper Fruktose über den Haushaltszucker Saccharose, die im Darm durch die *Saccharase* in Glukose und Fruktose gespalten wird.

Zum Abbau wird Fruktose zunächst durch Phosphorylierung aktiviert (*Fruktokinase*). Das Fruktose-1-phosphat wird dann durch die Aldolase B in Glycerinaldehyd (GA) und Dihydoxyacetonphosphat (DAP) gespalten. Das Glycerinaldehyd muss noch durch die *Triokinase* in Glycerinaldehyd-3-phosphat (GAP) aktiviert werden. Danach können beide Spaltprodukte in die Glykolyse eingeschleust werden.

Außerdem steht Fruktose über den Zuckeralkohol Sorbitol mit Glukose in Verbindung (**Polyolweg**).

- **Polyolweg** – Auf diese Weise wird vor allem in den männlichen Samenblasen Fruktose in großen Mengen synthetisiert. Dieses wird zur Ernährung der Spermien im Ejakulat benötigt.

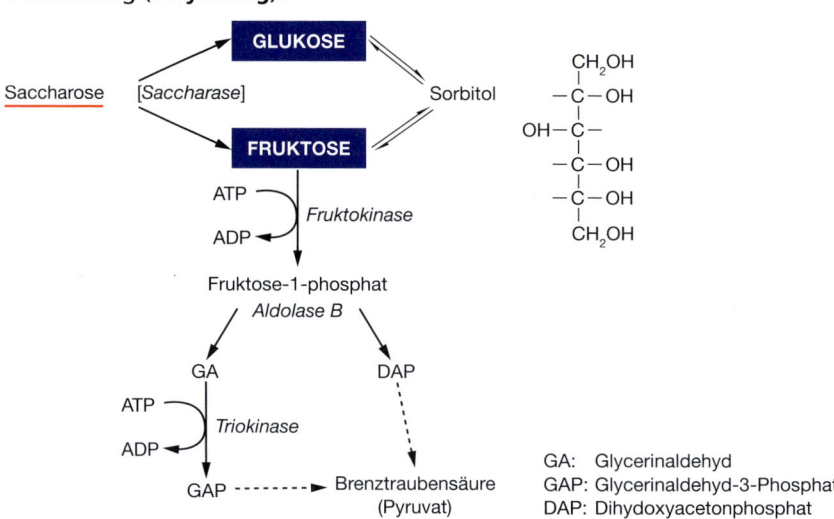

Abb. 8.22 Fruktosestoffwechsel

- **Heteroglykane** – Saccharide aus verschiedenen Monosacchariden, z. B. Pektine, vgl. Kap. 3.5.5
- Die Milchzuckerbildung findet in der weiblichen Brustdrüse während Schwangerschaft und Stillzeit statt.

Galaktose

Galaktose kann im Stoffwechsel nicht direkt abgebaut werden, sondern muss nach Aktivierung zunächst in Glukose umgewandelt (epimerisiert) werden. Aktivierte Galaktose kann auch zum Einbau in verschiedene Heteroglykane oder zur Bildung von Milchzucker (Laktose) dienen.

8.4 Stoffwechsel der Lipide

Im Stoffwechsel der Fettsäuren kann zwischen abbauenden Prozessen (β-**Oxidation**) und aufbauenden Prozessen, der Neusynthese von Fettsäuren (Fettsäurebiosynthese, **Lipogenese**), unterschieden werden. In der β-Oxidation wird viel Energie in Form von Reduktionsäquivalenten ($FADH_2$ und $NADH/H^+$) bzw. ATP gewonnen.

Außerdem können aus Fettsäuren bei besonderer Stoffwechsellage sogenannte Ketonkörper gebildet werden (**Ketogenese**). Sie ersetzen dann z. B. im Hunger Glukose als Hauptenergieträger. Bei Nahrungsüberschuss kann der Körper aus Acetyl-CoA, bspw. aus dem Glukose- oder Ethanolabbau, Fettsäuren aufbauen und als Triglyceride im Fettgewebe speichern. So zeigt sich die Verbindung von Fett- und Kohlenhydratstoffwechsel.

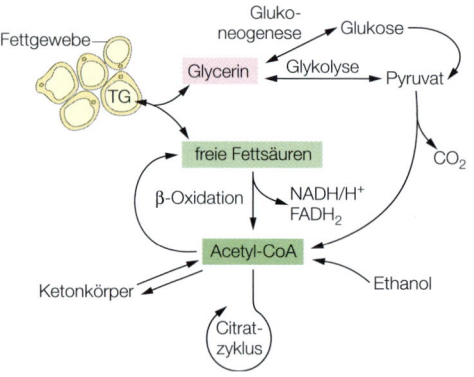

Abb. 8.23 Überblick über den Fettstoffwechsel

8.4.1 Mobilisierung des Fettspeichers

Fettsäuren werden als Triglyceride in Fettzellen gespeichert. Dort werden die Triglyceride bei Bedarf hormonabhängig durch die *Triglyceridlipase* in freie Fettsäuren und Glycerin gespalten (**Lipolyse**). Die *Triglyceridlipase* wird durch katabole Hormone wie Glukagon und Adrenalin aktiviert und durch anabole Hormone wie Insulin gehemmt. Freie Fettsäuren werden entweder direkt in der Zelle abgebaut oder ins Blut abgegeben und dort an Albumin gebunden transportiert.

- **Katabol** – Körpermasse abbauende Wirkung
- **Anabol** – aufbauend, fördert den Aufbau von Körpermasse

> Unter Lipolyse versteht man die Spaltung von Triglyceriden in freie Fettsäuren und Glycerin.

8.4.2 Abbau des Glycerins

Das bei der Lipolyse frei gewordene Glycerin muss im Stoffwechsel zunächst zum **Glycerin-3-phosphat** aktiviert werden und steht dann zur erneuten Synthese von Triglyceriden oder zum energiebringenden Abbau zur Verfügung. Wird am Glycerin-3-phosphat die alkoholische OH-Gruppe am C-Atom 2 zum Keton oxidiert, entsteht **Dihydroxyacetonphosphat**, ein Zwischenprodukt der Glykolyse. Von dort aus kann der oxidative Abbau zu Pyruvat oder der Aufbau von Glukose erfolgen (**Glukoneogenese**), vgl. Abb. 8.24.

- **Energiebilanz des Glycerinabbaus**
  Aktivierung   − 1 ATP
  Oxidation
  zum DAP   + 3 ATP
  Oxidation in der
  Glykolyse   + 5 ATP
  Oxidative
  Decarboxy-
  lierung   + 3 ATP
  Citratzyklus + 12 ATP
  Summe: 22 ATP
- **Glykolyse** – vgl. Kap. 8.3.1
- **Glukoneogenese** – vgl. Kap. 8.3.5

> Glycerin wird als Dihydroxyacetonphosphat in die Glykolyse eingeschleust.
> Beim Abbau von Glycerin werden 22 kJ/mol frei.

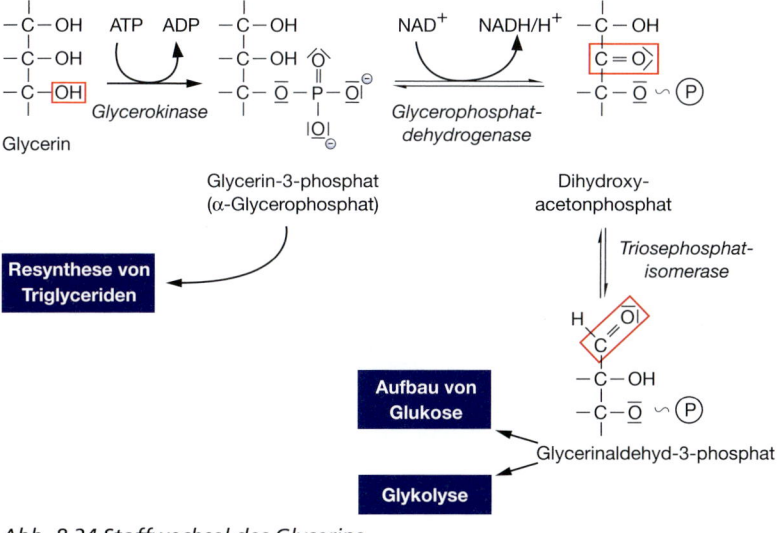

Abb. 8.24 Stoffwechsel des Glycerins

8.4.3 Abbau der Fettsäuren

Aktivierung der Fettsäuren

- **AMP** – Adenosinmonophosphat
- **Acyl** – Silbe für den Fettsäurerest
- **ATP** – Adenosintriphosphat
- **Thioester** – Ester aus einer Säure (R-COOH) und einem Schwefelalkohol (R-SH)
- Unterscheide **Acetyl-CoA** (= aktivierte Essigsäure) und **Acyl-CoA** (= aktivierte Fettsäure)!

Bevor die reaktionsträgen Fettsäuren im Stoffwechsel weiterreagieren können, müssen sie aktiviert werden. Dazu wird zunächst an die Säuregruppe ein AMP unter Mithilfe einer *Thiokinase* gebunden. Es entsteht das energiereiche Acyl-Adenylat. ATP wird hierbei in AMP und PPi gespalten. Zur Rückbildung eines ATP müssen zwei energiereiche Phosphatbindungen angehängt werden: AMP + 2 ATP → ATP + 2 ADP. Für die Aktivierung einer Fettsäure werden deshalb zwei ATP verbraucht.

Das energiereiche Acyl-Adenylat wird nun auch durch die *Thiokinase* wieder gespalten und gleichzeitig ein Coenzym A über eine Thioesterbindung gebunden. Es entsteht eine **aktivierte Fettsäure** (Acyl-CoA), die bereit ist für weitere Reaktionen im Stoffwechsel (vgl. Abb. 8.25).

> Für die Aktivierung einer Fettsäure werden 2 ATP verbraucht.

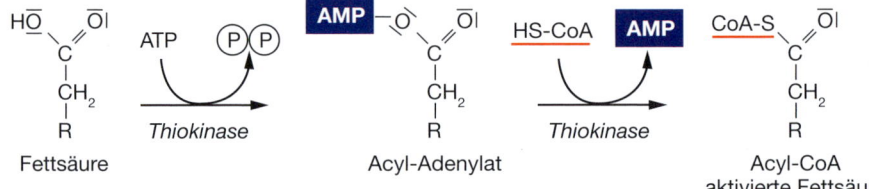

Abb. 8.25 Aktivierung einer Fettsäure

Transport der aktivierten Fettsäure ins Mitochondrium

Die Aktivierung der Fettsäure zum Acyl-CoA erfolgt im Zytosol der Zelle. Der weitere Abbau findet aber im Mitochondrium statt. Damit die aktivierte

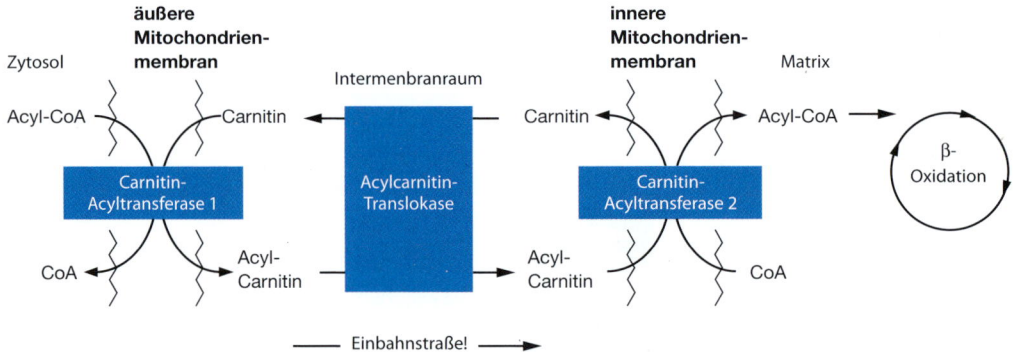

Abb. 8.26 Transport der aktivierten Fettsäure ins Mitochondrium

Stoffwechsel der Lipide

Fettsäure die innere Mitochondrienmembran durchdringen kann, benötigt sie einen Carrier. Diese Aufgabe erfüllt das **Carnitin**. Dabei wird der Acylrest von Acyl-CoA auf Carnitin übertragen (*Carnitinacyltransferase 1*). Das Acyl-Carnitin wechselt nun mithilfe der *Acylcarnitintranslokase* auf die innere Seite der Mitochondrienmembran und gibt dort den Acylrest wieder an Coenzym A ab (*Carnitinacyltransferase 2*). Es entsteht wieder Acyl-CoA. Dieser Weg ist nur in einer Richtung, nämlich vom Zytosol ins Mitochondrium, möglich.

β-Oxidation

Die β-Oxidation findet nur im Innern des Mitochondriums statt. Das Ziel ist, die langen Fettsäureketten in handliche Spaltprodukte zu spalten. Bei jedem Durchlauf der kreisförmigen β-Oxidation wird die Fettsäure um 2 C-Atome kürzer, da ein Molekül aktivierte Essigsäure (Acetyl-CoA) abgespalten wird.

Reaktionsschritte der β-Oxidation

(1) Die aktivierte Fettsäure wird zunächst zwischen den C-Atomen 2 und 3 durch die *Acyl-CoA-Dehydrogenase* dehydriert. Als Coenzym ist hierbei FAD beteiligt. Es entsteht ein ungesättigtes Kohlenstoffgerüst mit trans-Konfiguration (Δ^2-trans-Enoyl-CoA). Enthält eine Fettsäure bereits eine Doppelbindung, entfällt dieser Schritt. Ungesättigte Fettsäuren liefern also weniger Energie.

> Beim Abbau einer ungesättigten Fettsäure entstehen pro Doppelbindung ein $FADH_2$ und damit 2 ATP weniger.

(2) Die ungesättigte Fettsäure wird nun im nächsten Schritt durch die *Enoyl-CoA-Hydratase* hydriert, sodass am C-Atom 3 eine alkoholische OH-Gruppe entsteht.

(3) Dieses 3-Hydroxyacyl-CoA wird nun am C-Atom 3 oxidiert (*3-Hydroxyacyl-CoA-Dehydrogenase*), es entsteht eine Ketogruppe (3-Ketoacyl-CoA). Als Coenzym wirkt das NAD^+ mit.

(4) Nun erfolgt, katalysiert durch die *3-Ketothiolase*, die Spaltung des Moleküls zwischen dem C-Atom 2 und 3. Dabei entsteht unter Anlagerung eines weiteren Coenzym A eine um zwei C-Atome verkürzte aktivierte Fettsäure (Acyl-CoA) und aktivierte Essigsäure (Acetyl-CoA). Die aktivierte Fettsäure geht erneut in den Kreisprozess ein und wird wieder dehydriert. Die aktivierte Essigsäure kann in den Citratzyklus eingeschleust werden.

> Zur Spaltung einer Fettsäure mit n C-Atomen müssen $\left(\frac{n}{2} - 1\right)$ Durchgänge in der β-Oxidation erfolgen. Es entstehen $\frac{n}{2}$ Moleküle aktivierte Essigsäure.

- In den roten Blutkörperchen und den Nervenzellen kann keine β-Oxidation stattfinden. Rote Blutkörperchen haben keine Mitochondrien, den Nervenzellen fehlen die entsprechenden Enzyme, da Lipide die Blut-Hirn-Schranke nicht überwinden können.
- Trans-Form – cis-trans-Isomerie, vgl. Band 1, S. 132
- Das C-Atom 3 trägt auch die Bezeichnung β-C-Atom. Es findet also eine Oxidation am β-C-Atom statt, weshalb dieser Zyklus auch den Namen β-Oxidation trägt.
- Beispiel: Stearinsäure C_{18} → 8 Durchgänge β-Oxidation und 9 Moleküle aktivierte Essigsäure.

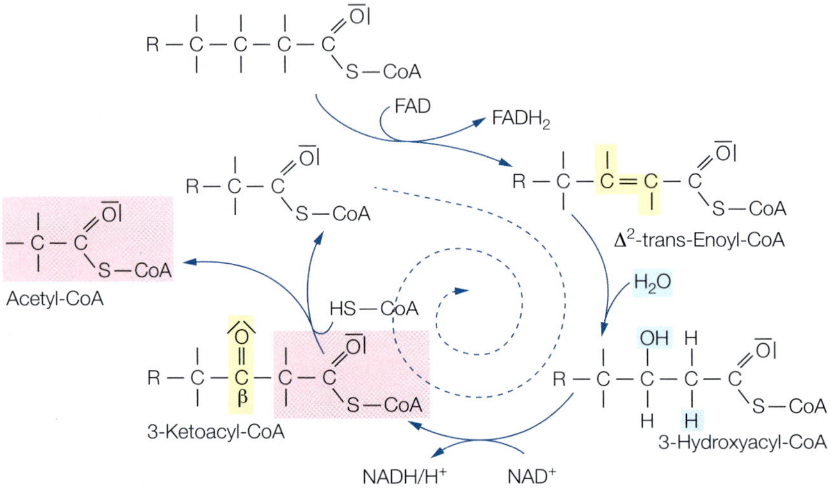

Abb. 8.27 β-Oxidation

Energiebilanz beim Abbau einer Fettsäure

Die Tab. 8.8 vergleicht die Energiebilanz beim Abbau von Stearinsäure und Linolsäure.

Tab. 8.8 Vergleich der Energiebilanz beim Abbau von Stearin- bzw. Linolsäure

	Stearinsäure		Linolsäure	
Anzahl C-Atome	18		18	
Anzahl Doppelbindungen	Keine		2	
β-Oxidation (8 Durchgänge)	Aktivierung 8 × FADH$_2$ 8 × NADH/H$^+$	− 2 ATP + 16 ATP + 24 ATP	Aktivierung 6 × FADH$_2$ 8 × NADH/H$^+$	− 2 ATP + 12 ATP + 24 ATP
	9 × Acetyl-CoA		9 × Acetyl-CoA	
Citratzyklus	27 × NADH/H$^+$ 9 × FADH$_2$ 9 × GTP	+ 81 ATP + 18 ATP + 9 ATP	27 × NADH/H$^+$ 9 × FADH$_2$ 9 × GTP	+ 81 ATP + 18 ATP + 9 ATP
Summe		**146 ATP**		**142 ATP**

Abbau ungeradzahliger Fettsäuren

Im letzten Durchgang (C$_5$-Körper) entstehen beim Abbau ungeradzahliger Fettsäuren ein Acetyl-CoA (C$_2$-Körper) und Propionyl-CoA (C$_3$-Körper). Der C$_3$-Körper Propionyl-CoA wird nun in einem komplizierten Prozess zunächst carboxyliert und dann isomerisiert, sodass aktivierte Bernsteinsäure (Succinyl-CoA) entsteht. Diese kann dann in den Citratzyklus eingeschleust werden.

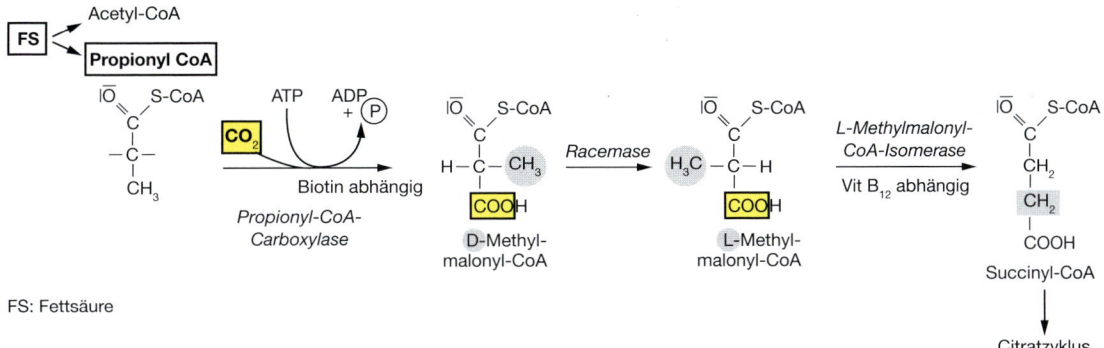

Abb. 8.28 Abbau ungeradzahliger Fettsäuren

8.4.4 Aufbau von Fettsäuren und Lipogenese

Die Biosynthese von Fettsäuren („de-novo-Synthese") dient dem Körper v. a. als Energiespeicher und erfolgt nur bei übermäßiger Kohlenhydrat- und Energiezufuhr (Kohlenhydratmast). Sind die ATP-Speicher gut gefüllt und werden trotzdem weiter Kohlenhydrate zugeführt, kommt es zur Anhäufung von reduzierten Coenzymen (NADH/H$^+$ und FADH$_2$) und ATP aus der Atmungskette.

Der Citratzyklus wird dann auf Höhe der *Isocitrat-dehydrogenase* gehemmt, Citrat häuft sich an und die reduzierten Coenzyme werden nicht mehr oxidiert. Es herrscht Energieüberschuss.

Diese Energie wird in der Bildung von Triglyceriden gespeichert. Dazu werden im Zytosol aus Acetyl-CoA an einem Multienzymkomplex *(Fettsäuresynthese)* Fettsäuren gebildet. Meist entstehen Palmitinsäure (C_{16}) und Stearinsäure (C_{18}). Diese werden dann mit Glycerin-3-phosphat verestert.

Ungeradzahlige Fettsäuren entstehen durch Einbau eines Propionyl-CoA. Durch Einfügen einer Doppelbindung mit einer *Desaturase* erhält man **ungesättigte** Fettsäuren, meist Ölsäure.

Die Bildung eines Triglycerids erfolgt durch Veresterung von Glycerin-3-phosphat mit drei aktivierten Fettsäuren (Acyl-CoA). Der Phosphatrest wird dabei hydrolytisch unter Verlust einer energiereichen Bindung abgespalten. Diese Reaktionen nennt man **Lipogenese**.

8.4.5 Ketogenese

Ketonkörper

Zu den Ketonkörpern gehören **Aceton**, **3-Ketobutansäure** (β-Ketobuttersäure, Acetoacetat) und **3-Hydroxybutansäure** (β-Hydroxybuttersäure, β-Hydroxybutyrat). Der Begriff ist insofern irreführend, als dass nicht alle Ketonkörper auch wirklich eine Ketongruppe tragen.

- **Multienzymkomplex** – Die Reaktionen der Fettsäuresynthese entsprechen ungefähr der Umkehrung der β-Oxidation, werden aber durch andere Enzyme katalysiert. Anstelle von FADH$_2$ und NADH/H$^+$ ist NADPH/H$^+$ beteiligt.
- **Desaturasen** – Desaturasen können Doppelbindungen nur bis zum 9. C-Atom einfügen. Deshalb gehören Linolsäure und Linolensäure zu den essenziellen Fettsäuren.
- **Energiebilanz bei der Bildung eines Triglycerids**
Aktivierung von
Glycerin   − 1 ATP
Aktivierung der
3 Fettsäuren
− 3 × 2 ATP = 6 ATP
Summe: − 7 ATP

Ketonkörper entstehen immer dann, wenn im Stoffwechsel Glukose fehlt und dafür ein Überschuss an Fettsäuren herrscht. Dies ist im Hungerstoffwechsel und beim Stoffwechsel unter Insulinmangel (bei Diabetes mellitus) der Fall.

Hungerstoffwechsel

Ein normalgewichtiger Mensch besitzt folgende Energiereserven:
- Glykogen: ca. 300 g   =   1.200 kcal   =   5.400 kJ
- Proteine: ca. 6.000 g =   24.000 kcal   = 100.800 kJ
- Fette: ca. 15 kg   = 135.000 kcal   = 567.000 kJ

Diese Energiereserven werden bei absoluter Nahrungskarenz aufgebraucht. Allein von den vorhandenen Fettreserven kann ein normalgewichtiger Mensch (Tagesenergiebedarf 1.800 kcal/Tag) knapp drei Monate leben, Übergewichtige entsprechend länger. Diese Theorie wird aber dadurch begrenzt, dass einige Gewebe ausschließlich Glukose als Substrat verwerten können. Dazu gehören die Nervenzellen, die roten Blutkörperchen (Erythrozyten) und die Zellen des Nebennierenmarks. Es müssen deshalb etwa 140 g Glukose täglich zur Verfügung stehen, um den Energiebedarf dieser Gewebe decken zu können.

- **Glykogen** – Das Muskelglykogen kann nur im Muskel verwertet werden und steht nicht allen Körperzellen zur Verfügung.
- **Lipolyse** – vgl. Kap. 8.4.1
- **Glukoneogenese** – vgl. Kap. 8.3.5
- **Muskelproteine** – Das ist der Grund, warum Menschen, die sich im katabolen Stoffwechsel befinden, schwächer und kraftloser werden.
- **Albumin** – Albumin ist das wichtigste im Blut vorkommende (Transport-)Protein und macht dort mit knapp 60 % den größten Anteil aus.
- **β-Oxidation** – vgl. Kap. 8.4.3

Hungerstoffwechsel – Phase 1 (1.–2. Tag): Glykogenabbau

Zu Beginn des Fastens kann Glukose noch aus dem Abbau von Leberglykogen bereitgestellt werden. Doch nach spätestens 48 Stunden sind diese Speicher aufgebraucht. Parallel dazu beginnt der Fettsäureabbau durch Lipolyse im Fettgewebe. Die freigesetzten Fettsäuren dienen den nicht-glukoseabgängigen Geweben als Brennstoff.

Hungerstoffwechsel – Phase 2 (3.–20. Tag): Glukosegewinnung aus Proteinen

Nach der Erschöpfung der Glykogenvorräte muss die Glukosebildung auf anderem Weg erfolgen. Dazu steht die Glukoneogenese zur Verfügung: Hier wird Glukose aus Glycerin (aus der Lipolyse) und aus glukogenen Aminosäuren (aus dem Proteinabbau) gebildet. Die Aminosäuren hierzu stammen v. a. aus dem Abbau von Muskelproteinen und Albumin. Der Proteinbestand kann aber nur bis zu einem Gesamtbestand von 3 kg abgebaut werden. Ein niedrigerer Bestand ist mit dem Leben nicht vereinbar. Es muss also eine Reduktion der Aminosäureverwertung zugunsten der Glukosesynthese erfolgen. Dies geschieht durch die Bildung von Ketonkörpern.

Hungerstoffwechsel – Phase 3: Ketonkörperbildung

Durch den überschießenden Abbau von Fettsäuren in der β-Oxidation kommt es in den Leberzellen zur Anhäufung von Acetyl-CoA, reduzierten Coenzymen ($FADH_2$ und $NADH/H^+$) und ATP. Dies wiederum führt zur Hemmung des Citratzyklus. Als Folge sammelt sich Acetyl-CoA an, das im gehemmten Citratzyklus kaum mehr abgebaut wird (vgl. Abb. 8.29).

Stoffwechsel der Lipide

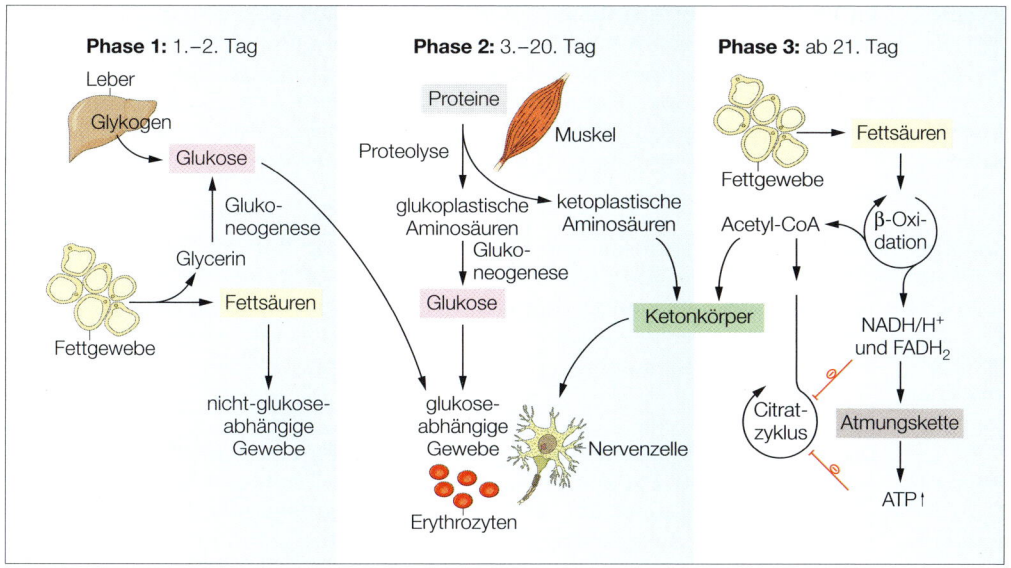

Abb. 8.29 Phasen des Hungerstoffwechsels

Gleichzeitig möchte die Leber aber den Körperzellen auch leicht lösliche Ersatzenergieträger anbieten können. Dies wird durch die Bildung von Ketonkörpern erreicht (vgl. Abb. 8.30). Immer zwei Moleküle Acetyl-CoA reagieren dabei über das β-**Hydroxy-β-methylglutaryl-CoA** (β-**HMG-CoA**) als Zwischenprodukt zur 3-Ketobutansäure. Aus dieser entsteht durch spontane Decarboxylierung das Aceton oder durch Reduktion die 3-Hydroxybutansäure. So können auch wieder freie Coenzyme zurückgewonnen werden. Aceton kann nicht als Energiequelle dienen und wird unverändert abgeatmet. 3-Hydroxybuttersäure wird ans Blut abgegeben und kann in extrahepatischen Geweben als Energieträger verstoffwechselt werden.

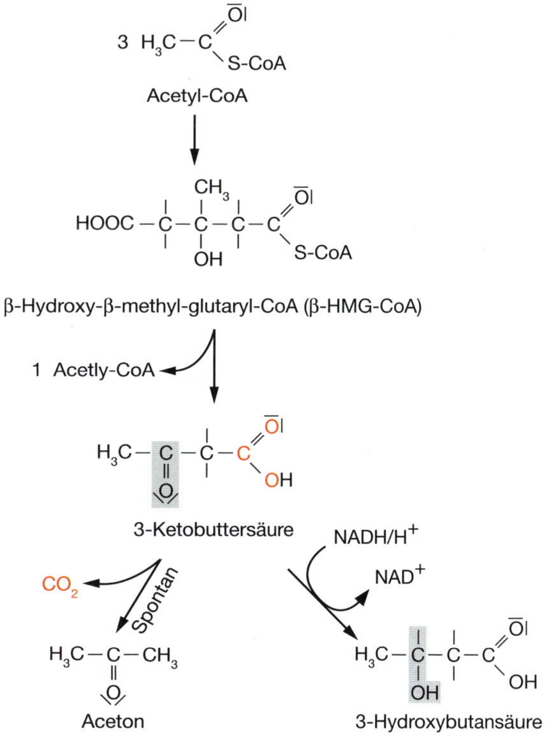

Abb. 8.30 Synthese von Ketonkörpern

> Ketonkörper sind Ersatzenergieträger bei Glukosemangel.

- Die **Ketogenese** findet im Inneren der Mitochondrien statt.
- Die restlichen 40 g sind v. a. für die **Erythrozyten** notwendig, die weiterhin Glukose benötigen. Erythrozyten besitzen die Enzyme des Citratzyklus nicht und können deshalb Ketonkörper nicht verwerten.
- **Ketoacidose** – vgl. Kap. 7.8.7
- Zur Ketonkörperbildung beim **Diabetes mellitus**, vgl. Kap. 10.2.2

Im Verlauf des Fastens stellen sich die Nervenzellen (also v. a. das Gehirn) auf die Verwertung von Ketonkörpern um. Von dem anfänglichen Bedarf an 140 g Glukose pro Tag werden dann nur noch 40 g benötigt. Der restliche Energiebedarf wird über Ketonkörper gedeckt. Diese Anpassung dauert etwa drei Wochen. Die Ketonkörperkonzentration im Blut steigt in dieser Zeit um das 50-Fache an. Dies birgt die Gefahr der Übersäuerung des Blutes (**Ketoacidose**).

Durch diese Umstellung des Stoffwechsels benötigt der Körper weniger Proteine zur Glukosesynthese. Die Ketonkörperbildung hat damit einen proteinsparenden Effekt. Von den anfänglich 20 g/Tag geht der Stickstoffverlust bei völligem Fasten nach etwa drei Wochen auf nur noch 5 g/Tag zurück.

> Ketonkörper haben einen proteinsparenden Effekt.

Die restliche Glukoneogenese läuft dann überwiegend in der Niere ab. Dabei fällt der Stickstoff aus dem Aminosäureabbau in Form von Ammoniumionen an. Diese werden benötigt, um die im Urin erscheinenden Ketonkörper zu neutralisieren und die azidotische Stoffwechsellage zu normalisieren.

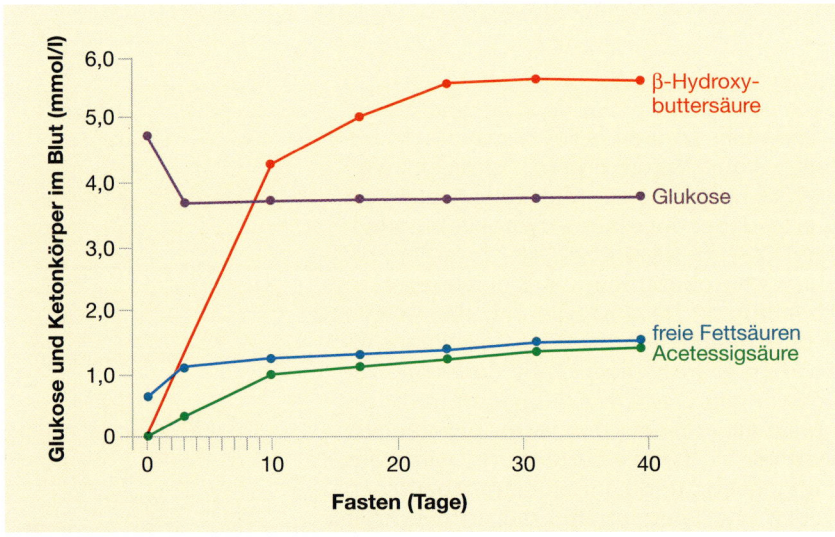

Abb. 8.31 Verlauf der Konzentrationen von Glukose, Ketonkörpern und freien Fettsäuren im Blut während einer 40-tägigen Fastenperiode

8.4.6 Stoffwechsel des Cholesterols

- **Cholesterol** – vgl. auch Kap. 4.6

Cholesterin, aufgrund seiner OH-Gruppe auch als Cholesterol bezeichnet, kommt überwiegend in tierischen und menschlichen Zellen vor und wird benötigt für:
- den Aufbau der Zellmembranen: es verleiht der Zellmembran Steifigkeit,
- die Produktion von Gallensäuren,
- die Produktion von Hormonen (Östrogene, Androgene, Corticoide),
- die Synthese von Vitamin D_3.

Der Cholesterolbestand des Körpers wird zu 1/3 aus **exogenem**, mit der Nahrung aufgenommenem Cholesterin und zu 2/3 aus **endogenem**, von der Leber gebildetem Cholesterol gebildet. Die Cholesterolsynthese wird durch das Cholesterolangebot reguliert: Eine hohe Zufuhr exogenen Cholesterols hemmt die Cholesterolbiosynthese.

Cholesterolester

Cholesterol kann frei oder gebunden an Fettsäuren als Cholesterolester vorliegen. Die Cholesterolester sind noch unpolarer als das Cholesterol. Zwei Enzyme bilden diese Cholesterolester:
- ACAT *(Acyl-CoA-Cholesterol-Acyltransferase)* – kommt intrazellulär in extrahepatischen Geweben vor.
- LCAT *(Lecithin-Cholesterol-Acyltransferase)* – kommt im Blut vor und ist Bestandteil des HDL. Die LCAT wird von der Leber gebildet.

• **Extrahepatisch** – alle Gewebe außer der Leber

Cholesterolbiosynthese

Aufgrund der vielfältigen Aufgaben, die das Cholesterol erfüllt, ist beinahe jede Zelle in der Lage, Cholesterol zu synthetisieren. Mengenmäßig am meisten wird aber in der Leber gebildet.

In einer komplizierten Reaktionsfolge entsteht aus 18 Molekülen Acetyl-CoA das Cholesterol. Diese stehen dem Körper nicht mehr zur Energiegewinnung zur Verfügung. Die Cholesterolbiosynthese stellt also einen Energieverlust für den Körper dar. Im Hunger und bei Insulinmangel wird deshalb die Cholesterolsynthese gehemmt.

> Cholesterol entsteht im Körper aus 18 Molekülen Acetyl-CoA.
> Exogenes Cholesterol, Hunger und Insulinmangel hemmen die Cholesterolsynthese.

Die Synthese beginnt im Zytosol und wird dann im endoplasmatischen Retikulum fortgeführt. Im ersten Schritt entsteht auch hier, wie bei der Ketogenese, das β-Hydroxy-β-methyl-glutaryl-CoA (vgl. Abb. 8.30). Eine Interaktion mit der Ketonkörperbildung findet aber nicht statt, da die Ketonkörper im Mitochondrium gebildet werden.

Cholesterolabbau

Leider kann im Umkehrschluss Cholesterol beim Abbau nicht wieder in Acetyl-CoA gespalten werden. Aus dem Cholesterolabbau kann also keine Energie gewonnen werden.

In der Leber wird Cholesterol in die primären Gallensäuren **Cholsäure** und **Chenodesoxycholsäure** umgewandelt. Durch Reaktion mit Taurin und Glycin entstehen die Gallensalze. Zusammen mit einem geringen Anteil freiem Cholesterol erscheinen die Gallensalze in der Gallenflüssigkeit und werden bei der Verdauung in den Zwölffingerdarm abgegeben. Freies, nicht resorbiertes Cholesterol wird durch Darmbakterien zu Koprosterin umgebaut und ausgeschieden.

• Zur Rolle der Galle bei der Verdauung vgl. Kap. 8.1.3

> Das Abbauprodukt des Cholesterols sind die Gallensäuren.
> Die primären Gallensäuren sind die Chol- und die Chenodesoxycholsäure.

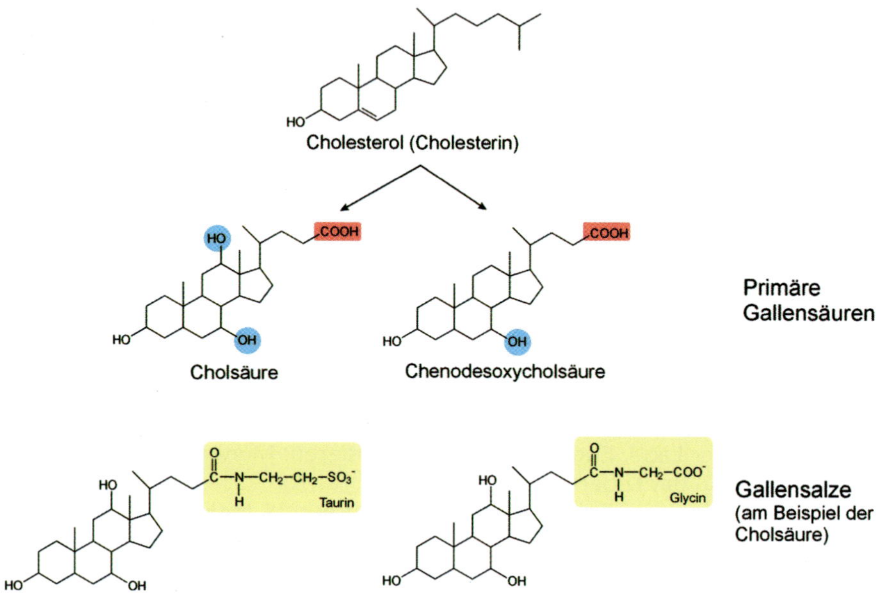

Abb. 8.32 Gallensäuren

Der Bedarf an Gallensäuren ist sehr viel größer als die tatsächlich in der Leber vorhandene Menge. Deshalb werden die Gallensäuren am Übergang vom Dünn- in den Dickdarm (*terminales Ileum*) zu 90 % aus dem Darm rückresorbiert. Über das Blut gelangen sie zur Leber, wo sie erneut in die Gallenflüssigkeit aufgenommen werden. Diesen Kreislauf bezeichnet man als den **enterohepatischen Kreislauf** der Gallensäuren. Nur ein kleiner Teil der Gallensäuren gelangt in den Dickdarm, wo er durch Darmbakterien zu **sekundären Gallensäuren** (Desoxycholsäure und Lithocholsäure) umgesetzt wird. Dieser kleine Teil wird dann ausgeschieden und stellt den einzigen Weg dar, wie der Körper Cholesterol ausscheiden kann (vgl. Abb. 8.33).

- **Entero** – den Darm betreffend
- **Hepatisch** – lat. Hepar – Leber

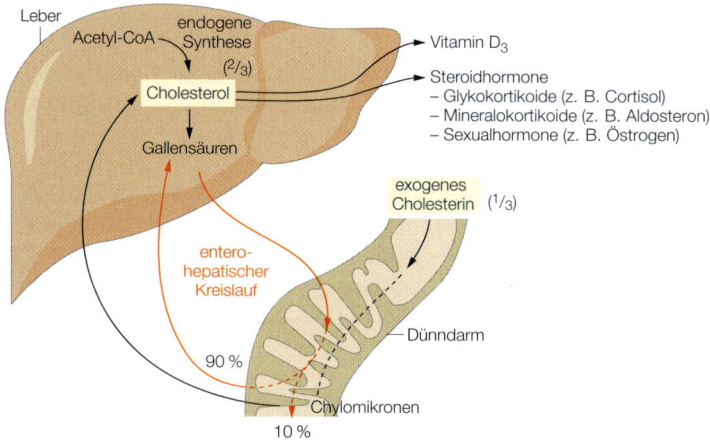

Abb. 8.33 Überblick über den Cholesterinstoffwechsel

8.5 Stoffwechsel der Aminosäuren

Aminosäuren sind wichtige Baustoffe der Proteine. Etwa 300 g Aminosäuren werden täglich in Proteine eingebaut. Die gleiche Menge wird beim Abbau von Proteinen frei. Daneben können nicht essenzielle Aminosäuren aus Stoffwechselzwischenprodukten synthetisiert werden, täglich etwa 100 g.

Da Aminosäuren nicht wie Kohlenhydrate oder Fette gespeichert werden können, werden nicht benötigte Aminosäuren im Stoffwechsel abgebaut. Dazu muss der Stickstoff in Form von Ammoniak (NH_3) vom Kohlenstoffgerüst getrennt und beide separat abgebaut werden (s. u.). Aus dem Ammoniak wird in mehreren Schritten Harnstoff gebildet, das Kohlenstoffskelett wird zu CO_2 und H_2O abgebaut.

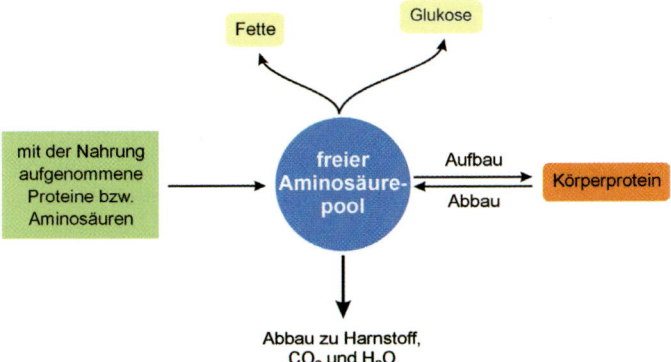

Abb. 8.34 Überblick über den Aminosäurestoffwechsel

8.5.1 Allgemeine Reaktionen

Um die Aminogruppe vom Kohlenstoffskelett zu trennen, stehen im Stoffwechsel zwei verschiedene Reaktionen zur Verfügung.

Transaminierung

Die Transaminierung dient zum Austausch einer Aminogruppe zwischen einer Aminosäure und einer α-Ketocarbonsäure. Die katalysierenden Enzyme sind **Transaminasen** (**Aminotransferasen**). Zwei Enzyme sind besonders bekannt: die **Alanin-Aminotransferase** (**ALT**, früher: **GPT** = Glutamat-Pyruvat-Transaminase) und die **Aspartat-Aminotransferase** (**AST**, früher: **GOT** = Glutamat-Oxalacetat-Transaminase). Als wichtiges Coenzym benötigen diese Enzyme Pyridoxalphosphat (PALP). Bei der Reaktion entsteht aus der Aminosäure eine α-Ketocarbonsäure und aus der ursprünglichen α-Ketocarbonsäure eine Aminosäure (vgl. Abb. 8.35).

Die dabei am häufigsten vorkommende α-Ketocarbonsäure ist die α-Ketoglutarsäure.

Die Transaminierung scheint zunächst sinnlos, denn vor und nach der Reaktion liegen jeweils eine Amino- und eine Ketosäure vor. Doch die Transaminierung ermöglicht einerseits die Synthese von nicht essenziellen Aminosäuren aus α-Ketocarbonsäuren des Zellstoffwechsels bzw. die Umwandlung von zwei Aminosäuren ineinander, was bei Transportvorgängen an Zellmembranen von Wichtigkeit ist.

• **GPT** und **GOT** sind die typischen Leberenzyme, die bei Schädigung der Leberzellen freigesetzt und im Blut erhöht gemessen werden können.

• **Pyridoxalphosphat** (PALP) ist das aktivierte Vitamin B_6.

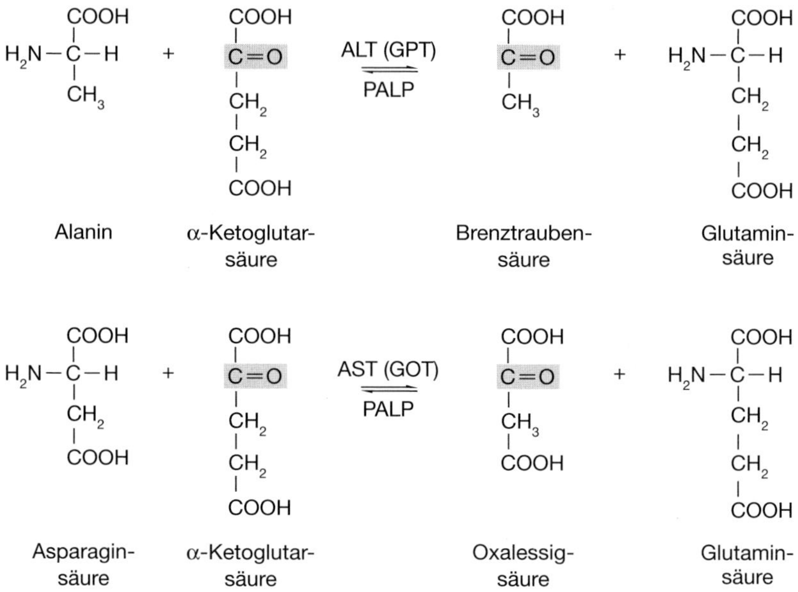

$$\text{Alanin} + \alpha\text{-Ketoglutarsäure} \xrightleftharpoons[\text{PALP}]{\text{ALT (GPT)}} \text{Brenztraubensäure} + \text{Glutaminsäure}$$

$$\text{Asparaginsäure} + \alpha\text{-Ketoglutarsäure} \xrightleftharpoons[\text{PALP}]{\text{AST (GOT)}} \text{Oxalessigsäure} + \text{Glutaminsäure}$$

Abb. 8.35 Transaminierung von Alanin und Asparaginsäure

Andererseits kann beim Abbau einer Aminosäure die Aminogruppe auf α-Ketoglutarsäure übertragen werden. Aus der entstandenen Glutaminsäure kann in einer weiteren Reaktion die Aminogruppe wieder abgespalten werden (oxidative Desaminierung, s. u.). Glutaminsäure dient so als Sammelbecken für Aminogruppen.

Die α-Ketocarbonsäure, die aus der ursprünglichen Aminosäure entstanden ist, kann nun in bestehende Stoffwechselschritte (z. B. Citratzyklus) eingeschleust werden. Die Transaminierung unter Bildung von Glutaminsäure ist damit ein entscheidender Schritt beim Abbau der Aminosäuren.

Desaminierung

Während bei der Transaminierung eine Aminogruppe zwischen einer α-Ketocarbonsäure und einer Aminosäure übertragen wird, wird bei der Desaminierung die Aminogruppe aus einer Aminosäure abgespalten und damit entfernt.

Die wichtigste Form der Desaminierung ist die **oxidative Desaminierung**. Diese findet im menschlichen Organismus nur an Glutaminsäure statt. Reaktionsort ist das Mitochondrium.

Reaktionsschritte der oxidativen Desaminierung (vgl. Abb. 8.36):

Schritt 1: Die Aminogruppe der Glutaminsäure wird zunächst unter Katalyse der *Glutamatdehydrogenase* (GLDH) und dem Coenzym NAD^+ oxidiert, was der Reaktion ihren Namen gab.

Schritt 2: Die im 1. Schritt entstandene **Aminosäure** wird nun ebenfalls unter Katalyse der GLDH hydrolytisch in Ammoniak und die entsprechende α-Ketocarbonsäure, hier α-Ketoglutarsäure, gespalten.

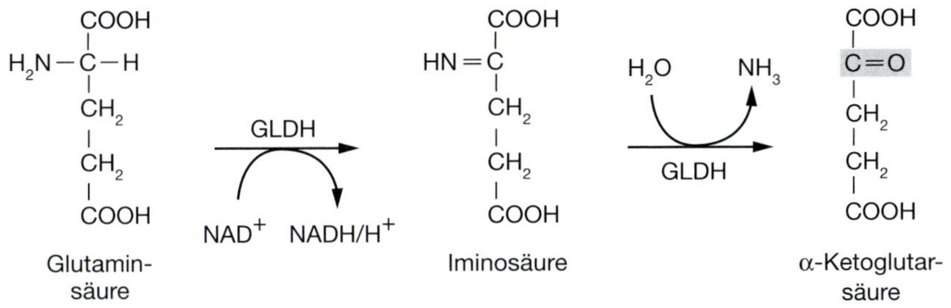

Stoffwechsel der Aminosäuren | 213

$$\underset{\text{Glutamin-}\atop\text{säure}}{\begin{array}{c}\text{COOH}\\|\\ H_2N-C-H\\|\\ CH_2\\|\\ CH_2\\|\\ \text{COOH}\end{array}} \xrightarrow[\text{NAD}^+ \quad \text{NADH/H}^+]{\text{GLDH}} \underset{\text{Iminosäure}}{\begin{array}{c}\text{COOH}\\|\\ HN=C\\|\\ CH_2\\|\\ CH_2\\|\\ \text{COOH}\end{array}} \xrightarrow[\text{GLDH}]{H_2O \quad NH_3} \underset{\alpha\text{-Ketoglutar-}\atop\text{säure}}{\begin{array}{c}\text{COOH}\\|\\ \boxed{C=O}\\|\\ CH_2\\|\\ CH_2\\|\\ \text{COOH}\end{array}}$$

GLDH: *Glutamatdehydrogenase*

Abb. 8.36 Oxidative Desaminierung von Glutaminsäure

Daneben gibt es noch
- die **hydrolytische Desaminierung**:
Die Freisetzung von Ammoniak erfolgt durch hydrolytische Spaltung der endständigen Amidbindungen ($CONH_2$) im Glutamin und Asparagin. Diese Reaktion findet besonders in den Nieren und der Leber statt.
- die **eliminierende Desaminierung**:
Die Freisetzung von Ammoniak kann bei Aminosäuren, die in β-Stellung eine SH- oder OH-Gruppe besitzen (z. B. Cystein oder Serin), auf diese Weise erfolgen. Zunächst entsteht durch Abspaltung der SH- oder OH-Gruppe *(Dehyratase)* eine Iminoverbindung, aus der dann wie bei der oxidativen Desaminierung das Ammoniak hydrolytisch abgespalten wird.

> Pyridoxalphosphat ist Coenzym bei der Transaminierung, der eliminierenden Desaminierung und der Decarboxylierung von Aminosäuren.

Soll eine Aminosäure abgebaut werden, so muss sich der Weg der Aminogruppe und des Kohlenstoffskeletts trennen. Dazu wird zunächst durch Transaminierung die Aminogruppe auf α-Ketoglutarsäure übertragen. Es entsteht Glutaminsäure, aus welcher durch die oxidative Desaminierung Ammoniak freigesetzt werden kann. Das Ziel dieser Reaktionen ist, überschüssigen Stickstoff auszuscheiden (vgl. Abb. 8.37).

Das zurückbleibende Kohlenstoffskelett der ursprünglichen Aminosäure kann in bestehende Stoffwechselwege (z. B. Citratzyklus, β-Oxidation) eingeschleust und energiebringend abgebaut werden (vgl. Abb. 8.40).

8.5.2 Schicksal des Ammoniaks

Ammoniak ist ein Zellgift

Freies Ammoniak (NH_3) wird beim physiologischen pH-Wert sofort zum Ammoniumion (NH_4^+) protoniert. Schon in geringen Konzentrationen ist Ammoniak ein starkes Zellgift und schädigt u. a. die Nervenzellen.

> Ammoniak ist ein Zellgift!

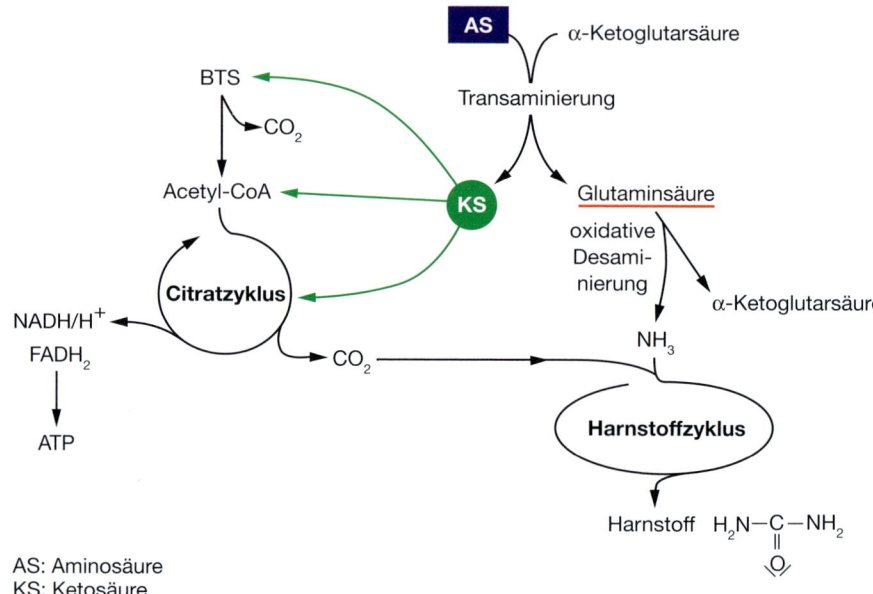

AS: Aminosäure
KS: Ketosäure
BTS: Brenztraubensäure

Abb. 8.37 Schematischer Abbau einer Aminosäure

Formen der Ammoniakentgiftung

In peripheren Organen wird Ammoniak zur Entgiftung entweder auf Glutaminsäure oder Alanin übertragen. So entsteht unter Hilfe der *Glutaminsynthase* aus Glutaminsäure das Glutamin und aus Brenztraubensäure (Pyruvat) das Alanin. Alanin wird vorwiegend im Muskel gebildet.
Glutamin und Alanin werden an den Blutkreislauf abgegeben, dienen quasi als „Ammoniakshuttle". **Alanin** wird dann vorwiegend in der Leber transaminiert, wo das entstehende Pyruvat in die Gluconeogenese eingeschleust werden kann (**Alaninzyklus**). **Glutamin** dagegen wird überwiegend in der Niere desaminiert (Enzym: *Glutaminase*). Während das in der Niere freigesetzte Ammoniak direkt in den Urin abgegeben wird und dort als Puffersystem fungiert, wird das in der Leber freigesetzte Ammoniak in Form von ungiftigem Harnstoff fixiert und ausscheidungsfähig gemacht. Dazu verfügt die Leber über eine Maschinerie von Enzymen, die diesen Prozess in einem Stoffwechselkreis, dem **Harnstoffzyklus**, bewerkstelligen. Die Leber wird so zum wichtigsten Ort des Aminosäureabbaus.

- **Harnstoff** – vgl. Teil 1, S. 177

- **Leber** – Bei Leberschädigungen (z. B. chronischer Hepatitis) wird deshalb als Schonung der Leber eine eher eiweißarme Diät empfohlen.

Harnstoffzyklus

Das Ziel des Harnstoffzyklus ist die Bildung von für die Zellen ungiftigem Harnstoff aus Ammoniak und CO_2 (eigentlich Bicarbonat, HCO_3^-). Die Kenntnis der einzelnen Reaktionsschritte ist nicht erforderlich. Einen Überblick gibt Abb. 8.38.

Stoffwechsel der Aminosäuren | 215

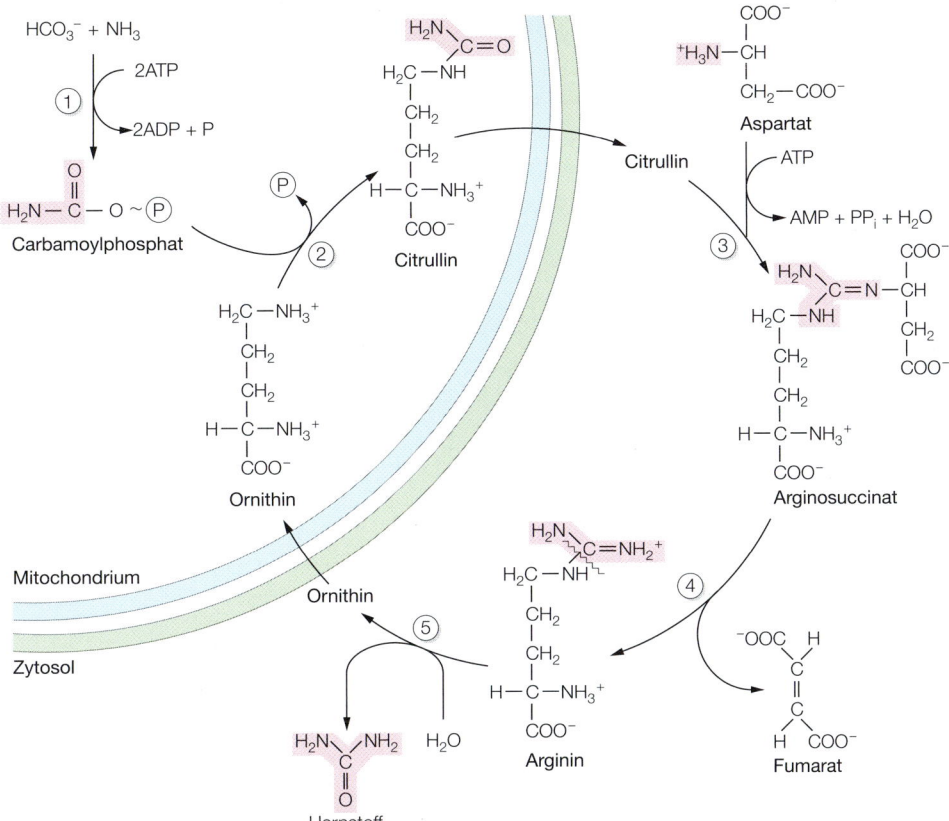

Abb. 8.38 Harnstoffzyklus

(1) Carbamoylphosphatsynthetase I, (2) Ornithin-Transcarbamoylase, (3) Argininosuccinatsynthetase, (4) Argininosuccinat-Lyase, (5) Arginase I

Dennoch sollten einige Besonderheiten Beachtung finden:
- Im Harnstoffzyklus tauchen die nicht-proteinogenen Aminosäuren Citrullin und Ornithin auf.
- Die Startreaktion des Harnstoffzyklus findet im Mitochondrium, die restlichen Reaktionen im Zytosol statt.
- Die Startreaktion ist die Bildung von Carbamoylphosphat aus Bicarbonat und freiem Ammoniak unter Verbrauch von 2 ATP. Sie ist gleichzeitig geschwindigkeitsbestimmend.
- Die Freisetzung von Harnstoff erfolgt durch hydrolytische Abspaltung aus Arginin.
- Wie der Harnstoffzyklus zeigt, stammt nur eine Aminogruppe des Harnstoffs aus freiem Ammoniak. Die zweite Aminogruppe stammt aus der Asparaginsäure, das C=O aus dem Bicarbonat (HCO_3^-).
- Über die Fumarsäure bzw. Asparaginsäure besteht eine Verknüpfung von Citrat- und Harnstoffzyklus (vgl. Abb. 8.39).
- Der gut wasserlösliche Harnstoff wird ins Blut abgegeben und über die Nieren ausgeschieden.

• **Nicht-proteinogene Aminosäuren** – vgl. Kap. 5.1.1

> Der Harnstoffzyklus dient zur Bildung von ungiftigem, gut wasserlöslichem Harnstoff aus zellschädigendem Ammoniak und Kohlenstoffdioxid.

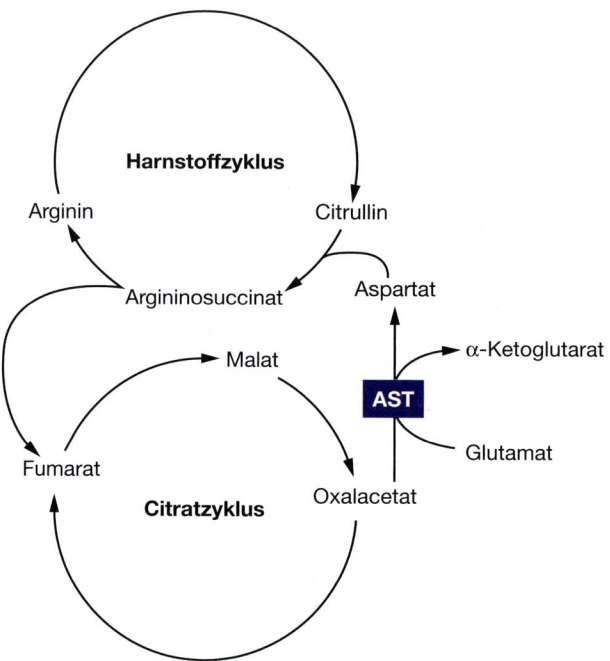

Abb. 8.39 Verknüpfung von Citrat- und Harnstoffzyklus (AST = Aspartat-Aminotransferase)

Energiebilanz des Harnstoffzyklus

Die Bildung von Harnstoff ist für den Körper energieaufwendig: Pro mol gebildetem Harnstoff werden vier energiereiche Bindungen gespalten. Trotzdem muss sie zur Fixierung und Entgiftung des Ammoniaks stattfinden.
Der Harnstoffzyklus lässt sich zu folgender Nettoreaktionsgleichung zusammenfassen:
$NH_3 + HCO_3^- +$ Asparaginsäure + 3 ATP → Harnstoff + Fumarsäure + 2 ADP + P + AMP + PP

8.5.3 Schicksal des Kohlenstoffskeletts

Der Abbau des nach der Transaminierung oder Desaminierung verbleibenden Kohlenstoffskelettes ist je nach Aminosäure mehr oder weniger komplex. Auf Einzelheiten soll hier deshalb nicht eingegangen werden. Für Interessenten stehen Lehrbücher der Biochemie zur Verfügung.
Der Abbau der Kohlenstoffskelette kann im Gegensatz zur Harnstoffsynthese energiebringend erfolgen. Etwa 10 % der im Stoffwechsel erzeugten Energie stammen aus dem Aminosäureabbau. Die Kohlenstoffskelette werden dabei durch Reaktionen so umgeformt, dass sie in bereits bestehende Stoffwechselwege, meist den Citratzyklus, eingeschleust werden können (vgl. Abb. 8.40). Dort werden sie zu CO_2 und H_2O abgebaut oder können auch zur Gluconeogenese dienen.

- **Glukoneogenese**
  – Neusynthese von Glukose aus Pyruvat, Laktat oder Oxalacetat, vgl. Kap. 8.3.5

Stoffwechsel der Aminosäuren | 217

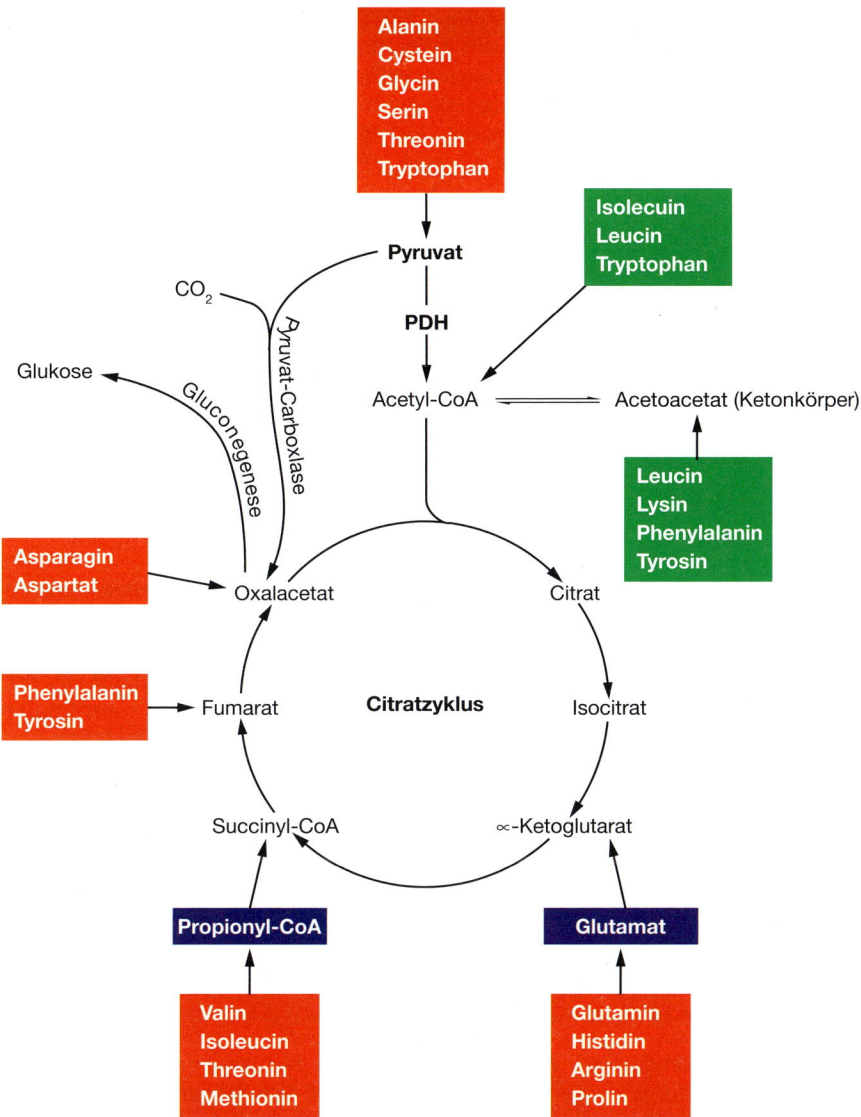

- **PDH** – Pyruvatdehydrogenase

Abb. 8.40 Überblick über den Abbau der proteinogenen Aminosäuren (grün – ketoplastische Aminosäuren, rot – glukoplastische Aminosäuren)

Wie die Abb. 8.40 zeigt, sind die Produkte des Abbaus der 20 proteinogenen Aminosäuren überwiegend Metabolite des Citratzyklus oder dessen angrenzende Reaktionen: Pyruvat, Acetyl-CoA, β-Ketobuttersäure, α-Ketoglutarsäure, Succinyl-CoA, Fumarsäure und Oxalessigsäure. Aminosäuren, die zu Pyruvat oder einem Zwischenprodukt des Citratzyklus abgebaut werden, können als Substrat der Glukoneogenese dienen. Man spricht deshalb auch von **glukogenen** (glukoplastischen) Aminosäuren. Rein glukogene Aminosäuren sind bspw. Alanin, Asparaginsäure oder Glutaminsäure.

- **Metabolite** – Stoffwechselzwischenprodukte
- **Substrat** – Ausgangsstoff

> Glukogene Aminosäuren können als Substrat der Glukoneogenese die-nen.

Den glukogenen Aminosäuren stehen die Aminosäuren gegenüber, deren Endprodukt das Acetyl-CoA oder die β-Ketobuttersäure (Acetoacetat) ist. Aus diesen Aminosäuren kann keine Glukose aufgebaut werden, wohl aber Ketonkörper. Diese Aminosäuren werden deshalb als **ketogen** (ketoplastisch) bezeichnet. Rein ketogene Aminosäuren sind Leucin und Lysin. Daneben gibt es Aminosäuren, mit sowohl gluko- als auch ketogenen Abbauprodukten (Isoleucin, Tyrosin, Phenylalanin und Tryptophan).

> Aus ketogenen Aminosäuren kann keine Glukose aufgebaut werden.

8.6 Endoxidation (Atmungskette)

8.6.1 Grundlagen

Die oxidativen Abbauprozesse der Nährstoffe, die wir bis jetzt kennengelernt haben, liefern in großer Zahl reduzierte Coenzyme NADH/H$^+$ und FADH$_2$ und nur wenig ATP. Das bedeutet, dass der größte Teil der Energie aus den Nährstoffen noch nicht genutzt wurde. Es schließt sich deshalb der Prozess der **Endoxidation** an, auch **Atmungskette** genannt. Hier wird nun die Hauptmasse des ATPs gebildet.

> Die Atmungskette dient der ATP-Bildung.

- **Mitochondrienmembran** – Die innere Mitochondrienmembran ist stark gefältelt und hat deshalb eine besonders große Oberfläche, vgl. Tab. 8.4

- **Redoxsystem** – vgl. Band 1, S. 105
- **Oxidationswasser** – vgl. Kap. 7.7.3

Die Endoxidation findet im Mitochondrium statt, genauer gesagt an der inneren Mitochondrienmembran. Hier erfolgt durch die Oxidation der reduzierten Coenzyme NADH/H$^+$ und FADH$_2$ die Bildung von ATP. Man spricht deshalb auch von der **oxidativen Phosphorylierung**. Dazu steht ein ausgeklügeltes System von miteinander gekoppelten Redoxsystemen zur Verfügung.

In der Summe werden die Wasserstoffatome der reduzierten Coenzyme auf den mit der Atmung aufgenommenen Sauerstoff übertragen. Die Atmungskette entspricht also der chemischen Reaktion der Wasserbildung, der **Knallgas-Reaktion**. Diese stark exergone Reaktion läuft im Körper aber nicht explosionsartig ab, denn dies würde die Zelle durch kleine Mikroexplosionen zerstören. Durch die Zwischenschaltung mehrerer gekoppelter Redoxsysteme wird die Energie stufenweise freigesetzt und so die Bildung von ATP ermöglicht. Das gebildete Wasser wird als **Oxidationswasser** bezeichnet.

> Die Atmungskette entspricht einer gezähmten Knallgas-Reaktion.
> $$H_2 + \frac{1}{2}O_2 \rightarrow H_2O \qquad \Delta G^0 = -235 \text{ kJ/mol}$$

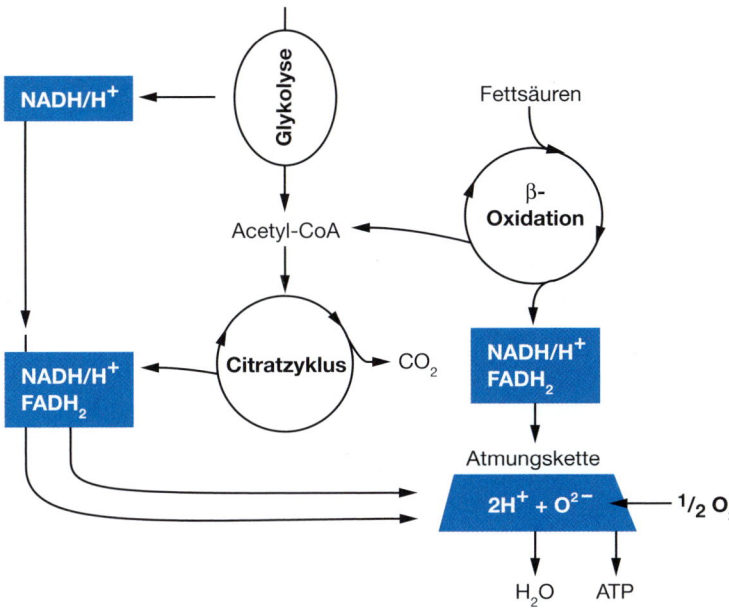

Abb. 8.41 Überblick über die Endoxidation

8.6.2 Redoxsysteme der Atmungskette

Insgesamt 4 Redoxsysteme (**Komplexe I bis IV**) sind in der Atmungskette gekoppelt, vgl. Tab. 8.9. Die Elektronen fließen dabei vom Redoxsystem mit dem negativstem Redoxpotenzial zu dem mit positivstem Redoxpotenzial.

• Redoxpotenzial – vgl. Band 1, S. 110

Tab. 8.9 Komplexe der Atmungskette

Komplex	Name	Enthaltene Coenzyme
Komplex I	NADH-Ubichinon-Reduktase	Flavinmononukleotid (FMN) Eisen-Schwefel-Cluster
Komplex II	Succinat-Ubichinon-Reduktase	Eisen-Schwefel-Cluster Cytochrom b_{560}
Komplex III	Ubichinol-Cytochrom-c-Reduktase	Cytochrom b_{562}, b_{566}, c_1, c Eisen-Schwefel-Cluster
Komplex IV	Cytochrom-c-Oxidase	Cytochrom a, a_3 Kupferatome
Komplex V	ATP-Synthase	

Wasserbildung

NADH/H$^+$ speist seine Wasserstoffatome am **Komplex I** ein, welcher die Wasserstoffatome an das **Coenzym Q** (Ubichinon) weiterreicht. Dort findet nun eine Trennung statt: Die Wasserstoffatome werden ihrer Elektronen beraubt. Von nun an sind also Protonen (H$^+$) und Elektronen getrennt unterwegs. Die Elektronen wandern weiter über die cytochromhaltigen **Komplexe III und IV**. Die Komplexe I, III und IV sind gleichzeitig Protonenpumpen und transportieren

Protonen aktiv in den Intermembranraum, zwischen der äußeren und inneren Mitochondrienmembran. So entsteht über der inneren Mitochondrienmembran ein Protonengradient.

Das $FADH_2$ schleust seine Wasserstoffatome über einen Seitenweg, den **Komplex II**, ein. Der Komplex II ist keine Protonenpumpe, übergibt seine Wasserstoffatome aber auch an das **Coenzym Q** (Ubichinon).

Der **Komplex IV**, die *Cytochrom-c-Oxidase*, bildet das Ende der Redoxkette und überträgt die Elektronen schließlich auf den mit der Atmung aufgenommen Sauerstoff. Es entsteht ein O^{2-}. Anschließend werden zwei Protonen auf das O^{2-} übertragen. Es entsteht H_2O, das Oxidationswasser. Zwei Protonen werden in den Intermembranraum transportiert.

ATP-Synthese

Teil 1 der Atmungskette, die Bildung von Wasser, ist damit erledigt. Wo aber bleibt die ATP-Bildung? Hier kommt nun der Protonengradient ins Spiel. Durch die Protonenpumpen (Komplex I, III und IV) entsteht im Intermembranraum eine hohe Konzentration an Protonen. Der pH-Wert liegt hier bei 7,2 im Vergleich zu 8,0 in der Mitochondrienmatrix. Damit entsteht ein Drang der Protonen, wieder nach innen zu strömen. Die innere Mitochondrienmembran ist aber für Protonen nicht durchlässig.

Komplex V *(ATP-Synthese)* besteht nun aus einem **Protonenkanal** (F_0-Einheit), durch den die Protonen aus dem Intermembranraum in die Matrix zurückfließen können, und einer **katalytischen Einheit** (F_1-Einheit), durch die die eigentliche ATP-Synthese erfolgt. Um ein ATP zu bilden, müssen ungefähr drei Protonen durch den Komplex fließen. Aus jedem $NADH/H^+$ können so etwa 2,5 (wir rechnen großzügig mit 3) und aus jedem $FADH_2$ 1,5 (wir rechnen mit 2) ATP-Moleküle gebildet werden.

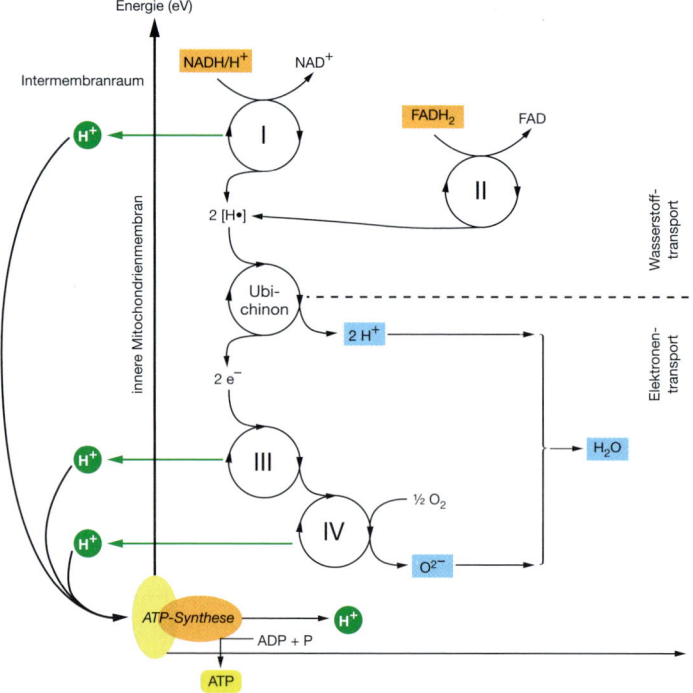

Abb. 8.42 Endoxidation

9 Bedarfsgerechte Ernährung gesunder Menschen

9.1 Einschätzen des Ernährungsstatus – Ermitteln des Nährstoffbedarfs

9.1.1 Der Ernährungsstatus

Eine wichtige Aufgabe von Ernährungswissenschaftlern ist es, den Ernährungsstatus von Individuen zu bestimmen.

NESTLÉ NUTRITION SERVICES

Anamnesebogen zur Bestimmung des Ernährungszustandes älterer Menschen
Mini Nutritional Assessment MNA™

Name: Vorname: Geschlecht: Datum:

Alter, Jahre: Gewicht, kg: Größe, cm: Kniehöhe, cm:
(bestimmen, wenn Körpergröße nicht messbar ist)

Füllen Sie den Bogen aus, indem Sie die zutreffenden Zahlen in die Kästchen eintragen. Addieren Sie die Zahlen in den ersten sechs Kästchen. Wenn der Wert 11 oder kleiner 11 ist, fahren Sie mit der Anamnese fort, um den Gesamt-Index zu erhalten.

Vor-Anamnese

A   Hat der Patient einen verminderten Appetit? Hat er während der letzten drei Monate wegen Appetitverlust, Verdauungsproblemen, Schwierigkeiten beim Kauen oder Schlucken weniger gegessen (Anorexie)?
    0 = schwere Anorexie
    1 = leichte Anorexie
    2 = keine Anorexie

B   Gewichtsverlust in den letzten drei Monaten
    0 = Gewichtsverlust > 3 kg
    1 = weiß es nicht
    2 = Gewichtsverlust zwischen 1 kg und 3 kg
    3 = kein Gewichtsverlust

C   Mobilität/Beweglichkeit
    0 = vom Bett zum Stuhl
    1 = in der Wohnung mobil
    2 = verlässt die Wohnung

D   Akute Krankheit oder psychischer Stress während der letzten drei Monate?
    0 = ja   2 = nein

E   Psychische Situation
    0 = schwere Demenz oder Depression
    1 = leichte Demenz oder Depression
    2 = keine Probleme

F   Körpermassenindex (Body Mass Index, BMI) (Körpergewicht/(Körpergröße)^2, in kg/m^2)
    0 = BMI < 19
    1 = 19 ≤ BMI < 21
    2 = 21 ≤ BMI < 23
    3 = BMI ≥ 23

Ergebnis der Vor-Anamnese (max. 14 Punkte)
12 Punkte oder mehr: Normaler Ernährungszustand
11 Punkte oder weniger: Gefahr der Mangelernährung

J   Mahlzeiten: Wie viele Hauptmahlzeiten isst der Patient pro Tag? (Frühstück, Mittag- und Abendessen)?
    0 = 1 Mahlzeit
    1 = 2 Mahlzeiten
    2 = 3 Mahlzeiten

K   Lebensmittelauswahl: Isst der Patient
- mindestens einmal pro Tag Milchprodukte?   ja ☐ nein ☐
- mindestens ein- bis zweimal pro Woche Hülsenfrüchte oder Eier?   ja ☐ nein ☐
- jeden Tag Fleisch, Fisch oder Geflügel   ja ☐ nein ☐

    0.0 = wenn 0 oder 1 mal «ja»
    0.5 = wenn 2 mal «ja»
    1.0 = wenn 3 mal «ja»

L   Isst der Patient mindestens zweimal pro Tag Obst oder Gemüse?
    0 = nein   1 = ja

M   Wie viel trinkt der Patient pro Tag? (Wasser, Saft, Kaffee, Tee, Wein, Bier…)
    0.0 = weniger als drei Gläser/Tassen
    0.5 = drei bis fünf Gläser/Tassen
    1.0 = mehr als fünf Gläser/Tassen

N   Essensaufnahme mit/ohne Hilfe
    0 = braucht Hilfe beim Essen
    1 = isst ohne Hilfe, aber mit Schwierigkeiten
    2 = isst ohne Hilfe, keine Schwierigkeiten

O   Glaubt der Patient, dass er gut ernährt ist?
    0 = schwerwiegende Unter-/Mangelernährung
    1 = weiß es nicht oder leichte Unter-/Mangelernährung
    2 = gut ernährt

P   Im Vergleich mit gleichaltrigen Personen schätzt der Patient seinen Gesundheitszustand folgendermaßen ein:
    0.0 = schlechter
    0.5 = weiß es nicht
    1.0 = gleich gut
    2.0 = besser

Abb. 9.1 Beispiel für eine Befragung ((C) 1998 Société des Produits Nestlé S.A., Vevey, Switzerland, Trademark Owners)

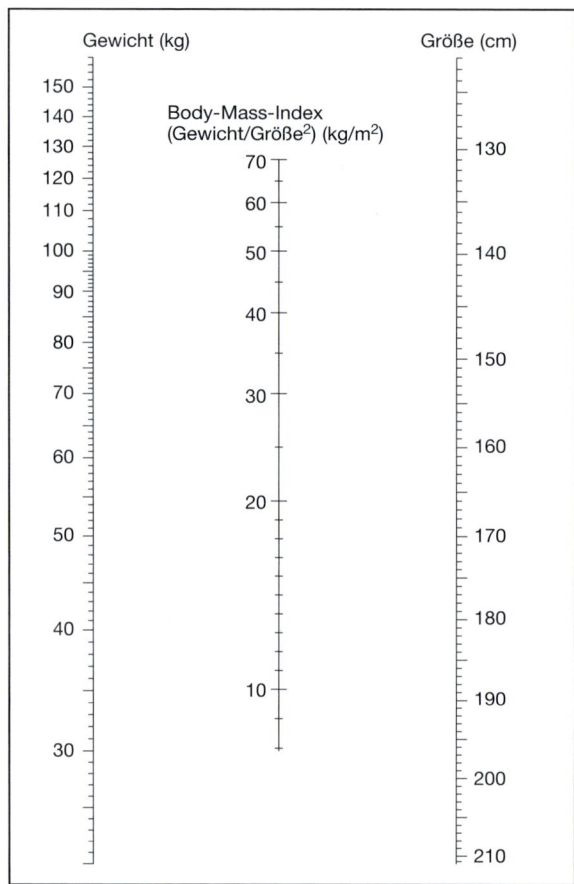

Abb. 9.2 Body-Mass-Index-Diagramm

Dies ist ein notwendiger Schritt, um abschätzen zu können, wie ein Mensch mit Nährstoffen und Energie versorgt ist und wie weit sein Gesundheitszustand davon abhängig ist. Dazu gibt es verschieden strenge Vorgehensweisen. Solche, die sehr genau sind und eine spezielle Diagnostik erfordern, und solche, die eher unspezifisch sind. Folgende Methoden sind in Gebrauch:

Befragung und Untersuchung

Neben der Messung der Körpergröße und des Gewichts werden Fragen zum Alter, zur körperlichen Betätigung, zu beruflichen Belastungen, zum Mahlzeitenrhythmus und Trinkverhalten gestellt. Es erfolgt eine Abschätzung der Energiezufuhr und eine Erfassung des Lebensmittelspektrums.

Erhebung von anthropometrischen Daten

Um speziell einen Eindruck zu bekommen, wie das Körpergewicht einer Person zu beurteilen ist, gibt es mehrere Mittel: Der **Body-Mass-Index** ist der Quotient zwischen dem Körpergewicht in kg und dem Quadrat der Körpergröße in m. Der BMI ist eng verbunden mit dem Ausmaß an Körperfett und eignet sich gut zur Feststellung von Übergewicht, auch bei Kindern. Es gibt Diagramme und Tabellen, auf denen der BMI bei Kenntnis von Körpergröße und Gewicht abgelesen werden kann. Aus dem Diagramm ist der BMI ablesbar, woraus sich aber noch keine Beurteilung des Körpergewichtes ergibt.

Es gibt Untersuchungen, die darauf hindeuten, dass das wünschenswerte Körpergewicht im Alter höher sein darf als in jungen Jahren. Daher hat der National Research Council der USA für den BMI Normbereiche erarbeitet, wobei das Lebensalter berücksichtigt wird. Der BMI gibt dabei stets eine Spanne für das Normalgewicht an. Überschreitet das Gewicht in der jeweiligen Altersstufe die angegebene BMI-Spanne, dann gilt dies als Übergewicht.

Tab. 9.1 Beurteilung des Übergewichtes nach dem Lebensalter

Alter	BMI Normalgewicht	Untergewicht, altersunabhängig
19–24	19–23	> 18,5 und weniger
25–34	20–25	Letales Untergewicht
35–44	21–26	– bei Frauen ab < 11
45–54	22–27	– bei Männern ab < 13
55–65	23–28	
> 65	24–29	

Andere Autoren gehen davon aus, dass Übergewicht nicht abhängig vom Alter gesehen werden darf, sondern nur nach dem Ausmaß.

Tab. 9.2 Beurteilung des Übergewichtes mit dem BMI nach dem Grad der Adipositas

Einteilung	BMI (kg/m²)
Normalgewicht	18,5–24,9
Präadipositas	> 25
Adipositas Grad I	25–29,9
Adipositas Grad II	30–34,9
Adipositas Grad III	> 35

Quelle: Hans-Konrad Biesalski (Hrsg.): Ernährungsmedizin, 4. Auflage, Stuttgart, Thieme, 2010, S.

Anthropometrische Daten bei Kindern

Bei Kindern wird der BMI genauso ermittelt, aber an Wachstumskurven für Mädchen und Jungen abgelesen. Ein Gewicht oberhalb der 90. Perzentile gilt als Übergewicht.

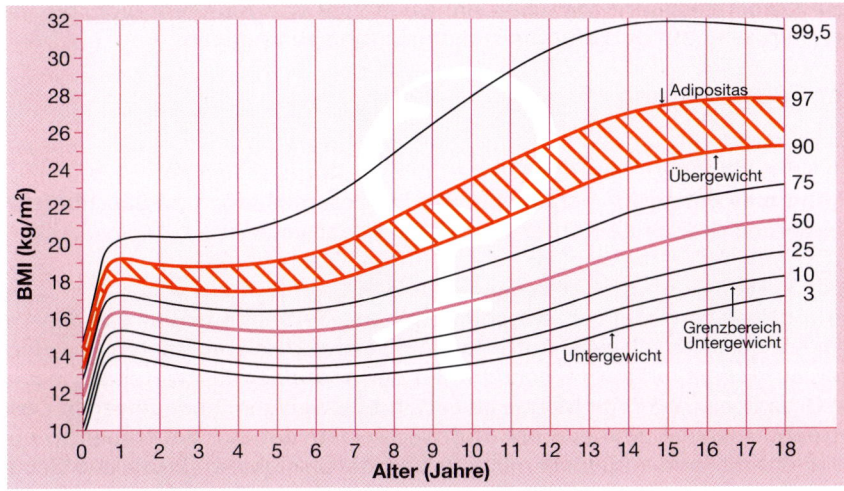

Abb. 9.3 Beurteilung des Körpergewichts von Mädchen

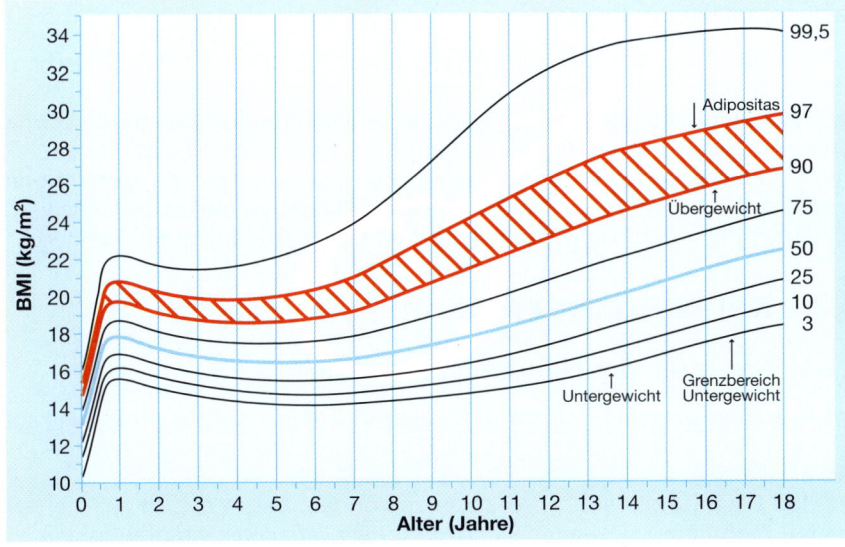

Abb. 9.4 Beurteilung des Körpergewichts von Jungen

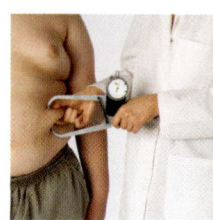

Abb. 9.5 Fettkaliper

Hautfaltendicke

Eine weitere Methode, das Ausmaß des Körperfettes zu ermitteln, ist die Bestimmung der Hautfaltendicke mit einem Kaliper. An den Körperstellen, an denen das Unterhautfettgewebe etwa 50 % des Depotfettes ausmacht, wird die Dicke der Hautfalte gemessen, z. B. am Trizeps oder der Bauchfalte.

Die Methode ist ungenau, weil sie sehr viel Erfahrung auf der Seite des Messenden erfordert und das Unterhautfettgewebe nicht homogen verteilt sein muss.

Die **Bioelektrische Impedanzanalyse (BIA)** ist eine sehr elegante Methode, Aussagen über die Körperzusammensetzung zu gewinnen. Je nach Zusammensetzung der einzelnen Körperkompartimente fließt ein unterschiedlich hoher elektrischer Strom wegen der unterschiedlichen Leitfähigkeit. In wässrigen Kompartimenten ist die Leitfähigkeit hoch, in eher fetthaltigen niedrig. Auf diese Weise können das Gesamtkörperwasser, die Fettmasse und die fettfreie Körpermasse ermittelt werden. Geräte für den Hausgebrauch, die versprechen, eine BIA durchführen zu können, sind zu ungenau.

Der Bauchumfang

Übergewicht verteilt sich meist nicht als gleichmäßiges Polster über den ganzen Körper, sondern häuft sich in bestimmten Körperzonen an:
- **Androide Fettsucht** = stammbetont: Fettansammlungen im Bauchbereich, während der übrige Körper vergleichsweise schlank ist
- **Gynoide Fettverteilung:** an Gesäß, Hüften, Oberschenkeln

Beide Verteilungsmuster kommen bei beiden Geschlechtern vor.
Die androide Form stellt ein wesentlich höheres Gesundheitsrisiko dar, denn sie ist besonders eng mit dem Auftreten von Stoffwechselkrankheiten und Herz-Kreislauf-Erkrankungen verbunden. Bei der androiden Fettverteilung haben die Organe eine erhöhte Menge an Fett ihres jeweiligen Bindegewebes. Diese Fettdepots weisen eine erhöhte Stoffwechselaktivität auf. Bei Frauen scheint die androide Form außerdem mit einem erhöhten Risiko, an Brust- und Gebärmutterhalskrebs zu erkranken, verbunden zu sein (vgl. Tab. 10.1).

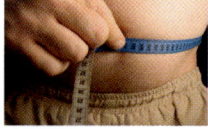

Abb. 9.6 Messen des Bauchumfangs

Laborchemische Tests

Zur Ermittlung des Ernährungsstatus werden im klinischen Bereich laborchemische Tests angewandt. Sie sind sehr genau und können detaillierte Auskunft über Körperzusammensetzung und Stoffwechselsituation geben. Es können zahlreiche biochemische Parameter gemessen werden, wie beispielsweise Vitamine, Mineralstoffe, Proteine, Lipide, Enzymaktivitäten, Konzentrationen von Metaboliten und Endprodukten. Für diese Parameter gibt es Referenzwerte, mit denen die ermittelten Daten verglichen und beurteilt werden können.

9.2 Nährstoffbedarf

9.2.1 Ermitteln der Nahrungsaufnahme

Um Aussagen über die Qualität und Quantität der heutigen Ernährung machen zu können, sind Instrumente zur Erfassung des Lebensmittelverzehrs entwickelt worden.
Um den Ernährungsstatus abschätzen zu können, bietet es sich an, die Nahrungsaufnahme zu bestimmen und diese mit offiziellen Empfehlungen der Ernährungsorganisationen zu vergleichen. Dazu gibt es Methoden, die eher geeignet sind, die Situation einer Gruppe bzw. der Gesamtbevölkerung abzuschätzen wie die indirekten Methoden, oder solche, die den Verzehr von

Individuen ermitteln. Alle Methoden sind mit zahlreichen Fehlerquellen behaftet und daher mehr oder weniger genau.

1. Indirekte Methoden zur Erfassung des Lebensmittelverzehrs

In dem alle vier Jahre erscheinenden Ernährungsbericht der Deutschen Gesellschaft für Ernährung erfolgt auf Basis von Agrarstatistik, Verbrauchs- und Verzehrerhebungen eine Darstellung der Ernährungssituation in Deutschland. Die kontinuierliche Erfassung von Lebensmittelverbrauchs- bzw. Lebensmittelverzehrdaten und den daraus errechneten Nährstoffzufuhrmengen gibt Auskunft über die Entwicklung der Versorgungssituation der Bevölkerung.

Der Verbrauch in Deutschland wird gemessen mit

- **der Agrarstatistik:** Jährlich wird in Deutschland eine Nahrungsbilanz in Form der Agrarstatistik erstellt. In die Berechnung des Pro-Kopf-Verbrauchs an Nahrung gehen ein: im Land produzierte Lebensmittel (IP), importierte Lebensmittel (I), staatliche Vorratshaltung (V), Schwund durch Verderb (SV), Saatgut (S), Futtermittel (F), Exporte (E), industrielle Umwandlung in andere Produkte (P).
Berechnet wird der Pro-Kopf-Verbrauch an Nahrung (NV) folgendermaßen:

$$NV = \frac{IP + I \pm V - SV - F - E - P}{Bevölkerungszahl}$$

- **Verbrauchsstichproben:** Speziell ausgewählte Haushalte in ganz Deutschland, die ein repräsentatives Abbild der Bevölkerung bieten, notieren, was sie alles kaufen und verbrauchen. Daraus können der Energieverbrauch und der Konsum an Nährstoffen festgestellt werden.
- **Einkommensstatistiken:** Durch Befragung wird festgestellt, wie viel Prozent ihres Einkommens Haushalte verschiedener Größe und aus verschiedenen Sozialniveaus für die Ernährung ausgeben.

Diese indirekten Methoden sind nur geeignet, um Aussagen über den Lebensmittelverzehr der Gesamtbevölkerung zu machen.

2. Direkte Methoden zur Ermittlung des Lebensmittelverzehrs

- **Prospektive Methoden: Verzehrprotokolle**
Wiegeprotokolle: Alle Lebensmittel, die an einem Tag zum Konsum vorgesehen sind, werden gewogen. Nach Abzug eventueller Reste werden die Mengen notiert und mittels Nährwerttabellen bzw. entsprechender Computersoftware ausgewertet.
Schätzprotokolle: Alle Lebensmittel, Zubereitungsmethoden, die an einem Tag verzehrt werden, werden in vorgedruckten Listen, die die durchschnittlichen Verzehrmengen angeben, notiert.
Doppelportionstechnik: Von den für den Verzehr hergestellten Lebensmitteln und Gerichten werden doppelte Portionen hergestellt. Die eine wird verzehrt, von der anderen wird im Labor der Gehalt an Energie, Makro- und Mikronährstoffen bestimmt.
- **Retrospektive Methoden:**
24-Stunden-Erinnerungsprotokoll: Die am Vortag von einer Person konsumierten Lebensmittel werden anhand von entsprechenden Listen durch geschultes Personal erfragt.
Bei der Fragebogenmethode füllt der Klient den Fragebogen über den Verzehr selbst aus.

Bedarfsgerechte Ernährung gesunder Menschen

Tab. 9.3 Vor- und Nachteile verschiedener Methoden zur Erfassung des Nahrungsmittelverzehrs

Erhebungsmethode	Vorteile	Nachteile
Indirekte (Verbrauchserhebung auf Basis der Agrarstatistik)	Ermittlung der Nährstoffaufnahme großer Kollektive Beobachtung der zeitlichen Entwicklung des Verbrauchs Keine Belastung für Einzelpersonen Nützlich für volkswirtschaftliche Planungen und Maßnahmen	Pro-Kopf-Verbrauch stellt Durchschnittswerte dar Keine konkrete Aussage zum tatsächlichen Verzehr des Einzelnen Nicht auf kleine Kollektive einer Population anwendbar Fehlerquelle in der Gewinnung der ernährungsökonomischen Rahmendaten
Direkte 1. Wiegeprotokolle	Verzehrte Lebensmittel und Essensreste werden genau erfasst Möglichkeit, Nährstoffmenge zu berechnen Dient häufig als Referenzmethode für andere Erhebungsmethoden	Sehr kosten- und zeitaufwendig Hohe Belastung des Befragten Die Validität der Protokolle kann mit zunehmender Dauer abnehmen Außer-Haus-Verzehr wird nicht erfasst
2. Schätzprotokolle	Portionen können zur Erhöhung der Genauigkeit gemessen werden Weitgehend vollständige Erfassung der verzehrten Lebensmittel Berechnung der Nährstoffmenge möglich Erfassung von Ernährungsgewohnheiten	Hohe Belastung des Befragten Reaktives Erhebungsinstrument Die Validität der Protokolle kann mit zunehmender Dauer abnehmen Außer-Haus-Verzehr wird u. U. ungenau erfasst
3. Doppelportionstechnik	Sehr genaue Erfassung der aufgenommenen Lebensmittel- und Nährstoffmengen Befragter muss sich nicht auf sein Gedächtnis verlassen Referenzmethode für andere Erhebungsmethoden	Sehr kosten- und zeitaufwendig Der Befragte muss sehr kooperativ sein Reaktives Erhebungsinstrument Keine langen Untersuchungszeiträume möglich
4. 24-Stunden-Erinnerungsprotokolle	Geringe Belastung des Befragten Geringer Arbeitsaufwand Interviewer kann nachfragen Geeignet zur Bewertung von großen Gruppen	Portionsgrößen können nicht genau geschätzt werden Die tatsächliche Nahrungsaufnahme wird unterschätzt Die individuelle Nährstoffversorgung kann nicht bewertet werden

Quelle: Andreas Hahn; Alexander Ströhle; Maike Wolters: Ernährung, 2. Auflage, Stuttgart, Wissenschaftliche Verlagsgesellschaft mbH Stuttgart, 2006, S. 270, Tab. 16-7.

9.2.2 Nährstoffbedarf und Empfehlungen für die Nährstoffzufuhr

Was ist eigentlich ein Nährstoff?

Im Codex Alimentarius wird ein Nährstoff definiert als ein normalerweise als Bestandteil der Nahrung verzehrter Stoff,
- der Energie liefert oder
- der für das Wachstum, die Entwicklung und den Erhalt des gesunden Lebens notwendig ist oder
- bei dessen Fehlen charakteristische biochemische oder physiologische Veränderungen auftreten.

• **Codex Alimentarius** = Die Codex-Alimentarius-Kommission wurde im Jahre 1962 als gemeinsames Instrument der Weltgesundheitsorganisation (WHO) und der Ernährungs- und

Nährstoffbedarf

Methoden der Bedarfsermittlung

Um den Ernährungsstatus eines Einzelnen oder die Versorgung einer Bevölkerungsgruppe beurteilen zu können, ist es nicht nur nötig, dass man deren Status kennt, es ist auch notwendig, ihn einschätzen zu können. Dies bedeutet, dass der Nährstoffbedarf einer bestimmten Person oder Gruppe bekannt sein muss und sozusagen eine Art verbindlicher Referenz darstellt.

Diese Referenzwerte müssen mit wissenschaftlichen Methoden ermittelt und umfangreich abgesichert werden. Folgende Methoden zur Ermittlung des Nährstoffbedarfs sind üblich:

- Epidemiologische Beobachtungen über Zusammenhänge zwischen Nährstoffaufnahme und Mangelerscheinungen, z. B. Jodmangel und Kropfentstehung in allen Jodmangelgebieten der Welt.
- Untersuchungen von Resorption, Stoffwechselumsatz und Retention von Nährstoffen in Abhängigkeit von der Zeit, z. B. von Vitaminen.
- Bilanzstudien: Vergleich zwischen Aufnahme und Ausscheidung eines Nährstoffes, z. B. Wasser, Stickstoff (vgl. Kap. 5.7 und Exkurs: Proteine).
- Analyse der Zusammenhänge zwischen der Aufnahme eines Nährstoffes und seinem Gehalt in den Körpergeweben bzw. Körperflüssigkeiten oder der Gewährleistung bestimmter Funktionen. Dazu müssen laborchemisch Metaboliten und Enzymaktivitäten gemessen werden.
- Analyse langfristiger Verzehrgewohnheiten großer Bevölkerungsgruppen, die unter normalen Bedingungen leben und offensichtlich gesund sind. Z. B. DONALD = **D**ortmunder **N**utritional and **A**nthropometric **L**ongitudinally **D**esigned ist eine Studie zur Einschätzung des Ernährungsstatus von Kindern.
- Tierversuche werden durchgeführt, wenn sehr wenige Daten vorliegen und sich Experimente am Menschen verbieten. Rückschlüsse aus Tierversuchen sind nur begrenzt möglich.
- Erfahrungen aus künstlichen, experimentellen Ernährungssituationen, z. B. totale parenterale Ernährung über längere Zeiträume.
- Schätzungen und Übertragungen von einer Bevölkerungsgruppe, für die Daten existieren, auf eine andere, für die kein Datenmaterial vorliegt.

9.2.3 Wie viel braucht der Mensch?

Der Nährstoffbedarf ist die Menge eines Nährstoffs, die objektiv für die Aufrechterhaltung aller Funktionen des Organismus und somit für die optimale Gesundheit und Leistungsfähigkeit notwendig ist.

Der Nährstoffbedarf ist für jeden Menschen anders und ist von vielen Parametern abhängig, die den Bedarf erhöhen oder aber auch erniedrigen können. Um dieser Vielfalt Rechnung zu tragen, wird für offizielle Empfehlungen zunächst ein Grundbedarf ermittelt.

Der **Grundbedarf** (auch Mindestbedarf oder minimum requirement) ist die Menge eines Nährstoffs, die notwendig ist, um Mangelerscheinungen und Funktionsstörungen zu verhindern.

Der **Speicherbedarf** (normative storage requirement) ist die Nährstoffmenge, die notwendig ist, um Körperspeicher anlegen zu können. Der Speicherbedarf enthält einen Zuschlag für Nährstoffverluste, die während der Be- und Verarbeitung von Lebensmitteln auftreten.

Dazu kommt ein **Mehrbedarf** für bestimmte Bevölkerungsgruppen, z. B. durch Wachstum, Schwangerschaft oder bestimmte Lebensumstände, wie Krankheit oder starke körperliche Belastung. Um auch etwaige Nährstoffverluste durch die Be- und Verarbeitung von Lebensmitteln erfassen zu können, wird dann

---

Landwirtschaftsorganisation der Vereinten Nationen (FAO) gegründet. Sie hat zum obersten Ziel, durch die Erarbeitung von internationalen Lebensmittelstandards die Gesundheit der Verbraucher zu schützen und redliche Praktiken im internationalen Verkehr mit Lebensmitteln sicherzustellen. Heute hat die Codex-Alimentarius-Kommission 165 Mitgliedsländer (vgl. *http://www.codexalimentarius.net/web/ index—en.jsp).*

• **Epidemiologie** = Die Epidemiologie (von griechisch epi = auf, über, demos = Volk, logos = Lehre) ist jene wissenschaftliche Disziplin, die sich mit den Ursachen und Folgen sowie der Verbreitung von gesundheitsbezogenen Zuständen und Ereignissen in Populationen beschäftigt.

noch ein **Sicherheitszuschlag** mit erfasst. Aus diesen drei Komponenten – Grundbedarf, Mehrbedarf und Sicherheitszuschlag – ergibt sich der Wert für die Empfehlungen der Fachorganisationen.

Seit 2000 geben die Ernährungsfachorganisationen von Deutschland, Österreich und der Schweiz gemeinsam „Referenzwerte für die Nährstoffzufuhr" heraus, die fortlaufend aktualisiert werden. Die dort festgelegten Empfehlungen stellen einen durchschnittlichen Bedarf für 98 % der Bevölkerung dar. Die Referenzwerte sind in drei Kategorien unterteilt:

- **Empfehlungen** sollen allen physiologischen Bedürfnissen gerecht werden und einen ausreichenden Vorrat an Nährstoffen im Köper sicherstellen. Sie gelten für: Proteine, Ω-6-Fettsäuren, die meisten Vitamine und Mineralstoffe.
- **Schätzwerte** werden angegeben, wenn es noch nicht möglich ist, den Bedarf exakt anzugeben. Die Daten ergeben sich aus dem Verzehr der Nährstoffe durch gesunde Personen. Sie gelten für: Ω-3-Fettsäuren, Vitamin E, K, β-Carotin, Biotin, Pantothensäure und einige Spurenelemente. Für Natrium, Chlorid und Kalium werden Schätzwerte für eine minimale Zufuhr angegeben.
- **Richtwerte** sind eine Orientierungshilfe, wenn aus gesundheitlichen Gründen eine Regelung der Zufuhr innerhalb bestimmter Bereiche notwendig ist. Für Wasser, Fluorid und Ballaststoffe gibt es eine Begrenzung nach unten, für Fett, Cholesterin, Alkohol und Salz nach oben.

9.3 Nährstoffdichte und Nährwertrelation

Damit es möglich wird, eine Kost oder ein einzelnes Lebensmittel zu beurteilen hinsichtlich dessen, ob es die Empfehlungen gut oder eher schlecht erfüllt, wurde der Begriff der Nährstoffdichte herangezogen.

Er gibt an, welche Menge eines bestimmten Nährstoffes in einer definierten Energiemenge, meist 1.000 kcal, enthalten sind.

$$\text{Nährstoffdichte} = \frac{\text{Nährstoffgehalt (µg bzw. mg bzw. g pro 100 g Lebensmittel)}}{\text{Brennwert (kJ bzw. kcal pro 100 g Lebensmittel)}}$$

Lebensmittel mit niedriger Nährstoffdichte sind Süßigkeiten, Backwaren, alkoholische Getränke und fette Fleischwaren. Lebensmittel mit hoher Nährstoffdichte sind Obst, Gemüse, Vollkornprodukte und fettarme Milchprodukte.

Entscheidend für eine bedarfsgerechte Ernährung ist auch das Verhältnis der Makronährstoffe Protein (vgl. Kap. 5), Kohlenhydrate (vgl. Kap. 3) und Fette (vgl. Kap. 4) zueinander in der täglichen Ernährung. Die empfehlenswerte Nährwertrelation für einen gesunden Erwachsenen lautet:
- Proteine 10–12 % der täglichen Energieaufnahme
- Kohlenhydrate 50–60 % der täglichen Energieaufnahme
- Fette 30–35 % der täglichen Energieaufnahme

Die erwünschten Idealwerte werden nur annähernd von der Bevölkerung erreicht. Es werden zu viel Fette und Alkohol und zu wenig Kohlenhydrate konsumiert. Der Alkohol liegt in seinem Energiegehalt (7 kcal/1 g = 29 kJ/1 g) nahe dem der Fette, ohne ein Nährstoff zu sein.

Empfehlungen für die Energie- und Nährstoffzufuhr

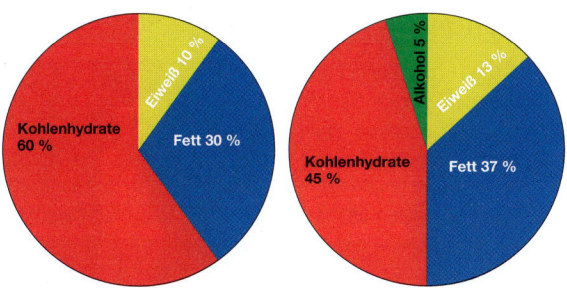

Abb. 9.7 Empfehlenswerte Nährwertrelation (links) und tatsächliche Nährwertrelation (rechts) in Deutschland

9.4 Empfehlungen für die Energie- und Nährstoffzufuhr in verschiedenen Lebensabschnitten und Lebensumständen

9.4.1 Ernährung gesunder Erwachsener

In den Kapiteln 2–7 wurden ausführlich der Tagesbedarf an Energie sowie an Makro- und Mikronährstoffen am Beispiel des gesunden Erwachsenen behandelt. Auch die Kapitel über den Stoffwechsel betreffen den gesunden Erwachsenen.

Hier eine kurze Zusammenfassung.

Tab. 9.4 Referenzwerte für die Energiezufuhr, Nährstoffzufuhr

Alter	Grundumsatz		Körperliche Aktivität (PAL-Werte)						
	MJ/Tag	kcal/Tag	1,4		1,6		1,8		2,0	
			MJ	kcal	MJ	kcal	MJ	kcal	MJ	kcal
Jugendliche und Erwachsene (m)										
15 bis unter 19 Jahre	7,7	1.850	10,9	2.600	12,5	3.000	14,1	3.400	15,6	3.700
19 bis unter 25 Jahre	7,2	1.730	10,1	2.400	11,6	2.800	13,0	3.100	14,5	3.500
25 bis unter 51 Jahre	7,0	1.670	9,8	2.300	11,2	2.700	12,6	3.000	14,0	3.300
51 bis unter 65 Jahre	6,6	1.580	9,3	2.200	10,6	2.500	11,9	2.800	13,2	3.200
65 Jahre und älter	6,4	1.530	9,0	2.100	10,3	2.500	11,5	2.800	12,8	3.100
Jugendliche und Erwachsene (w)										
15 bis unter 19 Jahre	6,0	1.430	8,5	2.000	9,7	2.300	10,9	2.600	12,1	2.900
19 bis unter 25 Jahre	5,7	1.370	8,0	1.900	9,2	2.200	10,3	2.500	11,5	2.700
25 bis unter 51 Jahre	5,5	1.310	7,7	1.800	8,8	2.100	9,9	2.400	11,0	2.600
51 bis unter 65 Jahre	5,1	1.220	7,1	1.700	8,2	2.000	9,2	2.200	10,2	2.400
65 Jahre und älter	5,0	1.180	6,9	1.700	7,9	1.900	8,9	2.100	9,9	2.400

Vgl.: Deutsche Gesellschaft für Ernährung, Österreichische Gesellschaft für Ernährung, Schweizerische Gesellschaft für Ernährungsforschung, Schweizerische Vereinigung für Ernährung (Hrsg.): Referenzwerte für die Nährstoffzufuhr, 2. Auflage, Bonn 2015

9.4.2 Ernährung von Schwangeren

Die Schwangerschaft stellt für den mütterlichen Organismus eine erhebliche Umstellung des Stoffwechsels und der hormonellen Verhältnisse dar. Für einen sicheren Schwangerschaftsverlauf sind drei Faktoren entscheidend:
- Normales Ausgangsgewicht der Mutter
- Ausreichende Gewichtszunahme
- Ausgewogene Ernährung

Essen für zwei?

Bei einer normalen Schwangerschaft darf das Gewicht der Schwangeren zwischen 9 kg und 18 kg zunehmen. Häufig nehmen untergewichtige Frauen mehr zu.

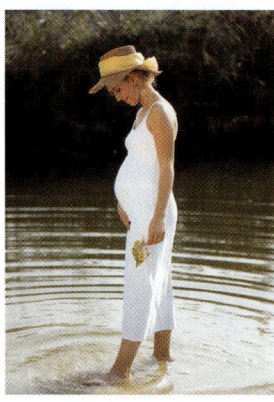

Abb. 9.8 Schwangere

Der Mehrbedarf an Energie in der Schwangerschaft wird häufig überschätzt. In den ersten drei Monaten ist der Energiebedarf kaum erhöht. Ab dem 4. Monat beträgt der tägliche Mehrbedarf an Energie 300 kcal. Es gilt die gleiche Nährwertrelation wie bei gesunden Erwachsenen. Ein besonderes Augenmerk sollte auf hochwertiges Protein (Fleisch, Fisch, Milchprodukte) und die ausreichende Zufuhr mehrfach ungesättigter Fettsäuren (Ω-6: Pflanzenöle, Ω-3: Leinöl und Fettfische) gelegt werden.

Tab. 9.5 Energie- und Nährstoffbedarf ab dem 4. Monat

Energie	4.–6. Monat + 250 kcal/Tag (+1,1 MJ/Tag), 7.–9. Monat + 500 kcal/Tag (+2,1 MJ/Tag)
Protein	1,0 g/kg KG
Kohlenhydrate	50–60 % der Energiezufuhr
Fette	30–35 % der Energiezufuhr

Vitamine

Es besteht ein genereller Mehrbedarf an fast allen Vitaminen in der Schwangerschaft.

Tab. 9.6 Vitaminbedarf von Schwangeren

Vitamin	Erwachsene Frau	Schwangere
Vitamin A	0,8 mg	1,1 mg
Vitamin D*	5 µg	5 µg
Vitamin E	12 mg	13 mg
Vitamin K	60 µg	60 µg
Vitamin B_1	1,0 mg	1,2–1,3 mg
Vitamin B_2	1,1 mg	1,3–1,4 mg
Niacin	13 mg	14–16 mg
Vitamin B_6	1,2 mg	1,9 mg
Folsäure	300 µg	550 µg
Pantothensäure	6 mg	6 mg
Biotin	30–60 µg	30–60 µg
Vitamin B_{12}	3 µg	3,5 µg
Vitamin C	100 mg	105 mg

Vgl. Deutsche Gesellschaft für Ernährung, Österreichische Gesellschaft für Ernährung, Schweizerische Gesellschaft für Ernährungsforschung, Schweizerische Vereinigung für Ernährung (Hrsg.): Referenzwerte für die Nährstoffzufuhr, 2. Auflage, Bonn 2015

* bei fehlender endogener Synthese

Sonderfall: Folsäure

Von besonderer Bedeutung ist die Folsäure in der Schwangerschaft. Die Gesamtbevölkerung ist mit Folsäure chronisch unterversorgt. Gerade in der Frühschwangerschaft – zwischen dem 15. und 28. Tag nach der Befruchtung – findet der Verschluss des Neuralrohres statt. Bei Mangel an Folsäure kann dies nur unvollständig geschehen und es kommt zu Fehlbildungen des Rückenmarks, Entwicklungsstörungen – bis hin zur Anenzephalie und schwerer geistiger Behinderung (vgl. Kap. 6.9.4).

• **Anenzephalie** = verkümmerter Schädel ohne Gehirn

Da der Folsäurebedarf in einer Zeit, in der viele Frauen noch nichts über ihre Schwangerschaft wissen, sehr hoch ist, ist eine Supplementierung beim ersten Arztbesuch zu spät. Junge Frauen im gebärfähigen Alter sollten auf eine ausreichende Folsäurezufuhr über die Nahrung (grünes Blattgemüse, Vollkornprodukte, Weizenkeime, Nüsse, Eier, Milch und Milchprodukte) achten und bei Kinderwunsch nach Absprache mit dem Gynäkologen vorbeugend Folsäurepräparate (400 µg/Tag) einnehmen.

Länder, in denen Lebensmittel mit Folsäure angereichert werden, haben einen Rückgang von Neuralrohrdefekten von 70 % aufzuweisen. Bei uns ist bisher nur folsäureangereichertes Kochsalz erhältlich.

Vorsicht mit Vitamin A

Der Mehrbedarf an Vitamin A in der Schwangerschaft ist nur geringfügig. Andererseits ist bekannt, dass ein Zuviel an Vitamin A in der Schwangerschaft beim Ungeborenen zu Fehlbildungen führen kann. Es wird daher Schwangeren empfohlen, keine stark Vitamin-A-haltigen Lebensmittel, wie Leber, zu konsumieren (vgl. Kap. 6.3.4).

Mineralstoffe

In der Schwangerschaft ist der Bedarf an den Mineralstoffen Calcium, Eisen, Zink und Jod erhöht.

Tab. 9.7 Mineralstoffbedarf von gesunden Frauen und Schwangeren

Mineralstoff	Gesunde Frau	Schwangere
Calcium	1.000 mg	1.000 mg
Eisen	15 mg	30 mg
Jod	200 µg	230 µg
Zink	7 mg	10 mg

Vgl. Deutsche Gesellschaft für Ernährung, Österreichische Gesellschaft für Ernährung, Schweizerische Gesellschaft für Ernährungsforschung, Schweizerische Vereinigung für Ernährung (Hrsg.): Referenzwerte für die Nährstoffzufuhr, 2. Auflage, Bonn 2015

Während der Mehrbedarf an Calcium und Zink durch eine entsprechende Ernährung ausgeglichen werden kann, ist für Eisen und Jod häufig eine Zufuhr über Tabletten notwendig. Ab einem Hämoglobinwert von weniger als 11 g/100 ml sollte Eisen substituiert werden.

Eisen wird nicht nur für das höhere Blutvolumen in der Schwangerschaft benötigt, sondern auch zum Aufbau von Eisenspeichern beim Ungeborenen. Diese Eisenspeicher sollen postnatal für etwa sechs Monate ausreichen, weil die Muttermilch sehr eisenarm ist.

• **postnatal** = nach der Geburt

Die häufige Verbreitung eine Jodmangelstruma bei Schwangeren und Neugeborenen macht eine tägliche Jodzufuhr über Tabletten von 200 μg für alle Schwangeren notwendig.

Magnesium hat sich als wehenhemmend erwiesen und wird auch zu diesem Zweck bei vorzeitigen Wehen eingesetzt.

Ernährungsrisiken

Lebensmittelinfektionen

Häufig kommt es bei Infektionen der Mutter zu Missbildungen bei dem Ungeborenen. Es ist daher auf besondere Hygiene bei der Nahrungszubereitung zu achten. Wegen der Gefahr der Toxoplasmoseübertragung sollten Schwangere auf den Verzehr von rohem Fleisch verzichten.

• **Toxoplasmose** = eine durch Toxoplasma gondii hervorgerufene Infektion

Listerien sind Bakterien. Eine Infektion von Schwangeren mit Listerien kann zu Fehlgeburten führen, weshalb man Schwangeren vom Verzehr von Rohmilchprodukten, Rohmilchkäse, rohem Fleisch und mit Fäkalien (Jauche, Mist) gedüngtem Gemüse und Salaten abrät.

Alkohol und Kaffee

Entgegen früheren Empfehlungen gilt heute absoluter Alkoholverzicht in allen Phasen der Schwangerschaft. Schon geringe und einmalige Alkoholmengen können sich negativ auf das Ungeborene auswirken (→ alkoholische Embroypathie [vgl. Kap. 11.3.2]).

Bohnenkaffee und Schwarztee können nach heutigem Forschungsstand in einer Menge von 1–2 Tassen pro Tag bedenkenlos konsumiert werden.

Metabolische Prägung

Mit welchen Anlagen ein Kind zur Welt kommt, ist nicht nur abhängig von seinen Genen, sondern auch von den Hormonkonzentrationen, denen es im Mutterleib ausgesetzt war.

Es ist bekannt, dass die vorgeburtliche Lebensphase und die ersten Lebenswochen mit darüber entscheiden, welche Erkrankungen ein Mensch in seinem späteren Leben entwickelt. Es handelt sich dabei um eine Interaktion zwischen Genen und Umweltfaktoren. Entdeckt wurden die Zusammenhänge bei Müttern mit Schwangerschaftsdiabetes und ihren Kindern. So entwickeln Kinder, die während ihrer perinatalen Phase erhöhten Glukosespiegeln ausgesetzt waren, häufiger als Kinder, die dem nicht ausgesetzt waren, Adipositas, Diabetes mellitus Typ 2 und Arteriosklerose. 13 % der Schwangeren in Deutschland sind heute von einem Schwangerschaftsdiabetes betroffen.

• **perinatal** = Zeitraum zwischen der 28. Schwangerschaftswoche und dem 10. Lebenstag

Es gibt auf der anderen Seite aber auch Studien, die einen Zusammenhang zwischen kindlichem Untergewicht bei der Geburt und einem höheren Risiko für Diabetes und koronaren Herzkrankheiten, insbesondere Hypertonie, im späteren Leben aufweisen.

Vorgeburtliche Wachstumsstörungen werden vor allem durch Rauchen, Alkoholkonsum und gewisse Medikamente verursacht. Aber auch ein niedriges Körpergewicht der Mutter zu Beginn der Schwangerschaft und eine geringe Gewichtszunahme der Mutter sind Risiken für ein geringes Geburtsgewicht des Kindes. Von den untergewichtig geborenen Kindern holen 90 % das Entwicklungsdefizit auf, 10 % bleiben lebenslang zu klein.

Eine Unterversorgung mit Vitamin B_{12} bei vegan lebenden Schwangeren führt bei deren Kindern bereits im 2. Lebenshalbjahr zu schweren neurologischen Störungen.

9.4.3 Ernährung in der Stillzeit

Die Bedeutung der Ernährung mit Muttermilch ist für den Säugling nicht hoch genug einzuschätzen. Neben der genau an den Bedarf des Säuglings angepassten Zusammensetzung der Muttermilch sind ihr hoher Gehalt an immunologisch wirksamen Substanzen, an Ω-3-Fettsäuren und ihr Allergieschutz hervorzuheben.

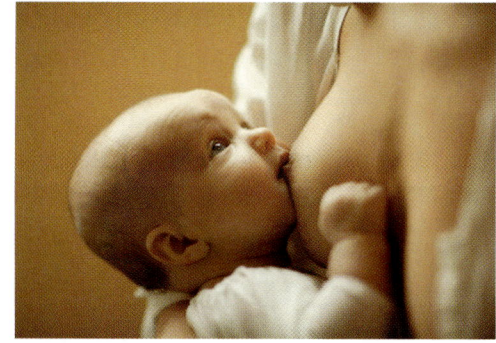

Abb. 9.9 Stillende mit Kind

Energie und Nährstoffe

Der Mehrbedarf an Energie hängt von der täglichen Milchleistung ab. Im Allgemeinen liegt der Bedarf **für 100 ml sezernierte Milch bei 65 kcal**. Das bedeutet, dass für einen voll gestillten Säugling etwa 650 kcal/Tag an Milch bereit gestellt werden müssen.
Pro 100 ml Milch müssen etwa 2 g hochwertiges Protein zusätzlich aufgenommen werden.
Eine ausreichende Ernährung in der Stillzeit wirkt sich positiv auf die Stilldauer aus. Gewichtsabnahmen während der Stillzeit werden nicht empfohlen. Zum einen, weil es den mütterlichen Organismus belastet, zum anderen, weil durch eine Gewichtsreduktion die Fettreserven angegriffen werden. In ihnen aber lagern Schadstoffe, die dann mit der Milch dem Säugling zugeführt werden. In früheren Jahren war die Muttermilch teilweise so stark schadstoffbelastet, dass sie als Kuhmilch nicht in den Handel gekommen wäre.
Neben Laktose enthält die Muttermilch 25 weitere Oligo- und Polysaccharide. Alle diese Kohlenhydrate gelten als Wachstumsstimulantien für Lactobacillus bifidus. Dieses Bakterium fördert ein saures Milieu im Dickdarm und stellt einen guten Schutz gegen pathogene Bakterien dar.

Vitamine

Wie zu erwarten, ist der Vitaminbedarf der stillenden Frau erhöht, was aber durch eine ausgewogene Ernährung ausgeglichen werden kann.

Tab. 9.8 Vitaminbedarf von stillenden Frauen im Vergleich zu nicht stillenden Frauen

Vitamin	Erwachsene Frau	Stillende Frau
Vitamin A	0,8 mg	**1,5 mg**
Vitamin D*	5 µg	**20 µg**
Vitamin E	12 mg	**17 mg**
Vitamin K	60 µg	60 µg
Vitamin B_1	1,0 mg	**1,3 mg**
Vitamin B_2	1,1 mg	**1,4 mg**
Niacin	13 mg	**16 mg**
Vitamin B_6	1,2 mg	**1,9 mg**
Folsäure	300 µg	**450 µg**
Pantothensäure	6 mg	6 mg
Biotin	30–60 µg	30–60 µg
Vitamin B_{12}	3 µg	**4 µg**
Vitamin C	95 mg	**125 mg**

* bei fehlender endogener Synthese 20 µg

Vgl. Deutsche Gesellschaft für Ernährung, Österreichische Gesellschaft für Ernährung, Schweizerische Gesellschaft für Ernährungsforschung, Schweizerische Vereinigung für Ernährung (Hrsg.): Referenzwerte für die Nährstoffzufuhr, 2. Auflage, Bonn 2015

Mineralstoffe

Der Bedarf an den Mineralstoffen Calcium, Eisen, Jod und Zink ist auch während der Stillzeit erhöht. Eine zusätzliche Gabe von Eisen in Form von Tabletten wirkt sich nicht auf den Eisengehalt der Muttermilch aus.

Tab. 9.9 Mineralstoffbedarf von stillenden Frauen im Vergleich zu nicht stillenden Frauen

Mineralstoffe	Gesunde Frau	Stillende Frau
Calcium	1.000 mg	1.000 mg
Eisen	15 mg	20 mg
Jod	200 µg	260 µg
Zink	7 mg	11 mg

Vgl. Deutsche Gesellschaft für Ernährung, Österreichische Gesellschaft für Ernährung, Schweizerische Gesellschaft für Ernährungsforschung, Schweizerische Vereinigung für Ernährung (Hrsg.): Referenzwerte für die Nährstoffzufuhr, 2. Auflage, Bonn 2015

Alkohol und Kaffee

Alkohol und Kaffee gehen in die Muttermilch über.
Da die Abbaurate beim Säugling relativ gering ist, wird vom Konsum von Kaffee und Alkohol abgeraten. Mittlerweile ist man auch zu der Auffassung gelangt, dass selbst geringe Mengen alkoholischer Getränke, z. B. ein Gläschen Sekt zu einem besonderen Anlass, den Fetus schädigen kann.

Was geht in die Muttermilch über?

Manche Babys reagieren auf Hülsenfrüchte, Kohl oder Zwiebeln mit Blähungen, deshalb sollten diese Gemüsearten in der Stillzeit gemieden werden. Andere Säuglinge dagegen reagieren auf den Verzehr von Zitrusfrüchten und Säften durch die Mutter mit Durchfall und Wundsein im Windelbereich. Manche Gewürze, wie Knoblauch, gehen ebenfalls stark in die Muttermilch über und können dazu führen, dass das Kind wegen des ungewohnten Geschmacks die Brust verweigert.

9.4.4 Ernährung von Säuglingen

Die Ernährung des Säuglings ist eine der drängendsten Fragen junger Eltern. Stillen oder Flaschennahrung? Nimmt das Kinder richtig zu? Warum hat es Blähungen? Ab wann muss man zufüttern? Was soll es zu trinken bekommen? Babynahrung kaufen oder selber machen? Die Kenntnisse über die richtige und bedarfsgerechte Ernährung von Säuglingen sind in der Bevölkerung nur sehr begrenzt verbreitet.

Bedarf an Energie, Makro- und Mikronährstoffen

Tab. 9.10 Der Energiebedarf von Säuglingen richtet sich nach ihrem Gewicht und ihrem Alter

Alter	Männlich	Weiblich
0–4 Monate	550 kcal/Tag	500 kcal/Tag
5–12 Monate	700 kcal/Tag	600 kcal/Tag

Vgl. Deutsche Gesellschaft für Ernährung, Österreichische Gesellschaft für Ernährung, Schweizerische Gesellschaft für Ernährungsforschung, Schweizerische Vereinigung für Ernährung (Hrsg.): Referenzwerte für die Nährstoffzufuhr, 2. Auflage, Bonn 2015

Tab. 9.11 Proteinbedarf im Verlauf des ersten Lebensjahres

Alter	Proteinbedarf
0–1 Monat	2,7 g/kg KG und Tag
1–2 Monate	2,0 g/kg KG und Tag
2–4 Monate	1,5 g/kg KG und Tag
4–6 Monate	1,3 g/kg KG und Tag
6–12 Monate	1,1 g/kg KG und Tag

Vgl. Deutsche Gesellschaft für Ernährung, Österreichische Gesellschaft für Ernährung, Schweizerische Gesellschaft für Ernährungsforschung, Schweizerische Vereinigung für Ernährung (Hrsg.): Referenzwerte für die Nährstoffzufuhr, 2. Auflage, Bonn 2015

Fettbedarf

Von der Geburt bis zum Ende des dritten Lebensmonats sollten 45–50 % der Energie über Fette gedeckt werden, wobei die tägliche Zufuhr an Ω-6-Fettsäuren 4 g und die an Ω-3-Fettsäuen 0,5 g betragen sollte. Bis zum Ende des ersten Lebensjahres sollte die Energiezufuhr über Fette noch 35–45 % betragen mit einer täglichen Aufnahme von 3,5 g Ω-6-Fettsäuren und 0,5 g Ω-3-Fettsäuren.

Kohlenhydratbedarf

In den ersten sechs Lebensmonaten sollte die Kohlenhydratzufuhr 45 % der Gesamtenergie betragen.

Muttermilch

Muttermilch kann nach Belieben gefüttert werden, da es unter Muttermilchernährung nie zu einer Überfütterung kommen kann. Sechs Milchmahlzeiten sind bis zum vollendeten 3. Lebensmonat notwendig. Danach kann auf fünf Mahlzeiten übergegangen werden, was bei gestillten Kindern oft erst mit der Beikostfütterung möglich ist.

Muttermilch ist das beste Nahrungsmittel für einen Säugling. Sie ist in ihrer Zusammensetzung dem Bedarf des Säuglings angepasst und liefert so alle lebensnotwendigen Makro- und Mikronährstoffe.

Folgende Zusammenhänge zwischen Muttermilchernährung und kindlicher Entwicklung gelten als gesichert. Muttermilch schützt vor der Entstehung von:
- Allergien,
- Diabetes mellitus Typ 1,
- malignen Lymphomen,
- Übergewicht,
- Morbus Crohn.

Außerdem weisen Kinder, die mit Muttermilch ernährt wurden, bessere kognitive Leistungen und einen höheren IQ auf.

Die Muttermilch enthält eine Reihe von Immunglobulinen und Lysozym, die das Neugeborene schützen, da dessen Immunsystem noch nicht vollständig ausgebildet ist. Eine ausschließliche Ernährung mit Muttermilch schützt vor Allergien. Das Hauptkohlenhydrat der Muttermilch ist Laktose, nur etwa 0,3 % bestehen aus Oligosacchariden. Die Oligosaccharide sind wahrscheinlich notwendig zum Aufbau einer bestimmten Darmflora, die wiederum präventiv gegenüber der Besiedelung durch pathogene Mikroorganismen wirkt.

Weiter ist Muttermilch reich an Ω-3-Fettsäuren, denen eine wichtige Funktion bei der Reifung des Gehirns zugeschrieben wird. Muttermilch ist hygienisch einwandfrei, stets verfügbar und richtig temperiert.

Kontraindiziert ist die Ernährung mit Muttermilch, wenn die Mutter an Tuberkulose oder der HIV-Infektion erkrankt ist sowie bei der Einnahme der meisten Medikamente und wenn die Mutter drogenabhängig ist.

Glücklicherweise ist die hohe Belastung von Muttermilch mit Organochlorverbindungen in den vergangenen Jahren deutlich zurückgegangen.

Tab. 9.12 Zusammensetzung der reifen Muttermilch im Vergleich zu Kuhmilch

Bestandteile	Muttermilch	Kuhmilch
Energie	74,7 kcal/100 ml	65 kcal/100 ml
Proteine	1,1 %	3,5 %
Fette	4,5 %	3,7 %
Laktose	6,8 %	4,5 %
Prozent vom Gesamtprotein ist:		
Casein	40 %	82 %
Molkenprotein	60 %	18 %
Lactoferrin	1,5 mg/ml	Spuren
Lysozym	0,5 mg/ml	0,0001 mg/ml
IgA	1 mg/ml	0,03 mg/ml
IgG	0,01 mg/ml	0,6 mg/ml
IgM	0,01 mg/ml	0,03 mg/ml

Industriell gefertigte Säuglingsnahrungen

Industriell hergestellte Säuglingsnahrungen sind der Muttermilch weitgehend angeglichen und werden auf der Basis von Kuhmilch hergestellt. Vitamine und Mineralstoffe sind nach EU-Regelungen in ausreichender Menge zugesetzt.

Der Nachteil der Säuglingsnahrungen ist, dass sich das Proteinmuster, das Fettsäuremuster und die Oligosaccharide der Muttermilch und der Kuhmilch sehr stark unterscheiden und diese nur teilweise nachgeahmt werden können. Immunglobuline sind in diesen Nahrungen auch nicht enthalten und der Allergieschutz fällt ebenfalls weg.

In der Vergangenheit kam es immer wieder zur Überernährung von Säuglingen durch solche Präparate, da sie neben der in der Muttermilch vorhandenen Laktose auch hohe Mengen an Glukose und Saccharose enthielten. Bei richtiger Zubereitung kommt dies nicht mehr vor.

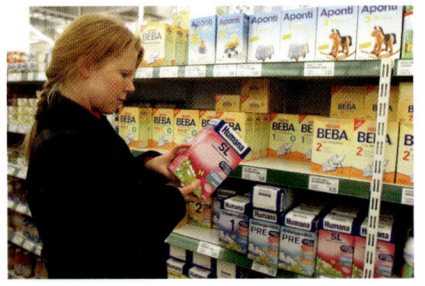

Abb. 9.10 Angebot von Säuglingstrinknahrung verschiedener Hersteller im Handel

Man unterscheidet drei Formen der Säuglingsmilch:

- Säuglingsnahrungen mit der Vorsilbe „**Pre**" enthalten als einziges Kohlenhydrat Laktose und sind so dünnflüssig wie Muttermilch. Sie eignen sich vom ersten Lebenstag an.
- Vom ersten Lebenstag an gegeben werden können Säuglingsnahrungen mit der Ziffer „**1**". Sie enthalten neben Laktose auch noch Stärke, Maltodextrine und Saccharose. Das macht die Nahrung dickflüssiger und länger sättigend. Sie kann bis zum Ende des ersten Lebensjahres gegeben werden. Pre-Nahrungen sind für den Anfang aber empfehlenswerter.
- Säuglingsnahrungen mit der Ziffer „**2**" sind in ihrer Zusammensetzung der Vollmilch angeglichen. Sie sollten nicht vor dem vollendeten 5. Lebensmonat gefüttert werden.

Säuglingsmilch selbst herstellen?

Wie aus Tab. 9.12 zu entnehmen ist, unterscheidet sich Kuhmilch stark in ihrer Zusammensetzung von Muttermilch. Kuhmilch hat zu viel Protein und zu wenig Fette und Kohlenhydrate. Selbst hergestellte Flaschennahrung wird aber auf der Basis von Kuhmilch hergestellt. Um das Verhältnis einigermaßen dem der Muttermilch anzugleichen, wurde die Kuhmilch verdünnt und die fehlende Energie durch Stärke, Haferflocken, Grieß, Zucker und Öl ausgeglichen. Es gab Rezepte, damit diese Nahrung der Muttermilch möglichst nahekam. Es bestand aber immer das Risiko der Überernährung mit Kohlenhydraten und der Mangelversorgung mit Vitamin A, D und C. Außerdem musste streng hygienisch gearbeitet werden.
Aus diesen Gründen wird heute die Selbstherstellung von Säuglingsmilch abgelehnt.

Bekommt es auch genug?

Ob das Kind ausreichend Nahrung erhält, lässt sich am Gewichtszuwachs ablesen. Im ersten Halbjahr sollte es pro Woche zwischen 150–200 g zunehmen, danach noch 100 g pro Woche. So hat das Kind nach einem halben Jahr das Geburtsgewicht verdoppelt und am Ende des ersten Lebensjahres verdreifacht. Der durchschnittliche Längenzuwachs beträgt 24 cm von der Geburt bis zum Ende des ersten Lebensjahres.

Ab wann kann der Brei gefüttert werden?

Es wird heute ein viermonatiges ausschließliches Stillen oder eine Ernährung mit industriell gefertigten Säuglingsnahrungen empfohlen. Dies ist für das Kind ausreichend und gleichzeitig eine optimale Allergieprävention. Vor dem vollendeten vierten Lebensmonat sollte keine Beikostfütterung stattfinden. Aus der Grafik ist die schrittweise Vorgehensweise abzulesen.

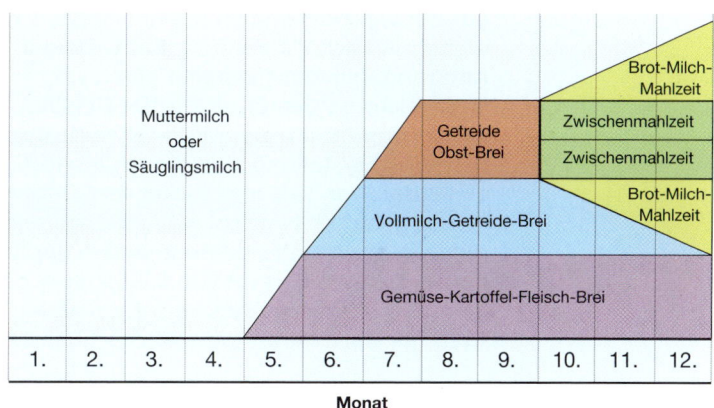

Abb. 9.11 Kostaufbauschema für Säuglinge

Ab dem 5. Monat

Zum Ausprobieren und um das Kind an den Löffel zu gewöhnen, eignet sich Karottenmus. Vor dem Stillen bzw. der Flasche sollten einige Löffel Karottenmus gefüttert werden, danach das Kind trinken lassen, bis es satt ist.
Isst das Kind ausreichende Mengen, dann kann eine Löffelmahlzeit eine Brust- oder Flaschenmahlzeit ersetzen, z. B. Gemüse-Kartoffelbrei mit Butter oder Margarine und Gemüse-Kartoffel-Fleischbrei.

Ab dem 6. Monat

Sobald eine vollständige Mahlzeit vom Kind vertragen und akzeptiert wird, kann im Rhythmus von einem Monat eine weitere Mahlzeit eingeführt werden. Um die Verträglichkeit von Kuhmilch zu testen, empfiehlt es sich, beim Milchgetreidebrei die Vollmilch zunächst mit Wasser im Verhältnis 1/3 Milch zu 2/3

Wasser, nach einer Woche 1/2 zu 1/2 und nach einer weiteren Woche 2/3 Milch zu 1/3 Wasser zu verdünnen. Nach drei Wochen kann dann, wenn keine Beschwerden auftreten, Vollmilch gegeben werden.

Ab dem 7. Monat

Eine weitere Mahlzeit kann nun eingeführt werden. Sie sollte ein Brei aus Obst und Getreide sein.

Ab dem 10.–12. Monat

Je nach Kaufähigkeit und Interesse des Kindes kann nun langsam auf Familienkost umgestellt werden. Am besten eignen sich dazu Brot mit Belag oder das Mittagessen der Familie.

Kaufen oder selber machen?

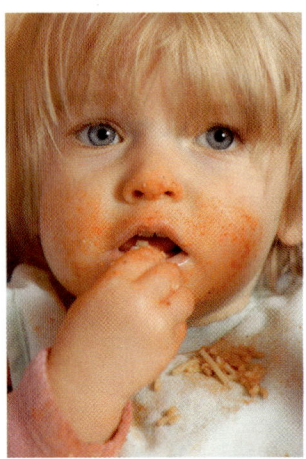

Abb. 9.12 Baby beim Essen

Noch mehr als bei der Flaschennahrung stellt sich für junge Eltern die Frage, ob sie die Beikost selbst herstellen oder fertig kaufen sollen. Das Angebot an Fertiggerichten in Gläschen oder zum Anrühren mit Wasser oder Milch ist unüberschaubar groß. Für industriell hergestellte Säuglingskost gelten strenge Richtlinien hinsichtlich des Schadstoffgehaltes, der Zusammensetzung und der Mikronährstoffe. Dennoch wurden auch in Säuglingskost in der Vergangenheit unerwünschte und schädliche Inhaltsstoffe gefunden. Fertigkost erspart Zeit und Mühe und kann gut transportiert und an Ort und Stelle erwärmt werden.

Wenn man sich für Fertigkost entscheidet, ist es wichtig, dass man sich an die Altersangaben der Hersteller hält.

Im Bereich von Gemüse-Kartoffel-Fleischbrei ist die Selbstherstellung teurer als das Fertigprodukt. Bei Milch-Getreide-Breien ist es dagegen umgekehrt. Bei der Selbstherstellung sind die Inhaltsstoffe alle bekannt. Außerdem kann auf den Zusatz von Salz und Zucker verzichtet werden und die Anzahl der Zutaten gering gehalten werden, was entscheidend für die Allergieprävention ist. Gerade die Milch-Getreide-Breie sind in der Regel zu süß und enthalten Zutaten, die eher in den Bereich von Süßigkeiten gehören (Schokolade, Krokant, Nougat), enthalten viele Aromastoffe und legen die Kinder zu früh auf ein intensives, nur durch Aromastoffe erreichbares Geschmackserleben fest.

Warum so früh schon Tabletten?

In Deutschland erhalten Neugeborene nach der Geburt Vitamin K oral verabreicht, sofern die Eltern keine Einwände haben. Da Neugeborene noch keine Intestinalflora besitzen, die Vitamin K produziert und den Körper versorgt, wird Vitamin K als wichtiger Baustein der Blutgerinnung zugeführt, um Gehirnblutungen zu vermeiden.

Der Vitamin-D-Gehalt der Muttermilch ist sehr gering, und in den Wintermonaten kommt in unseren Breiten nicht genug Licht durch, das für die körpereigene Vitamin-D-Bildung notwendig wäre. Daher erhalten alle Säuglinge bei uns täglich oral Vitamin D, um Rachitis (vgl. Kap. 6.6.4) vorzubeugen.

Ebenfalls mit Tabletten substituiert wird Fluorid, das zur Härtung des Zahnschmelzes beiträgt. So lange die Zähne noch im Kiefer sind, ist die Fluorideinlagerung besonders gut.

9.4.5 Ernährung von Kindern und Jugendlichen

Immer häufiger thematisiert die Presse, dass Adipositas bei Kindern zunimmt. Bereits 20 % der Schulanfänger sollen übergewichtig sein. Andererseits erfährt

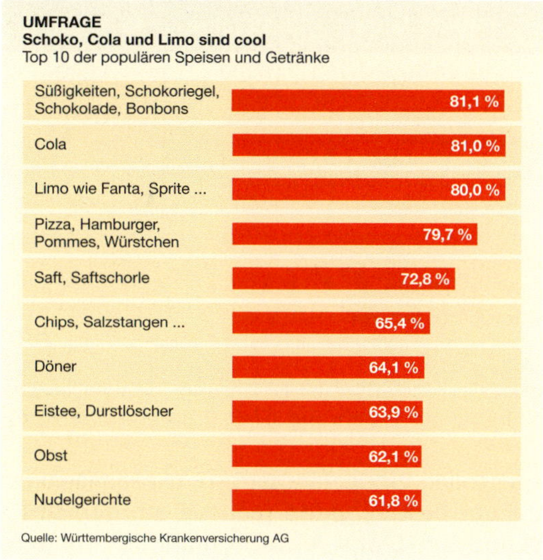

Empfehlungen für die Energie- und Nährstoffzufuhr

UMFRAGE
Schoko, Cola und Limo sind cool
Top 10 der populären Speisen und Getränke

Speise/Getränk	Prozent
Süßigkeiten, Schokoriegel, Schokolade, Bonbons	81,1 %
Cola	81,0 %
Limo wie Fanta, Sprite ...	80,0 %
Pizza, Hamburger, Pommes, Würstchen	79,7 %
Saft, Saftschorle	72,8 %
Chips, Salzstangen ...	65,4 %
Döner	64,1 %
Eistee, Durstlöscher	63,9 %
Obst	62,1 %
Nudelgerichte	61,8 %

Quelle: Württembergische Krankenversicherung AG

Abb. 9.13 Top 10 der populärsten Speisen und Getränke 8- bis 14-Jähriger

man, dass Kinder beim Essen immer einseitiger werden, vieles komplett ablehnen, gar nicht essen wollen oder schon im Säuglingsalter Essstörungen entwickeln.
Studien weisen darauf hin, dass immer mehr Kinder ohne Frühstück aus dem Haus gehen, kein warmes Mittagessen bekommen bzw. keine gemeinsamen Familienessen mehr stattfinden.

Bedarf an Energie, Makro- und Mikronährstoffen

Eine bedarfsgerechte Versorgung des Kindes ist für das Wachstum, die Organentwicklung und den Aufbau des Immunsystems notwendig.
Der optimale Bedarf ist der nachfolgenden Tabelle zu entnehmen.

Tab. 9.13 Energie-, Makro- und Mikronährstoffbedarf von Kindern und Jugendlichen

	1–4 Jahre	4–7 Jahre	7–10 Jahre	10–13 Jahre	13–15 Jahre	15–19 Jahre
Energie abhängig von der körperlichen Aktivität für Jungen, in kcal	1.200–1.300	1.400–1.800	1.700–2.100	1.900–2.700	2.300–3.200	2.600–3.700
Energie abhängig von der körperlichen Aktivität für Mädchen, in kcal	1.100	1.300–1.700	1.500–2.000	1.700–2.500	1.900–2.800	2.000–2.900
Protein in g/kg KG und Tag	1,0	0,9	0,9	0,9	0,9	0,9 0,8
Fett in % der Gesamtenergie	30–40	30–35	30–35	30–35	30–35	30
Vitamin A	0,6	0,7	0,8	0,9	1,1 1,0	1,1 0,9
Vitamin D*	5–10	5–10	5–10	5–10	5–10	5–10
Vitamin E	6 5	8 8	10 9	13 11	14 12	15 12
Vitamin K	15	20	30	40	50	70 60
Vitamin B_1	0,6	0,7	0,9 0,8	1,0 0,9	1,2 1,0	1,3 1,0
Vitamin B_2	0,7	0,8	1,0 0,9	1,1 1,0	1,4 1,1	1,6 1,2
Niacin	8	9	11 10	13 11	15 13	17 13
Biotin	10–15	10–15	15–20	20–30	25–35	30–60
Vitamin B_6	0,4	0,5	0,7	1,0	1,4	1,6 1,2
Folsäure	120	140	180	240	300	300
Pantothensäure	4	4	5	5	6	6
Vitamin B_{12}	1,0	1,5	1,8	2,0	3,0	3,0
Vitamin C	20	30	45	65	85	105 90

	1–4 Jahre	4–7 Jahre	7–10 Jahre	10–13 Jahre	13–15 Jahre	15–19 Jahre
Calcium	600	750	900	1.100	1.200	1.200
Jod	100	120	140	180	200	200
Eisen	8	8	10	12 15	12 15	12 15
Wasser	95	75	60	50	40	40

Daten mittig = gilt für beide Geschlechter, Daten links = männlich, Daten rechts = weiblich
Angaben in mg/Tag: Eisen, Calcium, Vitamin C, Pantothensäure, B_6, Niacin, B_2, B_1, E, A
Angaben in µg/Tag: Jod, B_{12}, Biotin, Folsäure, K, D, ml/kg KG und Tag: Wasser
* wenn keine endogene Synthese möglich ist

Vgl. Deutsche Gesellschaft für Ernährung, Österreichische Gesellschaft für Ernährung, Schweizerische Gesellschaft für Ernährungsforschung, Schweizerische Vereinigung für Ernährung (Hrsg.): Referenzwerte für die Nährstoffzufuhr, 2. Auflage, Bonn 2015

Ab dem Ende des ersten Lebensjahres sollen Kinder langsam auf die Familienkost umgestellt werden. Das geschieht am besten, wenn man sie am gemeinsamen Mittagessen teilnehmen lässt und zum Frühstück nicht nur Milch, sondern auch Müsli oder Brot mit Belag anbietet. Jedes Kind sollte wie Erwachsene pro Tag fünf Mahlzeiten einnehmen, drei Hauptmahlzeiten und zwei Zwischenmahlzeiten.
Die Auswahl der Nahrungsmittel richtet sich nach dem Ernährungskreis, sollte also alle Lebensmittelgruppen in einer ausgewogenen Mischung enthalten (vgl. Kap. 9.5).

Gewichtsverlauf

Der Gewichtsverlauf bei Kindern und Jugendlichen gibt einen Hinweis darauf, ob das Kind ausreichend ernährt bzw. überernährt ist. Das Körpergewicht ist abhängig vom Alter, vom Geschlecht und von der Körpergröße. Zur Orientierung und Beurteilung sollen die Wachstumskurven (vgl. Kap. 9.1, Abb. 9.3 und 9.4) herangezogen werden.

> **Beispiel:**
> Sarah ist 8 Jahre alt, 1,34 m groß und wiegt 29 kg.
> **BMI von Sarah** = 29 : (1,34 × 1,34) = 29 : 1,8 = **16**
>
> oder Tom: 10 Jahre alt, ebenfalls 1,34 m groß und 43 kg schwer:
> **BMI Tom** = 43 : (1,34 × 1,34) = 43 : 1,8 = **23,8**

Vergleicht man die BMIs der beiden Kinder auf der Wachstumskurve, dann wird klar, dass Sarah im Bereich des Normalgewichtes liegt, Tom dagegen als übergewichtig einzustufen ist.

Was und wie viel trinken?

Der Wasserbedarf von Kindern ist im Vergleich zu dem von Erwachsenen hoch. Schon Kinder zwischen einem und drei Jahren benötigen über einen Liter Wasser pro Tag. Geeignete Durstlöscher sind:
- Ungesüßte Kräuter- und Früchtetees
- Mineralwasser
- Saftschorlen

Abzulehnen sind für Kinder Limonaden und Softdrinks, weil sie einen hohen Zuckergehalt besitzen und ihre Inhaltsstoffe zu den Allergieverursachern gehören. Unter 14 Jahren ist der Konsum von koffeinhaltigen Getränken wie Cola, Kaffee, Tee, Energydrinks oder Eistee abzulehnen. Auch danach ist ein sparsamer Umgang erwünscht.

Von Fruchtbomben und Kinderriegeln

In den letzten fünf Jahren hat sich der Markt an Kinderlebensmitteln verdreifacht. 46 % der Eltern kaufen solche Produkte, und 36 % der Eltern glauben, ihren Kindern damit etwas Gutes zu tun.
Notwendig sind sie hingegen nicht, denn Kinder können ab einem Jahr am Familientisch mitessen und brauchen keine spezielle Kost mehr.
Am Beispiel der Milchschnitte ist nachweisbar, dass diese Produkte nicht nur unnötig, sondern geradezu ungesund für Kinder sind.

> **Beispiel:**
> Ein halbes Glas Vollmilch bietet:
> - 67 kcal
> - 3,5 g Fett
> - 4,8 g Laktose
> - 150 mg Calcium
>
> Die gleiche Menge Milchschnitte ist eine Kalorienbombe von über
> - 400 kcal,
> - 26 g Fett,
> - 36 g Zucker, also etwa das 7-Fache der Milch.
> - Angereichert ist diese Menge Milchschnitte mit 200 mg Calcium.

Ein anderes Beispiel sind die beliebten Fruchtzwerge. Fruchtzwerge haben als Grundlage Frischkäse. Aber es gibt diese speziell für Kinder angepriesenen Milchprodukte auch auf der Basis von Joghurt, Quark, Magermilch mit Verdickungsmitteln, Sahne – und Mischungen von allem.
Ganz allgemein ist zu sagen, dass diese Erzeugnisse, wenn überhaupt, einen sehr geringen Fruchtgehalt haben und sich durch einen hohen Zuckergehalt auszeichnen. In einer Menge von 100 g sind zwischen vier und sieben Stück Würfelzucker enthalten. Beim Fettgehalt ist die Lage noch gravierender, denn er ist bis zu 5-mal höher als bei einem Vollmilchjoghurt.

Die Ernährungsindustrie versucht, ihre Produkte mit Mineralstoffen und Vitaminen, beides lebensnotwendige Substanzen für den menschlichen Organismus, anzureichern und damit einen „Zusatznutzen" (vgl. Kap. 12.3) für den Verbraucher zu schaffen. Bei einer ausgewogenen und abwechslungsreichen Ernährung brauchen gesunde Kinder aber keine zusätzlichen Vitamine oder Mineralstoffe.

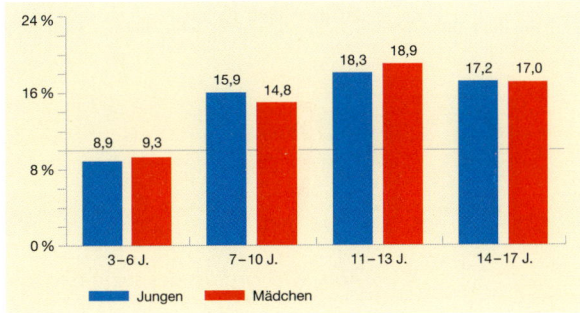

Abb. 9.14 Übergewicht im Kindesalter

Adipositas im Kindesalter

Zu dick und nun? Warten, weil es wohl Babyspeck ist, der sich noch verwächst? Diese Erklärung der Großelterngeneration ist leider nur selten zutreffend. Je eher und je ausgeprägter ein Kind ein Pummelchen ist, desto höher ist die

Wahrscheinlichkeit, dass das Übergewicht bleibt und sich bis ins Erwachsenenalter hinein fortsetzt.

Heute nimmt man an, dass etwa 30–50 % des Körpergewichtes durch die Gene bestimmt werden. Allerdings tritt damit Übergewicht nicht zwangsläufig auf, sondern das jeweilige Ernährungsverhalten, die Ernährungsweise und das Ausmaß an körperlicher Aktivität entscheiden darüber, ob schon ein Kind Pfunde zulegt.

Als größter Dickmacher wurde der Medienkonsum (TV, PC- und Video-Spiele) ausgemacht. Die Menge des täglichen Medienkonsums ist eng mit der Höhe des Körpergewichtes verbunden. In der Zeit, in der ein Kind fernsieht, bewegt es sich nicht, konsumiert oft nebenbei noch etwas Essbares und wird kostenlos mit Werbung für Kinderlebensmittel eingedeckt. Übergewicht entsteht hier als Folge von Bewegungsmangel.

Ein fast ebenso gefährlicher Dichmacher sind unregelmäßige Mahlzeiten. Durch die Berufstätigkeit beider Elternteile außer Haus ist die Anzahl gemeinsamer, täglicher und regelmäßiger Mahlzeiten häufig stark eingeschränkt. An die Stelle dieser Mahlzeiten treten Gerichte, die leicht von Kindern erwärmt werden können, oder Fast Food, Knabbereien, Süßigkeiten und süße Getränke. Gerade diese aber sättigen auf Dauer nicht, sodass rasch Nachschub geholt werden muss, was eben zu einer viel zu hohen Energieaufnahme führt, die sich entsprechend in Übergewicht niederschlägt.

Weiter fand man in Bezug auf Übergewicht bei Kindern folgende Zusammenhänge:

Je länger ein Kind gestillt wurde, desto seltener entwickelt es später Übergewicht.

Übergewichtige Kinder konsumieren vermehrt süße Getränke, gesüßte und kohlenhydratreiche Lebensmittel und essen sehr große Portionen.

Kinder aus sozial schwachen Familien neigen häufiger zu Übergewicht.

Lebensmittelauswahl hat Einfluss auf Übergewicht

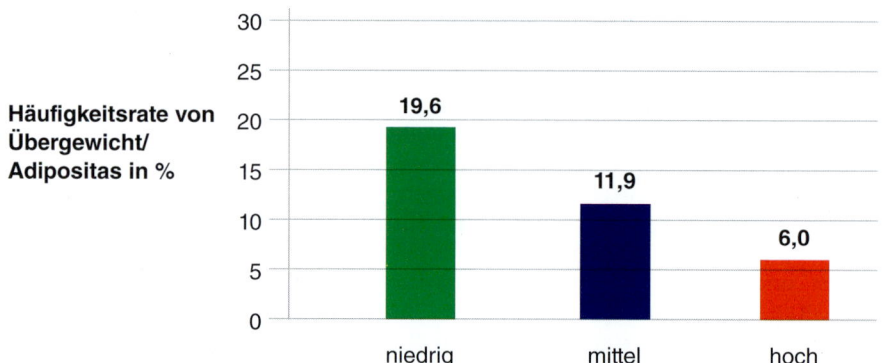

Abb. 9.15 Einfluss des sozio-ökonomischen Status des Elternhauses auf das Gewicht

Bei einem Kind mit nur mäßigem Übergewicht reicht es aus, Maßnahmen zu ergreifen, die das Gewicht konstant halten, weil das Kind ja noch wächst. Das Konstanthalten des Gewichtes über einen Zeitraum von mindestens einem Jahr bei Kindern entspricht einer Gewichtsreduktion von 8–12 kg im Erwachsenalter.

Ist das Übergewicht aber ausgeprägter, dann hilft nur ein entsprechendes Training. Neben Ernährungsberatung, Kochschule und Verhaltenstraining muss mehrmals pro Woche Sport getrieben werden. Ein solches ambulantes Programm dauert zwischen mehreren Monaten und zwei Jahren. Kuren und stationäre Programme sind wesentlich kürzer und eher als Anschub für extrem übergewichtige Kinder gedacht. Die ambulanten Programme beziehen die Familie zur Unterstützung mit ein und sind daher langfristig wirkungsvoller.

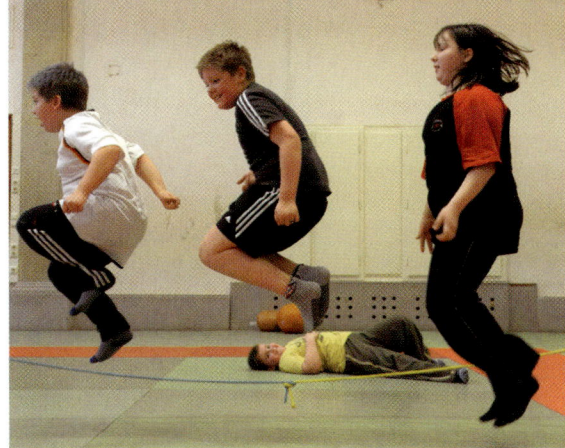

Abb. 9.16 Sportprogramm für übergewichtige Kinder

McDonald's und Co.

Jugendliche und Fast Food ist ein altbekanntes Klischee. Wie oben angesprochen, hat sich ein starker sozio-ökonomischer Wandel hinsichtlich unserer Essgewohnheiten vollzogen. Der Außer-Haus-Verzehr ist gestiegen und die Selbstzubereitung von Mahlzeiten sowie der gemeinsame Verzehr am Tisch sind zurückgegangen. Essen wird zunehmend neben Fernsehen, Lesen, im Auto, unterwegs als Nebenbeschäftigung gesehen.

Jeder Bundesbürger isst im Durchschnitt jeden 2. Tag außer Haus, vor 10 Jahren war es nur jeder 3. Während der Marktanteil der traditionellen Gastronomie auf 1/4 gefallen ist, ist der Marktanteil von Imbissbetrieben und Systemgastronomie innerhalb der letzten 19 Jahre von 19 % auf 32,1 % gestiegen. Warum ist Fast Food bei Jugendlichen so beliebt?

- Einkauf und Zubereitung entfällt.
- Es geht schnell.
- Es schmeckt.
- Es gibt keine Tischsitten.
- Ohne Besteck und Geschirr.
- Ohne Aufsicht der Eltern.
- Essen mit Gleichaltrigen.

Und ist das nun so ungesund?

Wenn man häufige Nutzer von Fast Food fragt, ob sie diese Art des Essens für gesund halten, dann sagen 87 %, dass sie es für eine ungesunde Ernährungsweise halten.

Fast Food an sich ist nicht ungesund, genauso wenig wie irgend ein anderes Lebensmittel auch. Es kommt auf die Menge und die Häufigkeit von verzehrten Lebensmitteln und Speisen an, erst dann kann eine Bewertung getroffen werden.

- Jugendliche haben den höchsten Energiebedarf aller Altersstufen. Fast-Food-Gerichte sind sehr energiereich und können daher von Jugendlichen am ehesten konsumiert werden.
- Es kommt darauf an, ob das Fast-Food-Gericht als Haupt- oder als Zwischenmahlzeit gegessen wird. Als Hauptmahlzeit ist die Energiezufuhr korrekt, als Zwischenmahlzeit viel zu hoch.

- Fast Food sättigt nicht so lange, daher bestellen viele gleich die doppelte-Portion oder essen zu Hause dann noch bei den Mahlzeiten mit.
- Die angebotenen Getränke sind sehr süß und sehr energiehaltig.
- Das Fast-Food-Gericht kann entschärft werden, indem Mineralwasser statt Limo getrunken wird und als Zwischenmahlzeiten Obst, Rohkost, Vollkorn- und Milchprodukte konsumiert werden.
- Ein regelmäßiger Verzehr birgt folgende Risiken:
  – zu viel Energie, zu viel Fett → Übergewicht
  – zu wenig Vitamine, Mineralstoffe und Ballaststoffe → Mangelzustände: Osteoporose im Alter, Anämie, Obstipation, geschwächtes Abwehrsystem, Müdigkeit, Appetitlosigkeit, Störungen im Kohlenhydrat-Stoffwechsel, schlechte Wundheilung

Fazit: Gegen einen gelegentlichen Verzehr von Fast Food ist nichts einzuwenden, als Dauerernährung ist es ungeeignet.

9.4.6 Ernährung von Sportlern

Regelmäßige sportliche Betätigung in der Freizeit benötigt, unabhängig von der Sportart, keine besondere Ernährung. Hier gelten die Regeln für die bedarfsgerechte Ernährung von gesunden Erwachsenen.

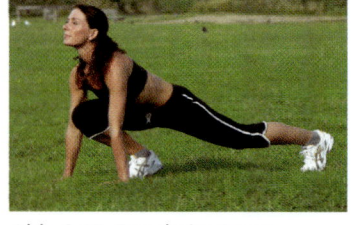

Abb. 9.17 Frau beim Sport

Ab einer täglichen sportlichen Belastung, die mehr als 1.200 kJ/ 300 kcal an Energie benötigt, spricht man von Leistungssport. Dieser Wert kann im Wettkampf und unter Ausdauerbedingungen auf bis zu 30.000 kJ/7 500 kcal pro Tag ansteigen. Bei Leistungs- und Hochleistungssportlern kann der Energiebedarf das 4- bis 5-Fache des Grundumsatzes betragen. In Ultraausdauersportarten, wie z. B. dem Profiradsport, kann der Bedarf an Wettkampftagen sogar bis zu 10.000 kcal betragen.

Basisernährung

Der Energiebedarf ist abhängig von der Art, der Dauer und der Häufigkeit der körperlichen Belastung und muss daran ausgerichtet sein (vgl. PAL-Werte, Kap. 2.3.5, Tab. 2.6).

Der **Kohlenhydratanteil** der Kost sollte bei 60–65 % liegen. Auf diese Weise können die Glykogenspeicher in der Muskulatur optimal aufgefüllt und die kurzfristige Energiebereitstellung angepasst werden. Als Kohlenhydratträger eignen sich Getreideprodukte, Kartoffeln, Teigwaren, Reis, Gemüse und Obst.

Der **Fettanteil** der Kost sollte 25–30 % betragen. Dies ist ein sehr niedriger Wert im Vergleich zu den Empfehlungen für Erwachsene. Bei der sportlichen Leistung wird die Energie bei einer Trainingszeit von über 10 Minuten auch aus Fettsäuren gewonnen. Allerdings konnte nie nachgewiesen werden, dass eine fettreiche Ernährung zu einer Leistungssteigerung führt. Es eignen sich hochwertige Pflanzenöle mit einem hohen Anteil an Ω-3-Fettsäuren und einfach ungesättigten Fettsäuren sowie Fettfische.

Proteinbedarf: Leistungssportler haben eine größere Muskelmasse, regelmäßige Phasen des Muskelaufbaus und dadurch bedingt einen höheren Proteinumsatz. Der Proteinbedarf liegt sportartenspezifisch zwischen 10 und maximal 20 Energieprozent.
- **Ausdauersportler benötigen 1,2–1,4 g Protein/kg Körpergewicht,**
- **Kraftsportler 1,4–1,8 g/kg Körpergewicht,**
- **Hochleistungssportler 1,8–2,0 g/kg Körpergewicht.**

Gedeckt werden kann dieser gesteigerte Bedarf über Getreideprodukte, Hülsenfrüchte, Kartoffeln, Eier, fettarme Milchprodukte, fettarmes Fleisch und Fisch.

Eine Steigerung über den angegebenen Bedarf hinaus erbringt weder eine höhere Muskelmasse noch eine gesteigerte Leistung. Sie ist gerade für den Wettkampf eher kontraproduktiv, da bei hohem Proteinumsatz auch große Mengen an Harnstoff ausgeschieden werden müssen, die dazu wiederum entsprechende Flüssigkeitsmengen benötigen.

Vitamine

Untersuchungen ergaben bei Sportlern häufig erniedrigte Werte an Vitamin C und den B-Vitaminen. Hier ist also auf ausreichende Zufuhr zu achten (vgl. Kap. 6). Sinnvoll scheint eine hohe Zufuhr an antioxidativen Vitaminen, da bei hoher Sauerstoffaufnahme, die beim Sport notwendig ist, die Menge an freien Radikalen ansteigt. Empfohlen werden: Vitamin C: 150 mg/Tag, Vitamin E: 30 mg/Tag und β-Carotin 2-4 mg/Tag.

Mineralstoffe

Die durch erhöhte körperliche Belastung und das Schwitzen verursachten Verluste an Mineralstoffen sind verantwortlich für den hohen Mineralstoffbedarf von Sportlern. Besonderes Augenmerk sollte gelegt werden auf
- Kalium, Natrium, Magnesium, Calcium als Enzymaktivatoren und für die Kontraktionsfähigkeit der Muskulatur;
- Magnesium als Enzymaktivator und zur neuromuskulären Koordination;
- Zink als Baustein der muskulären Enzymsysteme;
- Eisen für die Sauerstoffversorgung.

Energiebereitstellung

Die Dauer der sportlichen Belastung ist entscheidend dafür, welches Substrat zur Energiegewinnung herangezogen wird.
- Bis 5 Sekunden: ATP
- Bis 45 Sekunden: Kreatinphosphat
- Ab 5 Sekunden bis 3 Minuten: anaerobe Glykolyse
- Ab 5 Sekunden bis über eine Stunde: aerobe Glykolyse
- Ab 10 Minuten: aerobe Fettsäureoxidation

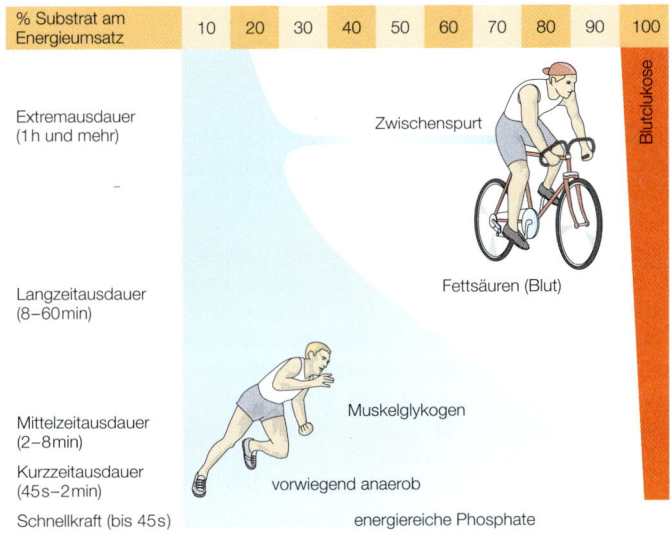

Abb. 9.18 Energiebereitstellung bei Belastung

Wettkampfernährung

Die Ernährung vor und während den Wettkampfzeiten ist abhängig von der Sportart. Bei Kraftsportarten liegt der Proteinanteil der Nahrung höher als bei Ausdauersportarten, während es sich beim Kohlenhydratanteil umgekehrt verhält. Insgesamt werden bei Sportlern niedrige Fettaufnahmen angestrebt. In der Vorwettkampfphase sollten die Glykogenspeicher aufgebaut werden. Dies geschieht am besten durch intensives Training, bei dem die Speicher geleert werden, und anschließende hohe Kohlenhydrataufnahme.

Etwa zwei Stunden vor dem Wettkampf wird eine kohlenhydratreiche Mahlzeit von 1.600–2.000 kJ empfohlen, dazu etwa 200 ml Flüssigkeit.

Während des Wettkampfes sollte wiederholt eine kleine Menge getrunken werden. Dazu kann eine kleine Menge kohlenhydratreicher Snacks verzehrt werden. Bis spätestens zwei Stunden nach dem Wettkampf müssen Flüssigkeit ausgeglichen und die Glykogenspeicher wieder aufgefüllt werden. Dazu eignet sich eine Mahlzeit, die reich an Kohlenhydraten und Proteinen ist.

Tab. 9.14 Nährwertrelation einzelner Sportarten

Sportart	in %	Training	Wettkampf	Regeneration
Kraftsport, z. B. Gewichtheben, Kugelstoßen	KH F P	55 15 30	60 20 20	55 20 25
Kraftausdauersport, z. B. Rudern, Bodybuilding	KH F P	55–60 25 15–20	60 22,5 17,5	57,5 25 17,5
Schnellkraft und Spielsport, z. B. Turnen, Tennis	KH F P	60 22,5–25 15–17,5	65 25 10	57,5 25 17,5
Ausdauersport, z. B. Laufen, Schwimmen	KH F P	62 25,5 12,5	62 25,5 12,5	57,5 27,5 15

Vgl. Hans-Konrad Biesalski; Peter Grimm: Taschenatlas der Ernährung, 5. Auflage, Stuttgart, Thieme, 2011, S. 331

Flüssigkeitsbedarf

Generell liegt der Wasserbedarf auch beim Sportler bei 20–45 ml/kg Körpergewicht. Während eines Wettkampfes kann es aber zu Wasserverlusten von bis zu 4 kg kommen. Dies muss rechtzeitig ausgeglichen werden, da sich eine schlechte Wasserbilanz negativ auf die Bereitstellung von Sauerstoff und Nährstoffen für die Muskelzellen auswirkt.

Mit dem Schweiß gehen auch Mineralstoffe verloren. Schweiß ist hypoton, so kommt es beim Schwitzen zu einem Anstieg der Blutplasmaosmolarität und einer dadurch bedingten verlangsamten Fließgeschwindigkeit des Blutes. Daher eignen sich zum Flüssigkeitsausgleich hypotone oder isotone Getränke. Der überwiegende Teil der angebotenen Sportlergetränke ist isoton, enthält aber teilweise zu viele Kohlenhydrate, was die Magenentleerung hemmt und damit die Flüssigkeitsaufnahme aus dem Dünndarm verzögert.

Gut geeignet sind Mischgetränke aus 70 % Wasser/Mineralwasser und bis zu 30 % Frucht- oder Gemüsesaft. Diese Getränke sind leicht hypoton. Wasser und Mineralstoffe werden im Dünndarm rasch resorbiert.

Bei Ausdauerleistungen, die länger als eine Stunde dauern, sollte alle 20 Minuten eine Menge von 100–200 ml einer solchen hypotonen bzw. isotonen Flüssigkeit aufgenommen werden.

9.4.7 Ernährung von Senioren

Physiologische Veränderungen

Mit zunehmendem Alter verändert sich der Körper durch Umstellungen im Stoffwechsel und Veränderungen der Körperzusammensetzung. Einige dieser Veränderungen haben Folgen für den Ernährungsstatus:
- Abnahme der fettarmen Körpermasse (Skelettmuskulatur, Organe, Knochenmasse)
- Zunahme der fetthaltigen Körpermasse → Sinken des Grundumsatzes bei gleichbleibendem Körpergewicht
- Abnahme der glomerulären Filtrationsrate und der Fähigkeit zur Harnkonzentration → Wasserhaushalt wird störanfällig
- Appetitlosigkeit infolge der Zunahme von Cholezystokinin sowie verändertem Geschmacksempfinden → zu geringe Nahrungsaufnahme
- Verminderter Defäkationsreiz → Obstipation
- Atrophische Gastritis → verminderte Vitamin-B_{12}-Resorption, verminderte Proteinverdaulichkeit, übermäßiges Bakterienwachstum
- Kau- und Schluckbeschwerden → Bevorzugung von weicher, ballaststoffarmer Kost
- Körperliche Inaktivität

Zu diesen altersbedingten Veränderungen kommen weitere Faktoren, die den Ernährungszustand negativ beeinflussen:
- Krankheiten, die im Alter gehäuft auftreten, wie Morbus Parkinson → erhöht den Energiebedarf
- Mehrfachmedikation mit Medikamenten, die den Appetit und das Geschmacksempfinden beeinträchtigen sowie zu Schläfrigkeit führen
- Psychische Erkrankungen wie Depression und Demenz, die zu verminderter Nahrungsaufnahme oder Nahrungsverweigerung führen
- Soziale Veränderungen wie Partnerverlust, Einsamkeit und Umzug in eine Pflegeeinrichtung, die den Appetit beeinflussen

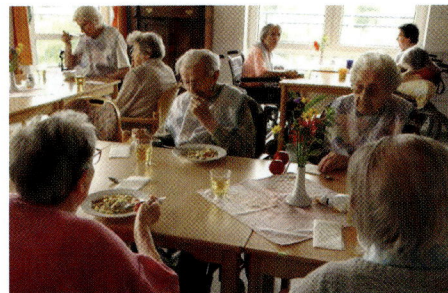

Abb. 9.19 Senioren beim Essen

Was braucht ein alter Mensch?

Bedingt durch die Abnahme der fettarmen und damit stoffwechselaktiven Körpermasse und den Rückgang der körperlichen Aktivität sinkt der Energiebedarf bei über 65-Jährigen um 500–700 kcal/Tag gegenüber jungen Jahren ab.

Tab. 9.15 Energiebedarf im Alter

Alter	Tagesbedarf männlich	Tagesbedarf weiblich	Energiebedarf pro Stunde bei geringer körperlicher Belastung, männlich und weiblich	Energiebedarf pro Stunde bei starker körperlicher Belastung, männlich und weiblich
> 65 Jahre	2.300 kcal	1.800 kcal	30 kcal/kg KG	46 kcal/kg KG

Die optimale Nährwertrelation ist für alte Menschen
- Protein: 15 % - Fette: 30 % - Kohlenhydrate: 55 %

Der Proteinbedarf wird für das Alter mit dem für junge Erwachsene gültigen Wert von **0,8 g/kg KG** angegeben. Neuere Untersuchungen deuten darauf hin, dass er eventuell erhöht sein könnte.

Der Fettanteil der Nahrung sollte auch bei alten Menschen 30 % nicht überschreiten, da mit fortschreitendem Alter eine Neigung zu Fettstoffwechselstörungen besteht.

Die Energie sollte hauptsächlich über Kohlenhydrate gedeckt werden. Auch der Bedarf an den meisten Vitaminen und Mineralstoffen ist im Alter nicht erhöht. Aber aufgrund des verminderten Energiebedarfes muss die Kost nun eine hohe Nährstoffdichte aufweisen, damit der alte Mensch ausreichend mit Mikronährstoffen versorgt wird. Dies ist nur durch eine gezielte Kostumstellung zu erreichen.

Kritische Vitamine und Mineralstoffe

Untersuchungen haben gezeigt, dass Senioren gehäuft einen Mangel an den Vitaminen Thiamin, Riboflavin, Cobalamin, Niacin, Folsäure, Vitamin D und C aufweisen. Für Vitamin D wird ein erhöhter Bedarf von 10 mg/Tag angenommen. Ebenfalls mangelhaft ist die Versorgung mit Eisen, Zink, Jod, Magnesium, Calcium und Selen.

Erkrankungen, neuropsychiatrische Ausfallerscheinungen und Gewichtsverlust bei Senioren werden häufig vorschnell dem Alterungsprozess zugeschrieben, sind aber häufig Folge der unzureichenden Aufnahme an Mikronährstoffen.

Unzureichende Flüssigkeitszufuhr

Alte Menschen haben einen genauso hohen Flüssigkeitsbedarf wie junge Menschen, etwa 30 ml/kg KG und Tag.

Im Alter sind das Durstempfinden gestört sowie die Nierentätigkeit eingeschränkt. Außerdem trinken viele alte Leute bewusst wenig, wenn sie unter Inkontinenz leiden oder wegen körperlicher Beschwerden Probleme haben, zur Toilette zu kommen.

- **Inkontinenz** = Unvermögen, Harn oder Stuhl zurückzuhalten

Eine geringe Nahrungsaufnahme, wie sie bei Hochbetagten häufig ist, bringt auch eine geringe Flüssigkeitsaufnahme mit sich. Diese Faktoren führen zu Problemen im Wasserhaushalt, die bei alten Menschen schnell in Form von Verwirrtheit zutage treten.

Problem: Mangelernährung bei Hochbetagten und Dementen

Während bei den sogenannten „jungen Alten" bis etwa 75 Jahren eher Übergewicht und damit verbundene Krankheiten des metabolischen Syndroms die Hauptrolle spielen (vgl. Kap. 10.7), sieht das bei den „alten Alten" und Hochbetagten ganz anders aus. Bei ihnen stellt man gehäuft Untergewicht und Mangelernährung fest.

Mangelernährung führt zu einem schlechten Allgemeinzustand, erhöhter Infektanfälligkeit, schlechter Wundheilung, erhöhtem Dekubitusrisiko, häufigeren Stürzen und Knochenbrüchen, neurologischen und kognitiven Störungen und einer doppelt so hohen Sterblichkeit wie bei normalgewichtigen Senioren (vgl. Kap. 10.8.4). Demente Menschen sind häufig von Unter- und Mangelernährung betroffen. Sie haben meist einen erhöhten Energiebedarf durch vermehrte Bewegung (sie gehen bis zu 8 km/Tag). Allerdings erkennen sie das

Essen nicht mehr als solches oder vergessen zu essen. Andere sind extrem appetitlos oder nicht mehr zur selbstständigen Nahrungsaufnahme fähig, haben einen verschobenen Tag-Nacht-Rhythmus oder sind auf Medikamente angewiesen, die appetitlos oder schläfrig machen.

9.5 Modelle für die Praxis einer bedarfsgerechten Ernährung

Die beschriebenen Empfehlungen für die Energie- und Nährstoffzufuhr müssen für den Alltag in ein praktikables Modell umgestaltet werden, denn den Lebensmitteln ist ihr Gehalt an Makro- und Mikronährstoffen nicht anzusehen. Dazu wurden in vielen Ländern zahlreiche Versuche in Form von sogenannten Ernährungspyramiden unternommen. In Deutschland haben sich zwei Modelle eingebürgert.
- Der Ernährungskreis der DGE
- Die Ernährungspyramide des AID

- **DGE** = Deutsche Gesellschaft für Ernährung
- **AID** = Auswertungs- und Informationsdienst für Landwirtschaft und Ernährung der Bundesregierung

9.5.1 Der Ernährungskreis

Im Ernährungskreis sind alle Lebensmittel in Gruppen eingeteilt und in bestimmter Weise angeordnet. Die unterschiedliche Größe der einzelnen Segmente verweist auf die unterschiedliche Wichtigkeit und die geforderten Verzehrmengen der jeweiligen Lebensmittelgruppe.

Wer seine tägliche Ernährung am Ernährungskreis/der Ernährungspyramide orientiert, kann sicher sein, dass er sich optimal mit allen Nährstoffen versorgt.

Verzehrempfehlungen

Damit der Ernährungskreis leichter in die Praxis umgesetzt werden kann, wurden für die sieben Lebensmittelgruppen Verzehrempfehlungen mit Mengenangaben erarbeitet. Diese Angaben gelten für einen gesunden Erwachsenen und entsprechen einer täglich zugeführten Energiemenge von etwa 2.400 kcal.

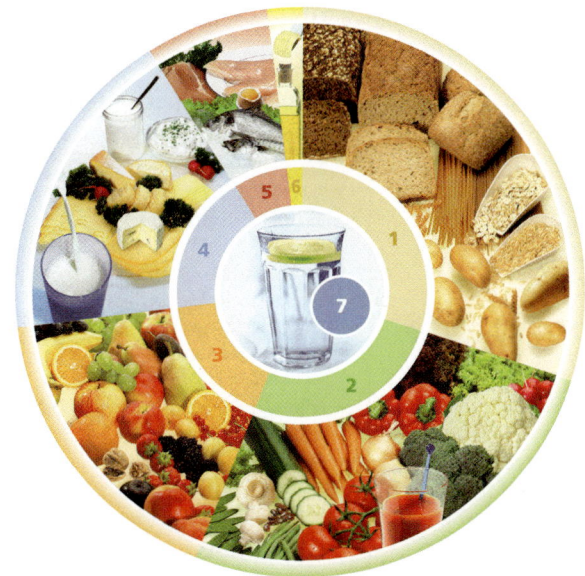

Abb. 9.20 Der Ernährungskreis © DGE

Tab. 9.16 Verzehrempfehlungen nach dem Ernährungskreis

Lebensmittel	Verzehrempfehlung	Versorgt mit:
Getreide, Getreideprodukte, Kartoffeln	200–300 g Brot, oder 150–200 g Brot und 50–60 g Getreideflocken 200–250 g Kartoffeln oder Teigwaren oder 150–180 g Reis, Vollkornprodukte bevorzugen	KH, P, Vit. B_1, Folsäure, Eisen, Magnesium, Ballaststoffe

Bedarfsgerechte Ernährung gesunder Menschen

Lebensmittel	Verzehrempfehlung	Versorgt mit:
Gemüse, Hülsenfrüchte	200–300 g Gemüse gegart und 100–200 g Salate bzw. Rohkost	KH, Vit. A, C, B_1, K, Folsäure, Kalium, Magnesium, Wasser
Obst, Säfte	250 g frisches Obst, das entspricht 2–3 Portionen, eine Portion kann durch 200 ml Fruchtsaft ersetzt werden	KH, Vit. A, C, Kalium, Ballaststoffe, Wasser
Milch, Milchprodukte	200–250 g Milch, Joghurt, Quark, Dickmilch, 50–60 g fettarmer Käse	F, P, Vit. B_{12}, Calcium, Wasser
Fleisch, Wurst, Fisch, Eier	Pro Woche: 300–600 g fettarmes Fleisch und Wurst Pro Woche: 80–150 g fettarmer Fisch und 70 g Fettfisch, bis zu 3 Eier pro Woche	F, P, Vit. A, D, B_1, B_{12}, Folsäure Eisen, Jod, Zink Ω-3-Fettsäuren
Fette, Öle	15–30 g Butter oder Margarine 10–15 g Rapsöl, Olivenöl, Leinöl	F, essenzielle Fettsäuren Vit. A, D, E
Getränke	Mindestens 1,5 l energiearme Getränke	Wasser, Mineralstoffe

Legende: P = Proteine, F = Fette, KH = Kohlenhydrate

Beispiel für einen Tageskostplan nach den Richtlinien des Ernährungskreises

Beispiel für einen Tageskostplan nach den Richtlinien des Ernährungskreises	7,8 MJ (1.900 kcal)	10,2 MJ (2.400 kcal)
1. und 2. Frühstück Brot (oder Hafer- oder andere Getreideflocken) Butter/Margarine Konfitüre/Honig Käse/Wurst/Schinken Milch/Joghurt (bevorzugt fettarm) Obst* Kaffee/Tee Mineralwasser	100 g (60 g) 10 g 20 g 30 g 150 ml 150 g 300 ml 300 ml	150 g (60 g) 15 g 20 g 30 g 150 ml 150 g 300 ml 300 ml
Mittagessen Kartoffeln	200 g	250 g
(oder: Naturreis/ Vollkornnudeln) Gemüse* Fleisch* (oder: Fisch)* Zubereitungsfett (z. B. Pflanzenöl) Milch (bevorzugt fettarm) Speisestärke zur Zubereitung, z. B. von Soßen Mineralwasser	50 g**[1]/150 g**[1] 80 g**[1]/200 g**[1] 200 g 100 g (150 g) 10 g 100 ml 10 g 200 ml	60 g**[1]/180 g**[1] 100 g**[1]/250 g**[1] 200 g 150 g (150 g) 15 g 100 ml 15 g 200 ml

	7,8 MJ (1.900 kcal)	10,2 MJ (2.400 kcal)
Zwischenmahlzeit		
Obst*	150 g	150 g
Brot/Brötchen	–	50 g
Speisequark (bevorzugt fettarm)	–	20 g
Kaffee/Tee	150 ml	150 ml
Mineralwasser	300 ml	300 ml
Abendessen		
Brot	100 g	100 g
Butter/Margarine	10 g	15 g
Käse/Wurst/Schinken (bevorzugt fettarm)		
(oder: Hühnerei)	30 g	30 g
Gemüse (Rohkost und Blattsalat)*	(60 g)	(60 g)
	200 g	200 g
Obst/Saft	–	–
Tee/Mineralwasser	300 ml	300 ml

* Anmerkung: Essbarer Anteil (z. B. Banane ohne Schale, Fleisch ohne Knochen), MJ = Megajoule (1 MJ = 1.000 kJ)
** roh, **¹ gegart

Vgl. Deutsche Gesellschaft für Ernährung (Hrsg.): Die Nährstoffe, Bausteine für die Gesundheit, 3. Auflage, Bonn, 2015

9.5.2 Die Ernährungspyramide

Die Ernährungspyramide des AID ist den ausländischen Modellen angeglichen. Die einzelnen Bausteine der Pyramide werden nach oben hin immer kleiner und geben damit die empfohlenen Verzehrmengen an. Die untersten und größten Stufen sind Getreide und Getreideprodukte sowie Getränke. Die oberste Süßigkeiten, Snacks und alkoholische Getränke.

Vor- und Nachteile der Modelle

Beide Modelle haben Vor- und Nachteile. Der Ernährungskreis orientiert sich streng an den Bedürfnissen des Organismus und führt nur solche Lebensmittel auf. Daher fehlen im Gegensatz zur Ernährungspyramide Süßigkeiten und alkoholische Getränke.

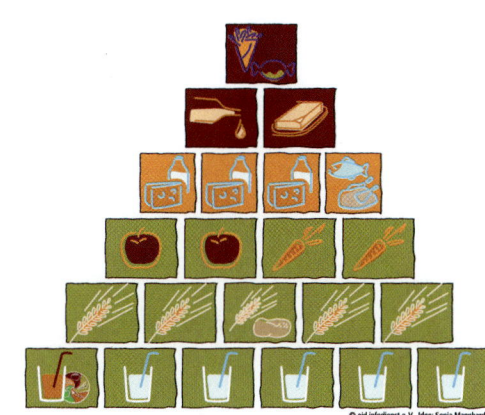

Abb. 9.21 Die aid-Ernährungspyramide

Die Ernährungspyramide ist realistischer, weil sie den Verzehr von Luxuskalorien mit einbezieht und eine maximale obere Grenze dafür angibt. Das Pyramidenmodell könnte aber auch dazu verführen, zu denken, dass die Lebensmittel, die an der Spitze aufgeführt sind, die „wichtigsten" sind und daher am ehesten verzehrt werden sollten.

9.6 Bewertung des Lebensmittelangebotes

Das Warensortiment eines durchschnittlichen deutschen Discounters umfasst etwa 280.000 Lebensmittel. So groß, vielfältig, preiswert und hygienisch einwandfrei wurden Lebensmittel noch nie zuvor angeboten. Die Erwartungen der Verbraucher steigen stetig und eine einfache Bewertung des Lebensmittelangebotes ist nicht mehr möglich, sondern es muss sehr differenziert betrachtet werden.

Qualität von Lebensmitteln

Die Qualität von Lebensmitteln ist nicht eindeutig definierbar, da sie sowohl über objektive als auch subjektive Faktoren bestimmt werden kann. Die Beurteilung hängt außerdem davon ab, ob der Verbraucher, der Produzent, der Verarbeiter oder der Händler die Bewertung abgibt.

Qualitätsmerkmale, die das Individuum für sich in Anspruch nimmt, sind sehr subjektiv, solche, die von der Gesellschaft oder der Umwelt aufgestellt werden können, sind eher objektiv fassbar.

Tab. 9.17 Zusammenfassung der Faktoren, welche die Lebensmittelqualität bestimmen können

Faktoren der Lebensmittelqualität	Qualitätsmerkmale
Bedeutung für das Individuum	
Ernährungsphysiologische Qualität = Nährwert	Menge an Makro- und Mikronährstoffen, SPS-Nährstoffdichte, wertgebende Inhaltsstoffe
Sensorische Qualität = Genusswert	Farbe, Form, Geruch, Geschmack, Konsistenz, Gehalt an Aromastoffen, Temperatur, Abweichungen von der Norm
Hygienisch-toxikologischer Wert = Gesundheitswert	– Hygiene: An- bzw. Abwesenheit von pathogenen Mikroorganismen und Parasiten – Toxikologie: Vorhandensein von Fremd-, Schad- und Zusatzstoffen, genmanipulierten Lebensmitteln, wertmindernden Inhaltsstoffen – Bekömmlichkeit, Verdaulichkeit, Bioverfügbarkeit der Inhaltsstoffe
Technisch-physikalischer Wert = Eignungs- und Gebrauchswert	Eignung für Verarbeitung, Haltbarkeit, Lagerfähigkeit, Zubereitung im Haushalt
Psychologischer Wert = ideeller Wert	Freude am Essen, individuelle Ablehnung von Speisen, Essen als Belohnung, Ersatzbefriedigung, gezielte Auswahl nach Herstellungsverfahren
Bedeutung für die Gesellschaft	
Politischer Wert	Im- und Export von Lebensmitteln, Subventionen für die Landwirtschaft, Umgang mit Überschüssen
Soziokultureller Wert	Esskultur, religiös oder weltanschaulich geprägte Speisevorschriften, Lebensmittel als Prestigeobjekte
Ökonomischer Wert	Unterschiedliche Kriterien je nach Erzeuger, Verbraucher, Händler
Bedeutung für die Umwelt	
Ökologischer Wert	Erzeugung, Verarbeitung, Vermarktung, Zubereitung von Lebensmitteln nach umweltschonenden Gesichtspunkten

Im Sinne einer gesunden, bedarfsgerechten Ernährung sind folgende Faktoren der Lebensmittelqualität entscheidend:
- Ernährungsphysiologischer Wert (vgl. Kap. 2–7)
- Gesundheitswert (vgl. Kap. 11)
- Ökologischer Wert (vgl. Kap. 12.1)

10 Bedarfsgerechte Ernährung kranker Menschen

10.1 Adipositas

Adipositas bezeichnet eine über das Normalmaß hinausgehende Erhöhung des Körpergewichtes, verursacht durch eine Zunahme der Körperfettmasse. Aus der Abbildung ist zu sehen, dass rund die Hälfte aller in Deutschland lebenden Menschen übergewichtig ist.

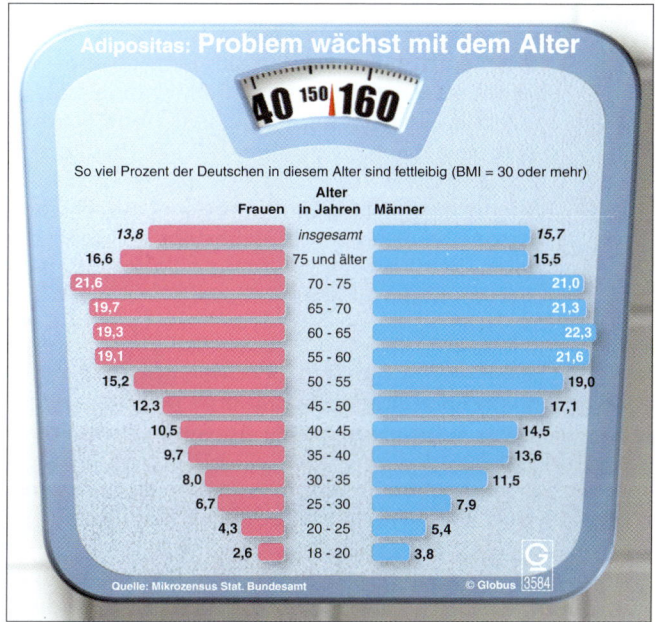

Abb. 10.1 Verteilung des Übergewichts nach Geschlecht und Alter in Deutschland, 2011

10.1.1 Gewichtsbestimmung nach dem Body-Mass-Index (BMI)

Um feststellen zu können, wann eine Person übergewichtig ist, ist ein allgemeingültiges Maß notwendig. Gewichtsbestimmungen werden nach dem **Body-Mass-Index = BMI** vorgenommen. Er ist ein Maß für den Fettanteil des Körpers. Der BMI wird berechnet, indem das Körpergewicht in kg dividiert wird durch das Quadrat der Körpergröße in m (ausführlich Kap. 9.1.1).

10.1.2 Wo der Speck sitzt, ist nicht gleichgültig

Übergewicht verteilt sich meist nicht als gleichmäßiges Polster über den ganzen Körper.

Bei einem **androiden Fettverteilungsmuster (stammbetonte Adipositas)** konzentriert sich das Fett überwiegend im Bereich des Bauches (= viszerales Fettgewebe). Dieses Muster ist typisch für Männer. Bei einem **gynoiden Fettverteilungsmuster** liegen die Fettansammlungen im Bereich von Oberschenkeln, Gesäß und Hüften, es ist somit typisch für Frauen. Beide Muster können aber auch bei beiden Geschlechtern vorkommen.

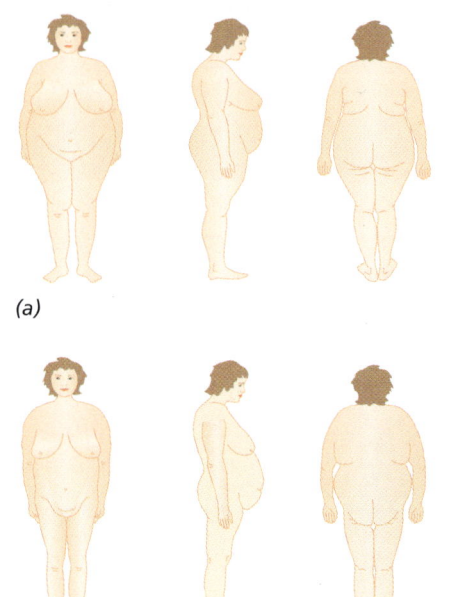

(a)

(b)

Abb. 10.2 Gynoide (a) und androide (b) Fettverteilung

Die androide Form stellt ein wesentlich höheres Gesundheitsrisiko dar, denn sie ist besonders eng mit dem Auftreten von Stoffwechsel- sowie Herz-Kreislauf-Erkrankungen verbunden. Bei Frauen scheint die androide Form außerdem mit einem erhöhten Risiko, an Brust- und Gebärmutterhalskrebs zu erkranken, verbunden zu sein.

Liegt ein Übergewicht vor, bei dem der BMI über 40 liegt, spielt die Fettverteilung keine Rolle mehr, damit ist das Risiko, die oben genannten Erkrankungen zu entwickeln, generell erhöht (vgl. Kap. 10.7).

Die Rolle des Fettgewebes

Lange Zeit war man der Meinung, dass die im Fettgewebe gelagerten Triglyceride sich dort nur ansammeln. Inzwischen ist bekannt, dass das Fettgewebe – und da ganz besonders das Fettgewebe im Bauchraum, das sogenannte viszerale Fettgewebe – eine sehr hohe Stoffwechselaktivität besitzt und weit über 100 verschiedene Substanzen (z. B. Leptin, Adiponectin, Cortisol, einen insulinähnlichen Wachstumsfaktor, Apoliporoteine, Wachstumsfaktoren, Östrogene) produziert. Es besteht aus sehr kleinen Fettzellen, ist dicht mit Nerven und Blutgefäßen durchzogen und von Makrophagen infiltriert.

Je mehr überschüssige Energie konsumiert wird, umso größer werden die Fettzellen des viszeralen Fettgewebes. Dies nun lockt Makrophagen ins Fettgewebe, die dort zur Sekretion von Entzündungsmediatoren (Prostaglandine, Interleukine, TNF α) führen. Diese Substanzen gelten als Auslöser der Insulinresistenz bei Diabetes mellitus Typ 2.

Fettsäuren werden normalerweise im Blut in Form von Lipoproteinen zu ihren Zielorganen transportiert. Freie Fettsäuren kommen dagegen nur im Hungerzustand sowie bei ausgedehnter Adipositas vor.

Bei ausgeprägten Fettansammlungen im Bauchraum kommt es zur Anhäufung von freien Fettsäuren, die die β-Zellen – die insulinproduzierenden Zellen des Pankreas – zerstören und somit die Insulinproduktion zum Erliegen bringen.

Manche Wissenschaftler finden, dass daher der Taillenumfang ein besseres Maß ist, um Übergewicht und das mit dem Übergewicht verbundene Risiko für Herz-Kreislauf-Erkrankungen zu erfassen (vgl. Kap. 9.1.1).

Tab. 10.1 Grenzwerte des Taillenumfangs für Herz-Kreislauf-Erkrankungen

Taillenumfang	Erhöhtes Risiko	Deutlich erhöhtes Risiko
Männer	> 94 cm	> 102 cm
Frauen	> 80 cm	> 88 cm

Bei Einschränkung der Nahrungsaufnahme oder bei körperlicher Betätigung wird verstärkt Fett aus dem viszeralen Fettgewebe mobilisiert. 1 kg Gewichtsreduktion führt zu einer Verminderung des Taillenumfangs von 1 cm.

10.1.3 Ursachen von Übergewicht oder: Wie wird man eigentlich dick?

Die Entstehung von Übergewicht ist ein multifaktorielles Geschehen und lässt sich nicht auf eine einzige Ursache zurückführen. Eine positive Energiebilanz ist nicht die alleinige Ursache.

Tab. 10.2 Ursachen von Adipositas

Genetische Ursachen	Physiologische Ursachen	Soziokulturelle Ursachen	Psychosoziale Ursachen	Schadstoffe
30–50 % des Übergewichts gelten nach heutigen Erkenntnissen als genetisch determiniert.	Eine über einen längeren Zeitraum positive Energiebilanz, also eine Ernährung, die mehr Energie beinhaltet, als der Körper verbraucht. Eine tägliche Mehraufnahme von 60–70 kcal bedingt eine Gewichtszunahme von 2,6 kg pro Jahr.	Störungen der Sättigungs- und Appetitregulation.	Essen als Reaktion auf emotionale Zustände wie Ärger, Trauer, Stress, Sorgen, Freude, Langeweile.	Bisphenol A gehört zu den endokrinen Desruptoren (vgl. Tab. 11.3). Sie kommen in Verpackungen, aber auch in Babyfläschchen und Schnullern vor. Menschen sind ihnen von Geburt an ausgesetzt. Sie sind sehr langlebig und stehen im Verdacht, Übergewicht auszulösen.
„Futile circles" sogenannte „Leerlaufzyklen", die Energie verbrauchen, scheinen nicht bei allen Menschen abzulaufen und machen etwa 240–400 kcal pro Tag aus.	Bewegungsmangel kann ebenfalls eine positive Energiebilanz verursachen. Übergewichtige bewegen sich meist weniger als Schlanke, dadurch verbrauchen Schlanke pro Tag 350 kcal mehr.	Familiäre Traditionen der Essgewohnheiten.	Erhöhte Außenreizabhängigkeit in Bezug auf Essen, z. B. Uhrzeit, Aussehen von Speisen, Geruch von Speisen, Geschmack, Angebot und Verfügbarkeit von Speisen.	
Grundumsatz und nahrungsinduzierte Thermogenese sind unterschiedlich stark genetisch bestimmt.	Mit zunehmendem Alter geht der Grundumsatz zurück, was bei Beibehaltung der Essgewohnheiten das Gewicht ansteigen lässt.	Beibehaltung von Essgewohnheiten auch im Alter.	Depressionen verändern sowohl den Energiestoffwechsel als auch die Hunger-Sättigungs-Regulation und können langfristig zu Übergewicht führen.	
	Manche Medikamente, die über einen längeren Zeitraum und in hohen Dosen aufgenommen werden: Glucocorticoide, Antidepressiva, Neuroleptika, Hormone, β-Blocker.	„Snacking": über den Tag verteilte häufige Nahrungsaufnahme von energiereichen Snacks und Getränken anstelle von geregelten Mahlzeiten mit bedarfsgerechter Nährstoffverteilung.	Stress führt zur Aktivierung der HPA-Achse mit ungebremster Bildung des Stresshormons Cortisol. Dies wiederum führt zu einer Zunahme des Bauchfetts.	

Bedarfsgerechte Ernährung kranker Menschen

Genetische Ursachen	Physiologische Ursachen	Soziokulturelle Ursachen	Psychosoziale Ursachen	Schadstoffe
	Störungen der Sättigungs- und Appetitregulation.	Zunahme der Portionsgrößen in der Gastronomie und der Packungsgrößen von Lebensmitteln.		
	Zu wenig Schlaf bringt das Verhältnis der Hormone Leptin und Ghrelin durcheinander und ist ein Auslöser für eine erhöhte Nahrungsaufnahme.			
	Es wurde festgestellt, dass übergewichtige und schlanke Menschen eine sehr unterschiedlich zusammengesetzte Darmflora haben. Es gibt Mikroorganismen, die nur im Dickdarm von Übergewichtigen bzw. nur im Dickdarm von Schlanken vorkommen. Dies lässt manche Wissenschaftler annehmen, dass Übergewicht durch eine fehlerhafte Darmflora verursacht wird.			
	Kinder von Müttern die während der Schwangerschaft gehungert haben oder die überernährt waren und Schwangerschaftsdiabetes hatten, wurden als Erwachsene übergewichtig. Offenbar verstellen diese Extremsituationen beim Fötus die Stoffwechselregulation bis ins Erwachsenenalter hinein. Diesen Vorgang nennt man „Metabolische Programmierung".			

10.1.4 Welche Folgen hat Übergewicht?

Mit der Einlagerung von Fett in den Körper verändert sich der Körper nicht nur äußerlich, vielmehr werden auch Stoffwechsel und Organe in ihren Funktionen beeinträchtigt. Folgende Erkrankungen treten bei Übergewicht gehäuft auf:

- Diabetes mellitus Typ 2
- Hypertonie
- Fettstoffwechselstörungen

→ Arteriosklerose → Herzinfarkt, Schlaganfall, Gefäßschäden an Nieren, Augen, Extremitäten

- Gicht
- Fettleber
- Gallensteine
- Krampfadern
- Skelettschäden und Arthrose an den Gelenken
- Erhöhtes Unfallrisiko
- Erhöhtes Organkrebsrisiko

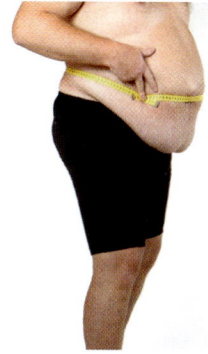

Abb. 10.3
Bauchbetonte
Adipositas

10.1.5 Wann ist eine Gewichtsreduktion notwendig?

Eine Gewichtsreduktion soll immer dann eingeleitet werden, wenn eine gesundheitliche Gefährdung besteht. Dies ist der Fall:
- wenn der BMI über 30 liegt,
- bei mäßigem Übergewicht von BMI 25–29, wenn ernährungsabhängige Krankheiten oder eine ausgeprägte stammbetonte Fettverteilung vorliegen.

10.1.6 Die Therapie des Übergewichtes

Das Ziel jeder Gewichtsreduktion sollte ein schrittweises Abnehmen (1/2 kg bis 1 kg pro Woche) in den Bereich des Normalgewichtes verbunden mit einem langfristig stabilen, reduzierten Gewicht sein.

Es sind sehr viele verschiedene Methoden zur Gewichtsreduktion bekannt. Im Folgenden sollen nur diejenigen beschrieben werden, die erwiesenermaßen wirksam und nicht gesundheitsschädlich sind und darüber hinaus einen langfristigen Erfolg versprechen.
Daraus ergeben sich die drei Säulen der Gewichtsreduktion:

• Was steckt im Fettgewebe?
1 g Fett, das mit der Nahrung aufgenommen wird, liefert 9 kcal/38 kJ. 1 kg Fettgewebe im Körper speichert etwa 7.000 kcal/ 29.400 kJ.
In einem kg Körperfett sind also 7.000 kcal an Energie gespeichert. Dies ist die physiologische Grundlage der Gewichtsreduktion.

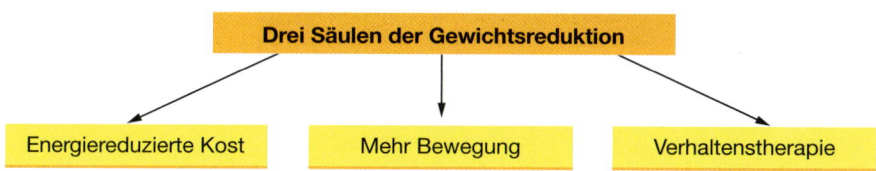

In Deutschland gibt es mehrere Programme, die nach diesen Gesichtspunkten vorgehen. Sie haben eine unterschiedliche Dauer von vier Wochen bis zu einem halben Jahr.

Ernährungsumstellung

Die Energiebeschränkung sollte zu einem Gewichtsverlust von etwa 0,5–1 kg pro Woche führen. Ein schnellerer Gewichtsverlust ist gesundheitlich ungünstig und meist auch nicht erreichbar.
Da 1 kg Fettgewebe 7.000 kcal speichert, ist es notwendig, bei einem angestrebten Gewichtsverlust von 1 kg pro Woche täglich 4.100 kJ/1.000 kcal an der Nahrung einzusparen.
Es muss zunächst der individuelle Gesamtenergiebedarf der Person, die das Gewicht reduzieren möchte, ermittelt werden. Der Gesamtenergiebedarf muss nun täglich um 2.050–4.100 kJ/500–1.000 kcal unterschritten werden, damit eine Gewichtsreduktion eintritt.
Dabei müssen Vitamine, Mineralstoffe, Ballaststoffe und mehrfach ungesättigte Fettsäuren ausreichend zugeführt werden. Bei einer Gewichtsreduktion, bei der maximal 1.000 kcal/Tag eingespart werden, ist die Gefahr eines Proteindefizits nicht gegeben. Doch sollte auch während der Gewichtsreduktion auf die empfohlene Nährwertrelation geachtet werden, da nur unter diesen Bedingungen die Mikronährstoffe ausreichend aufgenommen werden können.

Bewegung

Mehr Bewegung im Alltag, mehr Sport bzw. körperliche Anstrengungen erhöhen den Leistungsumsatz. Hierdurch wird mehr Energie verbraucht, was eine Gewichtsreduktion unterstützt.
Regelmäßiges Training bewirkt:
- eine erhöhte Muskelmasse und damit eine Erhöhung des Grundumsatzes,
- verbesserte Insulinsensitivität,
- verbesserte Fähigkeit der Muskulatur, Fette zur Energiegewinnung zu benutzen.

Der bei jeder Gewichtsreduktion eintretende Verlust von Körpereiweiß (Muskelmasse) wird durch regelmäßigen Sport minimal gehalten. Regelmäßige Bewegung verbessert die kardiovaskulären Risikofaktoren und führt zu einem besseren Körpergefühl, das hilfreich ist, um Übergewicht vorzubeugen.
Die besten Langzeiterfolge bei der Gewichtsreduktion haben Personen, die gleichzeitig regelmäßig Sport treiben.

Tätigkeit	Kalorienverbrauch pro 15 Minuten
Arbeiten am Computer	26
Backen	35
Badminton spielen	95
Bergwandern ohne Gepäck	119
Bügeln	62
Fußball spielen	129
Gehen	78
Golf spielen	83
Gymnastik	65
Klavier spielen	39
Kochen	44
Laufen (11 km/h, Ebene)	188
Nähen	32
Radfahren (15 km/h)	98
Rasen mähen	110
Reinigen allgemein	60

Tab. 10.3 Kalorienverbrauch bei verschiedenen Tätigkeiten (Fortsetzung nächste Seite)

Tätigkeit	Kalorienverbrauch pro 15 Minuten
Schwimmen, Brust-	158
Skifahren	96
Skiwandern	140
Squash spielen	207
Tanzen	50
Tennis spielen	107
Tischtennis spielen	66
Volleyball spielen	50
Walking	78

Quelle: Elmadfa, Ibrahim, Hrsg.: Die große GU Nährwert Kalorien Tabelle, 1. Auflage, München, Gräfe und Unzer, 2007, S. 67.

Verhaltenstraining

„Essen" ist eine Verhaltensweise, die täglich praktiziert wird und somit sehr tief in der Psyche verankert ist. Das Ernährungsverhalten des Erwachsenen wird meist in der Kindheit erworben und dazu gehören auch ungesunde oder Übergewicht begünstigende Verhaltensweisen.

Ein die Gewichtsreduktion begleitendes Verhaltenstraining zielt darauf ab, solche ungünstigen Essgewohnheiten aufzuspüren und an ihrer Stelle schrittweise andere Verhaltensweisen einzuüben. Das Essverhalten soll weitgehend von anderen Einflüssen abgekoppelt werden. Dies ist ein langwieriger Prozess, der maximale Motivation erfordert und lebenslang andauert.

Sind neue und gesündere Essgewohnheiten stabilisiert, dann ist die Gewichtsreduktion langfristig erfolgreicher als alle anderen Methoden oder eine Gewichtsreduktion ohne Änderung des Essverhaltens.

Am besten klappt das Abnehmen in einer Gruppe, die sich regelmäßig trifft und in der die Betroffenen ihre Erfahrungen austauschen können, vom Trainer motiviert werden und sich gegenseitig unterstützen.

Ungünstige, das Übergewicht fördernde Verhaltensweisen sind:
- bei Sorgen, Problemen, Stress, Freude, Langeweile zu essen,
- beim Angebot von Essen nie „Nein" sagen können,
- häufiges Zwischendurchessen,
- keine Sättigung verspüren bzw. andere Reize als Hunger interpretieren,
- süße oder alkoholische Getränke zum Essen konsumieren,
- alle Speisen mit sehr viel Fett zubereiten,
- keine regelmäßigen Mahlzeiten einnehmen,
- hastiges Essen,
- nebenbei beim Fernsehen, Autofahren, Lesen essen,
- keine Reste übrig lassen können,
- Essen als Belohnung einsetzen.

10.1.7 Der Jo-Jo-Effekt

Während der langen Evolution des Menschen war Nahrung immer eher knapp, auf alle Fälle aber nie so üppig und vielfältig vorhanden wie heute. Der menschliche Organismus ist eigentlich darauf ausgerichtet, wann immer möglich, Energiereserven im Fettgewebe anzulegen und Energie einzusparen. Wird die bisherige Nahrungszufuhr reduziert, dann bedeutet das für den Körper: „Achtung Hungerzeit, sparsam mit den Reserven umgehen":

- den Grundumsatz senken,
- den Stoffwechsel langsamer ablaufen lassen und
- die Körpertemperatur leicht senken.

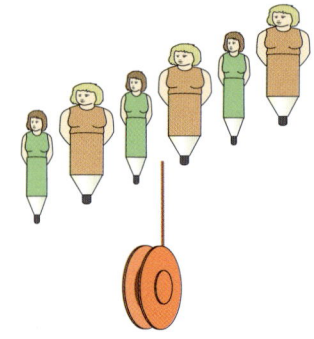

Abb. 10.4 Jo-Jo-Effekt

Je länger eine Gewichtsreduktion dauert, umso intensiver geht der Grundumsatz zurück. Dadurch wird das Abnehmen mit der Zeit immer schwerer.

Ist dann das gewünschte Gewicht erreicht, erlauben sich die Personen nun wieder, mehr zu essen. Da aber inzwischen aufgrund des niedrigeren Körpergewichtes weniger Energie gebraucht wird und sich der Grundumsatz verringert hat, nimmt eine Person, die nun plötzlich wieder normal isst, sehr rasch wieder zu. Dieses Phänomen ist bekannt unter dem Begriff „Jo-Jo-Effekt". Empfehlenswert ist es daher, nach erreichter Gewichtsreduktion langsam im Wochenrhythmus die Energiezufuhr wieder zu steigern und dabei den Zeitpunkt nicht zu verpassen, wann die Energiezufuhr über dem Gesamtenergiebedarf liegt.

10.1.8 Beurteilung von Reduktionsdiäten

Alle Arten von Reduktionsdiäten beruhen in erster Linie auf der Reduktion der Gesamtenergiemenge, die pro Tag noch verzehrt werden darf. Dabei ist es möglich, die Energie gleichmäßig über alle Makronährstoffe einzusparen oder selektiv Proteine, Kohlenhydrate oder Fette einzusparen. Extremdiäten zeichnen sich dadurch aus, dass sie gezielt die Mengen an einem Makronährstoff stark beschränken.

Energiereduzierte Mischkost

Lange Zeit wurde die energiereduzierte Mischkost empfohlen, bei der alle Makronährstoffe gleichmäßig reduziert wurden und möglichst viele verschiedene, energiearme Lebensmittel auf dem Speiseplan stehen sollten. Es war wichtig, im Gegensatz zu den sogenannten Diäten, die meist auf einer einseitigen Nahrungsmittelzufuhr durch ganz wenige einzelne Lebensmittel beruhen, möglichst vielfältig zu essen.

Beurteilung: Einseitige Diäten führten nach kurzer Zeit zum Abbruch der Gewichtsreduktion. Bei energiereduzierter Mischkost war nichts verboten, nur in der Menge beschränkt, was Diätwillige zu längerem Durchhalten veranlasste. Die energiereduzierte Mischkost versorgt den Betroffenen mit allen notwendigen Makro- und Mikronährstoffen.

Fettreduzierte Kost

Wie man sieht, enthält Fett mehr als doppelt so viel Energie wie Eiweiß und Kohlenhydrate. Es ist daher empfehlenswert, insbesondere den Fettanteil der Kost zu senken. Da die Sättigung auch von der gegessenen Nahrungsmenge abhängt, darf man von eiweißhaltigen und kohlenhydrathaltigen Lebensmitteln mehr essen als von fetthaltigen Lebensmitteln. Die Energiebeschränkung wird nur durch die Beschränkung der Fette erreicht. Eiweiß und Kohlenhydrate dürfen unbegrenzt gegessen werden. Ansonsten gibt es keine Kosteinschränkungen. Etwa 10 % der täglichen Energiezufuhr darf in Form von Süßigkeiten oder alkoholischen Getränken erfolgen.

Beurteilung: Diese Methode lässt viel persönlichen Spielraum, da nur das Fett gezählt wird und nicht die ganze Kost nach Kalorien berechnet wird. Das Fett kann nach persönlichen Vorlieben ausgetauscht werden, z. B. Lachsschinken statt Bratwurst, fettreduzierter Käse statt Vollfettkäse, Vollkornbrot statt Croissant, Pellkartoffeln statt Pommes frites. Die Versorgung mit allen Makro- und Mikronährstoffen ist sichergestellt.

Kohlenhydratreduzierte Kost

Seit einigen Jahren kursieren weltweit sogenannte Low-Carb(= wenig Kohlenhydrate)-Diäten. Im Übermaß aufgenommene (über 500 g/Tag) und leicht verdauliche Kohlenhydrate werden im Körper zu Fetten umgebaut und eingelagert. Bei einer stets üppigen Versorgung mit Kohlenhydraten hat der Körper auch keinen Anlass, seine abgelagerten Fette zur Energiedeckung zu mobilisieren.

Einige Untersuchungen zeigen, dass eine Kost, bei der in erster Linie die Kohlenhydrate reduziert und dafür vermehrt Eiweiß und Fette konsumiert werden, eine schnellere Gewichtsreduktion mit sich bringt. Dies beruht wahrscheinlich darauf, dass eine eiweißreiche Ernährung stark sättigend ist und dass eine Verstoffwechselung von Eiweiß und Fetten mehr Energie benötigt als die Verstoffwechselung von Kohlenhydraten.
Beurteilung: Schnellere Gewichtsreduktion innerhalb der ersten 6 Monate im Vergleich zu kohlenhydratbetonten Diäten. Dieser Effekt gleicht sich nach etwa 9 Monaten aber an, d. h., es sind keine Unterschiede in der Gewichtsreduktion mehr erkennbar.
Die Versorgung mit allen Makro- und Mikronährstoffen ist sichergestellt.

10.1.9 Nulldiät: Gar nichts mehr essen?

Theoretisch müsste totales Fasten oder eine sogenannte Nulldiät zur Gewichtsreduktion am ehesten zum Erfolg führen. Dabei wird nichts gegessen, nur ausreichend kalorienfreie Flüssigkeit getrunken. Die Erfolge sind dabei auch beachtlich. Allerdings wird dabei nicht nur Fettgewebe reduziert, sondern auch Muskelgewebe.

Bei totalem Fasten wird keinerlei Glukose mehr aufgenommen. Hält dieser Zustand länger an, als Reserven zur Verfügung stehen, dann beginnt der Körper, Proteine abzubauen und sie in Glukose umzuwandeln. Dabei werden wertvolle Proteinreserven aus den Organen, den Skelettmuskeln und schließlich aus dem Herzmuskel aufgebraucht (vgl. Kap. 8.4.5).
Im Hungerzustand ist das Gehirn nach einer Anpassungsphase in der Lage, aus sogenannten Ketonkörpern, die aus Fetten entstehen, seine Energie zu gewinnen.

Langfristig führt totales Fasten also nicht nur zur Reduktion von Fettgewebe, sondern auch zum Verlust an Muskelgewebe. Im Falle des Herzmuskels kann dies tödlich enden.
Wie lange eine Person total fasten kann, hängt also nicht nur von ihren Fettreserven ab. Da 1 kg Fettgewebe etwa 7.000 kcal speichert, wäre es bei ausgeprägten Fettreserven möglich, viele Monate lang davon zu leben.
Da bei einer Nulldiät aber auch keinerlei Mikronährstoffe aufgenommen werden, kann es auch hier zu schwerwiegenden Mangelzuständen kommen, die zusammen mit dem Verlust von Herzmuskelgewebe zum Tod führen können.

Modifiziertes Fasten

An die Stelle des totalen Fastens trat das modifizierte oder proteinsparende Fasten. Um die negativen Auswirkungen des totalen Fastens zu umgehen, werden bei dieser Form Nährstoffpräparate verabreicht, die pro Tag 50 g Proteine, 45 g Kohlenhydrate, 7 g Fette sowie alle Mineralstoffe und Vitamine enthalten. Dazu darf ausreichend energiefreie Flüssigkeit getrunken werden. Auf diese Weise kommt es zu einer optimalen Gewichtsreduktion an Fetten bei geringem Verlust an körpereigenen Proteinreserven.

Diese Methode sollte nur unter ärztlicher Aufsicht durchgeführt werden und eignet sich am ehesten für stark Übergewichtige und Übergewichtige, die aus gesundheitlichen Gründen sehr rasch abnehmen müssen.

10.2 Diabetes mellitus Typ 1

Diabetes mellitus vom Typ 1 wird durch einen Mangel des Hormons Insulin verursacht. Die Insulin produzierenden Zellen im Pankreas sind von einer Entzündung befallen und werden dadurch langsam zerstört. So wird nach und nach immer weniger bis gar kein Insulin mehr produziert. Ursachen der Entzündung können genetische Faktoren, Viren, Vergiftungen, falsche frühkindliche Ernährung, seelischer Stress, Reaktionen auf Impfungen oder Autoimmunprozesse sein. Dies kann in jedem Lebensalter, meist aber vor dem 30. Lebensjahr eintreten. Am häufigsten tritt die Krankheit bei Kindern zwischen dem 10. und 14. Lebensjahr auf. In Deutschland leben etwa 20.000 Typ-1-Diabetiker.

10.2.1 Der Blutzuckerspiegel

Sobald Glukose ins Blut gelangt, ist das für den Pankreas das Signal, Insulin ins Blut auszuschütten. Mit dem Blutstrom werden Glukose und Insulin zu den Muskeln und Organen in allen Körperregionen transportiert.

Insulin hat die Aufgabe, an Rezeptoren auf den Zellmembranen anzudocken und die Zellen zu öffnen, damit die Glukose in die Zellen hineingelangen kann. Wenn die Glukose nicht in die Zellen gelangen kann, verbleibt sie im Blut und der Blutzuckerspiegel steigt über die Norm hinaus an (Hyperglykämie).

- Der **HbA$_{1c}$** ist ein wichtiger Wert, um die Einstellung des Diabetikers zu überprüfen, HbA$_{1c}$ = glykiliertes = verzuckertes Hämoglobin, und entsteht, wenn sich Glukose im Blut an Hämoglobin bindet. HbA$_{1c}$ ist ein Messinstrument für den Glukosespiegel im Blut über einen Zeitraum von ca. 90 Tagen und gibt direkt proportional

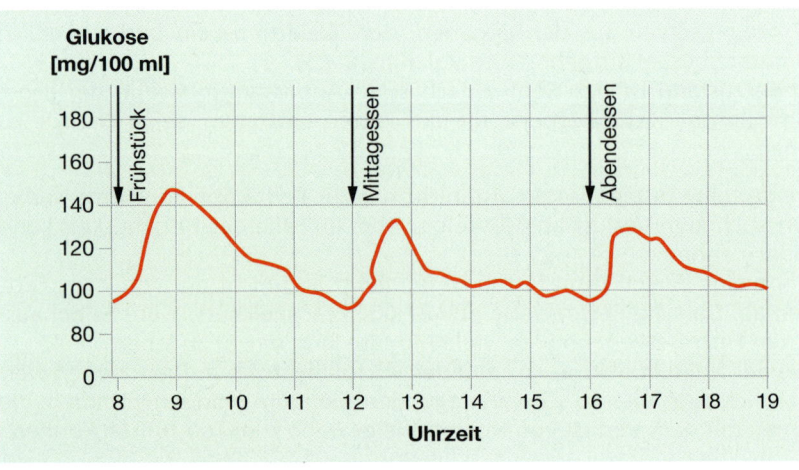

Abb. 10.5 Blutzuckerverlauf bei 3 Mahlzeiten

Diabetes mellitus Typ 1

Tab. 10.4 Blutzuckerspiegel

Blutzuckernormbereich	70–100 mg Glukose/100 ml Blut
Nüchternblutzuckerspiegel	unter 120 mg Glukose/100 ml Blut
2 Stunden nach einer Mahlzeit	unter 140 mg Glukose/100 ml Blut
Nierenschwelle	160–180 mg Glukose/100 ml Blut
Unterzuckerung	ab 50 mg Glukose/100 ml Blut und weniger

10.2.2 Die diabetische Stoffwechsellage

Insulin senkt nicht nur den Blutzuckerspiegel, es hemmt auch die Glukosefreisetzung aus der Leber, begünstigt die Bildung von Fett und unterdrückt die Lipolyse. Der Gegenspieler des Insulins ist das ebenfalls vom Pankreas produzierte Hormon Glukagon. Es wird vom Pankreas ausgeschüttet, wenn der Glukosewert weit unter den Nüchternwert absinkt, und bewirkt eine Freisetzung von Glukose aus der Leber.

die Glukosekonzentration im Blut wieder. Hämoglobin wird etwa alle 90 Tage neu aufgebaut und unter normalen Stoffwechselbedingungen sind 5 % des Hämoglobins glykiliert. Da der HbA_{1C} den Blutzuckerwert der vergangenen 2–3 Monate wiedergibt, ist er sozusagen das Blutgedächnis und gilt als bevorzugter Standardwert für die Einstufung des Blutzuckers. Die EASD (European Association for the Study of Diabetics) setzt einen Zielwert von 6,5 % an. Werte über 7 % sind ein Indikator für unzulängliche Blutzuckereinstellung.

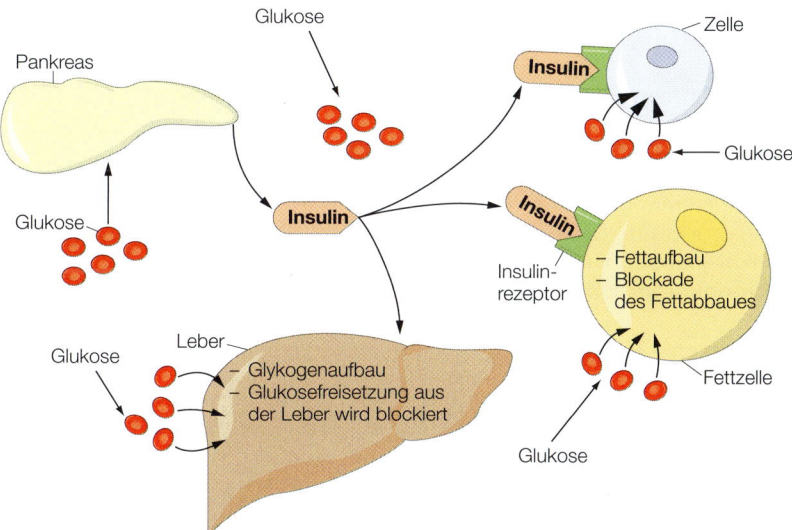

Abb. 10.6 Normaler Insulinstoffwechsel beim Gesunden

Unter normalen Umständen, wenn ausreichend Insulin zur Verfügung steht, kann Glukose in die Zellen gelangen und wird dort zur Energiegewinnung herangezogen.

Fehlt Insulin, dann hat das weitreichende Folgen:
- Zugunsten einer minimalen Glukosegewinnung, auf die einige Gewebe angewiesen sind (vgl. Kap. 8.4.5), werden Proteine abgebaut.
- Außerdem beginnt der unzureichende Abbau der Fette. Es fallen Ketonkörper an, die im Übermaß zu einer metabolischen Azidose führen.
- Die Leber registriert die Unterversorgung der peripheren Zellen mit Glukose und reagiert mit einem Glykogenabbau und der Freisetzung von Glukose ins Blut.

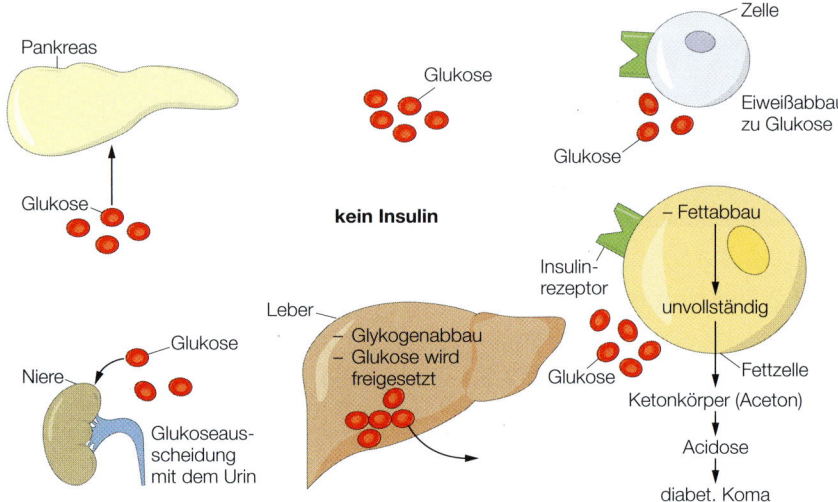

Abb. 10.7 Insulinstoffwechsel beim Typ-1-Diabetiker

10.2.3 Folgen der diabetischen Stoffwechsellage

Akute Folgen der diabetischen Stoffwechsellage

- Glukosemangel der Zellen → Diabetiker fühlt sich schlapp und müde
- Austrocknung des Gewebes durch hohen Glukosegehalt des Blutes
- Proteinabbau zugunsten der Glukosegewinnung
- Ketonkörperbildung → metabolische Azidose → diabetisches Koma

Chronische Folgen

Dauerhaft zu viel Glukose im Blut (Hyperglykämie) verändert die Eigenschaften des Blutes, was den Organismus auf lange Sicht schwer schädigt. Ein unbehandelter Diabetes führt daher immer zu diabetischen Spätschäden. Ihnen liegt eine Schädigung der **kleinsten** Gefäße (Mikroangiopathie) zugrunde, die sich folgendermaßen äußert:

- Versagen der Nierentätigkeit mit Dialysepflicht, 30 % der Dialysepatienten in Deutschland sind Diabetiker.
- Hypertonie.
- Augenschäden mit langsamer Erblindung, um den Faktor 5 höher als beim Nichtdiabetiker.
- Diabetische Nervenschädigungen mit Verdauungsproblemen, schneller Ermüdbarkeit, Durchblutungsstörungen bei 40 % der Diabetiker an den Füßen, im Extremfall ist eine Amputation notwendig.
- Erektile Dysfunktion (gestörte Erektionsfähigkeit).
- Erhöhte Infektanfälligkeit.

Die Hyperinsulinämie hat Konsequenzen für die **großen Gefäße** im Körper, denn sie führt zu arteriosklerotischen Veränderungen der Gefäße (**Makroangiopathie**).

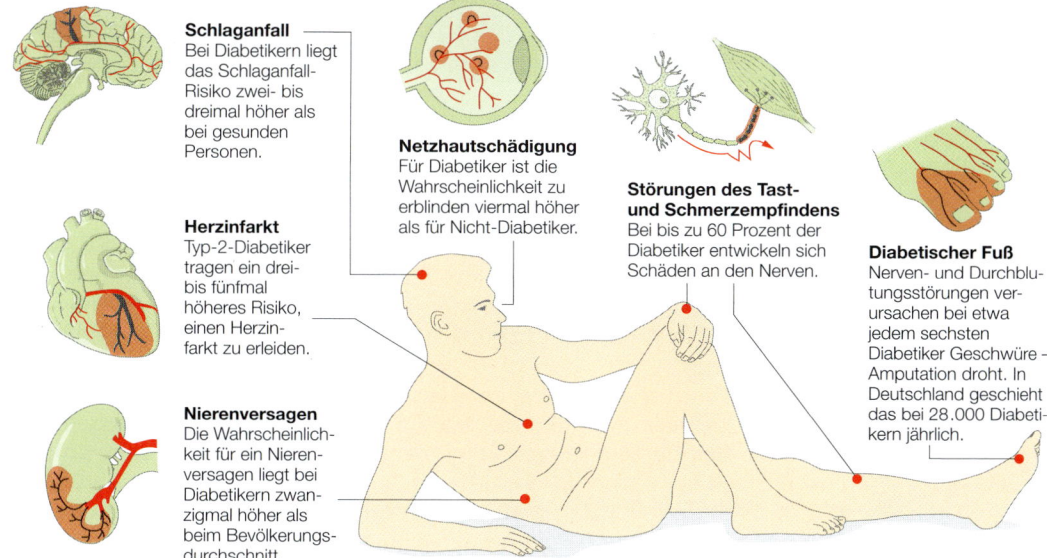

Abb. 10.8 Die großen Risiken für Diabetiker

Die gefürchtetsten Folgen der Hyperinsulinämie sind:
- Herzinfarktrate um den Faktor 4–5 erhöht gegenüber Nichtdiabetikern
- Schlaganfallrate verdoppelt gegenüber Nichtdiabetikern

10.2.4 Die diätetische Therapie des Typ-1-Diabetikers unter intensivierter konventioneller Insulintherapie (= ICT)

Basisdaten: Nährwertrelation und Energiebedarf

Die Energiezufuhr soll so gewählt werden, dass ein BMI zwischen 19 und 24 eingehalten wird. Die Nährwertrelation entspricht der eines gesunden Erwachsenen:
- 10–20 % Eiweiß
- 30 % Fett, davon gesättigte Fettsäuren < 10 %, einfach ungesättigte Fettsäuren 10–20 %, mehrfach ungesättigte Fettsäuren bis 10 %
- 50 % Kohlenhydrate
- 30 g/Tag Ballaststoffe
- Ausreichend Vitamin C und E sowie Zink, da ein erhöhter Bedarf vorliegt
- Maximal 6 g Kochsalz/Tag

Typ-1-Diabetiker haben entweder gar keine Insulinproduktion mehr oder eine so geringe, dass sie nicht ausreicht, um den Körper zu versorgen. Daher muss Insulin parenteral (unter Umgehung des Verdauungstraktes) ersetzt werden. Das Ziel der Therapie ist es dabei, einen Blutzuckerspiegel weitgehend im Normbereich zu erhalten (Normoglykämie) und im Tagesverlauf sowohl Unterzuckerung (Hypoglykämie) als auch Überzuckerung (Hyperglykämie) zu vermeiden.

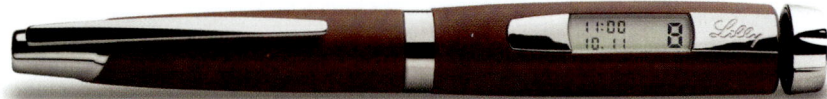

Abb. 10.9 Insulinpen für Diabetiker

Die **intensivierte konventionelle Diabetestherapie** lässt den Betroffenen die meiste Freiheit, dabei sind aber eine gute Schulung und sehr viel Verantwortungsbewusstsein vonseiten des Patienten notwendig. Sie eignet sich am ehesten für junge Menschen. In Deutschland wurde dazu ein fünftägiges Schulungsprogramm für Diabetiker entwickelt, das sie im Essen, insbesondere von Kohlenhydraten, bei der Insulindosierung und hinsichtlich körperlicher Aktivität anleitet. Das Programm trägt den Namen DAFNE = Dose Adjustment for Normal Eating.

- Morgens und abends wird als Basis Verzögerungsinsulin gespritzt. Damit ist eine gewisse Insulinkonzentration über den Tag verteilt gegeben. Die Menge des Verzögerungsinsulins richtet sich dabei nach dem Körpergewicht und der körperlichen Aktivität.
- Zusätzlich wird vor den Mahlzeiten nach entsprechender Blutglukosemessung individuell kurz wirkendes Insulin gespritzt.
- Pro Kohlenhydratportion (entsprechend: 10–12 g Kohlenhydrate, siehe unten) werden etwa 1–2 Einheiten kurzwirksames Insulin benötigt.
- Die Zahl der Mahlzeiten und die Uhrzeit können nach Belieben geplant werden. Der Blutzucker muss aber häufig kontrolliert werden und die Betroffenen müssen stets Notkohlenhydrate bei sich tragen und wissen, wie sich eine Hypoglykämie auswirkt.

• Es gibt noch die **CSII = C**ontinuous **S**ubcutaneous **I**nsulin **I**nfusion, hierbei wird das Insulin kontinuierlich über eine Pumpe durch einen Katheter subkutan zugeführt. Zusätzlicher Insulinbedarf kann für die Mahlzeiten ebenfalls über die Pumpe zugeführt werden. Der große Vorteil dieser Therapieform ist eine physiologische Insulinzufuhr.

• **Notkohlenhydrate** sind Mono- oder Disaccharide, die Diabetiker stets griffbereit bei sich führen sollten.

Von BE- und KH-Einheiten

Insulinspritzende Diabetiker müssen ihren Insulinbedarf der Menge der gegessenen Kohlenhydrate anpassen.

Früher hat man in der Diabetestherapie mit sogenannten Broteinheiten (BE) gerechnet. Dabei entspricht:

> **1 BE = 12 g Kohlenhydrate**

Das Rechnen mit BE war nur in Deutschland üblich. International rechnet man mit sogenannten Kohlenhydrateinheiten (KE), dabei entspricht:

> **1 KE = 10 g Kohlenhydrate**

Es gibt Tabellen, in denen aufgeführt ist, wie viel g Kohlenhydrate und damit BE/KE ein Lebensmittel pro 100 g enthält. Der Diabetiker kann dort nachschauen, wie viel Kohlenhydrate die Portion oder das Essen hat, das er zu essen plant, und dementsprechend die präprandiale Insulindosis wählen.

• **präprandial** = vor dem Essen

Diabetiker müssen Lebensmittelmengen gut abschätzen können. Am Anfang empfiehlt es sich, diese zu wiegen. Anzurechnen sind die Kohlenhydrate aus folgenden Lebensmittelgruppen: Getreideprodukte, Milch und Milchprodukte, Obst, Kartoffeln, bei Gemüse nur die Hülsenfrüchte, zuckerhaltige Getränke. Inzwischen ist das BE/KE-System überholt und wird wohl in den nächsten Jahren auslaufen, da man dazu übergegangen ist, die Kohlenhydratmengen direkt in g zu berechnen.

Tab. 10.5 BE/KE-Austauschtabelle

Lebensmittel	Diese Menge entspricht jeweils 1 KE = 10–12 g Kohlenhydrate (Werte gerundet)
Kartoffeln – Nudeln – Reis	
Kartoffeln	
Kartoffeln, roh	70 g
gekocht (in der Schale)	70 g
geröstet	40 g
Kartoffelherzen, TK-Produkt	35 g
Kartoffelklöße/Knödel	40 g
Kartoffelklöße, halb und halb	50 g
Kartoffelklöße, roh	45 g
Kartoffelpuffer, TK-Produkt	40 g
Kartoffelpüree	75 g
Kroketten	35 g
Pommes frites, verzehrfertig	30 g
Rösti	50 g
Rösti, TK-Produkt	80 g
Zwetschgenknödel	30 g
Nudeln	
Nudeln, Eierteigwaren, roh	15 g
eifrei, roh	15 g
Vollkornnudeln, roh	15 g
Reis	
Reis, Korn, Naturreis	15 g
Reis, poliert	15 g
Reis, poliert, parboiled, roh	15 g
Getreide – Getreideprodukte	
Getreide	
Amaranth	20 g
Buchweizen, Korn, geschält	15 g
Gerste, Korn	15 g
Grünkern (Dinkel), Korn	15 g
Hafer, Korn	20 g
Hirse, Korn	15 g
Mais, Korn	15 g
Quinoa	15 g

Lebensmittel	Diese Menge entspricht jeweils 1 KE = 10–12 g Kohlenhydrate (Werte gerundet)
Roggen, Korn	15 g
Weizen, Korn	15 g
Getreideprodukte	
Buchweizen-Grütze	15 g
Germknödel, TK-Produkt	20 g
Gersten-Graupen	15 g
Hafer-Grütze	15 g
Mais-Grieß	15 g
Popcorn	15 g
Semmelknödel, Kochbeutel	45 g
Weizen-Grieß	15 g
Mehle – Stärkemehle	
Mehle	
Mehl, alle Sorten	15 g
Stärkemehle	
Kartoffel-Stärke	10 g
Mais-Stärke	10 g
Reis-Stärke	10 g
Soßenbinder, dunkel	10 g
Soßenbinder, hell	15 g
Weizen-Stärke	10 g
Obst – Obstsäfte – Trockenfrüchte	
Obst	
Acerola, roh	390 g
Ananas, roh	80 g
Apfel, ungeschält, roh	90 g
Apfelmus	50 g
Apfelsine, roh	120 g
Aprikosen, roh	120 g
Banane, roh	50 g
Birne, roh	80 g
Brombeere, roh	160 g
Ebereschenfrucht, süß, roh	60 g

Quelle: Ibrahim Elmadfa (Hrsg.): Die große GU Nährwert Kalorien Tabelle, 1. Auflage, München, Gräfe und Unzer, 2007, S. 107.

Zucker in der Diabetesernährung?

Während früher in der Diabetikerernährung Haushaltszucker (Saccharose) streng verboten war, ist dieses Verbot heute weitgehend gelockert. Es wird empfohlen, nicht mehr als 10 % der Gesamtkalorien in Form von Zucker zu verzehren, weil Zucker keine zusätzlichen Stoffe, wie Vitamine, Mineralstoffe oder Ballaststoffe, enthält.

Ein maßvoller Zuckerkonsum verschlechtert bei einem entsprechend gut geschulten und eingestellten Typ-1-Diabetiker die Blutglukosewerte nicht. Generell wird empfohlen, den Zucker nie isoliert, sondern in Verbindung mit einer Mahlzeit, z. B. als Nachtisch, aufzunehmen und nicht in Form von Getränken.

Zuckeraustauschstoffe und Süßstoffe

Da Zucker in der Ernährung des Typ-1-Diabetikers kein Tabu ist, sind Süßstoffe, Zuckeraustauschstoffe und Fruktose als alternative Süßungsmittel nicht notwendig. Zuckeraustauschstoffe und Fruktose belasten zwar den Blutglukosespiegel nicht sofort, haben aber langfristig keinen Nutzen für eine bessere Stoffwechseleinstellung.
Da Diabetikerlebensmittel, die die o. g. Zuckeraustauschstoffe oder Fruktose enthielten, keinen ernährungsphysiologischen Vorteil für Diabetiker bieten, wurden sie zum 1.10.2010 aus der Diätverordnung gestrichen.

Alkohol: erlaubt oder verboten?

Alkoholische Getränke sind für den Typ-1-Diabetiker erlaubt, wenn er einige Richtlinien beachtet. Da Alkohol in der Leber die Glukosefreisetzung verändert und gleichzeitig die Glukoneogenese blockiert, kann es bei labiler Stoffwechsellage des Diabetikers zur Unterzuckerung kommen. Es empfiehlt sich daher für Diabetiker, alkoholische Getränke nur zu den Mahlzeiten zu konsumieren.
Sogenanntes Diabetikerbier ist nicht alkoholfrei, sondern nur kohlenhydratreduziert. Bei Diabetikerwein handelt es sich um sehr trockene Weine. Bei alkoholischen Getränken, die zusätzlich einen hohen Kohlehydratgehalt aufweisen, z. B. Liköre, Sekt, Dessertweine, muss dies bei der Insulindosis beachtet werden.

10.2.5 Die diätetische Therapie des Typ-1-Diabetikers unter konventioneller Insulintherapie

Die **konventionelle Therapie** ist geeignet für ältere Typ-1- und insulinpflichtige Typ-2-Diabetiker.
- Es wird zwei- bis dreimal pro Tag Insulin gespritzt.
- Die Insulindosis, meist Verzögerungsinsulin, wird nach dem Tagesbedarf über das Körpergewicht und die körperliche Aktivität berechnet und wird zu festgesetzten Uhrzeiten verabreicht.
- Es ist erforderlich, die Nahrungsaufnahme dem Wirkprofil des Insulins anzupassen. Daraus ergibt sich ein festgelegter Mahlzeitenrhythmus von 5–6 Mahlzeiten über den Tag verteilt mit jeweils festgelegtem Kohlenhydratanteil pro Mahlzeit. Die KE-Mengen sollten weder unter- noch überschritten werden. Die Mahlzeiten müssen stets zur gleichen Uhrzeit eingenommen werden. Mehr Spielraum lässt diese Art der Therapie nicht zu.
- Je nach Energiebedarf wird ein BE/KE-Fahrplan für die einzelnen Mahlzeiten erstellt.

Tab. 10.6 Beispiele für BE-Fahrpläne

	10 BE	12 BE	15 BE	18 BE	20 BE	22 BE	24 BE
Energiegehalt	1.200 kcal 5.040 kJ	1.400 kcal 5.880 kJ	1.500 kcal 6.300 kJ	1.800 kcal 7.560 kJ	2.000 kcal 8.400 kJ	2.200 kcal 9.240 kJ	2.400 kcal 10,08 MJ
Nährwerte	60 g E 45 g F 120 g Kh	65 g E 50 g F 145 g Kh	70 g E 50 g F 180 g Kh	75 g E 65 g F 215 g Kh	80 g E 75 g F 240 g Kh	80 g E 80 g F 265 g Kh	90 g E 80 g F 290 g Kh
BE-Verteilung: Frühstück	2 BE	2,5 BE	3 BE	3,5 BE	4,5 BE	4,5 BE	4,5 BE
Zwischenmahlzeit	1,5 BE	2 BE	2,5 BE	3 BE	3 BE	3 BE	4 BE
Mittagessen	2 BE	3 BE	3 BE	4 BE	4 BE	5 BE	5 BE
Zwischenmahlzeit	1,5 BE	1,5 BE	2,5 BE	2,5 BE	2,5 BE	3,5 BE	3,5 BE
Abendessen	2 BE	2 BE	3 BE	3 BE	4 BE	4 BE	5 BE
Spätmahlzeit	1 BE	1 BE	1 BE	2 BE	2 BE	2 BE	2 BE

Quelle: Hassel, Iris: Mit Herz und Verstand, 2. Auflage, Weeze, JOMO GV-Partner Beratungs- und Software GmbH & Co. KG, 2003, S. 132, Tab. 45.

- Wegen der Gefahr einer Hypoglykämie sollten Diabetiker unter konventioneller Therapie stets Notkohlenhydrate mit sich führen und im Erkennen einer Unterzuckerung geschult sein.
- Hinsichtlich des Verzehrs von Zucker, Zuckeraustauschstoffen, Süßstoffen und alkoholischen Getränken gilt das Gleiche wie oben.

10.3 Diabetes mellitus Typ 2

10.3.1 Die diabetische Stoffwechsellage beim Typ-2-Diabetes

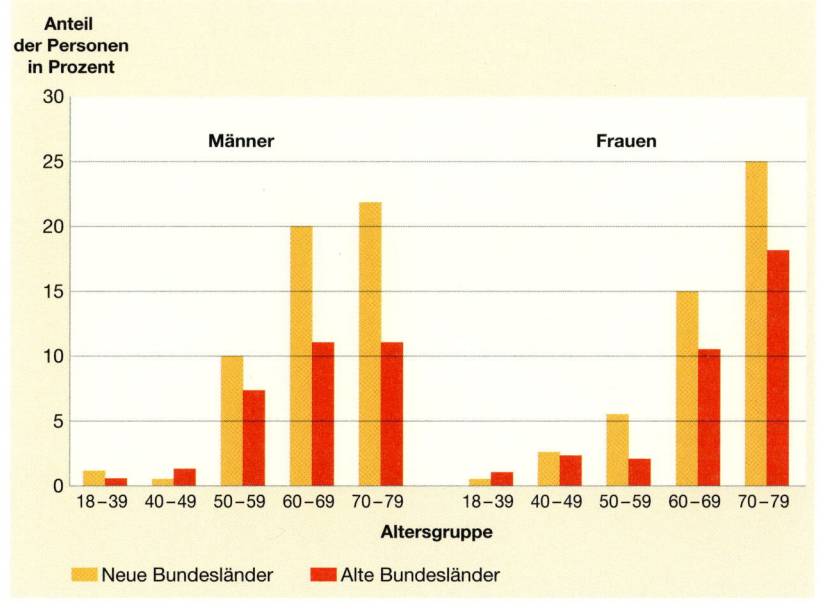

Abb. 10.10 Häufigkeitsrate des Typ 2-Diabetes mellitus nach Altersgruppen

Bedarfsgerechte Ernährung kranker Menschen

Diabetes mellitus vom Typ 2 ist die bei uns am häufigsten vorkommende Stoffwechselkrankheit. Etwa 4–5 % der deutschen Bevölkerung sind davon betroffen. Mit zunehmendem Alter und Körpergewicht steigt die Gefahr, an Diabetes zu erkranken. Die meisten erkranken nach dem 45. Lebensjahr. Bei den über 70-Jährigen sind 18 % davon betroffen. 85 % der Typ-2-Diabetiker sind übergewichtig. Viele Typ-2-Diabetiker wissen oft nichts von ihrer Krankheit. Zwischen dem Beginn einer Insulinresistenz und der Diagnose vergehen im Durchschnitt sieben Jahre, bei einem Viertel der Typ-2-Diabetiker sind dann schon Folgeschäden aufgetreten.

Während der Typ-1-Diabetiker kein Insulin mehr produziert, ist die Situation beim Typ-2-Diabetiker vollkommen anders:

1. Durch eine jahrelange Überforderung des Pankreas durch eine hochenergetische Ernährung wird er erschöpft und ist irgendwann nicht mehr in der Lage, ausreichend Insulin zu produzieren. Zunächst wird besonders viel Insulin produziert, zum einen, weil ein übergewichtiger Körper mehr Insulin braucht, zum anderen, weil bei ihm das Insulin nicht so wirksam ist.
2. Durch das Übergewicht werden Stoffwechselveränderungen hervorgerufen, die u. a. die Anzahl der Insulinrezeptoren verringern und deren Beschaffenheit verändern. Insulin ist dadurch nicht mehr in der Lage, an die Rezeptoren anzudocken und so die Zellen für Glukose zu öffnen. Diesen Zustand nennt man **Insulinresistenz**. Neuere Forschungsergebnisse deuten darauf hin, dass Fettsäuren und Stoffwechselprodukte des viszeralen Fettgewebes direkt an der Entstehung der Insulinresistenz beteiligt sind. Bei adipösen Personen ist die Menge an freien Fettsäuren im Blut gegenüber normalgewichtigen Personen erhöht. Freie Fettsäuren gelten auch als Risikofaktor für die Schädigung des Pankreas.

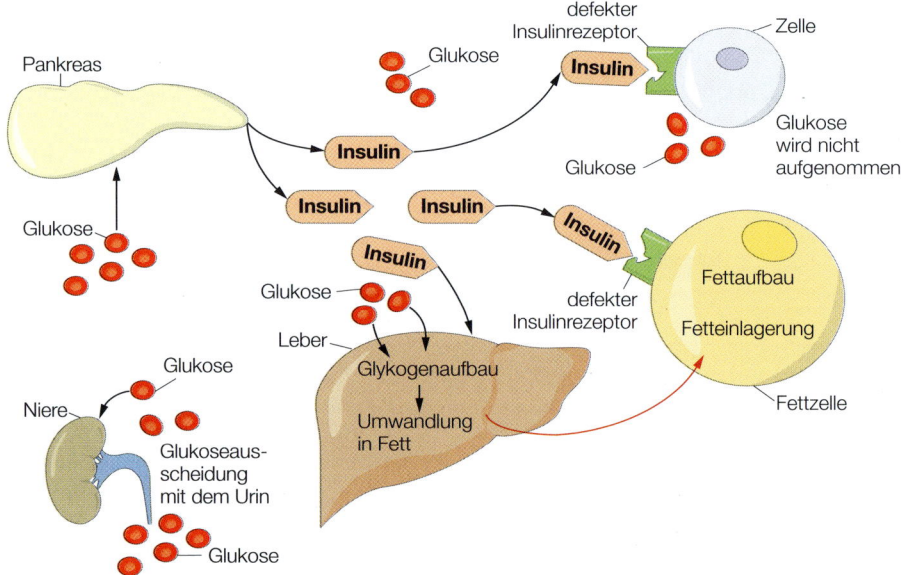

Abb. 10.11 Insulinstoffwechsel beim Typ-2-Diabetiker

Wie beim Typ-1-Diabetiker kann die Glukose nicht oder nur sehr ungenügend in die Zellen gelangen und es stellt sich derselbe Zustand ein: Anstieg der Blutglukose mit Ausscheidung durch die Niere, Umstellung des Zellstoffwechsels auf die Verbrennung von Fetten und der Gefahr eines diabetischen Komas. Auch die Spätfolgen eines nicht behandelten Typ-2-Diabetes sind dieselben wie bereits besprochen.

Wird ein Typ-2-Diabetes frühzeitig erkannt, ist meist noch so viel eigene Insulinproduktion vorhanden, dass es nicht notwendig ist, Insulin zu spritzen.

10.3.2 Die diätetische Therapie des nicht insulinpflichtigen Typ-2-Diabetikers

Die wichtigste Maßnahme beim Typ-2-Diabetiker, der noch selbst Insulin produziert, ist die **Gewichtsreduktion**. Schon bei einem Gewichtsverlust von 2–3 kg verbessert sich die Insulinwirksamkeit. Bei einer Gewichtsreduktion in den Bereich des Normalgewichtes bilden sich die Deformationen der Insulinrezeptoren an den Zellmembranen wieder vollständig zurück.
Nicht insulinpflichtige Typ-2-Diabetiker müssen also nicht streng nach Kohlenhydratportionen leben. Für sie ist die wichtigste Aufgabe die Gewichtsreduktion, damit die körpereigene Insulinproduktion wieder ausreicht.

Basisdaten: Nährwertrelation und Energiebedarf

Bei normal- und übergewichtigen Typ-2-Diabetikern soll eine Energiezufuhr gewählt werden, die ihrem Normalgewicht entspricht. Die Nährwertrelation entspricht der eines gesunden Erwachsenen:
- 10–20 % Eiweiß
- 30 % Fett, davon gesättigte Fettsäuren < 10 %, einfach ungesättigte Fettsäuren 10–20 %, mehrfach ungesättigte Fettsäuren bis 10 %
- 50 % Kohlenhydrate
- 30 g/Tag Ballaststoffe
- Ausreichend Vitamin C und E sowie Zink, da ein erhöhter Bedarf vorliegt
- Maximal 6 g Kochsalz/Tag

Kohlenhydrate und Zucker

- Um einen gleichmäßigen Blutzuckerverlauf zu garantieren, ist es notwendig, die täglich benötigte Kohlenhydratmenge auf 5–6 kleine Mahlzeiten zu verteilen.

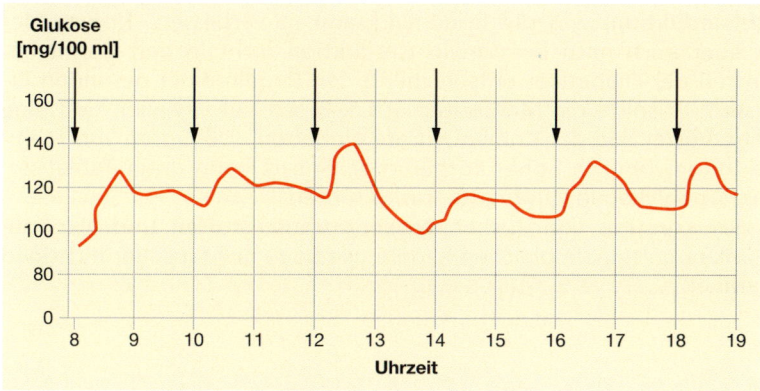

Abb. 10.12 Blutzuckerverlauf bei 6 Mahlzeiten pro Tag

- Mit Zucker gesüßte Getränke sollten ganz gemieden werden.
- Zum Süßen eignen sich Süßstoffe, zum Backen geringe Mengen an Sorbit (vgl. Kap. 3.11), dabei muss aber dessen Energiegehalt beachtet werden.
- Ballaststoffe verzögern die Verdauung der Kohlenhydrate und führen so zu einem sanfteren Blutzuckerverlauf. Daher sollte der Ballaststoffanteil der Diabeteskost hoch sein, z. B. Vollkornbrot, -teigwaren, -reis, -haferflocken, Müsli, Gemüserohkost, Salate, Hülsenfrüchte, Beeren und Zitrusfrüchte. In Gebäck und Kuchen ist der Weißmehlanteil schrittweise durch Vollkornmehl zu ersetzen. Drei Portionen Gemüse und zwei Portionen Obst sollten täglich verzehrt werden.
- Maximal 10 % der täglichen Energiemenge können in Form von Zucker aufgenommen werden. Am besten nicht isoliert, sondern in eine Mahlzeit verpackt, z. B. Süßspeise nach dem Mittagessen.

Alkohol

Der Genuss von alkoholischen Getränken sollte auf besondere Anlässe beschränkt sein. Im Rahmen einer Reduktionskost sollte auf Alkohol wegen des hohen Energiegehaltes ganz verzichtet werden.

10.3.3 Die diätetische Therapie des tablettenpflichtigen Typ-2-Diabetikers

Bei starkem und jahrelangem Übergewicht stellt der Pankreas die Insulinproduktion ein, oder die Insulinresistenz ist schon so ausgeprägt, dass die körpereigene Produktion nicht mehr ausreicht, um die Blutglukose zu regulieren. Dann gibt es zwei Möglichkeiten:
- Medikamente, die einen Einfluss auf die Resorption der Glukose haben, deren Verwertung verbessern, oder die Insulinproduktion steigern
- Gabe von Insulin

Tabletten (= orale Antidiabetika = OAD) in der Diabetestherapie

Es gibt 4 Typen von Medikamenten, die in der Therapie des Typ-2-Diabetes eingesetzt werden. Tabletten sind ausschließlich für Typ-2-Diabetiker geeignet, weil sie die Insulinresistenz beeinflussen oder die Insulinproduktion erhöhen. Ist der Typ-2-Diabetiker übergewichtig, so ist die erste Ernährungsmaßnahme die **Gewichtsreduktion**, was die Insulinwirksamkeit verbessert. Kommt der Blutzucker aber auch nach der Gewichtsreduktion nicht in den Normalbereich, dann soll der Diabetiker entsprechend den Regeln einer gesunden Ernährung essen. Er sollte die Mahlzeiten auf 5–6 pro Tag verteilen und eine gleichmäßige Verteilung der Kohlenhydrate einhalten. Weglassen von Mahlzeiten oder ungewöhnlich hoher körperlicher Einsatz kann unter Tablettentherapie zu Hypoglykämie (Unterzuckerung) führen.
Bezüglich des Konsums von Zucker, Zuckeraustauschstoffen und alkoholischen Getränken gelten die gleichen Regeln wie beim nicht insulinpflichtigen Typ-2-Diabetiker.

10.3.4 Die diätetische Therapie des insulinpflichtigen Typ-2-Diabetikers

Wenn die Pankreasfunktion für Insulin vollständig erschöpft ist und auch mit oralen Antidiabetika keine Verbesserung der Insulinresistenz zu erreichen ist, so muss Insulin substituiert werden.
Gleichzeitig muss aber eine Gewichtsreduktion angestrebt werden.
Die Insulindosis richtet sich nach dem Körpergewicht und kann bei erfolgreicher Gewichtsreduktion meist langsam gesenkt werden.
Ansonsten gelten für den insulinpflichtigen Typ-2-Diabetiker dieselben Regeln wie für den insulinpflichtigen Typ-1-Diabetiker. Sie richten sich danach, ob eine konventionelle oder eine intensivierte Therapie zum Einsatz kommt.

10.4 Hypertonie (Bluthochdruck)

Jeder fünfte erwachsene Bundesbürger leidet an Bluthochdruck. Rund 80 % derjenigen Menschen, die an einer Herz-Kreislauf-Erkrankung starben, hatten Bluthochdruck.

Tab. 10.7 Klassifizierung des Blutdruckes

Kategorie	Blutdruckwerte systolisch in mmHg	Blutdruckwerte diastolisch in mmHg
optimal	< 120	< 80
normal	< 130	< 85
hochnormal	130–139	85–89
Hypertonie Stadium 1	140–159	90–99
Stadium 2	160–179	100–109
Stadium 3	> 180	> 110

- **Systole** = Zusammenziehen des Herzmuskels
- **Diastole** = Erschlaffung des Herzmuskels

vgl. Deutsche Gesellschaft für Kardiologie - Herz- und Kreislaufforschung e. V.; Deustche Hochdruckliga e. V.; Deutsche Gesellschaft für Hypertonie und Präventation (Hrsg.): ESC Pocket Guidelines: Leitlinien für das Management der arteriellen Hypertonie, Grünwald, Börm Bruckmeier, 2013, S. 7

10.4.1 Ursachen

Nach ihrer Herkunft unterscheidet man zwei Arten von Hypertonie:

- die **primäre** oder **essenzielle Hypertonie**, unter der 95 % der Betroffenen leiden,
- die **sekundäre Hypertonie**, unter der 5 % der Hypertoniker leiden und deren Ursachen in einer zugrundeliegenden Krankheit (am häufigsten Nierenleiden) liegen. Besteht die Grundkrankheit nicht mehr, so verschwindet auch die Hypertonie.

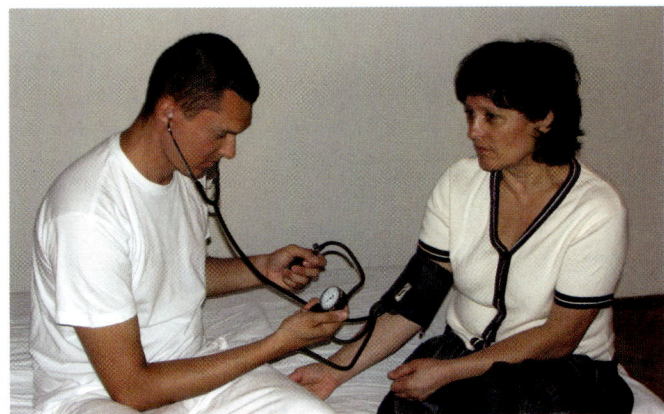

Abb. 10.13 Blutdruckmessung

Bei der Entstehung der primären Hypertonie werden beeinflussbare und nicht beeinflussbare Faktoren unterschieden.

Bei der primären Hypertonie liegt eine genetische Disposition vor, an einer Hypertonie zu erkranken. Zum Ausbruch kommt die Krankheit aber in der Regel erst, wenn einer oder mehrere Risikofaktoren wie Übergewicht, Rauchen oder Bewegungsmangel auftreten.

Wie Übergewicht Hypertonie verursacht, ist nur unvollständig geklärt. Übergewichtige haben ein größeres Blutvolumen, was einen erhöhten Widerstand in den peripheren Gefäßen verursacht. Die eingeschränkte Lungenfunktion von stark Übergewichtigen führt zu einem Abfall des Sauerstoffpartialdruckes. Dies wiederum bedingt eine Steigerung der Herzfrequenz und eine Erhöhung des Blutdruckes.

Übergewichtige leiden oft unter einer Insulinresistenz, diese führt zu einer vermehrten Reabsorption von Natrium und auf diese Weise zu erhöhtem Blutdruck. Weiterhin werden eine übergewichtsbedingte Natrium- und Flüssigkeitszurückhaltung sowie eine ganze Reihe hormoneller Faktoren diskutiert.

10.4.2 Folgen der Hypertonie

Untersuchungen haben gezeigt, dass bereits ein geringfügig erhöhter Blutdruck langfristig negative Folgen für die Gesundheit hat. In erster Linie werden die Gefäße dabei geschädigt.

Tab. 10.8 Folgen von Hypertonie für die Gefäße

Schäden an den kleinen Gefäßen (Mikroangiopathie)	Schäden an den großen Gefäßen (Makroangiopathie)
● Nieren: Niereninsuffizienz mit der Folge von Dialysepflicht ● Augen: langsame Erblindung ● Gliedmaßen: Entstehung von Gangrän und im fortgeschrittenen Stadium Amputation ● Arteriosklerose	● Gehirn: Schlaganfall ● Herz: Herzmuskelschwäche, Durchblutungsstörungen der Herzkranzgefäße mit der Folge von Angina Pectoris und Herzinfarkt

● **Gangrän** = fressendes Geschwür, Brand, durch mangelhafte Durchblutung abgestorbenes Gewebe, das sich durch die Umwandlung von Blutfarbstoff zu bräunlich schwarz (wie verbrannt) verändert

● **Angina Pectoris** = akute, unzureichende Herzdurchblutung mit plötzlich einsetzenden Sekunden bis Minuten andauernden Schmerzen im Brustkorb

10.4.3 Die diätetische Therapie der Hypertonie

Folgende ernährungsbedingte Faktoren beeinflussen den Blutdruck:
- Übergewicht
- NaCl
- Kalium
- Menge und Qualität der Fette
- Alkohol

Gewichtsreduktion

Eine Gewichtsreduktion in den Normalbereich bringt einen Blutdruckrückgang um 10–15 mmHg. Damit sind in einigen Fällen weitere therapeutische Maßnahmen überflüssig. Pro kg reduziertem Gewicht sinkt der Blutdruck um 1,3 mmHg systolisch und um 1 mmHg diastolisch.

Hypertonie (Bluthochdruck)

Wird eine Gewichtsreduktion mit 5.040 kJ = 1.200 kcal und weniger verordnet, erübrigt sich eine salzarme Kost, weil die Salzaufnahme dann ohnehin im gewünschten niedrigen Bereich liegt.

Nach der Gewichtsreduktion ist eine fettarme Kost mit gesunder Nährstoffverteilung (EW = 10–20 %, KH 50 %, FE max. 30 %) anzustreben. Hierbei kann der Ernährungskreis wieder als Orientierungsgrundlage dienen.

Salzarme Kost

Der tägliche physiologische Bedarf an Kochsalz (Natriumchlorid, NaCl) beträgt je nach körperliche Belastung zwischen 2 und 6 g. In Deutschland werden täglich ca. 8 g Kochsalz konsumiert, bei entsprechender Ernährungsweise können aber durchaus 12–15 g zusammenkommen.

Es gibt salzempfindliche (salzsensitive) und salzunempfindliche (nicht salzsensitive) Personen. Etwa 50 % der Hypertoniker sind salzsensitiv. Salzsensitive Personen reagieren auf das mit der täglichen Kost aufgenommene Salz mit Blutdruckerhöhung.

Eine Kochsalzbeschränkung hilft bei salzsensitiven Personen, den Blutdruck um etwa 13 mmHg systolisch und 9 mmHg diastolisch zu senken. Bei salzunempfindlichen Personen verbessert diese Maßnahme die Wirkung der blutdrucksenkenden Medikamente.

Ob ein an Hypertonie leidender Mensch salzsensitiv ist, lässt sich nicht von vorneherein sagen. Vielmehr muss dies durch eine entsprechende Diät geprüft werden. Im Allgemeinen reagieren Senioren besser auf eine Salzbeschränkung als junge Erwachsene. Für Hypertoniker wird heute geraten, den Salzverzehr auf **5–6 g** pro Tag zu beschränken.

Tab. 10.9 Erlaubte, verbotene und gelegentlich erlaubte Lebensmittel bei salzarmer Kost

Lebensmittelgruppe	Verboten	Gelegentlich erlaubt	Uneingeschränkt erlaubt
Getreide, Getreideprodukte, Kartoffeln	Salzgebäck, Käsegebäck, Laugengebäck, Chips u. Ä., Cornflakes	Kuchen, Kleingebäck, Zwieback	Brot, Teigwaren, Reis, Mehl, Müsli, Haferflocken, Kartoffeln
Gemüse	Salzgurken, Sauerkraut, Gemüse- und Pilzkonserven, Kapern, Fertigmenüs		Frisches und tiefgekühltes Gemüse
Obst			Frisches Obst, Obstkonserven
Getränke	Cola-Getränke, Mineralwasser mit einem Na-Gehalt von mehr als 20 mg/l		Säfte, Mineralwässer (Diät- und Lightgetränke)
Milch, Milchprodukte	Schmelzkäse, Blauschimmelkäse, Tilsiter, Romadur, Limburger, Camembert, Brie, Munsterkäse, Schafskäse	Frischkäse	Milch, Buttermilch, Dickmilch, Joghurt, Quark
Fleisch, Wurst, Fisch, Eier	Alle gepökelten und geräucherten Fleisch-, Wurst- und Fischwaren, Dauerwurst, Fertigwurstsalate, Fischkonserven		Frische, fettarme Fleischsorten, ohne Salz zubereitete Fleischgerichte, frischer Fisch, Eier

Natriumarme Mineralwässer

Bei Hypertonie und zur Vorbeugung wird empfohlen, Mineralwässer mit einem Natriumgehalt von maximal 20 mg/l zu konsumieren. Erweitert empfehlenswert sind Mineralwässer mit einem Natriumgehalt von bis zu 100 mg/l.

Kochsalzersatz- und Würzmittel

Bei einer salzreduzierten Kost muss auf das Salzen von Speisen sowie das Nachsalzen bei Tisch verzichtet werden.
Anstelle von Kochsalz können sogenannte Kochsalzersatzmittel auf der Basis von Kaliumchlorid (KCl) verwendet werden. Sie sind ausschließlich in Apotheken erhältlich und im Geschmack teilweise unbefriedigend.
Im Handel erhältliche Kräuter-, Gewürz- und Meersalze sind für Hypertoniker ungeeignet, da sie neben den Kräutern ganz normales Kochsalz enthalten.

Besondere kochsalzarme Lebensmittel

Die Lebensmittelindustrie bietet eine ganze Reihe kochsalzarmer Lebensmittel an. Sie sind über Reformhäuser, Apotheken oder im Direktvertrieb erhältlich. Es handelt sich dabei hauptsächlich um fertig zubereitete Lebensmittel wie Brotaufstriche, Wurst, Käse, Brot und Backwaren.

Kaliumreiche Kost

Untersuchungen haben gezeigt, dass eine Zugabe von täglich 3–5 g Kalium zur Kost den Blutdruck innerhalb weniger Wochen um 10 mmHg senkt. Eine kaliumreiche Kost besteht aus viel frischem Obst, Trockenobst, Hülsenfrüchten, Gemüse und Kartoffeln (täglich sollten 300–400 g Gemüse und Obst verzehrt werden). Sie geht Hand in Hand mit einer kochsalzarmen Ernährung, da kochsalzarme Lebensmittel gute Kaliumquellen sind.
Bei der kaliumreichen Kost ist es wichtig, auf entsprechende Zubereitungsverfahren zu achten, damit das Kalium nicht aus den Lebensmitteln ausgelaugt und mit dem Kochwasser weggeschüttet wird:
- Obst und Gemüse möglichst wenig zerkleinern
- Obst, Gemüse und Kartoffeln nicht in Wasser liegen lassen, rasch verarbeiten
- In wenig Wasser garen, das Kochwasser nicht weggießen, sondern weiterverwenden

Vitamin D-reiche Kost

Vitamin D ist in der Lage, die Bildung des blutdrucksteigernden Hormons Angiotensin zu unterdrücken. Daher sollten Vitamin-D-reiche Lebensmittel wie Hering, Lachs, Thunfisch, Eier oder mit Vitamin D angereicherte Margarine nicht in der Ernährung fehlen.

Geeigneter Fettkonsum

Nach der Gewichtsreduktion sollte ein Hochdruckpatient weiter eine fettarme Ernährung zu sich nehmen. Eine Menge von 65 g pro Tag (30 % der Energiezufuhr) sollte dabei nicht überschritten werden. Die Fettsäurezusammensetzung entspricht den Empfehlungen für einen gesunden Erwachsenen. Einen besonders positiven Einfluss auf den Blutdruck haben die mehrfach ungesättigten Fettsäuren vom Ω-3-Typ. Sie können den Blutdruck senken und kommen in fetthaltigen Kaltwasserfischen (Hering, Makrele, Lachs, Thunfisch) vor. Daher sollten Hypertoniker mindestens zweimal pro Woche eine Fettfischmahlzeit zu sich nehmen (vgl. Kap. 4.7.2, Tab. 4.4).

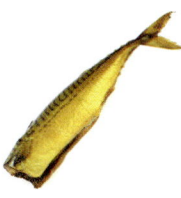

Kaffee und Schwarztee

Kaffee und Schwarztee können den Blutdruck kurzzeitig um etwa 10 mmHg für einen Zeitraum von 1–3 Stunden erhöhen. Aus diesem Grund sind 1–2 Tassen Kaffee oder Schwarztee pro Tag auch für Hypertoniker zu vertreten.
Neuere Untersuchungen haben gezeigt, dass auch mit entkoffeiniertem Kaffee der Blutdruck leicht ansteigt, sodass man davon ausgehen muss, dass die blutdrucksteigernde Wirkung nicht auf das Koffein, sondern auf andere Inhaltsstoffe zurückzuführen ist.

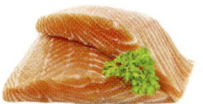

Alkoholische Getränke

Regelmäßiger und überhöhter Alkoholkonsum ist eine Ursache für die Entstehung von Hypertonie. Ab einer Menge von 20 g Alkohol pro Tag für Frauen und 25 g Alkohol pro Tag für Männer verursacht Alkohol Bluthochdruck. Diese Mengen sind schnell überschritten. Daraus ergeben sich für den Hochdruckpatienten folgende Richtlinien:
- Kein regelmäßiger Alkoholkonsum
- Ist oben genannte Richtlinie nicht einzuhalten, sind mindestens zwei alkoholfreie Tage pro Woche anzustreben

20–25 g Alkohol sind enthalten in: 666 ml Leichtbier oder 200 ml Wein oder 50 ml Branntwein.

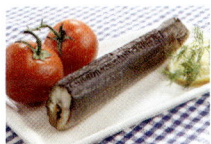

Abb. 10.14 Fettfische

10.5 Hyperurikämie (Gicht)

Unter Hyperurikämie (urik = Harnsäure) versteht man eine Erkrankung, deren Hauptmerkmal erhöhte Harnsäurewerte im Blut sind. Im akuten Stadium ist Hyperurikämie mit schmerzhaften Entzündungen der Gelenke und mit Nierensteinen verbunden. Beides wird verursacht durch die Ablagerung von Harnsäurekristallen.
Gicht ist schon seit dem Altertum bekannt. Reiche litten darunter, während die Armen nur selten davon heimgesucht wurden.
In den westlichen Industrienationen leiden etwa 20 % der Erwachsenen unter erhöhten Harnsäurewerten. Männer sind häufiger betroffen als Frauen. Die Erkrankung tritt bevorzugt nach dem 40. Lebensjahr auf.

Bedarfsgerechte Ernährung kranker Menschen

10.5.1 Ursachen

• **Purine** = die Grundbausteine der DNS sind die Nukleotide aus einem C_5-Zucker, einer Base und Phosphat. Die Basen können Purine oder Pyrimidine sein. Zu den Purinbasen gehören Guanin und Adenin, zu den Pyrimidinbasen Uracil, Thymin und Cytosin.

Nach ihrer Herkunft unterscheidet man zwei Arten von Gicht:
- Die **primäre Gicht** ist genetisch bedingt und kommt meist nur zum Ausbruch, wenn sogenannte Risikofaktoren auftreten. 99 % der Betroffenen leiden an dieser Form der Gicht.
- Die **sekundäre Gicht** wird durch eine Grundkrankheit des Blutes (z. B. chronische myeloische Leukämie, hämolytische Anämien) oder der Niere (z. B. Niereninsuffizienz) ausgelöst. Gelingt es, das Grundleiden zu therapieren, so verschwindet auch die Gicht.

Bei der Entstehung der primären Gicht werden zwei Ursachenkomplexe unterschieden: beeinflussbare und nicht beeinflussbare Faktoren.

Nicht beeinflussbare Faktoren	Beeinflussbare Faktoren
• Genetische Disposition • Geschlecht • Alter	• Übergewicht • Hohe Purinaufnahme mit der Nahrung • Alkoholkonsum • Diabetes

10.5.2 Purin- und Harnsäurestoffwechsel

• Die **Pyrimidinbasen** werden zu Acetat bzw. Propionat, NH_3 und CO_2 abgebaut. Die Stickstoffatome werden in den Harnstoffzyklus eingeschleust.

Purine werden im Körper aufgebaut, aber auch mit der Nahrung aufgenommen. Im Körper werden die Purine dann zu Harnsäure abgebaut und zu 80 % über die Niere und zu 20 % über den Darm ausgeschieden.

Beim Abbau der Purinbasen bleibt der Purinring erhalten und wird in Form von Natriumurat ausgeschieden. Dabei wird keine Energie gewonnen.
Wichtig für eine gute Ausscheidung ist die Löslichkeit der Harnsäure im Blutserum. Bei saurem pH-Wert (z. B. durch Alkoholaufnahme und die Entstehung einer Lactatacidose, beim Fasten und die dadurch anfallenden Ketonkörper) verschiebt sich das Gleichgewicht der Harnsäure zugunsten der Ketoform, die sehr schlecht löslich ist und so verstärkt zum Auskristallisieren neigt.

Besonders reich an Purinen sind alle Lebensmittel, deren Zellen sich rasch teilen und vermehren, z. B. Hülsenfrüchte, Fleisch, Innereien, Hefe.
Der Körper hat unter Normalbedingungen einen Harnsäurepool von 1.000 mg. Dieser Harnsäurepool befindet sich in einem ständigen Auf- und Abbau durch Produktion, Zufuhr und Ausscheidung.
Normalerweise befindet sich dieses System im Gleichgewicht, das aber durch verschiedene Faktoren gestört werden kann. Diese Störung bedingt zunächst einen steigenden Harnsäurespiegel im Blut. Wenn die Fähigkeit des Blutes, Harnsäure aufzunehmen, erschöpft ist, kristallisiert sie in Gelenken aus, die Folge ist ein akuter Gichtanfall. Harnsäure kristallisiert besonders gut bei pH-Werten im sauren Bereich aus, z. B. in der Niere und in Geweben mit einem hohen Gehalt an Glykoproteinen wie Gelenkkapseln, Gelenkknorpel, Ohrknorpel und Bindegewebe.

Hyperurikämie (Gicht)

Abb. 10.15 Purinabbau

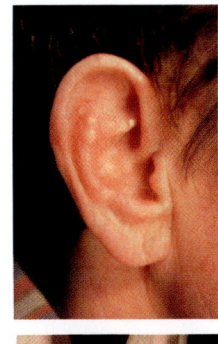
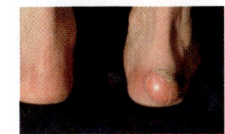
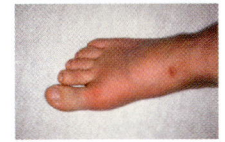

Abb. 10.16 Gichtknoten an Gelenken und Ohr

Produktion: Die körpereigene Produktion von Harnsäure beträgt 300–400 mg/Tag. Eine Erhöhung der Produktion verursachen: Übergewicht, Saccharose, insbesondere Fruktose.

Zufuhr: Die durchschnittliche Zufuhr von Harnsäure durch die Nahrung liegt in Deutschland bei 300–700 mg/Tag. Eine Erhöhung der Zufuhr ergibt sich durch eine erhöhte Aufnahme von harnsäurehaltigen Lebensmitteln.

Ausscheidung: Die Harnsäureausscheidung kann genetisch bedingt verändert sein.

Außerdem vermindern folgende Faktoren die Harnsäureausscheidung: Medikamente, Alkohol, fettreiches Essen, extremes Fasten (vgl. Abb. 10.16).

10.5.3 Folgen erhöhter Harnsäurewerte

Der Körper des Erwachsenen hat einen Harnsäurebestand von 1.000 mg. Dies führt unter normalen Bedingungen zu einem Harnsäureblutspiegel von 6,5 mg/100 ml Blut.

Folgende Harnsäurewerte gelten als normal:
- Männer: 3,4–7 mg/100 ml Blut
- Frauen: 2,4–5,7 mg/100 ml Blut

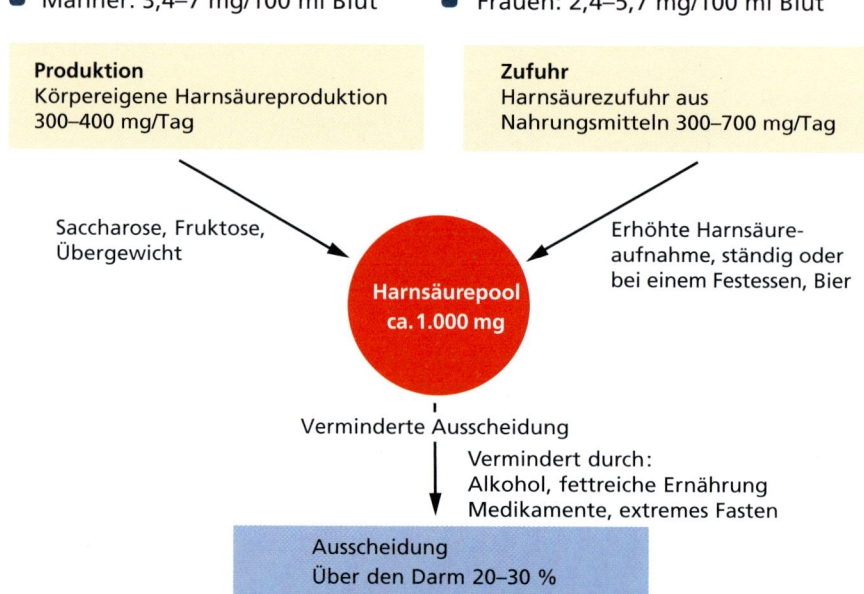

Abb. 10.17 Harnsäurestoffwechsel

Akute Folgen eines überhöhten oder rasch ansteigenden Harnsäurespiegels

Steigt die Harnsäurekonzentration im Blut über 8,0 mg/100 ml an, so ist die Harnsäure im Blut nicht mehr löslich. Sie fällt aus und bildet Kristalle.
Die Harnsäurekristalle in den Gelenken verursachen dort eine Entzündung mit Schmerzen, Schwellungen, Rötung und Überwärmung. Diesen Zustand nennt man einen akuten Gichtanfall.
Dabei kann der Harnsäurebestand des Körpers 30-fach höher sein als unter Normalbedingungen.

Chronische Folgen eines erhöhten Harnsäurespiegels

Ist der Harnsäurespiegel ständig erhöht, so hat das nicht nur einen schmerzhaften akuten Gichtanfall zur Folge, es treten auch langfristige Schäden auf:
- Es entstehen Gichtknoten unter der Haut von Fingern, Ellbogen und Ohrläppchen. Diese sind nicht schmerzhaft und verschwinden wieder, wenn der Harnsäurespiegel in den Normalbereich absinkt.
- Die Harnsäureablagerungen in den Gelenken und die damit verbundenen Entzündungen führen zu einer Zerstörung der Gelenkknorpel. Dies wiederum hat eine Bewegungseinschränkung, eine verminderte Stützfunktion des Knochens und eine Veränderung der Knochenform zur Folge. Rechtzeitig erkannt und behandelt kann das Gelenk wieder vollständig ausheilen und die oben genannten Folgen können abgewendet werden.

Hyperurikämie (Gicht) 281

- Die folgenschwerste Komplikation einer lange bestehenden Gicht ist die sogenannte Gichtniere. Die Harnsäurekristalle lagern sich dabei in der Niere in Form von Nierensteinen ab. Oft werden diese Nierensteine über Jahre nicht bemerkt. Die Harnsäuresteine führen zu einer Entzündung der Niere und als deren Folge treten Hypertonie und eine Einschränkung der Nierenfunktion auf, die bis zur Dialysepflicht führen kann.

10.5.4 Die diätetische Therapie der Gicht

Die Therapie der Gicht besteht darin, alles zu vermeiden, was
- die körpereigene Harnsäureproduktion erhöht,
- die überhöhte Harnsäureaufnahme vermindert
- oder die Ausscheidung hemmt.

Das **Ziel der Therapie** bei Gicht ist ein dauerhaftes Absenken des Harnsäurespiegels in den Normalbereich und damit das Verhindern von Harnsäureablagerungen in den Gelenken und der Niere.

Gewichtsreduktion

Bei bestehendem Übergewicht reduziert sich ein erhöhter Harnsäurespiegel in der Regel durch eine Gewichtsreduktion von allein. Dabei sollte auf keinen Fall eine Nulldiät oder eine extrem eingeschränkte Fastenkur durchgeführt werden, da dies einen akuten Gichtanfall auslösen kann.

Trinkmenge

Die tägliche Trinkmenge eines Gichtkranken sollte 2,5–3 l betragen. Geeignete Getränke sind:
- Mineralwasser,
- Kräuter- und Früchtetee,
- mit Süßstoff gesüßte Limonaden,
- stark verdünnte Obst- und Gemüsesäfte,
- Schwarztee, Kaffee.

Bei den Getränken ist die damit verbundene Energiezufuhr zu beachten.
Die Trinkmenge sollte gleichmäßig über den Tag verteilt werden, insbesondere vor den Mahlzeiten sollte getrunken werden, ebenso am Abend vor dem Schlafen und nach Möglichkeit auch während der Nacht.

Harnsäureaufnahme

Die tägliche Zufuhr an Harnsäure muss beschränkt werden. Da man den Lebensmitteln ihren Harnsäuregehalt nicht ansieht, müssen die diesbezüglichen Informationen entsprechenden Tabellen entnommen werden.
Es gibt zwei Formen der Harnsäurebeschränkung:

> - Die streng harnsäurearme Diät mit 300 mg/Harnsäure pro Tag
> - Die harnsäurearme Diät mit 500 mg/Harnsäure pro Tag

Grob können Lebensmittel mit einem sehr hohen, einem hohen und einem niedrigen bzw. ohne Harnsäuregehalt unterschieden werden.

Tab. 10.10 Harnsäuregehalt von Lebensmitteln

Sehr hoher Gehalt = völliger Verzicht	Hoher Gehalt = eingeschränkter Verzehr Lebensmittel mit einem hohen Harnsäuregehalt sollten auf eine Menge von 100–125 g pro Tag beschränkt werden.	Mäßig hoher Gehalt = gelegentlicher Verzehr Eine Reihe pflanzlicher Lebensmittel weist ebenfalls hohe Harnsäuregehalte auf. Es wird empfohlen, diese Lebensmittel nur gelegentlich und davon dann nur eine Portion zu verzehren.
● Innereien, Ölsardinen, Sprotten, Thunfisch, Sardellen, Bückling, Kaviar, Schalen- und Krustentiere, Hefe, Hefeextrakt, Hefeflocken, Fleischextrakt, Fertigsuppen und -soßen	● Fleisch, Wurst, Innereien, Geflügel, insbesondere Gans, Wild, Haut Dabei sind 2–3 fleischlose Tage pro Woche anzustreben.	Hülsenfrüchte, insbesondere Erbsen, Spinat, Spargel, Semmelbrösel, Haferflocken, Erdnüsse, Feldsalat

Harnsäurearme Lebensmittel sind Obst und Gemüse (Ausnahmen: Erbsen, Spargel, Spinat, Feldsalat). Sie können unbegrenzt konsumiert werden. Harnsäurefrei sind Milch und Milchprodukte, Fette und Öle sowie Zucker und Süßungsmittel.

Alkoholkonsum

Auf alkoholische Getränke ist aus oben genannten Gründen ganz zu verzichten oder der Konsum sollte auf eine Portion zweimal pro Woche beschränkt werden. Bier sollte grundsätzlich nicht getrunken werden, da Bier außer Alkohol auch Harnsäure enthält.

Was noch zu erwähnen ist:

- Gichtpatienten brauchen nicht auf Kaffee, Schwarztee, Kakao und Kakaoprodukte zu verzichten. Die in diesen Genussmitteln enthaltenen Purine werden nicht zu Harnsäure abgebaut.
- Die Mahlzeiten sollten auf fünf kleine Portionen pro Tag verteilt werden, um eine hohe Anflutung von Harnsäure zu vermeiden.
- Die Fettzufuhr sollte auf 30 % der Gesamtenergie beschränkt werden und maximal 7 % gesättigte, 10–15 % einfach ungesättigte und 7 % mehrfach ungesättigte Fettsäuren enthalten.
- Der Verzehr von Zucker, Süßigkeiten, Honig und Fruktose ist auf 10 % der Gesamtenergiezufuhr zu beschränken.
- Alle Speisen, insbesondere aber Fleisch, Fisch, Geflügel, Wild nicht anbraten oder grillen, sondern dämpfen, im Tontopf dünsten, in der Bratfolie oder Alufolie garen.
- Maß halten! Extreme Lebens- und Ernährungsweisen lösen unter Umständen einen akuten Gichtanfall aus. Das gilt sowohl für ausgedehnte Festessen mit Alkoholkonsum als auch für Fastenkuren.

10.6 Fettstoffwechselstörungen (Hyperlipoproteinämien) und Arteriosklerose

Bei Fettstoffwechselstörungen ist der Fettgehalt des Blutes vermehrt. Der Anteil der von dieser Stoffwechselkrankheit betroffenen Menschen liegt in den Industrieländern bei 50 %.

Fettstoffwechselstörungen (Hyperlipoproteinämien) und Arteriosklerose

Man kann Hyperlipoproteinämien in fünf verschiedene Typen einteilen, je nachdem, welche Fettart (Triglyceride, Cholesterol oder beide) erhöht ist. Dabei stellte man fest, dass die einzelnen Fettstoffwechselstörungen unterschiedlich häufig vorkommen und auf unterschiedlichen Ursachen beruhen. Man unterscheidet daher primäre und sekundäre Fettstoffwechselstörungen:

Primäre Hyperlipoproteinämien sind mehr oder weniger stark genetisch bedingt. Es werden beispielsweise zu wenig HDL-Rezeptoren gebildet. Die Höhe der Blutfettwerte wird aber nicht ausschließlich genetisch bestimmt, sondern hängt von verschiedenen äußeren Faktoren ab. Dabei spielt die Ernährung eine herausragende Rolle.

Sekundäre Hyperlipoproteinämien treten als Folge von Krankheiten (z. B. Diabetes, Alkoholmissbrauch, Schilddrüsenunterfunktion, chronische Niereninsuffizienz, Anorexia, Bulimie) in der Schwangerschaft oder der Einnahme von Medikamenten (z. B. Diuretika, Kortikosteroide, orale Antikonzeptiva) auf. Gelingt es, diese Auslöser zu beseitigen, so normalisieren sich die Blutfettwerte wieder.

- **Diuretika** = harntreibende Mittel
- **Kortikosteroide** = Steroide mit der Wirkung der Nebennierenrindenhormone
- **Antikonzeptiva** = Mittel zur medikamentösen Schwangerschaftsverhütung („Pille")

10.6.1 Blutfette und Fettstoffwechsel

Lipoproteine

Mit der Nahrung werden täglich im Durchschnitt 140 g Fette (Triglyceride) und bis zu 800 mg Cholesterin aufgenommen (vgl. Kap. 6.4.6).
Cholesterin kommt überwiegend in tierischen und menschlichen Zellen vor.

Die Leber produziert Cholesterin für den Eigenbedarf in ausreichender Menge. Der Körper ist also nicht auf die Zufuhr durch die Nahrung angewiesen (vgl. Kap. 8.4.6).
Da Triglyceride und Cholesterin wasserunlöslich sind, müssen sie für den Transport im Blut löslich = transportfähig gemacht werden. Hierzu dienen bestimmte Proteine. Diese Proteine umhüllen die Triglyceride und das Cholesterin mit ihren lipophilen Anteilen. Die hydrophilen Anteile sind nach außen, dem Blut zugekehrt und ermöglichen auf diese Weise den Fetttransport im Blut.
Die Verbindungen zwischen Proteinen und Fetten oder zwischen Proteinen und Cholesterinen heißen **Lipoproteine**. Als Apolipoprotein wird der Proteinanteil des Lipoproteins bezeichnet.

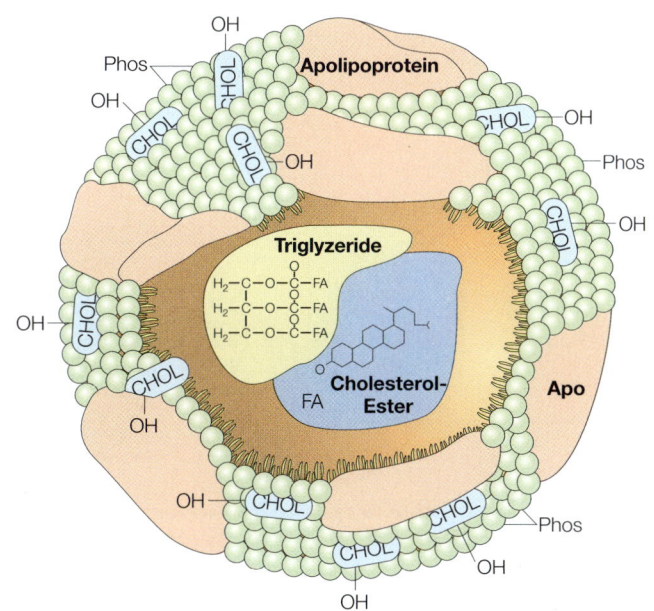

Abb. 10.18 Struktur der Lipoproteine

10.6.2 Der Transport der Fette im Blut – Fettstoffwechsel

Es gibt grob unterschieden vier verschiedene Hauptlipoproteine, von denen jedes eine andere Transportaufgabe hat. Die Lipoproteine werden nach ihrer Dichte und nach ihrem Apolipoproteinanteil unterschieden. Dabei gilt Folgendes:

> VLDL = Very Low Density Lipoproteins = sehr geringe Dichte
> IDL = Intermediate Density Lipoproteins = mittlere Dichte
> LDL = Low Density Lipoproteins = geringe Dichte
> HDL = High Density Lipoproteins = hohe Dichte

Tab. 10.11 Aufbau der Lipoproteine

	Triglyceridanteil	Cholesterolanteil	Proteinanteil	Apolipoproteine
Chylomikronen	90 %	6 %	1 %	C_2, B_{48}
VLDL	50 %	19 %	8–10 %	C_2, B_{100}
LDL	10 %	45 %	25 %	B_{100}
HDL	1–5 %	18 %	50 %	A_1, E

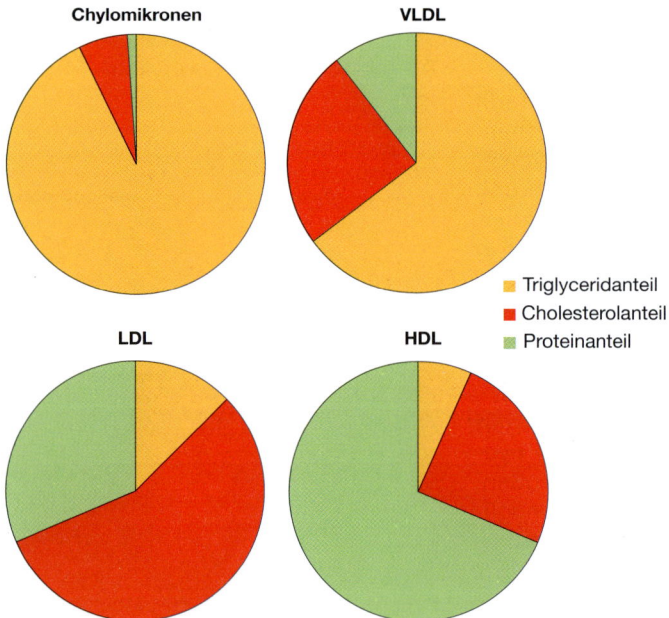

Abb. 10.19 Zusammensetzung der Lipoproteine

10.6.3 Der Lipoproteinstoffwechsel

Die einzelnen Lipoproteine haben eine ganz gezielte Transportaufgabe und Transportrichtung.

Fettstoffwechselstörungen (Hyperlipoproteinämien) und Arteriosklerose 285

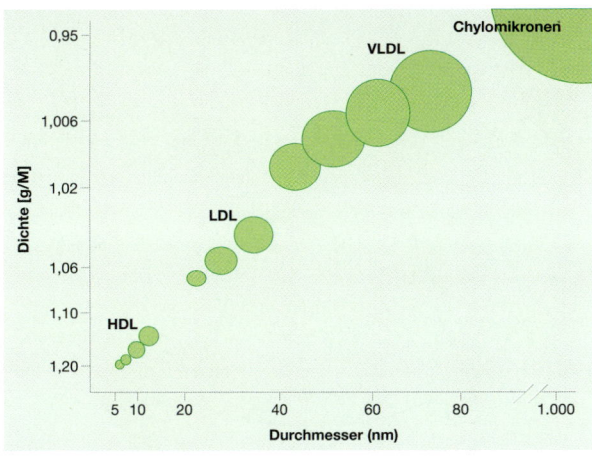

Durchmesser und Dichte einzelner Lipoproteine. Chylomikronen = in der Darmwand gebildete triglyceridreiche Partikel.

Beachte: Je geringer die Dichte, umso größer der Durchmesser und umgekehrt (d. h., die großen Partikel haben die geringste Dichte und umgekehrt).

Abb. 10.20 Größe der Lipoproteine

Chylomikronen

Bildungsort: Dünndarmmukosa
Die Chylomikronen transportieren mit Nahrung aufgenommene Triglyceride, Cholesterin und fettlösliche Vitamine über die Lymphe zur Leber. Überschüssige Triglyceride werden als VLDL im Blut zu den Körperzellen transportiert und lagern sich dort im Fettgewebe ab.

VLDL

Bildungsort: Leber
Die Leber gibt kontinuierlich VLDL ans Blut ab. Sie transportieren hauptsächlich Triglyceride, die an die Organe und Gewebe zur Energiegewinnung abgegeben werden.
Auch Zucker und Alkohol führen zur Bildung von VLDL.
Auf dem Weg zu den Körperzellen geben die VLDL ihren Triglyceridanteil ab, übrig bleiben zunächst die IDL und am Ende die LDL, die dann noch hauptsächlich Cholesterin enthalten.

LDL (das „böse Cholesterin")

Bildungsort: Blut
An den Zellwänden befinden sich spezielle Rezeptoren für das Apolipoprotein B_{100}, die LDL binden und danach das Cholesterol in die Zellen schleusen können. Genetisch bedingt kann die Anzahl dieser Rezeptoren vermindert oder ihre Struktur verändert sein. Dann gelangt das Cholesterol nur vermindert in die Zellen und lagert sich stattdessen an den Arterienwänden ab und erhöht damit das Arterioskleroserisiko.

HDL (das „gute Cholesterin")

Bildungsort: Leber, Darm
In der Leber gebildete HDL-Vorstufen nehmen aus dem Blut und dem Darm Cholesterol auf. Reifes HDL wird zur Leber transportiert. Dort wird das Cholesterol zu den oben angeführten Zwecken weiterverarbeitet. Der einzige Weg, auf welchem dem Organismus Cholesterol entzogen werden kann, ist der Umbau von Cholesterol in Gallensäuren, die im Dünndarm an Ballaststoffe gebunden und ausgeschieden werden können.

Bedarfsgerechte Ernährung kranker Menschen

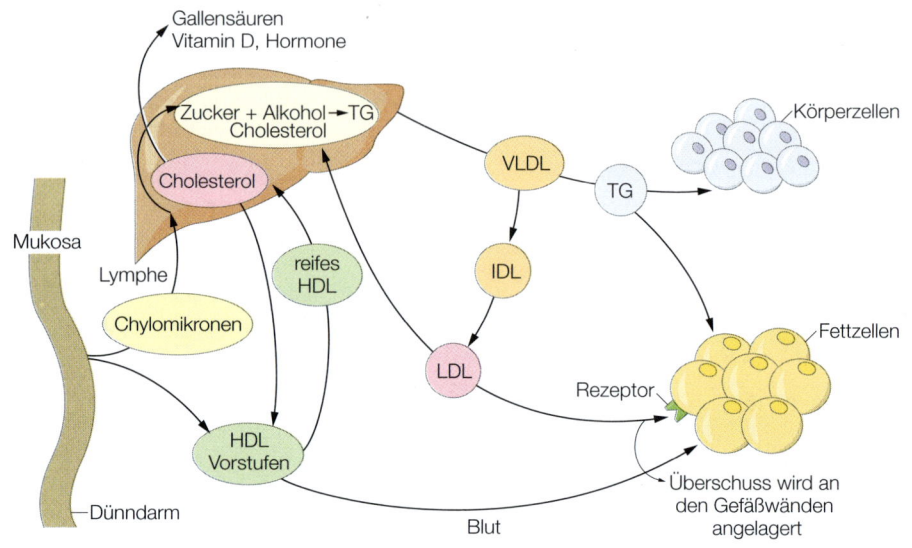

Abb. 10.21 Fettstoffwechsel

10.6.4 Einfluss von Körpergewicht, Ernährung und Lebensumständen auf die Blutfette

Neben der genetischen Disposition haben verschiedene Ernährungs- und Lebensweisen einen Einfluss auf die Höhe der Blutfettwerte. Wie man in Tab. 10.12 sieht, sind die Einflüsse bei den unterschiedlichen Lipoproteinen auch teilweise gegenläufig. So erhöht Alkohol beispielsweise die Triglyceride, was eher ungünstig zu bewerten ist, erhöht aber auch das HDL-Cholesterol, was eher günstig ist.

Tab. 10.12 Einfluss von Ernährungs- und Lebensweisen auf die Blutfette

Einfluss	Triglyceride	LDL	HDL
Übergewicht	↑↑	↑	↓
Gewichtsreduktion	–	–	↑
Viel TG und Cholesterin in der Nahrung	–	↑	–
Reduktion der Gesamtfettmenge der Nahrung	–	↓	↓
Gesättigte Fettsäuren	C4–C10 wirken schwach erhöhend auf alle Blutfette, C12–C16 wirken stark erhöhend auf alle Blutfette, C18 hat keinen Einfluss. Außerdem scheint es einen Unterschied zu machen, welches Lebensmittel die Quelle der ges. Fettsäuren ist. Ges. Fettsäuren aus Milch scheinen das kardiovaskuläre Risiko zu mindern, aus Fleisch dagegen zu erhöhen.		
Einfach ungesättigte Fettsäuren	–	↓↓	–
Mehrfach ungesättigte Fettsäuren vom Ω-6-Typ	–	↓↓↓	↓↓
Mehrfach ungesättigte Fettsäuren vom Ω-3-Typ	↓↓	–	–
Austausch der ges. FS gegen FS vom Ω-6-Typ	–	–	–
Austausch der ges. FS gegen FS vom Ω-3-Typ	–	–	–
Trans-Fettsäuren	–	↑↑	↓

Fettstoffwechselstörungen (Hyperlipoproteinämien) und Arteriosklerose

Einfluss	Triglyceride	LDL	HDL
Cholesterol aus der Nahrung	Pro 100 mg Nahrungscholesterin steigt der Blutcholesterinspiegel um 2 mg/dl. Hohe Variabilität!		
Kohlenhydrate	–	↓	
Rasch resorbierbare Kohlenhydrate	↑	–	–
Ballaststoffe, insbesondere Haferkleie	↓	↓	–
Bewegungsmangel	?	↑	–
Sport	–	–	↑
Rauchen	–	↑	↓
Rauchen aufgeben	–	–	↑
Negativer Stress	–	↑	↓
Alter	–	↑	–
Alkohol	↑↑	–	↑
Phytosterole	–	↓↓	–

↑ erhöhend, ↑↑ stark erhöhend, ↑↑↑ sehr stark erhöhend, ↓ erniedrigend, ↓↓ stark erniedrigend, ↓↓↓ sehr stark erniedrigend, – kein Einfluss, ? Einfluss unbekannt

Tab. 10.13 Blutwerte für Triglyceride und Cholesterol

In mg/dl	optimal	Toleranzbereich	Therapeutische Intervention notwendig
Triglyceride	200	200–399	> 400
Gesamtcholesterin	200	200–239	> 240
LDL-Cholesterol	130	130–159	> 159
HDL-Cholesterol	> 45 (männlich) > 55 (weiblich)		< 35 < 35

Vgl. Schwandt, Peter, Richter, Werner O.: Fettstoffwechselstörungen, 2. Auflage, Stuttgart, Wissenschaftliche Verlagsgesellschaft mbH, 1998.

10.6.5 Folge erhöhter Blutfette: Arteriosklerose

Erhöhte Blutfette sind für den Betroffenen zunächst nicht zu spüren, aber sie setzen den Prozess der Arteriosklerose in Gang. Bei der Arteriosklerose kommt es zu einer fortschreitenden Degeneration der arteriellen Gefäße infolge krankhafter Veränderungen der Gefäßinnenhaut. Diese Veränderungen werden durch die Blutfette, insbesondere durch Cholesterolablagerungen in den Gefäßen gefördert.
Die Gefäße werden dadurch immer enger und verlieren an Elastizität. Das Blut kann nur erschwert hindurchfließen (→ Hypertonie). Lebenswichtige Organe wie das Herz und das Gehirn werden vermindert durchblutet und infolgedessen ungenügend mit Sauerstoff versorgt. Durch Thrombusbildung verschließt sich schließlich das Gefäß. Geschieht das bei einem Herzgefäß, dann kommt es zum Herzinfarkt. Bei einem Gehirngefäß ist die Folge der Schlaganfall. Sowohl Herzinfarkt als auch Schlaganfall können tödlich sein.

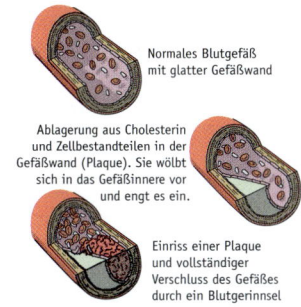

Normales Blutgefäß mit glatter Gefäßwand

Ablagerung aus Cholesterin und Zellbestandteilen in der Gefäßwand (Plaque). Sie wölbt sich in das Gefäßinnere vor und engt es ein.

Einriss einer Plaque und vollständiger Verschluss des Gefäßes durch ein Blutgerinnsel

Abb. 10.22 Herzinfarkt durch Arteriosklerose: vom gesunden Gefäß zum kompletten Verschluss

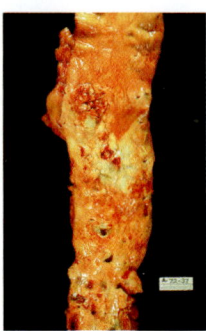

Abb. 10.23 Arterie mit typischen Arterioskleroseanzeichen

Die Arteriosklerose wird weiterhin begünstigt durch Hypertonie, Rauchen, Diabetes mellitus und Bewegungsmangel.

10.6.6 Die diätetische Therapie der Hypercholesterolämie

Um die therapeutischen Ansätze übersichtlicher zu halten, wird auf eine Darstellung der Therapie nach den fünf Typen von Fettstoffwechselstörungen verzichtet. Vereinfachend wird jeweils die Therapie bei erhöhtem Cholesterol und erhöhten Triglyceriden beschrieben.

Gewichtsreduktion

Bei Übergewicht ist eine Gewichtsreduktion in den Bereich des altersabhängigen BMI für Normalgewicht anzustreben. In vielen Fällen normalisieren sich erhöhte Blutfette durch diese Maßnahme.

Fettzufuhr und Zusammensetzung der Fette

Fettzufuhr reduzieren: Menschen mit hohen Cholesterolwerten sollten ihre Gesamtfettzufuhr auf 30 % der Energiezufuhr beschränken.
Die Fette sollten zu
- 7 % aus gesättigten Fettsäuren,
- 10–15 % aus einfach ungesättigten Fettsäuren und
- 7 % aus mehrfach ungesättigten Fettsäuren bestehen.

Gesättigte Fettsäuren und Trans-Fettsäuren haben den stärksten negativen Effekt auf den Cholesterinspiegel. Sie sollten also weitgehend eingeschränkt werden: fettes Fleisch, Wurst, fette Milchprodukte, Schmalz, Kokosfett, Palmfett, Frittierfette, industriell gefertigte Backwaren und Knabberartikel müssen gemieden werden.

Einfach ungesättigte Fettsäuren haben dadurch einen cholesterinsenkenden Effekt, dass sie einen Teil der gesättigten Fettsäuren ersetzen. Sie sollten deshalb den Hauptanteil der Fettzufuhr ausmachen: in der Küche hauptsächlich Rapsöl, Olivenöl, Walnussöl, Erdnussöl, Haselnussöl verwenden.

Mehrfach ungesättigte Fettsäuren vom Ω-6-Typ senken das LDL-Cholesterol, leider aber auch das HDL-Cholesterol und sind für die Oxidation der Fette in der Gefäßwand verantwortlich: sparsamer Gebrauch von Maiskeimöl, Sonnenblumenkernöl, Distelöl, Weizenkeimöl.

Mehrfach ungesättigte Fettsäuren vom Ω-3-Typ: Leinöl, zweimal pro Woche Fettfische: Hering, Makrele, Lachs, Thunfisch in fettarmen Zubereitungsarten. Der Eigenfettgehalt der Lebensmittel kann bei der Zubereitung genutzt werden.

Cholesterol aus der Nahrung

Die Aufnahme von Cholesterol aus der Nahrung sollte auf 300 mg pro Tag beschränkt werden. Da den Lebensmitteln der Cholesterolgehalt nicht anzusehen ist, muss auf einschlägige Tabellen zurückgegriffen werden. Lebensmittel pflanzlicher Herkunft sind praktisch cholesterinfrei. Besonders reich an Cholesterol sind:
- Alle Innereien
- Eier und alles, was unter Verwendung von Eiern hergestellt wird
- Schalen- und Krustentiere

Es gibt erhebliche Unterschiede in der Ansprechbarkeit auf die Verringerung der Cholesterolzufuhr (Hyporesponder und Hyperresponder → vgl. Salzresistenz bei der Hypertonie). Daher kann auch keine Aussage gemacht werden, wie schnell und in welchem Umfang im Einzelfall der Cholesterolspiegel durch diese Maßnahme gesenkt werden kann.

Tab. 10.14 Cholesterolwerte ausgewählter Lebensmittel

100 g Lebensmittel	Cholesterolgehalt in mg
Vollmilch	11
Buttermilch	4
Schlagsahne	109
Butter	240
Butterkäse, 60 % Fett i. Tr.	81
1 Ei	396
Heilbutt	24
Austern	260
Bachforelle	55
Brathuhn	99
Truthahnbrust	74
Rindfleisch, Lende	70
Rinderleber	260
Kalbshirn	2.000
Schweineleber	350
Bockwurst	100
Leberpastete	150

Ballaststoffe

Die Ballaststoffe aus dem Hafer binden im Dünndarm die aus dem Cholesterol gebildeten Gallensäuren. Mit dem Stuhl werden diese Gallensäuren ausgeschieden. Die Gallensäuren, die nicht an Ballaststoffe gebunden werden, werden über den enterohepatischen Kreislauf (vgl. Kap. 3.9.1) in die Leber zurück resorbiert.
Als besonders wirksam hat sich Haferkleie erwiesen, daher sollten Menschen mit erhöhten Cholesterolwerten täglich Vollkornhaferflocken und Haferkleie zu sich nehmen. Haferkleie ist gut löslich in Getränken, Milchprodukten und Kompott.

Alkohol

Ein moderater Alkoholkonsum scheint das HDL-Cholesterol leicht anzuheben. Daher ist bei normalgewichtigen Personen mit erhöhtem Cholesterolspiegel nichts gegen einen gelegentlichen Alkoholkonsum einzuwenden.
Übergewichtige dagegen sollten Alkohol eher meiden, da er einen sehr hohen Energiegehalt hat.
Ein hoher Alkoholkonsum erhöht die Gesamtmortalität. Eine generelle Empfehlung, Alkohol zur Prävention eines erhöhten Cholesterolspiegels zu konsumieren, kann aufgrund der unsicheren Datenlage und der vielfältigen physischen und psychischen Einflüsse von Alkohol nicht gegeben werden.

Knoblauch und Vitamine

Frischer Knoblauch ist wegen seines hohen Gehaltes an sekundären Pflanzenstoffen (vgl. Kap. 7.9.1) in der Lage, das Gesamtcholesterin zu senken. Hierzu sind allerdings Mengen von 27–28 Knoblauchzehen pro Tag notwendig.
Einen präventiven Effekt – nicht direkt auf den Cholesterolspiegel, aber auf die Entstehung der Arteriosklerose – haben die Vitamine B_6, B_{12} und Folsäure.

Vitamin B_{12} und Folsäure sind notwendig, um die Aminosäure Homocystein in Methionin umzuwandeln. Homocystein schädigt die Arterienwände. Bei Mangel an diesen beiden Vitaminen erhöht sich der Homocysteinspiegel im Blut. Einen vorbeugenden Effekt auf die Oxidation der an den Gefäßwänden abgelagerten Fette haben das Provitamin A, Vitamin E und C.

Pflanzliche Sterole

Pflanzensterole sind dem tierischen Cholesterol sehr ähnlich und haben die Eigenschaft, die Cholesterolaufnahme aus dem Darm zu hemmen. Pflanzensterole kommen hauptsächlich in fettreichen Pflanzenfetten vor, z. B. Sonnenblumenkernen, Sesam, Sojabohnen und daraus hergestellten Ölen, aber auch in Brokkoli, Rosenkohl, Blumenkohl, Orangen, Grapefruits und Pfirsichen. Diese Lebensmittel sollten daher in die tägliche Kost eingebaut werden.
Als besonders wirksam haben sich spezielle Pflanzenmargarinen erwiesen, die mit Pflanzensterinen angereichert sind. Margarine mit Pflanzensterolen sind ungeeignet für Kinder und Personen, die nicht unter erhöhten Cholesterolspiegel leiden. Ihren positiven Einfluss auf kardiovaskuläre Erkrankungen wird teilweise angezweifelt. Manche Forscher befürchten sogar negative Auswirkungen auf den menschlichen Organismus durch isolierte Pflanzensterole (vgl. dazu Kap. 12.3 und 12.4).

10.6.7 Die diätetische Therapie der Hypertriglyceridämie

Gewichtsreduktion

Wie bei der Hypercholesterolämie sind erhöhte Triglyceride mitverursacht durch Übergewicht. Eine Gewichtsreduktion in den Bereich des Normalgewichts lässt auch die Triglyceride wieder in den Normbereich absinken.

Die richtigen Kohlenhydrate

Zucker, Süßigkeiten und Zuckeraustauschstoffe werden in der Leber in Triglyceride und VLDL umgewandelt und sollten daher maximal 10 % der täglichen Energieaufnahme ausmachen.
Komplexe Kohlenhydrate aus Vollkornprodukten, Gemüse, Hülsenfrüchten und Obst haben keinen erhöhenden Einfluss.

Fettzufuhr und die Zusammensetzung der Fette

Für Personen mit Hypertriglyceridämie gilt fast die gleiche Empfehlung wie oben für Personen mit Hypercholesterolämie (→ siehe dort zu Fetten, Ölen und Zubereitungsarten).
- Maximal 30 % der Energiezufuhr als Fett, davon
- 7 % als gesättigte Fettsäuren
- 10–15 % als einfach ungesättigte Fettsäuren
- Insgesamt 7 % als mehrfach ungesättigte Fettsäuren, 2–3 % als mehrfach ungesättigte Fettsäuren vom Ω-3-Typ

Da mehrfach ungesättigte Fettsäuren vom Ω-3-Typ die Triglyceride und die VLDL stark abfallen lassen, gilt die Empfehlung, sie möglichst häufig zu konsumieren.
Sie kommen in nennenswerten Mengen in Leinöl und in den Fettfischen Hering, Makrele, Sprotte, Lachs und Thunfisch vor. Es ist häufig möglich, durch den täglichen Verzehr von 100–200 g der genannten Fischsorten den Triglyceridspiegel wieder in den Normbereich zu bringen.

Alkohol

Alkohol lässt sowohl die Triglyceride als auch die VLDL ansteigen. Daher ist bei Vorliegen einer Hypertriglyceridämie auf alkoholische Getränke zu verzichten.

10.7 Das metabolische Syndrom

Unter dem metabolischen Syndrom (Tödliches Quartett) versteht man eine Reihe von Stoffwechselentgleisungen, die sich infolge von Adipositas einstellen. Sie führen zu Diabetes mellitus Typ 2, Fettstoffwechselstörungen und Bluthochdruck. Diese Erkrankungen wiederum haben schwere Schäden der Blutgefäße und der Nerven zur Folge. Die langfristigen Konsequenzen sind Schlaganfall, Herzinfarkt und Schäden der Gefäße in den Augen, den Nieren und den Extremitäten – Erkrankungen, die schwere Einschränkungen mit sich bringen und tödlich enden können. Dies ist die Grundlage für die erhöhte Sterblichkeit, die infolge von Adipositas festgestellt wird.

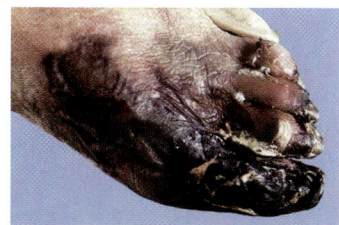

Abb. 10.25 Diabetischer Fuß

Die Zusammenhänge stellen sich wie folgt dar: Das im Bauchraum gelegene viszerale Fettgewebe weist im Vergleich zum gynoiden Fettgewebe einige Besonderheiten auf. Seine Insulinempfindlichkeit ist vermindert, die für Catecholamine dagegen erhöht. Die Folge davon ist eine erhöhte Lipolyserate, was zu einer starken Erhöhung freier Fettsäuren im Blut führt. Die freien Fettsäuren rufen veränderte Reaktionen an Skelettmuskeln, der Leber und dem Pankreas hervor, wie sie in der Abbildung dargestellt sind.

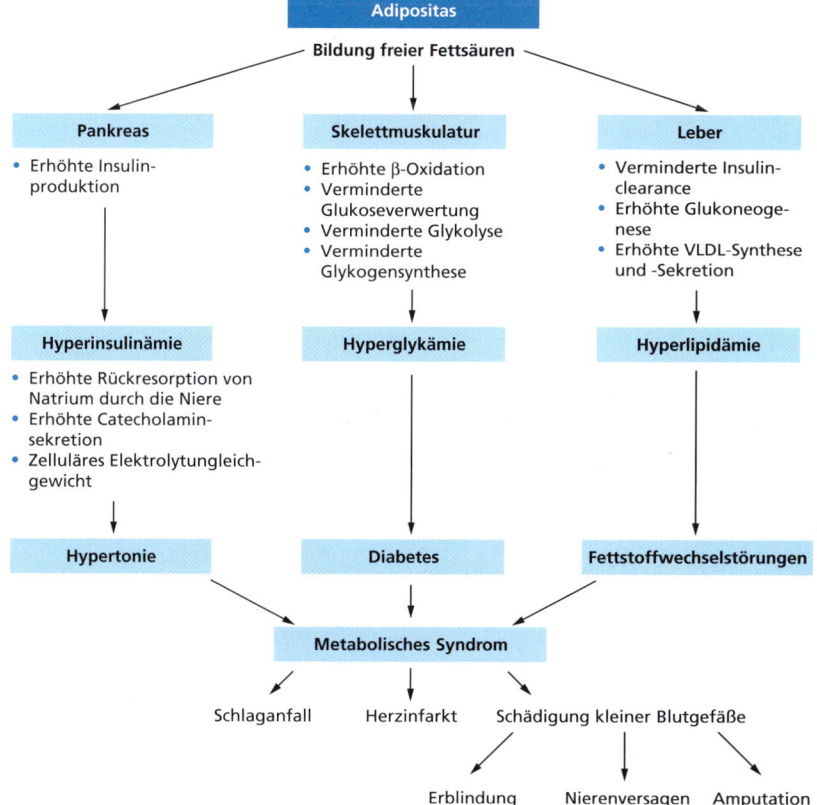

Abb. 10.26 Das metabolische Syndrom

10.8 Unter- und Mangelernährung

Auf der Erde leben gegenwärtig etwa 7 Mrd. Menschen. Von diesen gelten über 820 Mio. als chronisch unterernährt. Der überwiegende Teil dieser Menschen lebt in den Entwicklungsländern und ihre Unterernährung ist die Folge von Nahrungsmangel, der wiederum unterschiedliche Ursachen haben kann (Nahrungsmittel zu teuer, Katastrophen, Krieg, Flucht, zu geringe Produktion, ökologische Probleme). Von Unterernährung in den Industrienationen sind dagegen ganz bestimmte Personengruppen betroffen.

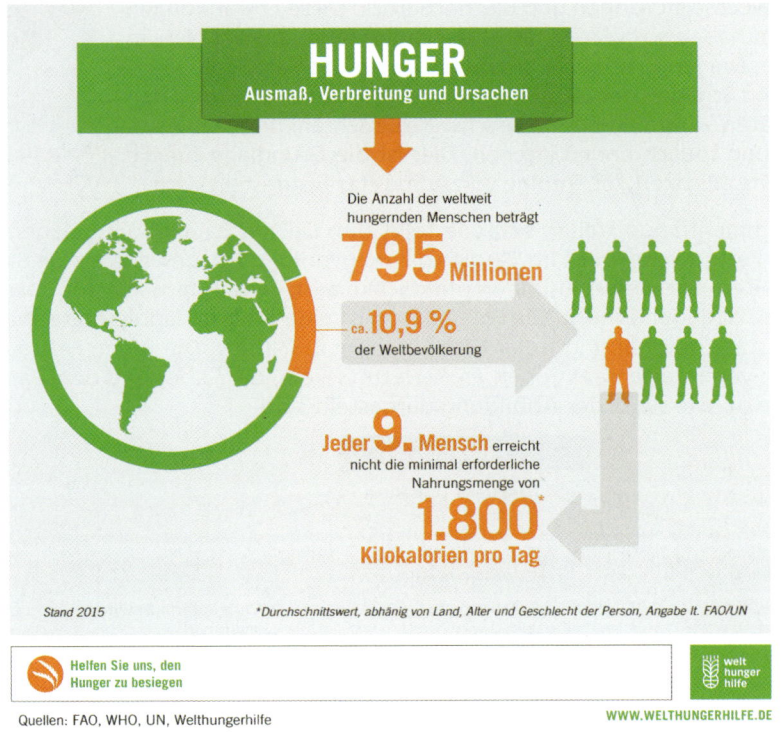

Abb. 10.27 Jeder 7. Mensch hungert

Tab. 10.15 Häufigkeit und Verteilung von Unter- und Mangelernährung

Häufigkeit und Verteilung von Unter- und Mangelernährung	
Entwicklungsländer	Industrieländer
Betroffene Personengruppen: – Kinder – Erwachsene – AIDS-Kranke	Betroffene Personengruppen: – Senioren, Hochbetagte – Tumorpatienten – AIDS-Kranke – Magersüchtige
Verbreitung: 18 % der Bevölkerung in den Entwicklungsländern, in einzelnen Ländern aber weit mehr: Somalia 75 %, Haiti 62 %, Indien 21 %	Verbreitung: 3,8–4 % der Bevölkerung, einzelne Personengruppen aber weit mehr: bei Senioren in Pflegeheimen über 30 %

10.8.1 Wie stellt man Untergewicht und Mangelernährung fest?

Untergewicht

Da das Körpergewicht im Laufe des Lebens erheblichen Schwankungen unterliegt und es auch große konstitutionsbedingte Unterschiede gibt, ist es nicht einfach, Untergewicht von Normalgewicht abzugrenzen.
Der Referenzbereich für das Normalgewicht bei Erwachsenen nach dem BMI liegt zwischen 20 und 25. Ab einem BMI von weniger als 18,5 spricht man von Untergewicht. Ab einem BMI von 13 bei Männern und von 11 bei Frauen ist das Untergewicht letal.
Für Kinder gelten die im Kap. 9.1.1 beschriebenen Referenzwerte für das Wachstum.

Malnutrition

Der Begriff Malnutrition steht für jegliche Art von Ernährung, die den Organismus nicht optimal mit den Nährstoffen versorgt, die er braucht. Es kann sich dabei um Unterernährung, Überernährung oder Fehlernährung handeln.

Mangelernährung

Mangelernährung entspricht am ehesten der Malnutrition, wird aber im deutschsprachigen Raum eher bei Unterernährung bzw. energiemäßig unzureichender Ernährung und bezüglich der Mikronährstoffe benützt.

10.8.2 Ursachen des Untergewichts

Die Ursachen, die zu einer Ausbildung von Untergewicht führen, sind sehr vielfältig, können aber immer einem von drei Ursachenbündeln zugeordnet werden:
- Unzureichende Nahrungsaufnahme
- Ausgeprägter Substratverlust im Verdauungskanal bei eigentlich adäquater Nahrungsaufnahme
- Erhöhter Katabolismus

Tab. 10.16 Ursachen von Untergewicht

Unzureichende Nahrungsaufnahme	Ausgeprägter Substratverlust	Erhöhter Katabolismus
Fehlernährung • Ungenügende Nahrungsaufnahme durch Armut • Ungenügende Nahrungsaufnahme in der Schwangerschaft • Inadäquate Nahrungsaufnahme bei Sport • Anorexie	Malassimilation • Bei chronisch entzündlichen Darmerkrankungen • Nach Strahlentherapie • Durch Medikamente • Durch HIV-Infektion • Durch Parasiten	Erhöhter Bedarf • Infektionen • Tumore • Zytostatika • Nach Operationen • Nach Unfällen • Knochenbrüche
Appetitlosigkeit • Tumorerkrankungen • Medikamente • Schmerzen • psych. Beeinträchtigungen	Eiweißverlustsyndrom • Leberzirrhose • Blutvergiftung • Magentumore • Pilzvergiftungen	Hormonstörungen • Schilddrüsenüberfunktion • Diabetes mellitus
Störungen und Verletzungen im Kopfbereich • Entzündungen in Mund, Rachen oder Kiefer • Gehirnverletzungen Verbauungen im Verdauungstrakt • Kropf • Tumore • Verengungen		

Vgl. Hans-Konrad Biesalski (Hrsg.): Ernährungsmedizin, 3. Auflage, Thieme, Stuttgart, 2005, S. 271, Tab. 21.1.

294 Bedarfsgerechte Ernährung kranker Menschen

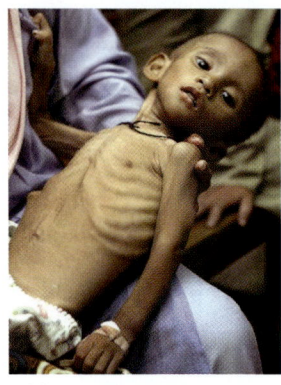

Der Hungerstoffwechsel wird in Kapitel 8.4.4 beschrieben.

10.8.3 Protein-Energie-Malnutrition = PEM

Chronische Unterernährung, wie sie häufig in den Entwicklungsländern vorkommt, wird schon seit dem 19. Jahrhundert bei Kindern beschrieben. Dabei unterschied man bislang zwei Formen der Unterernährung:
- **Marasmus:** Gewicht unterhalb 60 % des Referenzgewichtes für die Altersgruppe, keine Ödeme
- **Kwashiorkor:** Gewicht gleich, bis über 60 % des Referenzwertes für die Altersgruppe, ausgedehnte Ödeme

Abb. 10.28 Marasmus

Tab. 10.17 Wesentliche Merkmale von schweren PEM-Formen

Merkmale	Marasmus	Kwashiorkor
Gefährdetes Alter	0–18 Monate	12–36 Monate
Ödeme	Keine	Stark ausgeprägt
Appetit	Meist gut	Kaum vorhanden
Körperliche Aktivität	Gering	Keine
Anämie	Selten	Häufig
Leber	Kaum verändert	Vergrößert, Fettinfiltrationen
Psychische Veränderungen	Unauffällig	Apathisch
Hautveränderungen	Selten	Häufig
Haarveränderungen	Meist ausgeprägt	Ausgeprägt
Infektionserkrankungen	Häufig	Sehr häufig
Extrazelluläres Wasser	Erhöht	Stark erhöht
Blutzucker	Normal	Erniedrigt
Freie Fettsäuren	Erhöht	Erhöht

Quelle: Hans-Konrad Biesalski (Hrsg.): Ernährungsmedizin, 3. Auflage, Stuttgart, Thieme, 2005, S. 296, Tab. 23.5.

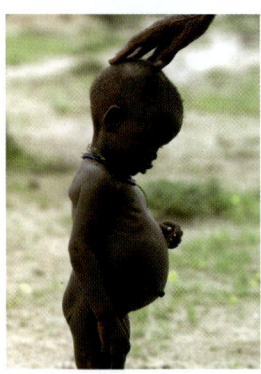

Es wurde lange Zeit angenommen, dass Kwashiorkor in erster Linie durch Proteinmangel bei gleichzeitig ausreichender Energieaufnahme verursacht wird. Dagegen glaubte man, Marasmus sei in erster Linie verursacht durch einen generellen schweren Energiemangel.

Dass die Situation in der Realität nicht so einfach ist, bemerkte man, als man feststellen musste, dass innerhalb **einer** Familie Kinder die beiden unterschiedlichen Formen der Mangelernährung ausbilden können. Es ist bis heute nicht geklärt, wodurch dies zustande kommt.

Man spricht daher heute generell eher von **Protein-Energie-Malnutrition**, um die schwere Form von Hunger und Unterernährung bei Kindern zu beschreiben.

Abb. 10.29 Kwashiorkor

10.8.4 Folgen chronischer Unterernährung

Untergewichtige Menschen sind sichtbar abgemagert und körperlich wenig aktiv und leistungsfähig. Das Wohlbefinden der Betroffenen ist vermindert. Bei genauerem Hinsehen findet man eine schwere Entgleisung des Stoffwechsels von Proteinen, Fetten und Kohlenhydraten, Enzymen und Hormonen. Dadurch werden folgende Funktionen beeinträchtigt: Herz-Kreislauf-System, Niere, Immunsystem, Wasser- und Elektrolythaushalt, Verdauung und Gehirnfunktionen.

Die Folgen chronischer Unterernährung mit Energie sowie adäquaten Mengen an Makro- und Mikronährstoffen haben auf Kinder und Erwachsene unterschiedliche Wirkungen.

Tab. 10.18 Folgen chronischer Unterernährung bei Kindern und Erwachsenen

Kinder	Erwachsene
• Gewicht und Größe unter den Referenzwerten der Altersgruppe • Wachstumsverzögerungen • Erhöhte Infektanfälligkeit, insbesondere für Durchfallerkrankungen → Dehydrierung → Tod • Erniedrigte Körpertemperatur • Geringe körperliche Aktivität • Ausgeprägte Haar- und Hautveränderungen • Apathie • Verzögerte intellektuelle Entwicklung	• Verschlechterter Allgemeinzustand, Schwäche, Müdigkeit • Verminderte Muskelkraft • Erhöhte Infektanfälligkeit • Schlechte Wundheilung • Ausbleiben der Menstruation • Häufigere Stürze • Häufigere Frakturen • Neurologische und kognitive Störungen • Bei Senioren doppelt so hohe Sterblichkeit im Vergleich zu normalgewichtigen Senioren im gleichen Zeitraum

10.9 Essstörungen

Unter Essstörungen werden verschiedene psychosomatische Krankheitsbilder zusammengefasst, die Anorexia nervosa (Magersucht), die Bulimia nervosa (Essbrechsucht) und teilweise noch die Binge Eating Disorder (Esssucht). Essstörungen sind nicht leicht zu diagnostizieren, weil die Betroffenen ihre Erkrankung verharmlosen, falsche Angaben machen und sie vor ihrer Umwelt verbergen. Bei essgestörten Menschen ergeben sich häufig noch andere psychische Auffälligkeiten wie Depressionen, Angststörungen, Zwänge, Hyperaktivität und Suchterkrankungen. Die WHO hat Kriterien festgelegt, nach denen sich Essstörungen feststellen lassen.

10.9.1 Anorexia nervosa (nach WHO, ICD 10, F 50.0)

An Anorexie erkrankt ist eine Person, wenn Folgendes auf sie zutrifft:
- Gewicht mindestens 15 % unter dem altersentsprechenden BMI
- Selbst herbeigeführte Gewichtsverluste durch Vermeidung von hochkalorischen Speisen und zusätzlich durch:
  - selbstinduziertes Erbrechen oder
  - selbstinduziertes Abführen oder
  - übertriebene körperliche Aktivität oder
  - Einnahme von Appetitzüglern und/oder Diuretika
- Störung der Körperwahrnehmung hinsichtlich Gewicht, Größe und Form
- Ausbleiben der Menstruation bei Frauen, Libido- und Potenzverlust bei Männern
- Hemmung der pubertären Entwicklungsschritte bei Eintritt in die Pubertät

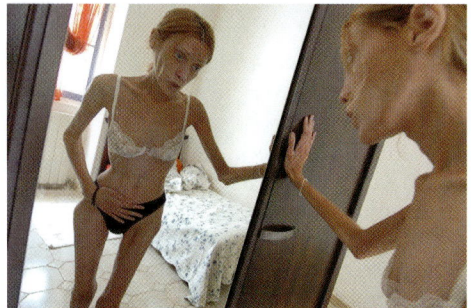

Abb. 10.30 Magersüchtige (Das französische Modell Isabelle Caro ist mittlerweile gestorben.)

Die Magersucht tritt zwischen dem 10. und 25. Lebensjahr auf und betrifft 1 % der weiblichen Personen in dieser Altersgruppe. Etwa 6 % der Magersüchtigen sind junge Männer. Die Betroffenen weigern sich, ausreichend Nahrung zu sich zu nehmen. Es handelt sich um ein extrem gezügeltes Essverhalten. Dabei werden ganze Mahlzeiten weggelassen oder nur geringe Mengen sogenannter „guter/erlaubter" Lebensmittel gegessen, z. B. Salat ohne Marinade, 1/2 Apfel, 3 Teelöffel Naturjoghurt. „Schlechte = fettmachende" Lebensmittel werden weggelassen. Insgesamt wird ständig so wenig gegessen, dass es schließlich zu einem starken Gewichtsverlust und mit der Zeit zu massivem Untergewicht kommt. Die Betroffenen finden sich auch bei extremem Untergewicht noch zu dick und haben eine panische Angst vor der Gewichtszunahme. Sie sind ruhelos, betreiben viel Sport, wiegen sich mehrmals täglich und haben eine Vielzahl von Tricks auf Lager, um ihren Familien vorzuschwindeln, dass sie essen würden. Manche nehmen hohe Dosen an Appetitzüglern und Abführmitteln zu sich.

Die Gedanken der Magersüchtigen drehen sich nur um das Thema Essen oder nicht Essen, dabei unterdrücken sie Hunger und Appetit rigoros und sind sehr stolz auf diese Fähigkeit. Sie fühlen sich anderen dadurch überlegen. Sie bekommen durch ihr Aussehen viel Aufmerksamkeit und schaffen es, ihre Familien dadurch zu manipulieren.

Fallbeispiel Martina, Studentin, mit 18 Jahren erkrankt:

„Irgendwann wurden Kalorien zu einer fixen Idee. Ich dachte nur noch an Hungern und versuchte durch alle möglichen Tricks, Mahlzeiten zu umgehen. Oft war ich einfach nicht zu Hause oder ich hatte dringend etwas in meinem Zimmer zu tun oder ich behauptete, schon gegessen zu haben. Am Tisch zögerte ich den Essensbeginn so lange wie möglich hinaus, richtete ewig lange alles bis ins Kleinste her, schnitt mein Fleisch in winzig kleine Stückchen. Dann begann ich zu essen, ganz langsam und mit vielen kleinen Pausen, am liebsten mit einem kleinen Löffel oder einer Kuchengabel … Wenn keiner hinsah, ließ ich mein Essen schnell irgendwo in einer Tasche oder im Ärmel verschwinden … Jede Woche schrieb ich das Essen in der Mensa ab, um genau berichten zu können, was ich gegessen hatte. Ich erbat mir leere Tüten in Konditoreien und Metzgereien, die ich zerknitterte und meinen Eltern demonstrativ unter die Nase hielt …"

Quelle: Gerlinghoff, Monika: Magersüchtig, 1. Auflage München, Zürich, Piper, 1985, S. 21, 22.

Fallbeispiel Jaqueline, Studentin, erkrankt mit 14 Jahren:

„Ich fing an, mein Essen zu reduzieren. Zusätzlich stellte ich ein Trainingsprogramm auf und, wenn ich dieses nicht planmäßig durchzog, strich ich automatisch etwas von meinem Essensplan. Mit der Zeit wurde das Trainingsprogramm härter und intensiver und die Nahrungsmengen immer kleiner … In der Pause schloss ich mich in der Toilette ein und machte Gymnastik, um mir einen Apfel zu verdienen."

Quelle: Gerlinghoff, Monika: Magersüchtig, 1. Auflage München, Zürich, Piper, 1985, S. 22.

10.9.2 Folgen

Durch die chronische Unterversorgung kommt es zu schweren körperlichen Störungen wie ständiges Frieren, Rückgang des Blutdruckes, metabolische Azidose, Störungen des Elektrolythaushaltes, Funktionseinbußen der inneren Organe, Ausbleiben der Monatsblutung, schwere Vitaminmangelzustände. Langfristig ist mit einer Osteoporose zu rechnen. Dazu kommen psychische Störungen wie Schlaflosigkeit, Depressionen mit Todessehnsucht, Apathie und extreme Zurückgezogenheit.

Etwa 10–15 % der Betroffenen sterben an dieser Krankheit, entweder infolge der schweren Unterernährung (Herztod durch Abbau der Herzmuskulatur) oder durch Suizid.

10.9.3 Bulimia nervosa (nach WHO, ICD 10, F 50.2)

An Bulimie erkrankt gilt eine Person, wenn Folgendes auf sie zutrifft:
- Andauernde Beschäftigung mit dem Essen, unwiderstehliche Gier nach Nahrungsmitteln und Essattacken
- Vermeidung von Gewichtszunahme durch:
  - selbstinduziertes Erbrechen oder
  - Abführmittelmissbrauch oder
  - zeitweilige Nahrungsabstinenz oder
  - Einnahme von Appetitzüglern, Diuretika und Schilddrüsenpräparaten
- krankhafte Furcht vor dem Dickwerden
- Teilweise vorhergehende Anorexie

Während die Magersucht schon bei ganz jungen Menschen auftritt, ist das Einstiegsalter bei der Bulimie etwas höher, 15–35 Jahre, betrifft also auch Erwachsene. Von den Frauen sind in der genannten Altersspanne 3–4 % betroffen, von den Männern 5–10 %.

Bulimiker sind weit schwieriger zu erkennen als Magersüchtige, denn sie sind in der Regel normalgewichtig.

Phasen von normalem Essen sind von regelrechten Fressanfällen unterbrochen. Diese Fressattacken treten zwischen zweimal pro Woche und mehrmals täglich auf. Dabei wird alleine, mit großer Geschwindigkeit und wahllos alles, was zu finden ist, gegessen. Pro Essanfall können so 10.000 bis 30.000 kcal verschlungen werden. Während des Essanfalls erleben die Betroffenen einen völligen Verlust der Kontrolle über sich und sind nicht mehr in der Lage, mit dem Essen aufzuhören.

Nach dem Fressanfall stellt sich ein Schamgefühl für die Gefräßigkeit ein und der Betroffene führt selbst Erbrechen herbei, um ja nicht zuzunehmen.

Das Erbrechen wiederum hat Schuld- und Ekelgefühle zur Folge. Bulimiker nehmen sich in dieser Phase vor, sich zu bessern, sie halten strenge Diät, fasten total, treiben viel Sport, benutzen zur Unterstützung Appetitzügler oder Abführmittel. Diese massive Einschränkung ist dann wieder ein Nährboden für den nächsten Fressanfall. Kommen die Fressattacken sehr häufig vor, führt das die Betroffenen u. U. in die Verschuldung oder Kriminalität (Stehlen von Nahrungsmitteln), da die ungeheuren Mengen an Lebensmitteln teuer sind.

> **Fallbeispiel Henriette, Studentin, erkrankt mit 16 Jahren:**
> „Im Laufe der Jahre häuften sich meine Fressanfälle. Spätestens am Nachmittag wurde ich von dieser komischen Unruhe und dem grauenhaften Leeregefühl überfallen. Ich war unfähig, irgendetwas anderes zu denken oder mich auf etwas anderes zu konzentrieren. Erst wenn ich mir Essen besorgt hatte – entweder gestohlen oder gekauft –, war ich zufrieden. War es unmöglich, an Essen ranzukommen, aß ich auch die verrücktesten Dinge, z. B. ein Glas Senf zum Brot oder Mehl mit Wasser und Zucker zusammengerührt. … Die Unruhe und Leere, die ich vor einem Fressanfall verspürte, waren damit wie weggewischt. Meine riesigen Essensmengen konnte ich mit meinem Wechsel nicht mehr bezahlen. Ich mache Nachtdienst im Krankenhaus, aber dennoch war mein Konto ständig überzogen …"
> Quelle: Gerlinghoff, Monika: Magersüchtig, 1. Auflage München, Zürich, Piper, 1985, S. 33.
>
> „Ich wollte sterben … Meine Schuldgefühle wurden größer, das ständige Lügen und Theaterspielen war nicht mehr zu ertragen. Der Kreislauf Hungern – Fressen – Erbrechen hielt mich gefangen, und ich konnte mich nicht mehr daraus befreien."
> Quelle: Gerlinghoff, Monika: Magersüchtig, 1. Auflage München, Zürich, Piper, 1985, S. 123.

10.9.4 Folgen

Durch das häufige Erbrechen treten bei den Betroffenen Zahnschäden auf und durch die Magensalzsäure kommt es zu einer chronischen Speiseröhrenentzündung und zu Entzündungen der Speicheldrüsen. Der Abführmittel- und Diuretikamissbrauch führt zu Hypokaliämie und Hypochloridämie.

10.9.5 Ursachen

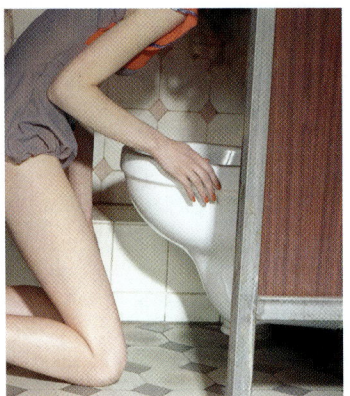

Abb. 10.31 Erbrechen

Zahlreiche und ausgiebige Forschungen der vergangenen Jahrzehnte konnten bis heute nicht eindeutig klären, welche Ursachen Essstörungen haben. Viele verschiedenartige Konzepte wurden diskutiert, konnten aber nie klar bewiesen werden. Irritierend dabei ist, dass negative Einflüsse in der Lebensgeschichte, die auf einige Essgestörte zutreffen, nicht in der Biografie aller Betroffener zu finden sind, z. B. sexueller Missbrauch.

Als anfälliger für Magersucht gelten Menschen, die Angst vor Gefühlsnähe haben und zwanghaft perfektionistisch und regeltreu sind. Als Auslöser gelten Lebensereignisse, die das Selbstwertgefühl nachhaltig beeinträchtigen, aber auch die körperlichen Veränderungen, die mit der Pubertät eintreten. Übereinstimmend lässt sich bei allen Essstörungen eine erste oder auslösende Diät feststellen.

Lange Zeit galten bestimmte Familienkonstellationen als verursachend. Heute weiß man aber, dass Familien mit Essgestörten im Vergleich zu Kontrollgruppen keine Unterschiede aufweisen. Die Auffälligkeiten, die sich bei Familien mit Essgestörten ausbilden, sind als eine Folge und nicht als Ursache der Krankheit anzusehen.

Neuere Forschungen lassen daran denken, dass Magersucht auch endokrine Ursachen haben könnte, wie etwa Störungen im Leptinstoffwechsel.
Auch bei Bulimikern gilt ein gestörtes Selbstwertgefühl als krankheitsverursachend. Als Auslöser kommen eine Trennung von wichtigen Bezugspersonen und der Druck durch das gängige Schlankheitsideal dazu.

10.9.6 Prävention und Therapie

Da die Betroffenen sich nicht als krank oder im Falle der Magersucht als lebensbedrohlich krank erleben, ist es sehr schwierig, sie zu einer Therapie zu motivieren.
Extremes Untergewicht muss zunächst stationär in einer Klinik behandelt werden. Diese Patienten sind auch meist zu geschwächt, um an einer Psychotherapie teilzunehmen.
Die besten Erfolgsquoten haben stationäre sowie teilstationäre (Patient verbringt den Tag in der Tagesklinik und geht abends nach Hause) Programme. Sie beinhalten Psy-chotherapie (meist verhaltenstherapeutische Ansätze) einzeln und in der Gruppe, teilweise Familientherapie, Einstellen des Medikamentenmissbrauchs, Einüben eines geregelten Tagesablaufs mit Zubereitung und gemeinsamer Einnahme von Mahlzeiten, Gewichtskontrolle und Ziele für die Stabilisierung des Körpergewichts, Änderung der negativen Einstellung zum eigenen Körper und Gewicht sowie medizinische Kontrolle. Aus der stationären Behandlung, die am Anfang mit einem Aufenthalt im geschlossenen Klinikbereich einhergeht, gibt es einige Programme, die Wohngruppen für Essgestörte betreiben. In diesen Wohngruppen soll ein geregelter Lebensalltag mit Schule, Ausbildung oder Arbeit eingeübt werden.

Therapierte Magersüchtige haben unterschiedliche Langzeitprognosen. Etwa 10–15 % versterben, bei weiteren 30 % nimmt die Krankheit einen chronischen Verlauf. Etwa 35–50 % haben gute Voraussetzungen für eine Heilung. Bei den Bulimiebetroffenen rechnet man mit einer 50%igen Heilungschance. Die Rückfallquote ist in den ersten zwei Jahren nach Ende der Therapie am höchsten. Die Krankheit kann aber auch nach Jahren der Gesundheit und Stabilität erneut ausbrechen.

11 Ernährung und Gesundheitsrisiken

11.1 Fremd-, Schad- und Zusatzstoffe in Lebensmitteln

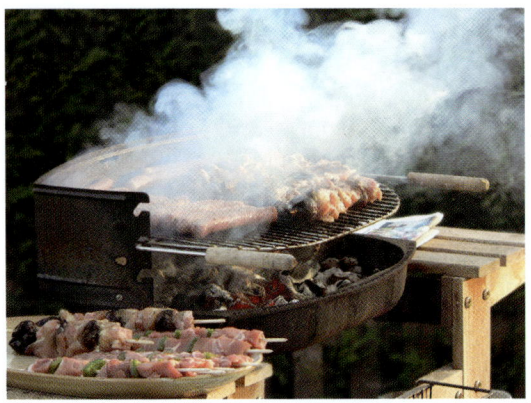

In Lebensmitteln kamen und kommen Substanzen vor, die dem menschlichen Organismus schaden können. Neben den lebensnotwendigen und gesundheitsfördernden Inhaltsstoffen enthalten sie auch eine Reihe unterschiedlicher Fremd-, Schad- und Zusatzstoffe ganz unterschiedlicher Herkunft. Sie sind natürlicherweise vorhanden, gelangen unbeabsichtigt in die Lebensmittel, gelangen aufgrund der Produktion hinein oder werden absichtlich zugesetzt.

Man unterscheidet nach der Herkunft in drei Gruppen.

Abb. 11.1 Unerwünschte Stoffe in Lebensmitteln

Tab. 11.1 Schadstoffgruppen

Schadstoffe	Zusatzstoffe	Fremdstoffe
Kommen natürlicherweise in Lebensmitteln vor	Werden Lebensmitteln absichtlich zugesetzt	Gelangen durch den Menschen in Lebensmittel
Primär giftige Stoffe: Pilzgifte, Solanin, Blausäure	Farbstoffe, Konservierungsmittel, Emulgatoren, Gelier- und Verdickungsmittel, Säuerungsmittel, Süßstoffe, Zuckeraustauschstoffe, Antioxidanzien, Überzugsmittel, Stabilisatoren	*Rückstände:* Pestizide, Düngemittel, Tierarzneimittel, Masthilfsmittel, gentechnisch veränderte Lebensmittel
Sekundär giftige Stoffe: entstehen bei Lagerung, Zubereitung und Verarbeitung: Schimmelpilzgifte, PAK, Acrylamid, Badge, Nitrosamine		*Verunreinigungen und Kontaminaten:* Schwermetalle, PCB, PAK, Dioxine, Furane, Moschusverbindungen

11.1.1 Was heißt hier giftig?

- **Toxikologie** = die Lehre von den giftigen Substanzen
- **Toxizität** = Giftigkeit
- **toxisch** = giftig
- **Toxin** = Gift

Gifte sind Substanzen, die, wenn sie dem menschlichen, tierischen oder pflanzlichen Organismus zugeführt werden, diesen in verschiedener Weise schädigen können. Das Ausmaß der Schädigung hängt ab von
- der aufgenommenen Menge = Dosis an Gift und
- der Art des Giftes.

Bei den Schäden, die durch Gifte entstehen, unterscheidet man grob folgende Auswirkungen:

- Akut toxisch = wirkt sofort → Krankheit, Tod
- Chronisch toxisch = Erkrankung tritt nach einiger Zeit der regelmäßigen Aufnahme kleiner Toxinmengen auf

- Kanzerogen = krebserregend
- Teratogen = embryoschädigend
- Mutagen = erbgutschädigend
- Allergisierend = allergieauslösend

Die mit den Lebensmitteln aufgenommenen Schadstoffe werden meist nur in ganz geringen Mengen aufgenommen und sind überwiegend chronisch toxisch.
Sie kommen vor im Bereich von:

1 mg = 1-tausendstel g = 1/1.000 g
1 µg = 1-millionstel g = 1/1.000 000 g
1 ng = 1-millardstel g = 1/1.000 000 000 g

Um ihre Wirkung abschätzen zu können, wird ihre Konzentration im Lebensmittel wie folgt angegeben:

1 mg/kg Lebensmittel = 1 ppm (parts per million) = 10^{-6}
1 µg/kg Lebensmittel = 1 pbb (parts per billion) = 10^{-9}
1 ng/kg Lebensmittel = 1 ppt (parts per trillion) = 10^{-12}

11.1.2 Risikoabschätzung

Nationale (Institut für Risikobewertung) und internationale wissenschaftliche Gremien (WHO, Scientific Commitee on Food) veröffentlichen Höchstwerte von Fremd-, Schad- und Zusatzstoffen, mithilfe deren Einhaltung negative Auswirkungen auf den Menschen vermieden werden sollen. Dazu sind umfangreiche Tests an biologischen Modellen notwendig. Folgende Untersuchungen werden dabei durchgeführt:

- Prüfung auf akute Toxizität
- Studium der Kinetik = Was macht der Körper mit der Substanz?
- Prüfung der pharmakologischen Wirkungen = Was macht die Substanz mit dem Körper?
- Prüfung der Gentoxizität = Verändert die Substanz Gene?
- Prüfung auf Kanzerogenität = Ist die Substanz krebserregend?
- Prüfung der Reproduktionstoxizität = Wie wirkt die Substanz auf die Keimzellen? Verändert sie dort Gene?
- Prüfung der chronischen Toxizität.

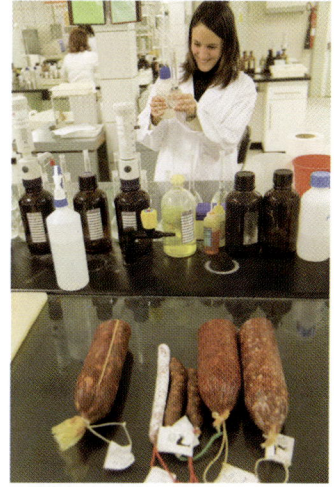

Abb. 11.2 Lebensmitteluntersuchung

> **NOEL = no observable effect level**
> Der NOEL entspricht der höchsten Dosis oder Expositionskonzentration eines Stoffes in subchronischen oder chronischen Studien, bei der keine statistisch signifikante behandlungsbedingte Wirkung beobachtet werden kann.
>
> **NOAEL = no observed adverse effect level**
> Bezeichnet die Dosis, bei der gerade keine schädigende Wirkung beobachtet wird.

Ernährung und Gesundheitsrisiken

> **ADI = acceptable daily intake = duldbare tägliche Aufnahme**
> Bezeichnet die Dosis einer Substanz, die bei lebenslanger täglicher Einnahme keine gesundheitlichen Risiken mit sich bringt.

Angegeben wird der ADI in mg/kg Körpergewicht. Er wird abgeleitet aus dem NOEL, indem ein Sicherheitsfaktor (meist 100) eingebaut wird.

$$\text{ADI} = \text{NOEL} : 100$$

Mithilfe der aus diesen Untersuchungen gewonnenen Daten können Höchstwerte für Rückstände, Schad- und Zusatzstoffe in Lebensmitteln festgelegt werden, die durch die Bundesländer überwacht werden können.

Höchstmengenverordnungen gibt es z. B. für
- Nitrat in Spinat und Kopfsalat,
- Schimmelpilzgifte in verschiedenen Lebensmitteln,
- Blei und Cadmium in verschiedenen Lebensmitteln,
- Quecksilber in Fischereierzeugnissen,
- Dioxine in verschiedenen Lebensmitteln,
- Zusatzstoffe in Lebensmitteln.

Da die Prüfungen der Substanzen im Tierversuch durchgeführt werden, ergeben sich daraus gewisse Unsicherheiten, da nicht alle Effekte beim Tier genau auf den Menschen übertragbar sind. Unberücksichtigt bleiben dabei auch besonders empfindliche Personengruppen, wie z. B. Schwangere oder Kranke. Ebenfalls vollkommen unabschätzbar sind die Wirkungen, die mehrere Schadstoffe im Organismus miteinander ausüben (Synergieeffekte).

• Synergie = Zusammenwirken

11.1.3 Primär giftige Schadstoffe

Viele Lebensmittel, die gegessen werden, enthalten natürlicherweise toxische Substanzen, z. B. Giftpilze. Aber die Menschen haben im Laufe der Geschichte herausgefunden, welche Lebensmittel das sind. Das Problem wird auf verschiedene Weise umgangen, indem auf das Lebensmittel verzichtet wird, indem z. B. bei bitteren Mandeln oder grünen Kartoffeln nur geringe Mengen konsumiert werden oder indem z. B. Hülsenfrüchte gekocht werden. Im Folgenden sind hier die häufigsten primär giftigen Schadstoffe aufgeführt.

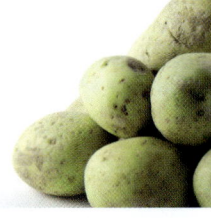

Abb. 11.3 Solanin in Kartoffeln

Tab. 11.2 Primär giftige Schadstoffe

Primär giftige Schadstoffe	Vorkommen in Lebensmitteln	Wirkungen
Blausäure	Bittere Mandeln, Aprikosenkerne, Leinsamen	Akut toxisch, in hoher Dosierung und für Kinder tödlich
Oxalsäure	Tomaten, Rhabarber, Kakao, Spinat, Mangold, Rote Beete	Bei hoher Aufnahme Nierensteine, Störung des Calciumstoffwechsels
Biogene Amine	Käse, Rotwein, Fisch, besonders verdorbener Fisch, Schokolade, Sauerkraut, Rohwurst	Kreislaufbeschwerden, Kopfschmerzen, Durchfälle, anaphylaktischer Schock bei entsprechend veranlagten Personen

Primär giftige Schadstoffe	Vorkommen in Lebensmitteln	Wirkungen
Cumarin	Geschmackgebender Inhaltsstoff von Waldmeister, Zimt	Hemmt die Blutgerinnung, leberschädigend, max. 3 g frisches Waldmeisterkraut pro 1 l Bowle nehmen
Solanin	Grüne Tomaten, grüne Kartoffeln, Kartoffelkeime	Kopfschmerzen, Erbrechen, in schweren Fällen: Hirnödem, Koma
Pilzgifte	Grüner und weißer Knollenblätterpilz	Brechdurchfall, Nieren- und Leberschäden, kann tödlich sein

11.1.4 Sekundär giftige Schadstoffe

Einige sekundär giftige Schadstoffe entstehen bei der Lagerung. Eine genauere Ausführung über die relativ weit verbreiteten Schimmelpilze ist zu finden in Kap. 11.4.4.

Durch Zubereitung, Lagerung und Verpackung entstehende Schadstoffe

Durch Kochen werden die meisten Lebensmittel besser verdaulich und resorbierbar, weshalb ein Großteil der Nahrungsmittel in irgendeiner Weise wärmebehandelt wird. Dabei können aber auch toxische Substanzen entstehen. Durch eine schonende, nicht zu heiße Zubereitung und Vorsichtsmaßnahmen beim Grillen können die Probleme umgangen werden.
Auch aus Verpackungen können sich Substanzen lösen, die negative Wirkungen auf die Gesundheit haben. Im Folgenden sind die häufigsten Schadstoffe aufgeführt, die durch Zubereitung, Lagerung und Verpackung entstehen.

Tab. 11.3 Sekundär entstehende Schadstoffe

Durch Zubereitung, Lagerung und Verpackung entstehende sekundär giftige Schadstoffe	Betroffene Lebensmittel	Wirkungen
Überhitzte, ranzige, oxidierte Fette	Frittierfette, zu lange gelagerte Öle	Akut lebertoxisch, kanzerogen
PAK = polyzyklische, aromatische Kohlenwasserstoffe, entstehen bei der unvollständigen Verbrennung unter Sauerstoffmangel und beim Hocherhitzen von organischem Material	Fleisch, Wurst, die gegrillt werden; pflanzliche Lebensmittel, die durch die Luft kontaminiert werden	Kanzerogen für die Haut und für die Schleimhäute des Magen-Darm-Traktes
Acrylamid entsteht, wenn Lebensmittel hoch erhitzt werden, die Kohlenhydrate und Proteine aufweisen	Frittierte Kartoffelprodukte, Gebäck, Brot, Kaffee	Kanzerogen im Tierversuch
3-MCPD = 3-Monochlorpropan-1,2-diol, fällt an bei der Herstellung von hydrolysiertem Sojaprotein	Sojaprodukte	Gilt als wahrscheinlich kanzerogen
Phthalsäureester sind Verbindungen, die als Weichmacher von Kunststoffen eingesetzt werden	Babyschnuller, Spielzeug, Babynahrung, Verpackungen	Haben eine schwach östrogene Wirkung

304 Ernährung und Gesundheitsrisiken

Durch Zubereitung, Lagerung und Verpackung entstehende sekundär giftige Schadstoffe	Betroffene Lebensmittel	Wirkungen
BADGE = Bisphenol-A-Diglyceridether ist in den Kunststofffolien, die zur Auskleidung von Konservendosen, Babygläschendeckeln benutzt werden	Lebensmittel in Konserven, Fischkonserven in Ölaufguss, Babynahrung in Gläschen; seit 2005 Verwendung untersagt	In Zellkulturen hat es sich als erbgutverändernd erwiesen, im Tierversuch nicht. Es gibt Hinweise, dass sie Übergewicht verursachen können
Nitrosamine entstehen in Lebensmitteln durch Trocknungs- und Räucherprozesse und im menschlichen Magen, wenn Nitrit (kommt aus Nitrat als Düngemittel) mit Aminen aus dem Nahrungsprotein reagiert	Nitrat-nitrithaltige Lebensmittel wie Spinat, Kopfsalat, Rote Beete Aminhaltige Lebensmittel: Käse, Wurst, Fleisch Nitrosaminhaltig: Bier, geräucherte Wurstwaren, gepökelte Fleischwaren, Gewürze	Kanzerogen
EDC = endocrine disrupting components = endokrine Desruptoren; keine einheitliche Stoffgruppe, die o. g. Phthalsäureester gehören u. a. dazu	Verpackungen, Druckfarben für Lebensmittelverpackungen aus PCB und DDT, aus der Umwelt durch Reinigungs- und Körperpflegemittel, Benzin, Lacke, Kleidung	stören Hormonsysteme, stören vielleicht die Fortpflanzungsfähigkeit und stehen im Verdacht, Tumorerkrankungen auszulösen

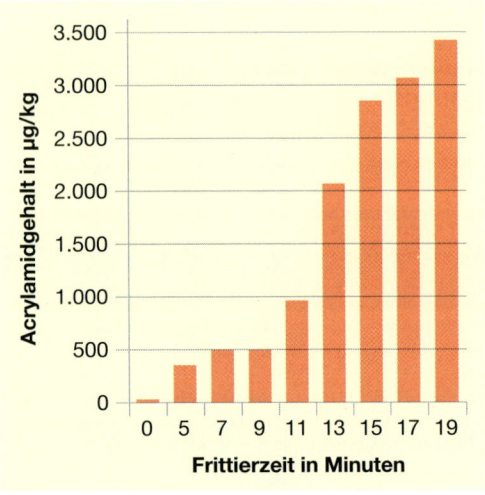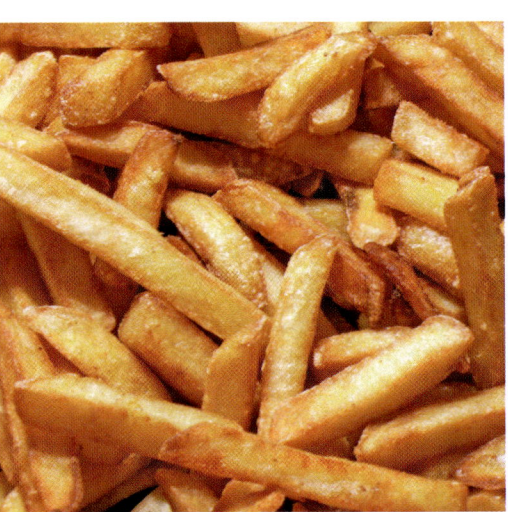

Abb. 11.4 Pommes frites: Quelle für Acrylamid und überhitzte Fette

11.1.5 Lebensmittelzusatzstoffe

Lebensmittel müssen heute lange haltbar sein, ansprechend aussehen und verzehrfertig sein. Dies bedingt, dass Lebensmittel mit Zusatzstoffen versehen werden, die diese Ziele zu erfüllen helfen. Der Einsatz von Lebensmittelzusatzstoffen ist umstritten, weil einige von ihnen gesundheitlich nicht unbedenklich sind.

Tab. 11.4 Einteilung der Zusatzstoffe nach ihrem Einsatzbereich
Überschneidungen sind möglich

Name	E-Nummer	Name	E-Nummer
Farbstoffe	E 100–180	Komplexbildner	E 450–452
Konservierungsmittel	E 200–290	Füllstoffe	E 414, E 901–904
Antioxidanzien	E 300–321	Verdickungsmittel	E 400–495
Säureregulatoren	E 355, E 514, E 574	Backtriebmittel	E 541, E 500–504
Festigungsmittel	E 325–327	Stabilisatoren	E 535–538, E 927b
Säuerungsmittel	E 330, E 355, E 363	Geschmacksverstärker	E 620–635
Emulgatoren	E 472–495	Trägerstoffe	E 901–904
Feuchthaltemittel	E 422	Schaumverhüter	E 900
Mehlbehandlungsmittel	E 471–472	Packgase	E 941
Geliermittel	E 406–410	Überzugsmittel	E 912, E 914
Schmelzsalze	E 450–452	Treibgase	E 938–948
Schaummittel	E 471–472f	Süßstoffe und Zuckeraustauschstoffe	E 400er und E 900er Nummern
Modifizierte Stärken	E 404–450		

Von den oben genannten Substanzklassen gibt es einige, deren gesundheitliche Unbedenklichkeit nicht erwiesen ist. Die folgende Tabelle gibt die häufigsten Wirkungen von Lebensmittelzusatzstoffen an.

Tab. 11.5 Zusatzstoffe in Lebensmitteln

Lebensmittelzusatzstoff	Nutzen im Lebensmittel	Wirkung
Farbstoffe	Erhalt der lebensmitteltypischen Farbe, die Frische anzeigt und ansprechend aussieht	Teilweise allergisierend
Konservierungsmittel	Haltbarmachung	Sulfide und Benzoesäure sind allergisierend
Säuerungsmittel- und Säureregulatoren	Haltbarmachung, Erhalt eines stets gleichen Geschmacks, Stabilisierung anderer Inhaltstoffe des Lebensmittels	Keine negativen Wirkungen bekannt
Antioxidanzien	Haltbarmachung gegen Ranzigwerden, Farbveränderungen	Gallate ungeeignet für Asthmatiker, Butylhydroxyanisol stört den Lipid- und Cholesterinstoffwechsel
Stabilisatoren, Dickungs- und Geliermittel, Emulgatoren		Keine negativen gesundheitlichen Wirkungen bekannt
Zuckeraustauschstoffe	Kariesprophylaxe, geringe Energieeinsparung	In Mengen von über 50 g/Tag abführend

Ernährung und Gesundheitsrisiken

Lebensmittelzusatzstoff	Nutzen im Lebensmittel	Wirkung
Süßstoffe	Energiefreier Zuckerersatz, Energieersparnis	In normaler Dosierung keine negativen gesundheitlichen Wirkungen bekannt, Aspartam und Acesulfam K sind Phenylalaninquellen und dürfen von Personen mit der Stoffwechselkrankheit Phenylketonurie (PKU) nicht verwendet werden. Alle mit diesen Süßstoffen versetzen Produkte sind dementsprechend gekennzeichnet.
Diverse: Phosphate, Feuchthaltemittel, Schmelzsalze, Mittel zur Erhaltung der Rieselfähigkeit, Backtriebmittel, Trennmittel, Geschmacksverstärker, Überzugsmittel, Trübstabilisatoren, Schaumstabilisatoren, modifizierte Stärke, Trägerstoffe, Festigungsmittel		Geschmacksverstärker bei empfindlichen Menschen Kopfschmerzen, Kreislaufprobleme, Nackensteifheit Alle Substanzen gelten in den verwendeten Mengen als unbedenklich.

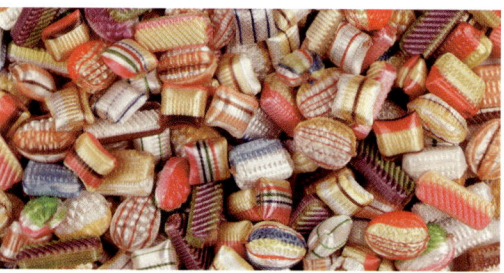

Zutaten: Getreide (34,9 % Vollkornweizenmehl, Reismehl), Zucker, Stärke, Maltodextrin, 1,8 % fettarmer Kakao, Pflanzenöl, Traubenzucker, Salz, Schokoladenaroma, Vitamine und Mineralstoffe (Calciumcarbonat, Vit. C, Niacin, Eisen, Panthothensäure, Vit. B_6, Vit. B_2, Vit. B_1, Folsäure, Vit. B_{12}, Säureregulator Natriumphosphate, Farbstoff [E 150c, E 160b]).
Kann Spuren von Milch, Erdnüssen und anderen Nüssen enthalten

Abb. 11.5 Zusatzstoffe in Lebensmitteln   *Abb. 11.6 Beispiel für eine Zutatenliste*

11.1.6 Fremdstoffe als Verunreinigungen durch die industrielle Produktion

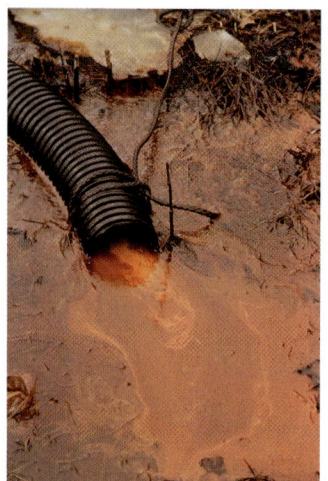

Ein Teil der Schadstoffe, die sich in Lebensmitteln befinden, kommen unbeabsichtigterweise über die Luft oder durch das Wasser hinein. Sie entstammen der industriellen Produktion, der Verbrennung fossiler Brennstoffe oder von Müll aus Abwässern und Abluft, die mit Schadstoffen angereichert sind.
Problematisch ist seit Langem die Entsorgung von Industrieabfällen auf hoher See, die eine hohe Quecksilberbelastung von Fischen verursacht.

Einige Schadstoffe, die sich in der Umwelt anreichern, werden als Lösungsmittel, Farben, Lacke verwendet. Es folgen hier die wichtigsten Schadstoffe, die durch die Abgase, Abwässer der industriellen Produktion und den Autoverkehr in Lebensmittel gelangen können.

Abb. 11.7 Schadstoffeinleitung ins Wasser

Tab. 11.6 Industriell verursachte Fremdstoffe

Fremdstoff aus der industriellen Produktion	Betroffene Lebensmittel	Wirkung
PAK aus Verbrennungsprozessen	Anreicherung in tierischen Lebensmitteln	Kanzerogen für die Haut und die Schleimhäute des Magen-Darm-Trakts
Schwermetalle: Blei: Industrieemmission	Blei: Obst, oberirdisch wachsende Gemüsearten, Futtermittel, Trinkwasser aus bleihaltigen Wasserrohren, bleihaltiges Keramikgeschirr, Dosen mit Lötnähten	Blei: chronisch toxisch: Mattigkeit, Appetitlosigkeit, Verdauungsstörungen, Nieren- und Nervenschäden, Zahnausfall, Rippenschmerzen, Osteomalazie (Knochenerweichung beim Erwachsenen)
Cadmium: Nebenprodukt bei der Zinkverhüttung, Zink-Cadmium-Batterien, Farbpigmente, Verbrennung von Kohle, Erdöl, Müll, in Phosphatdünger, in Klärschlämmen	Cadmium: Aufnahme aus dem Boden über Wurzeln, Wildpilze, Spinat, Leinsamen, Sellerie, Leber und Nieren von Schlachttieren, Krebstiere, Muscheln	Cadmium: akut: Erbrechen, Übelkeit, Kopfschmerzen vor chronisch: Leber- und Nierenschäden, Osteoporose, Hypertonie
Quecksilber: Verbrennung von Steinkohle und Müll, Batterien, Pflanzenschutzmittel, Desinfektionsmittel	Quecksilber: langlebige Seefische	Quecksilber: Mutagen, Autoimmunkrankheiten
PCB = polychlorierte Biphenyle, in Weichmachern in Lacken, Kunststoffen, Hydraulikflüssigkeiten, Kühl- und Isolierflüssigkeiten, heute nur noch in geschlossenen Systemen erlaubt	Muttermilch, fetthaltige Lebensmittel, obwohl Verwendung stark rückläufig, noch wenig Änderung der Rückstandsituation, da PCBs sehr langlebig sind	Leber- und Nierenschäden, Hautpigmentierungsstörungen, eventuell kanzerogen
Dioxine = Polychlorierte Dibenzodioxine (PCDD) Furane = polychlorierte Dibenzofurane (PCDF) 210 Substanzen entstehen bei Verbrennungsprozessen zwischen 300 °C und 600 °C, wenn O, H und Cl anwesend sind, z. B. Müllverbrennung, Zigarettenrauch, Verbrennung von Heizmaterial, Wald- und Buschbrände	Guter Übertritt in die Nahrungskette, da gut fettlöslich, Milch, Fleisch, Eier, in Muttermilch 10- bis 15-fach höhere Dosis als in Kuhmilch	Akut toxisch: 1.000-mal giftiger als Zyankali Chronisch toxisch: Leberschäden, Chlorakne, embryotoxisch, kanzerogen, Induktion von P450 Enzymen
Nitromoschusverbindungen	Sind synthetische Moschusduftstoffe, die in Kosmetika, Wasch- und Putzmitteln eingesetzt werden. Sie können in Kläranlagen nur ungenügend abgebaut werden und reichern sich in der Umwelt an. Sie kommen in Fischen und Meerestieren vor.	Eine erbgutverändernde Wirkung wird vermutet, umfangreiche Toxizitätstests liegen nicht vor

308 | Ernährung und Gesundheitsrisiken

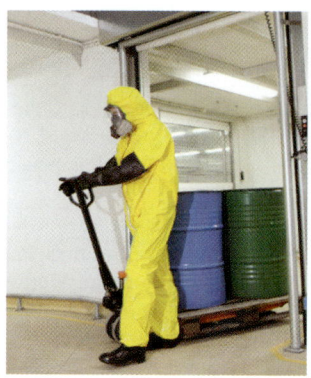 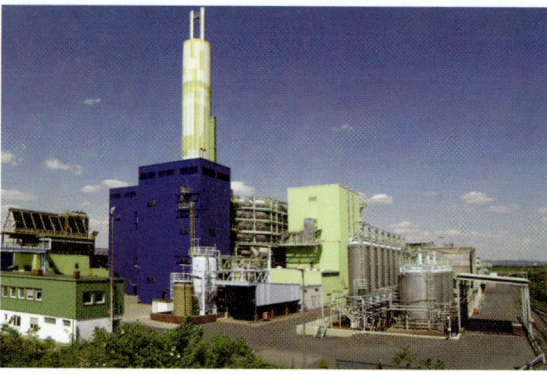

Abb. 11.8 Verbrennungsanlage für gefährliche Industrieabfälle

11.1.7 Fremdstoffe als Rückstände aus der landwirtschaftlichen Produktion von Lebensmitteln

Ein nicht unerheblicher Teil von in Lebensmitteln vorkommenden Schadstoffen gelangt durch die Produktion von Lebensmitteln selbst in sie. Dazu zählen zunächst:

- Düngemittel
- Wachstumsregulatoren
- Pestizide gegen Unkraut und Schädlingsbefall von Nutzpflanzen
  - Insektizide gegen Insekten
  - Herbizide gegen Unkräuter
  - Akrazide gegen Milben
  - Fungizide gegen Pilze

Außerdem sind Substanzen zu nennen, die als
- Tierarzneimittel und
- Masthilfsmittel

in der Produktion von Fleisch und Eiern eingesetzt werden.

Abb. 11.9 Ausbringen von Pestiziden auf dem Acker

- **Thyreostatikum** = Stoff, der in der Schilddrüse die Hormonbildung hemmt
- **Clenbuterol** = Sympathomimetikum = Arzneimittel, die im Körper die gleichen Erscheinungen hervorrufen, die durch Erregung des Sympathikus hervorgerufen werden

Einige der schwer abbaubaren Pestizide wurden in Deutschland vor langer Zeit verboten, sind aber im Ausland noch im Einsatz. Für die einzelnen Produktgruppen, die bei der landwirtschaftlichen Produktion von Lebensmitteln eingesetzt werden, gibt es vom Gesetzgeber vorgeschriebene Höchstmengen. Jedes Jahr überschreiten etwa 5 % der Waren diese Höchstwerte.

Verboten sind seit langer Zeit der Einsatz von Anabolika, Hormonen und Thyreostatika als Masthilfsmittel sowie Clenbuterol bis auf wenige Ausnahmen. Bei der Anwendung von Beruhigungsmitteln und Antibiotika sollen Wartezeiten bis zur Schlachtung eingehalten werden.

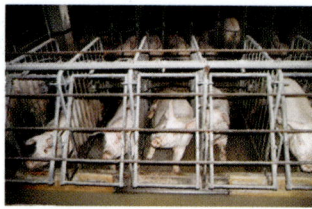 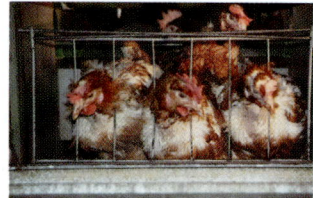

Abb. 11.10 Massentierhaltung

Fremd-, Schad- und Zusatzstoffe in Lebensmitteln

Ein noch relativ neues Problem stellt der zunehmende Anbau von gentechnisch veränderten Nutzpflanzen dar. Dabei sind die Gefahren für die Umwelt und den menschlichen Organismus noch nicht vollständig erforscht. Es folgen hier die wichtigsten Schadstoffe, die in Lebensmittel gelangen durch deren landwirtschaftliche Produktion.

Tab. 11.7 Rückstände durch landwirtschaftliche Produktion

Rückstände aus der landwirtschaftlichen Produktion	Betroffene Lebensmittel	Wirkungen
Pestizide: Dichlordiphenyltrichlorethan (DDT), Insektizid Aldrin, Dialdrin Heptachlor, Gamma-Hexachlorcyclohexan (Lindan), Insektizid, Hexachlorbenzol HCB (Fungizid), Nitrofen (Herbizid) Werden kaum biologisch abgebaut und verbleiben so jahrelang in der Natur, sind gut fettlöslich	Rückstände in behandelten Nutzpflanzen, Muttermilch und über Anreicherung in fetthaltigen tierischen Lebensmitteln	DDT, bei uns seit 1972 verboten, aber auf der ganzen Erde selbst im arktischen Eis verbreitet, reichert sich im Depotfett des Menschen an. Folgen sind unklar. Behinderung von Organfunktionen, Nervenschäden, eventuell teratogen Nitrofen ist in Biogetreide gefunden worden, das in alten verseuchten Silos gelagert worden war.
Nitrat: durch Dünger Nitrit: Bildung aus Nitrat Nitrosamine: Bildung aus Nitrit und Aminen	Gedüngte Nutzpflanzen, insbesondere Rote Beete, Spinat, Blattsalate, Rettiche, Trinkwasser	● Nitrat völlig ungiftig ● Nitrit tödlich für Babys in Dosierungen von über 100 mg/l ● Nitrosaminbildung im Magen bei Aufnahme von Nitrat oder Nitrit → kanzerogen
Masthilfsmittel: Anabolika sind Substanzen, die zu einem schnelleren Fleischzuwachs führen Tierarzneimittel: Antibiotika, Chemotherapeutika, Tranquilizer Problematik: illegale Verwendung der o. g. Substanzen, Verwendung neuer nicht zugelassener Substanzen	Fleisch und Wurstwaren, Milchprodukte, Muttermilch *Abb. 11.11 Tierarzneimittel*	Sie sind seit 1988 in der EU verboten, da sie sich teilweise als kanzerogen erwiesen haben. Manche Anabolika sind noch als Tierarzneimittel erlaubt. Antibiotika sind teilweise als Futtermittelzusatz zugelassen. Sie verbessern die Futterverwertung und das Wachstum. Rückstände von Antibiotika und Tranquilizern, wenn gesetzliche Wartezeiten nicht eingehalten werden, Resistenzbildung beim Menschen
Gentechnisch veränderte Lebensmittel	Hauptsächlich Raps, Soja, Mais	Siehe Kap. 12.6

11.2 Koffein

Der Konsum von Koffein ist weltweit verbreitet. 80 % der Weltbevölkerung konsumieren diese Substanz regelmäßig. Der überwiegende Teil des Koffeins wird in Form von Kaffee aufgenommen. Kaffee ist das in Deutschland meist konsumierte Getränk mit einem Pro-Kopf-Verbrauch von 163 l pro Jahr.
Koffein, Theophyllin und Theobromin sind methylierte Derivate der Harnsäure, daher bezeichnet man sie als Methylxanthine. Theophyllin und Theobromin können in Koffein umgewandelt werden.

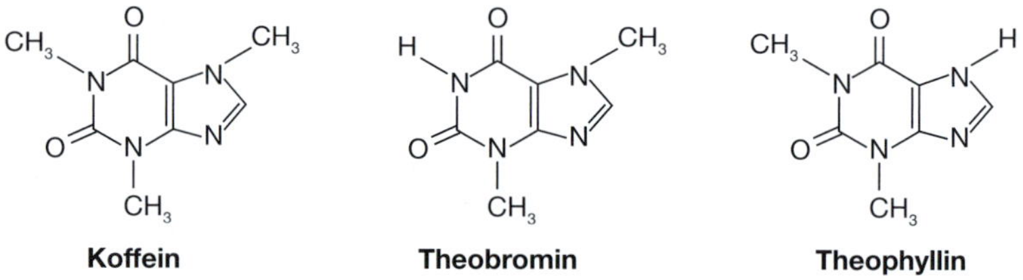

Abb. 11.12 Koffein, Theophyllin, Theobromin

11.2.1 Koffeinhaltige Getränke

Koffein kommt in 50 Pflanzengattungen vor und dient diesen Pflanzen zum Selbstschutz vor Fraßschädlingen. Bei uns bekannt sind:
- Kaffeebohne
- Blätter von Schwarztee, Grüntee
- Blätter des Matestrauches
- Früchte der Guaranaliane
- Getrocknete Samen der Colanüsse
- Samen der Kakaofrucht

Tab. 11.8 Koffeingehalt von Getränken

Getränk	Koffeingehalt in mg
1 Tasse Filterkaffee (125 ml)	80–120
1 Tasse Espresso (50 ml)	50
1 Tasse Schwarztee (125 ml)	20–80
1 Tasse Matetee (125 ml)	17–70
1 Tasse Kakao (125 ml)	2–4
1 Tasse Guarana (125 ml)	35
1 Glas Cola (200 ml)	20–50
1 Dose Red Bull (333 ml)	80
1 Glas Eistee (200 ml)	20

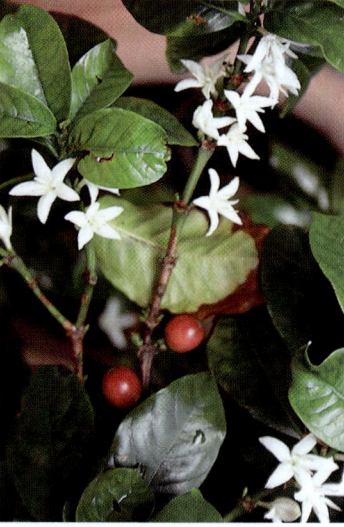

Abb. 11.13 Blüten und Früchte des Kaffeebaumes

Koffeinhaltiger Kaffee wird aus den Kaffeebohnen, den Samen der Kaffeekirsche, durch Entfernen der Samenschale, Waschen, Trocknen und Rösten hergestellt.

Entkoffeinierter Kaffee ist nicht völlig koffeinfrei. Er enthält produktionsbedingt noch etwa 0,08 % Koffein. Der typische Kaffeegeschmack bleibt jedoch erhalten. Er ist geeignet für koffeinsensible Personen.

Schonkaffee – reizstoffarmer Kaffee: Menschen mit Magen-, Leber- und Gallenleiden vertragen oft keinen Bohnenkaffee. Das liegt nicht am Koffeingehalt, sondern an Bitter- und Röststoffen sowie kaffeeeigenen Säuren, die eine Unverträglichkeit auslösen. Beim sogenannten Schonkaffee sind diese reizenden Substanzen weitgehend entfernt, sodass empfindliche Menschen diesen Kaffee trinken können. Der Koffeingehalt wird dadurch nicht reduziert. Der Kaffeegeschmack bleibt ebenfalls weitgehend erhalten.

Kaffeemittel – Kaffeeersatz sind warme Aufgussgetränke, die nicht aus gemahlenen Kaffeebohnen hergestellt werden und auch kaum wie Bohnenkaffee schmecken. Die Grundlage dieser Getränke sind gemälzte und geröstete Gerste, Roggen oder Zichorienwurzeln. Sie werden auch als Instantprodukte angeboten. Sie sind koffeinfrei und reizstofffrei.

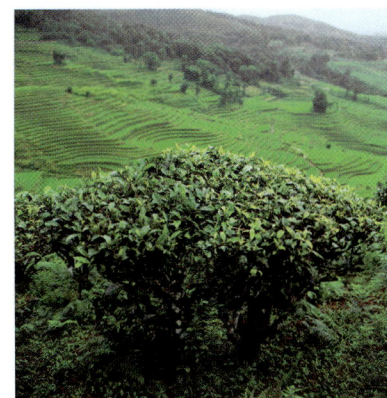

Abb. 11.14 Teestrauch

Schwarztee sind die gewelkten und einem Fermentationsprozess unterworfenen Blattknospen und jungen Blätter des China-Teestrauches oder des Assam-Teestrauches.

Grüntee wird aus den o. g. Blättern durch Dämpfen, Rollen und Trocknen hergestellt, sie werden nicht fermentiert.

Matetee wird aus den getrockneten und eventuell gerösteten Blättern des südamerikanischen Matebaumes hergestellt. Er ist koffeinhaltig und scheint das Hungergefühl zu unterdrücken.

Guarana ist eine in Südamerika beheimatete Liane, die wild wächst oder kultiviert wird. Ihre Früchte werden in Aufgussgetränken und – verarbeitet – in Erfrischungsgetränken und Süßwaren angeboten.

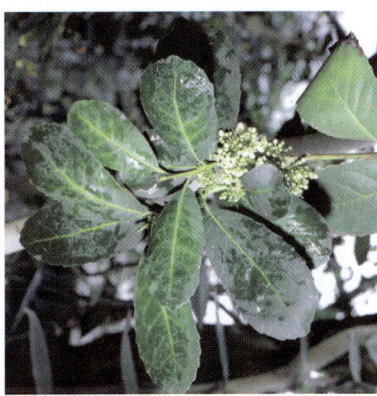

Abb. 11.15 Matestrauch

Tab. 11.9 Durchschnittlicher Alkaloidgehalt verschiedener Getränke

Getränk	Koffein (mg/100 g)	Theobromin (mg/100 g)	Theophyllin (mg/100 g)
Kaffee	1.500	2	0,6
Schwarztee	2.500	65	1,5
Mate	1.000	75	1,0
Kakao	200	2.000	0,2
Colanuss	2.500	50	5,0

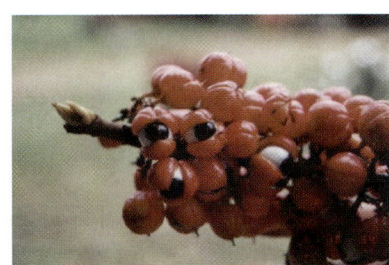

Abb. 11.16 Guaranafrüchte

Der Gehalt der Methylxanthine der einzelnen Pflanzen ist sehr unterschiedlich. Schwarztee hat den höchsten Koffeingehalt, Kakao sticht durch den hohen Theobromingehalt hervor und die Colanuss durch ihren Theophyllingehalt.

11.2.2 Koffeinresorption

Koffein wird in Magen und Dünndarm resorbiert. Die Resorptionsrate ist abhängig vom Mageninhalt. Je reichhaltiger die Mahlzeit, je fetthaltiger sie ist, desto langsamer wird Koffein resorbiert. Gerbsäuren, wie sie im Schwarztee vorkommen, verzögern die Aufnahme. Kohlensäure steigert die Resorption, ein pH-Wert im sauren Bereich verzögert sie. Innerhalb von fünf Minuten erreicht Koffein über das Blut die Organe und das Nervensystem.

11.2.3 Koffeinabbau in der Leber

Die Wirkungen des Koffeins hängen davon ab, wie schnell das Koffein in der Leber abgebaut wird. Dies geschieht durch mehrstufige Demethylisierung von Koffein zu Di- und Monomethylxanthin durch Cytochrom-P-450-Enzyme (Enzyme in der Leber, die für Entgiftungen zuständig sind). Dabei ist das Hauptabbauprodukt mit 84 % sowie das wirksame Agens das Paraxanthin. Inhaltsstoffe des Tabakrauchs beschleunigen den Abbau von Koffein um den Faktor 2.

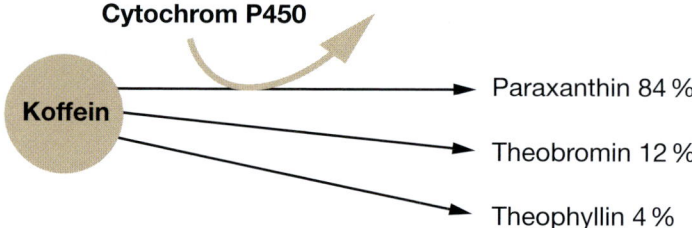

Aktivierend auf den Koffeinabbau wirken u. a.: Antibiotika, Sulfonamide sowie Nikotin.
Hemmend auf den Koffeinabbau wirken: Östradiol (Pille, Schwangerschaft), Grapefruits, manche Chemotherapeutika. Die Halbwertszeit liegt bei 4–6 Stunden.

11.2.4 Wirkungen des Koffeins

Die Wirkungen des Koffeins beruhen auf den Wirkungen des Paraxanthins. Es werden grob zwei Wirkungswege unterschieden:

1. Paraxanthin verhindert den enzymatischen Abbau von c-AMP durch die Phosphodieesterase (PDE), indem es die PDE blockiert. Dies hat eine Akkumulation von c-AMP zur Folge, was wiederum die Ausschüttung von Adrenalin stimuliert. Dies führt zur Lipolyse, Glykogenolyse, erhöht das Schlagvolumen des Herzens, erhöht den Blutdruck und vermindert die Durchblutung des Magen-Darm-Traktes zugunsten der Muskulatur.
2. Im gesamten Körper, aber besonders im ZNS befinden sich auf den Zelloberflächen Rezeptoren für Adenosin. Methylxanthine haben eine ähnliche Struktur wie Adenosin und besetzen die Adenosinrezeptoren und blockieren auf diese Weise die Wirkungen des Adenosins. Dies hat folgende Konsequenzen:
   - Aktivierung des ZNS
   - Erhöhung der Neurotransmitterfreisetzung
   - Verstärkung der Adrenalinfreisetzung
   - Verengung der Blutgefäße, Blutdruckerhöhung
   - Erhöhung des renalen Blutflusses, erhöhte Reninaktivität, erhöhte Diurese, erhöhte Lipolyse

- Erweiterung der Bronchien
- Stimulation der Magensäureproduktion
- Stimulation der Skelettmuskulatur
- Kurzfristige Steigerung der körperlichen und geistigen Leistungsfähigkeit

Diese Wirkungen sind abhängig von der Dosierung, dem jeweiligen Methylxanthin, aber auch davon, wie sehr der Organismus an den Konsum gewöhnt ist. So ist die blutdruckerhöhende Wirkung von Kaffee nach 5-tägigem Kaffeekonsum nicht mehr nachweisbar.

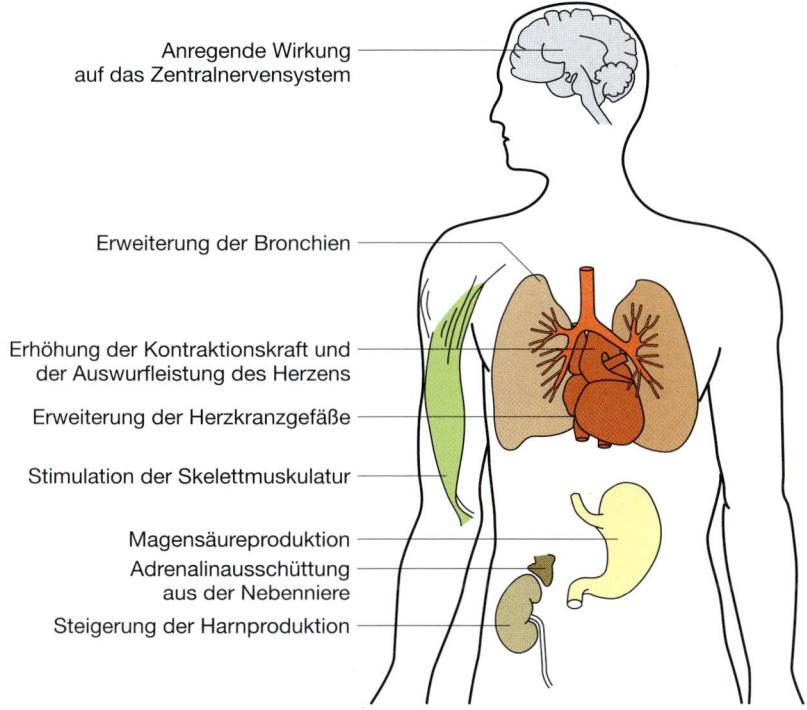

Abb. 11.17 Wirkungen koffeinhaltiger Getränke

Tab. 11.10 Pharmakologische Wirkungen von Methylxanthinen

Wirkung	Koffein	Theophyllin	Theobromin
Zentrale Erregung	Stark	Mittel	–
Stimulation des Herzens	Wenig	Stark	Mittel
Relaxation der glatten Muskulatur	Mittel	Stark	Stark
Stimulation der Skelettmuskulatur	Stark	Mittel	Wenig

Die unterschiedliche Wirkung von Koffein aus Kaffee und Schwarztee ist zum einen darauf zurückzuführen, dass das Koffein im Schwarztee an Gerbsäuren und Aminosäuren gebunden ist und daher langsamer resorbiert wird. Zum andern soll es daran liegen, dass erst bei längerem Ziehen von Schwarztee die Substanz Theanin (= L-Glutaminsäure-Ethylamid) in den Aufguss übergeht. Theanin soll den anregenden Wirkungen von Koffein entgegenwirken.

11.2.5 Geht eine Gesundheitsgefährdung von Koffein aus?

Die Wirkungen von Koffein auf den Organismus sind gut untersucht und geben eine überwiegend positive Bilanz für den moderaten Koffeinkonsum ab. Damit ist ein Konsum von 4–5 Tassen Kaffee (= 400 mg Koffein pro Tag) bei gesunden Erwachsenen gemeint.

Tab. 11.11 Pro und kontra Koffein

Pro Koffein/Kaffee	Kontra Koffein/Kaffee
Koffein ist **nicht kanzerogen** und wirkt auch nicht als Promotor.	In hohen Dosen konsumiert entsteht eine gewisse Abhängigkeit von den Wirkungen des Kaffees. Entzugserscheinungen sind mild, treten 12–24 Stunden nach dem letzten Kaffee auf und erreichen ihren Höhepunkt nach 48 Stunden. Sie äußern sich in Kopfschmerzen und Kreislaufbeschwerden. Nach einer Woche verschwinden die Entzugserscheinungen. Es wurden keine Belege dafür gefunden, dass die Koffeinwirkung psychische und soziale Effekte hervorruft, die der von Drogen entsprechen.
Koffein erhöht den **Cholesterolspiegel** nicht. Es sind bestimmte Kaffeeöle, die beim Kochen von Kaffeemehl – wie in Skandinavien üblich – freigesetzt werden, nicht jedoch bei Filterkaffee oder gefriergetrocknetem Kaffee.	Exzessiver Kaffeekonsum führt bei manchen Personen zu Koffeinismus: Zittern, Angstzustände, Reizbarkeit, Nervosität, Schlafstörungen, Herzrhythmusstörungen.
Koffein erhöht die **Calziumausscheidung** für einen Zeitraum von 3 Stunden. Solange die Kost ausreichend Calzium enthält, trägt Koffein nicht zur Osteoporoseentstehung bei.	Aufgrund der verlängerten Ausscheidungszeit von Kaffee in der Schwangerschaft bis zu einem Tag ist Koffein in gleicher Konzentration im fetalen Blut wie im mütterlichen Blut vorhanden.
Koffein setzt **Dopamin** frei. Regelmäßiger Kaffeekonsum ist ein gewisser Schutz vor Morbus Parkinson (→ Dopaminmangel).	Koffein geht in die Muttermilch über und kann zu Schlafstörungen und Hyperaktivität beim Säugling führen.
Die im Kaffee vorhandene **Chlorogensäure** gehört zu den sekundären Pflanzenstoffen und bietet wahrscheinlich einen Schutz vor der Entstehung von Diabetes Typ 2.	Hypertoniker, Senioren und Heranwachsende reagieren sensibler auf Koffein.
Das **Suizidrisiko** scheint bei Koffeinkonsumenten niedriger zu sein als bei Nichtkonsumenten. Dies scheint daran zu liegen, dass Koffein einen reduzierenden Effekt auf Depressionen hat.	Die tödliche Dosis von Koffein liegt bei 5–7 g, was einer Kaffeemenge von ca. 70 Tassen entspricht.
Bei gewohnheitsmäßigen Kaffeetrinkern ist die Wirkung von Koffein auf das **kardiovaskuläre System** und den Blutdruck kaum nachweisbar.	Zahlreiche Medikamente stehen in Wechselwirkung mit Koffein und verstärken dessen Nebenwirkungen. Umgekehrt kann Koffein die Medikamentenwirkung verstärken.
Herzpatienten tolerieren bis zu 2 Tassen Kaffee pro Tag.	Koffein lässt den Ösophagusschließmuskel erschlaffen, dadurch kommt es zum Rückfluss von Magensaft in die Speiseröhre, was Sodbrennen auslöst. Das Risiko für Magengeschwüre wird durch Kaffee nicht erhöht.
Koffein erhöht den Wachheitsgrad, kann aber die Folgen von Alkohol auf den Wachheitsgrad nicht beeinflussen.	Koffein verzögert das Einschlafen.
Koffein steigert die Aufmerksamkeit in Dosierungen, die mit normalem Kaffee trinken aufgenommen werden.	Koffein kann in Dosierungen von mehr als 300 mg Ängstlichkeit hervorrufen.

Pro Koffein/Kaffee	Kontra Koffein/Kaffee
Koffein steigert die physische Leistungsfähigkeit.	Der tägliche Konsum von mehr als 330 mg Koffein kann das Risiko für osteoporotische Knochenbrüche bei Frauen erhöhen.
Kaffeegenuss kann die Erkrankungshäufigkeit bei Asthma reduzieren.	Koffein erhöht den Blutdruck nur wenig (syst.: 2–2,4 mg Hg/diast.: 0,73–0,8 mg Hg). Daher verbietet man heute Hypertonikern den Konsum von Kaffee nicht mehr.
Kaffee verringert die Bildung von Gallensteinen, insbesondere bei Männern.	
Kaffee kann das Risiko der Entstehung einer Leberzirrhose reduzieren, ist aber nicht wirksam gegen alkoholinduzierte Leberzirrhose.	

11.3 Alkohol

In Deutschland beträgt der derzeitige Pro-Kopf-Verbrauch an reinem Alkohol rund 10 l im Jahr.
Alkohol ist kein Nährstoff, dennoch liefert **Alkohol 7 kcal/g**, womit er energetisch in der Nähe der Fette liegt.
Wenn Hefepilze Kohlenhydrate (hauptsächlich Mono- und Disaccharide) abbauen, entsteht als Abbauprodukt Alkohol. Dabei kann der Zucker aus Weintrauben, verschiedenen anderen Obstsorten, Getreide, Kartoffeln, Honig, Zuckerrohr oder Zuckerrübe stammen. Die durch Gärung entstandenen alkoholischen Getränke, wie Wein, Obstwein, Apfelwein, Met, können durch Destillation zu höherprozentigen alkoholischen Getränken wie Korn, Schnaps oder Weinbrand verarbeitet werden. Die Technik der Destillation ist in Europa seit dem 16. Jahrhundert verbreitet. Davor gab es nur alkoholische Getränke, deren Alkoholgehalt durch die Gärung zustande kam.

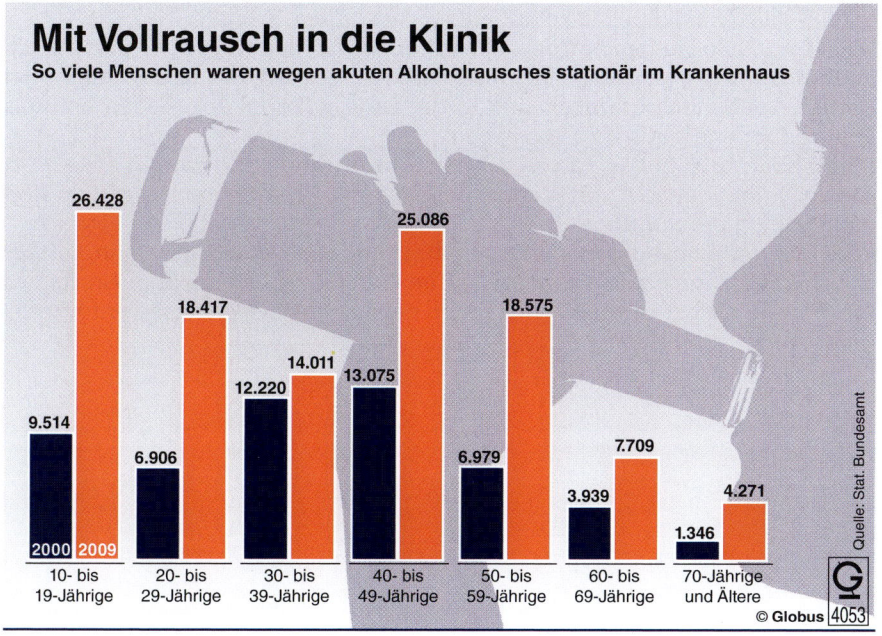

Abb. 11.18 Konsum von alkoholischen Getränken

Tab. 11.12 Durchschnittlicher Alkoholgehalt der wichtigsten Getränke

Getränk	Alkoholgehalt in Volumen-%	Alkoholgehalt in g/l
Bier	2,5–5	20–40
Tafelwein	9–12	71–95
Dessertwein	12–18	95–142
Sekt	15	119
Liköre	15	119
Branntwein	32–40	253–316
Weinbrand	36	284
Rum	38	300
Whiskey	40	316

Dichte von Alkohol: 0,79 kg/l

11.3.1 Resorption und Abbau

Alkohol wird zu 20 % schon im Magen durch Diffusion resorbiert. Der restliche Alkohol wird im Dünndarm resorbiert. Alkohol kann alle Zellmembranen gut passieren.

Tab. 11.13 Faktoren, die die Resorption von Alkohol beschleunigen oder verlangsamen

Beschleunigung	Verlangsamung
Warmer Alkohol	Hohe Alkoholkonzentrationen im Magen
Alkohol und Zucker	Milch, Eiweiß, Fett
Schnelles Trinken	Voller Magen
Leerer Magen	Rauchen
Kohlendioxid	

Mit dem Blutstrom gelangt der Alkohol überall in den Körper. Er passiert die Plazentaschranke und die Blut-Hirn-Schranke. Leberzellen und in geringem Umfang Magenmukosazellen sind in der Lage, Alkohol abzubauen und das Endprodukt energetisch zu verwerten.

Die Abbaurate ist abhängig von der Blutkonzentration und beträgt etwa 0,1 g pro kg Normalgewicht und Stunde. Bei einem 70 kg schweren Menschen sind das etwa 7 g pro Stunde.

Wird mehr Alkohol aufgenommen, als die Leber verstoffwechseln kann, verteilt er sich proportional zum Wassergehalt im Organismus. Da Alkohol ein starkes Gift für den Körper darstellt, wird er von den Leberenzymsystemen entgiftet.

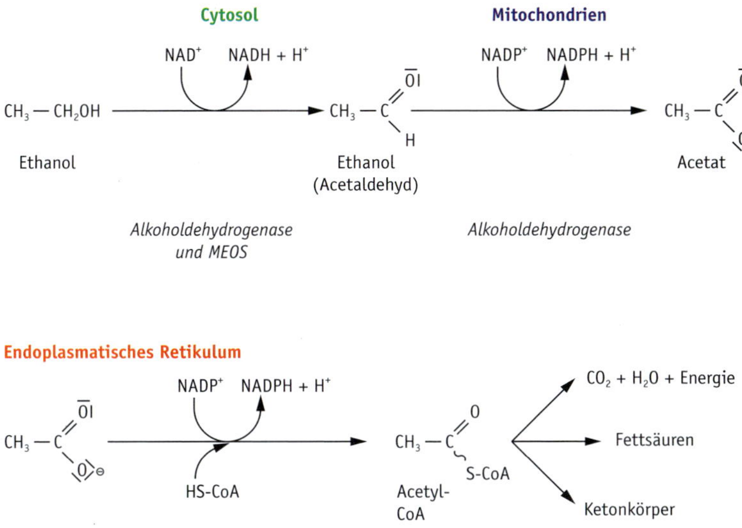

Abb. 11.19 Abbauwege von Alkohol

Der Hauptabbauweg erfolgt über die Alkoholdehydrogenase im Cytosol zu Acetaldehyd. Das erste Alkoholabbauprodukt Acetaldehyd ist extrem leberschädigend. Daher kommt es zu einem weiteren Abbau zu Acetat und Acetyl-CoA in den Mitochondrien. Je nach Stoffwechsellage wird Acetyl-CoA zur Energiegewinnung genützt oder in Form von Fettsäuren und Ketonkörpern als Energie gespeichert. Auf diese Weise führt übermäßiger Alkoholkonsum zu Fettleber und Adipositas.

Das mikrosomale ethanoloxidierende Enzymsystem (MEOS) kommt erst zum Einsatz, wenn die Aufnahme an Alkohol 50 g überschreitet, also wenn große Mengen getrunken werden.

Alkohol hemmt das antidiuretische Hormon (ADH). Dies führt zu gesteigerter Diurese. Dies vermindert die Muskelleistung durch Wasserentzug und führt zur erhöhten Ausscheidung von Zink, Magnesium sowie Kalium.

Stoffwechselstörung

Pro mol Alkohol werden 2 mol NADH + H^+ gebildet. Dies erzeugt eine Verschiebung des Redoxgleichgewichts und hat folgende Konsequenzen:
- Hemmung des Citratzyklus. Das durch den Ethanolabbau anfallende Acetyl-CoA wird in stärkerem Umfang in die Fettsäuresynthese eingeschleust. Zudem gibt es eine verstärkte Bildung von α-Glycerophosphat, das zur Veresterung von Fettsäuren dient. Dies führt zu einer Triglyceridsynthese und zur Anhäufung von Fett in den Leberzellen bei gleichzeitig gehemmter Lipoproteinsynthese.
- Hemmung der Glukoneogenese. Bei erschöpftem Glykogenspeicher kann dies zu Hypoglykämien führen.
- Es wird verstärkt Lactat aus Pyruvat gebildet, weil wegen Sauerstoffmangels die Reduktionsäquivalente nicht mehr in die Atmungskette einfließen. Dies führt zu einer metabolischen Acidose (Lactatacidose). Diese wiederum hemmt die Harnsäureausscheidung über die Niere, da Harnsäure bei niedrigem pH-Wert im Blut schlecht löslich ist und ausfällt. Dies provoziert einen Gichtanfall.

Tab. 11.14 Störungen des Stoffwechsels durch die Änderung des Redoxstatus, bedingt durch Alkoholabbau

	Fettsäureoxidation	Gehemmt
	Ketonkörper, Acidose	Erhöht
	Lactat/β-Hydroxybutyrat	Erhöht
NADH + H$^+$ →	Glukoneogenese	Gehemmt
	Glykolyse	Gehemmt
	Citratzyklus	Gehemmt
	Proteinsynthese	Gehemmt

Quelle: Hans-Konrad Biesalski (Hrsg.): Ernährungsmedizin, 3. Auflage, Stuttgart, Thieme, 2005, S. 521, Abb. 38.2.

Die typischen Merkmale eines „Katers" nach Alkoholgenuss beruhen auf der Wirkung von Alkoholbegleitstoffen und sogenannten Fuselölen, einer Übersäuerung des Stoffwechsels, Verschiebung von Flüssigkeitskompartimenten und allergischen Reaktionen auf diverse Bestandteile alkoholischer Getränke.

11.3.2 Wirkungen des Alkohols auf den menschlichen Organismus

Es gibt kein Organsystem, das durch Alkohol nicht in negativer Weise beeinflusst werden würde. Die Schädigungen sind stark dosisabhängig.

Mundhöhle: Alkoholiker haben ausgeprägte Karies.

Speiseröhre, Magen: Zellen entzünden sich bei kleinsten Alkoholmengen, einige sterben ab. Es kommt zu Einblutungen und einer akuten Gastritis. Hohe Blutalkoholwerte lassen die Muskelkontraktionen der Speiseröhre erlahmen, sodass Mageninhalt in die Speiseröhre fließt, was dort zu starker Entzündung und Sodbrennen führt. Warum alkoholische Getränke verdauungsfördernd wirken und voluminöse Mahlzeiten verträglicher machen, ist unbekannt. Wahrscheinlich ist es nicht der Alkohol, sondern andere Inhaltsstoffe der Getränke.

Tab. 11.15 Anteil der Konsumgruppen am Gesamtkonsum

Bevölkerung (15- bis 77-Jährige)	Alkoholkonsum
12 %	0 %
38 %	8 %
40 %	42 %
10 %	50 %

Geringe Alkoholmengen bis zu 5 % regen die Säureproduktion des Magens leicht an, hohe Alkoholmengen über 20 % hemmen sie.

Dünndarm, Dickdarm: Entzündungen, welche die Durchblutung der Dünndarmschleimhaut hemmen, stören vorübergehend die Nährstoffaufnahme. Diese Wirkungen bilden sich nach ca. 24-stündiger Alkoholkarenz wieder zurück.
Ab 60 g Alkohol/Tag bei Männern und 30–40 g bei Frauen ist die Nährstoffresorption so nachhaltig gestört, dass es zu Nährstoffmangel kommt. Besonders betroffen sind Glukose, Aminosäuren, Vitamine und Mineralstoffe. Folgen

sind Gewichtsabnahme, Durchfall, gestörter Wasser- und Elektrolythaushalt und die Überwucherung des Dünndarmes durch pathogene Bakterien.
Durch die Schädigung der Dünndarmschleimhaut treten vermehrt toxische Stoffe ins Blut und die Lymphe. Dies kann zu allergischen Reaktionen führen und fördert die Freisetzung entzündlicher Stoffe wie Interleukine und Cytokine.

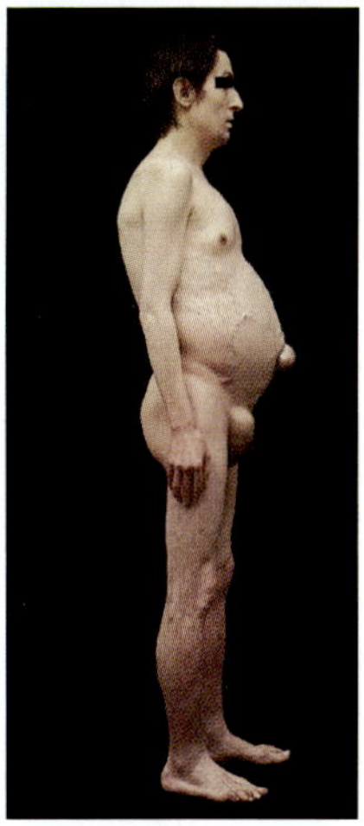

Leber: Ab 40 g/Tag bei Männern und 20–30 g/Tag bei Frauen steigt das Risiko, eine Leberzirrhose zu entwickeln, sprungartig an. Frauen haben schon ab 12 g/Tag ein erhöhtes Risiko für eine Leberzirrhose. Bei vorgeschädigter Leber, z. B. nach einer Hepatitis, beschleunigt Alkohol den Krankheitsverlauf.
Alkohol löst in der Leber Enzymsysteme aus, die eine Lipidperoxidation auslösen. Außerdem führt Alkohol zu Interferenzen mit den Enzymsystemen, die Medikamente und Giftstoffe abbauen.
Das Endstadium einer alkoholgeschädigten Leber ist die **Leberzirrhose**, in deren Folge sich Bauchwassersucht, Krampfadern im Bereich der Speiseröhre und eine Gehirnschädigung herausbilden.

Bauchspeicheldrüse: Eine chronische alkoholinduzierte Pankreatitis (Entzündung der Bauchspeicheldrüse) tritt ab einem täglichen Konsum von 80 g Alkohol auf. Als riskant gelten schon 20 g/Tag. Eine Pankreatitis führt zu einer gestörten Enzymabgabe und damit zu einer unvollständigen Verdauung der Nahrung und zu Nährstoffmangel.

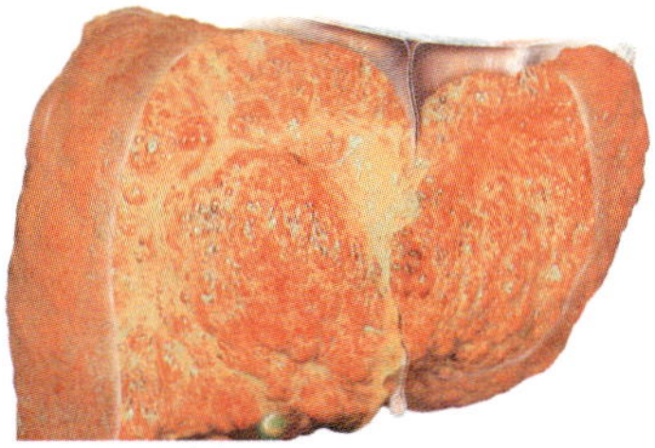

Abb. 11.20 Durch Alkohol hervorgerufene Bauchwassersucht bei Leberzirrhose

Herz und Blutdruck: Alkoholkonsum bis 14 g/Tag kann das Risiko der durch Arteriosklerose bedingten Schlaganfälle senken, aber nicht der durch Gefäßblutungen verursachten. Ab 40 g/Tag steigt das Schlaganfallrisiko wieder, besonders gefährlich ist dabei auch gelegentliches starkes Betrinken.

Alkohol erhöht den HDL-Cholesterinspiegel, so kann das Arterioskleroserisiko gesenkt werden. Dadurch sinkt die Gefahr, einen Herzinfarkt zu erleiden. Dies gilt nur für Personen, die über 50 Jahre und ohne andere Risiken für Herz-Kreislauferkrankungen sind.

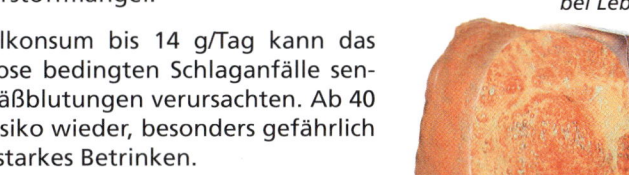

Abb. 11.21 Leberzirrhose

Alkohol schädigt Herzmuskelzellen, was bei chronischem Missbrauch zur Erweiterung des Herzens führt. Dies hat eine Herzschwäche und Herzrhythmusstörungen zur Folge.
Der Blutdruck steigt bei Männern ab 30 g Alkohol täglich, bei Frauen ab 20 g täglich signifikant an. Daher wird Hypertonikern vom Alkoholkonsum vollständig abgeraten.

Gehirn und Nervensystem:
Akute Alkoholwirkung: Anreicherung von Alkohol in den Lipiden der Hirnrinde. Hierdurch werden Gedächtnis und Konzentration gestört. Einwirkungen auf das Kleinhirn verursachen Störungen der Reflexe und der Muskelkoordination.

Chronische Alkoholwirkung: Bei jedem exzessiven Alkoholkonsum sterben Gehirnzellen ab. Alkoholiker haben meist eine geringere Gehirnmasse mit charakteristischen neurologischen Funktionsstörungen, es kommt zu Wahrnehmungsverlusten, Gedächtnisstörungen, gestörter Bewegungskoordination, erhöhter Druckempfindlichkeit, Muskellähmungen, gefühllosen Hautpartien und peripheren Polyneuropathien. Dauerhafter, moderater Alkoholkonsum scheint bei Männern zu Depressionen zu führen.

Ernährung und Gesundheitsrisiken

Tab. 11.16 Folgen steigender Alkoholkonzentration

Alkoholkonzentration im Blut in Promille	Folgen
0,2	Persönlichkeitsveränderung beginnt, Widerstand gegen Alkohol lässt nach, Risikobereitschaft steigt, Konzentrationsfähigkeit wird schlechter, Zwanglosigkeit, Fröhlichkeit.
0,4	Leutseligkeit, Rededrang, Selbstkritik lässt nach, Reizbarkeit steigt, Entfernungen und Geschwindigkeiten werden falsch eingeschätzt, Bewegungskoordination wird schlechter.
0,5	Enthemmung, Selbstüberschätzung, plötzlich entstehende intensive Gefühlsabläufe (Wut, Trauer, Freude, Angst)
0,6	Sehleistung deutlich vermindert, Hör- und Konzentrationsfähigkeit vermindert.
0,7	Zusammenspiel zwischen Nerven und Muskeln wird verschlechtert.
0,8	Kontrolle über die willkürliche Augenbewegung geht verloren, Reaktionszeit um 35 % verlängert.
1,0	Rauschstadium, unsicheres Gehen und Stehen, Sprachstörungen.
2,0	Betäubungsstadium: Verwirrtheit, Gedächtnisstörungen, Bewusstseinsstörung, Erbrechen, Muskelerschlaffung.
3,0	Lähmungsstadium: tiefe Lähmung, flache Atmung, Unterkühlung, Übergang zu Koma und Atemlähmung bis zum Tod.

Alkohol verändert die Nervenzellsignale im Gehirn, besonders in den Zentren, welche die Emotionen steuern. Die Stimmungsaufhellung scheint durch die Freisetzung von körpereigenen Opiaten verursacht zu werden. Wiederholter Alkoholkonsum sensibilisiert das Belohnungszentrum im Gehirn. Außenreize (Kneipe, Ärger) können das System in Gang setzen.

Alkohol hemmt das Gehirnzentrum, das die Wasserausscheidung reguliert. Es kommt zu verstärkter Wasser- und Mineralstoffausscheidung und zu Veränderungen der extra- und intrazellulären Flüssigkeitsräume. Dies verursacht den typischen „Nachdurst".

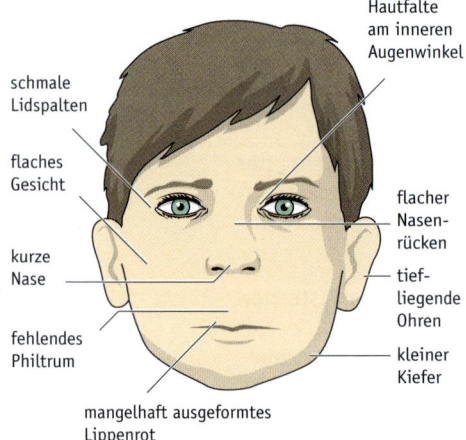

Abb. 11.22 Merkmale alkoholischer Embryopathie

(Beschriftungen: schmale Lidspalten, flaches Gesicht, kurze Nase, fehlendes Philtrum, mangelhaft ausgeformtes Lippenrot, Hautfalte am inneren Augenwinkel, flacher Nasenrücken, tiefliegende Ohren, kleiner Kiefer)

Krebs: Alkohol selbst ist nicht kanzerogen, aber durch die starke Vorschädigung der Zellen durch den Alkohol sind sie für Kanzerogene besonders angreifbar. Alkohol gilt daher als Promotor der Krebsentstehung. Eine gesunde Leber kann solche Kanzerogene entgiften, aber unter Alkoholkonsum ist die Leber nicht mehr zu ihrer vollständigen Entgiftungsleistung in der Lage.
Bei 75–100 g Alkohol/Tag steigt das Krebsrisiko für Mundhöhle, Kehlkopf, Rachen und Speiseröhre um das Dreizehnfache. Enddarmkrebs tritt mit dreifach erhöhter Wahrscheinlichkeit auf.

Alkoholische Embryopathie: Alkohol behindert das Zellwachstum und die Zelldifferenzierung. Betroffene Neugeborene sind stark untergewichtig und wachsen auch später schlechter als gesunde Kinder. Sie haben gehäuft Skelettdeformationen und

Organfehlbildungen und sind geistig retardiert. Die Gefahr der Schädigung durch Alkohol ist in den ersten Wochen der Schwangerschaft am höchsten. Es konnte keine untere sichere Grenze der Alkoholaufnahme festgestellt werden. Alkohol ist die häufigste erkennbare Ursache von geistiger Behinderung.

Stoffwechsel: Fettaufbau aus Alkohol, wenn Acetyl-CoA nicht energetisch genutzt wird. Es kommt zum Anstieg des VLDL (Hyperlipidämie), zur Fettleber und zur Entstehung von Diabetes Typ 2. Die verminderte Harnsäureausscheidung führt zu Gicht.

Wasserlösliche Vitamine: Alkohol stört in vielfältiger Weise die Absorption, die Speicherung und den Verbrauch dieser Substanzen. Besonders gefährdet sind Thiamin, Riboflavin, Pyridoxin, Folsäure, Niacin und Ascorbinsäure.
Fettlösliche Vitamine: Vitamin A, D, E und K sind mangelhaft vorhanden.
Mineralstoffe: Störungen des Stoffwechsels und der Ausscheidung von Calcium, Magnesium, Zink und Selen.

Hormonsysteme: Bei Männern: Hodenschwund, Feminisierung, Potenzstörungen.
Bei Frauen: Funktionsschwäche der Eierstöcke, Ausbleiben der Menstruation, Libidoverlust.

Sucht

Psychische Abhängigkeit: Persönlichkeitsveränderung und Kontrollverlust sind Zeichen der psychischen Abhängigkeit. Es kann nicht mehr mit dem Trinken aufgehört werden, sobald damit angefangen wurde. Diese psychische Abhängigkeit bleibt auch erhalten, wenn Alkoholiker jahrelang trocken waren.

Körperliche Abhängigkeit: Zeichen der körperlichen Abhängigkeit sind Zittern, verstärktes Schwitzen, Abdominalbeschwerden, Gedächtnis- und Konzentrationsschwierigkeiten, Schlafstörungen, Gleichgewichts und Bewusstseinsstörungen. Der Betroffene braucht mit der Zeit immer mehr Alkohol, um die für ihn angenehme Wirkung zu erreichen. Ohne Alkohol kommt es zu Entzugserscheinungen: Zittern, Schweißausbrüche, Herzjagen, innere Unruhe.

11.4 Lebensmittelmikrobiologie und Hygiene

11.4.1 Lebensmittelverderb

Überall dort, wo Lebensmittel gelagert, verarbeitet, zubereitet und verzehrt werden, stellt sich das Problem des Lebensmittelverderbes. Verdorbene Lebensmittel sind aber nicht nur ein Ärgernis, sie können zu ernsthaften Erkrankungen führen. In den vergangenen Jahren gab es Ausbrüche von Lebensmittelinfektionen durch mit Noroviren verseuchte Erdbeeren aus China und mit EHEC-Keimen belastete Sprossen. In beiden Fällen wurden Menschen durch die Gastronomie bzw. die Gemeinschaftsverpflegung infiziert. EHEC-Infektionen gehen mit schweren Krankheitsverläufen bis hin zum Tod einher. Die Hitliste der häufigsten Lebensmittelinfektionen führen heute nicht mehr die Salmonellen, sondern Campylobacter jejuni an (vgl. Tabelle 11.17 und Diagramm).

Ernährung und Gesundheitsrisiken

Tab. 11.17 Meldepflichtige Lebensmittelinfektionen Deutschland, 2013 (Bakterien, Viren, Parasiten)

1 Camylobacter Enteritis	2 E. coli Enteritis	3 EHEC	4 Giardiasis	5 Hepatitis A	6 Listeriose	7 Salmonellose	8 Shigellose	9 Yersinose
63.636	7.838	1.621	4.145	779	467	18.986	578	2.590

- **Giardiasis** = Krankheit die durch einzellige Parasiten hervorgerufen wird

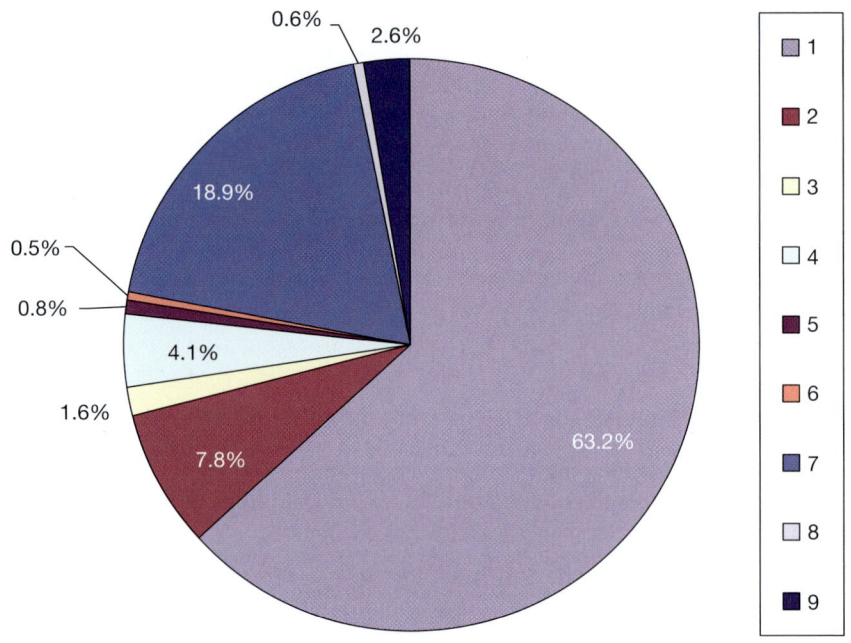

Abb. 11.23 Meldepflichtige Lebensmittelinfektionen in Deutschland

Nicht aufgeführt sind Noro- und Rotavirusenteritis, da die Infektion zwar über Lebensmittel erfolgen kann, die Weiterverbreitung aber eher von Mensch zu Mensch erfolgt.

Die Zunahme der Lebensmittelvergiftungen hat viele Gründe: der gestiegene Außer-Haus-Verzehr wie Restaurantbesuche, Essen in Gemeinschaftseinrichtungen, weltweiter Verkehr von Lebensmitteln mit langen Transportwegen, Reisen in Länder, in denen das Trinkwasser mikrobiologisch nicht einwandfrei ist, Massentierhaltung und Massenschlachtung, veränderte Lebens- und Verzehrgewohnheiten.

11.4.2 Ursachen für den Verderb von Lebensmitteln

Lebensmittel sind von der Produktion bis zum Verzehr vielfältigen schädigenden Einflüssen ausgesetzt. Lebensmittelverderb wird ausgelöst durch:
- physikalische Faktoren,
- biologische Faktoren,
- biochemische Faktoren,
- mikrobiologische Faktoren.

Lebensmittelmikrobiologie und Hygiene | 323

Physikalische Faktoren	Biologische Faktoren	Biochemische Faktoren	Mikrobiologische Faktoren
Wärme Sauerstoff Wasser Licht Metalle	Einzeller Würmer Insekten Nagetiere	Lebensmitteleigene Enzyme Prionen	Bakterien Schimmelpilze Hefen Viren

Abb. 11.24 Ursachen für den Verderb von Lebensmitteln

In der Regel spielt der Verderb durch Mikroorganismen die Hauptrolle. Durch Mikroorganismen verdorbene Lebensmittel gefährden die Gesundheit in besonderer Weise und verdienen daher erhöhte Aufmerksamkeit.

11.4.3 Verderb durch Mikroorganismen

Von allen bekannten Arten von Mikroorganismen gibt es einige, die sich auf Lebensmittel spezialisiert haben. Lebensmittel dienen ihnen als Energiequelle, Lebensraum und Ort der Vermehrung. Dabei verderben, d. h. zersetzen oder zerstören die Mikroorganismen die Lebensmittel. Der Verderb kann an Aussehen, Farbe, Textur, Geruch oder Geschmack des Lebensmittels erkennbar werden.

Folgende Mikroorganismen führen zum Verderb der Lebensmittel:

- Schimmelpilze,
- Bakterien,
- Hefen,
- Viren.

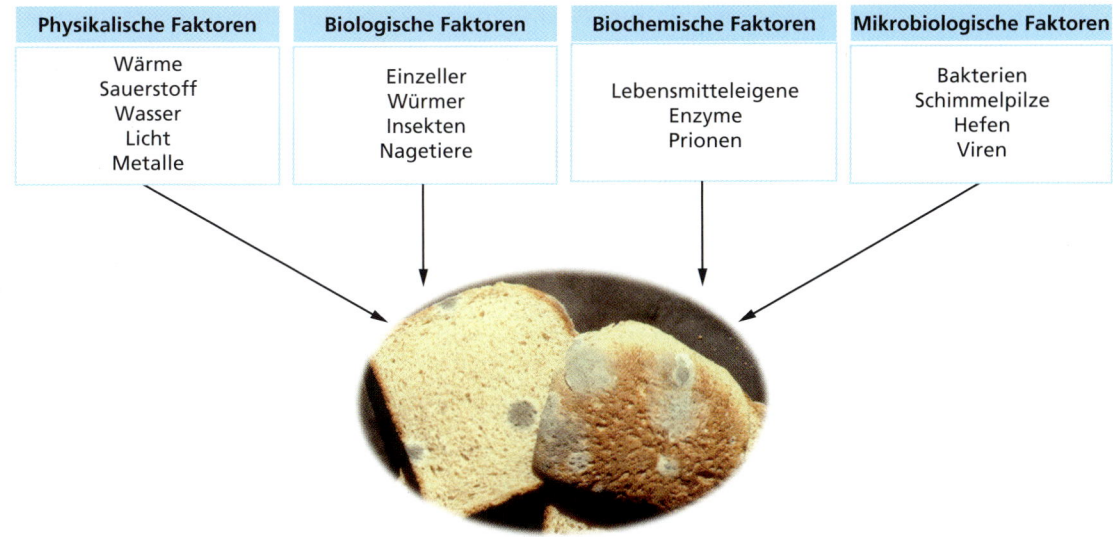

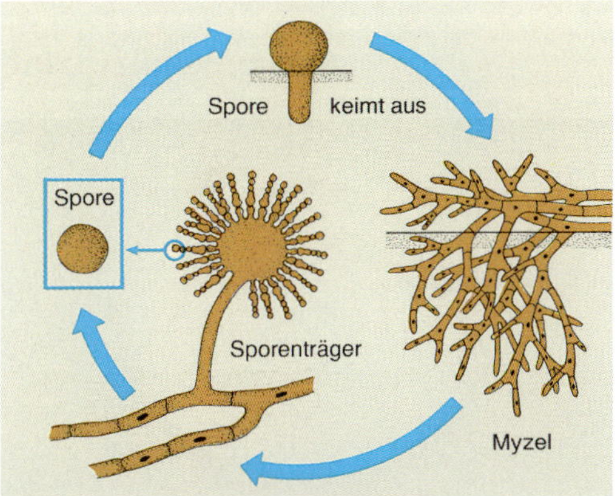

Abb. 11.25 Vermehrung von Schimmelpilzen

Wachstumsbedingungen

Die Lebensmittel verderbenden Mikroorganismen brauchen für ihr Wachstum geeignete Bedingungen, um sich vermehren zu können und auf diese Weise das Lebensmittel ungenießbar zu machen. Zu den geeigneten Wachstumsbedingungen zählen:
- Reichlich Nährstoffe
- Wasser
- Günstige Temperaturen
- Günstiges pH-Milieu
- Anwesenheit bzw. Abwesenheit von Sauerstoff

Diese Faktoren bestimmen zusammen mit der Anfangskeimbelastung die Geschwindigkeit des Verderbs bzw. die Haltbarkeit eines Lebensmittels. Diese

Bedingungen führen zum Wachstum der Mikroorganismen und verderben Lebensmittel in charakteristischer Weise.

Tab. 11.18 Arten des Verderbs

Schimmelpilze		Hefen	Bakterien	
Schimmel	Fäulnis	Gärung	Fäulnis	Säuerung
Brot	Obst	Saft	Wurst	Milch
Backwaren	Gemüse	Kompott	Fleisch	Sahne
Marmelade	Kartoffeln	Obstkuchen	Fisch	Brühwurst
Nüsse			Eier	
Milchprodukte				
Käse				
Räucherfisch				

11.4.4 Schimmelpilze und Hefen

Schimmel auf einem Lebensmittel ist eine massenhafte Ansammlung von mikroskopisch kleinen Pilzen und Hefen. Sie sind überall in der Umwelt vorhanden und besiedeln alles, was einen Nährboden und gute Wachstumsbedingungen bietet.

Schimmelpilztoxine

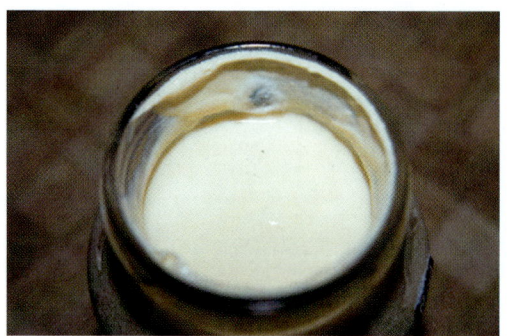

Abb. 11.26 Schimmel auf Joghurt

Von den über 300.000 bekannten Schimmelpilzarten bilden etwa 300 Arten Stoffwechselprodukte, die für den Menschen toxisch sind. Diese Stoffwechselprodukte werden Toxine genannt. Sie werden beim Wachstum des Schimmelpilzes gebildet und von ihm ausgeschieden. Diese Toxine sind nicht sichtbar und haben die unangenehme Eigenschaft, vom Pilzmycel in das Lebensmittel zu wandern. Je feuchter ein Lebensmittel ist, desto besser können sich Toxine ausbreiten.

Schimmelpilztoxine sind extrem gesundheitsschädlich. Am gefährlichsten ist das Aflatoxin, das vom Schimmelpilz Aspergillus flavus gebildet wird. Es ist die stärkste natürlich vorkommende kanzerogene Substanz. Schimmelpilze sind sehr hitzestabil. Schon in winzigen Dosen können sie Erkrankungen wie Krebs, Nieren und Leberschäden, Frühgeburten sowie Erbgutveränderungen auslösen.

Es gibt eine Reihe von Schimmelpilzen, die bei uns gehäuft vorkommen.

Tab. 11.19 Übersicht über die häufigsten Schimmelpilzarten

Name	Toxin	Vorkommen in LM	Wachstumsbedingungen Abtötung	Erkrankungen/ betroffene Organe
Aspergillus flavus	Aflatoxin	Nüsse, besonders Erdnüsse, Samen, Gewürze, Getreide, Milchprodukte	Wachstum: 4–50 °C Toxinbildung: 5–45 °C, pH 2,5–6 Pasteurisieren und Backen ist unzureichend, Toxinzerstörung > 100–120 °C	Krebs: Leber, Lunge, Magen, Darm
Aspergillus ochraceus	Ochratoxin	Getreide, Saft, Ölsaaten, Nüsse, Gewürze, Gemüse, Trockenobst, Bier, Rotwein, Kaffee, Kakao	Wachstum und Toxinbildung: 12–37 °C	Nierenschäden, Leberschäden, schädigt die Leibesfrucht
Penicillium viricidatum Byssochlamys nivea	Patulin	Obst, Säfte	Wachstum und Toxinbildung: 0–40 °C, pH 3–6,5	Nervengift, Zellgift, Leber, Niere, Ödeme, gastrointestinale Störungen, Blutungen
Fusarien	Zeralenon, Tricoctene	Getreide, Getreideprodukte	Wachstum: 1–39 °C Toxinbildung: 8–12 °C Toxinzerstörung > 200 °C	Sterilität, Frühgeburten, Anämie, Haut- und Schleimhautschäden
Claviceps purpurea (Mutterkorn)	Lysergsäure-Derivate	Getreide, hauptsächlich Roggen		Nervengift, Halluzinationen, Muskelkrämpfe, Verengung der Blutgefäße

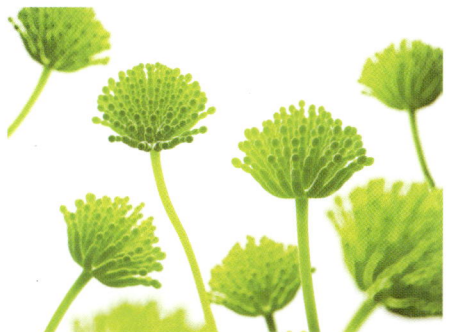
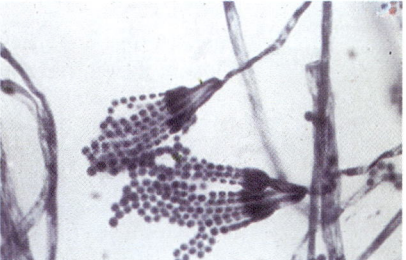

Abb. 11.27 Aspergillus und Penicillium

11.4.5 Wie sollte man mit verschimmelten Lebensmitteln umgehen?

Einem verschimmelten Lebensmittel ist es nicht anzusehen, ob es Toxine enthält. Man kann daher nur generelle Vorsichtsmaßnahmen treffen. Für jede Lebensmittelgruppe muss im Einzelfall entschieden werden.

> Über den Umgang mit schimmelpilzbefallenen Lebensmitteln lassen sich keine für alle Lebensmittel gültigen Regeln aufstellen.

Marmelade

Besteht die Marmelade zu mindestens 50 % aus Saccharose und bedeckt der Schimmel nicht die gesamte Oberfläche oder ist stark in die Tiefe gewachsen, so handelt es sich um nichttoxinbildende Schimmelpilze. Solchen Schimmel kann man großzügig abheben und danach die Marmelade verzehren.

Diabetikermarmelade

Diabetikermarmelade, die mit Fruktose oder Zuckeraustauschstoffen hergestellt wurde, und zuckerreduzierte Marmelade, die mit Süßstoff hergestellt wurde, sollte bei Schimmelbefall stets vollständig weggeworfen werden. Unter diesen Bedingungen ist eine Toxinbildung möglich.

Brot, Backwaren, Getreide und Nährmittel

Angeschimmeltes Brot, Backwaren, Getreide und Nährmittel sollten stets weggeworfen werden.

Nüsse

Alle Arten von Nüssen sollten beim geringsten Schimmelbefall weggeworfen werden. Verschimmelte Nüsse dürfen auch nicht weiterverarbeitet werden, da die Toxine hitzestabil sind.

Vakuumverpackte Erdnüsse sind gegen Schimmelbildung besonders gut geschützt. Am anfälligsten sind gemahlene Nüsse und beschädigte Ware.

Milchprodukte und Käse

Auf Käse und Milchprodukten ist eine Schimmelbildung auch schon vor Ablauf des Mindesthaltbarkeitsdatums möglich. Je wässriger ein Produkt ist, desto leichter können sich Toxine darin ausbreiten (Diffusion). Deshalb sind Joghurt, Quark, Sauerrahm, Sahne, Weich- und Frischkäse sowie Schmelz- und Schnittkäse beim ersten Anzeichen von Schimmelbefall wegzuwerfen und nicht weiterzuverarbeiten.

Bei Hartkäse am Stück wurde bisher keine Toxinbildung nachgewiesen, kleine befallene Stellen können daher großzügig weggeschnitten werden.

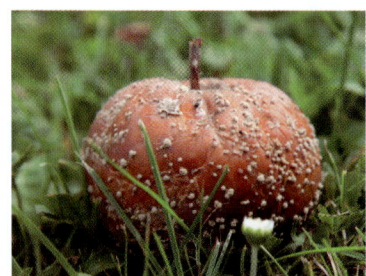

Abb. 11.28 Monilia

Obst, Gemüse und Säfte

Eine Reihe von Schimmelpilzen befällt bevorzugt Obst, Säfte und Gemüse und verursacht dort die typische Bildung von Braun-, Grün- und Blaufäule, Weichfäule und weißem watteartigem Moniliabelag.

Alle diese Schimmelpilze produzieren das äußerst toxische Patulin. Je saftreicher Obst und Gemüse sind, desto leichter kann das Patulin sich ausbreiten.

Äpfel, Birnen, Pflaumen u. Ä., Pfirsiche, Aprikosen, Kirschen, Trauben und Zitrusfrüchte sind beim geringsten Schimmelbefall wegzuwerfen. Ebenso ist mit Gemüse zu verfahren.

Säfte mit Schimmelbelag müssen nicht immer weggeschüttet werden. Wenn es sich um sogenannte Kamhefen handelt (weißer, kugeliger Schimmel auf der Oberfläche) sind diese unbedenklich. Allerdings kann es geschmackliche Einbußen geben.

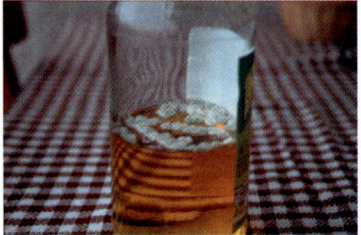

Abb. 11.29 Kamhefen

Verfaultes und verschimmeltes Obst und Gemüse sind ungeeignet zur Herstellung von Saft, Mus oder Marmelade, da die Toxine durch die Temperaturen beim Kochen nicht zerstört werden.

11.4.6 Bakterien

Lebensmittelverderbende Bakterien

Es gibt eine sehr große Anzahl von Bakterien, die Lebensmittel befallen und dadurch beim Konsumenten Erkrankungen auslösen können.
Die am häufigsten vorkommenden lebensmittelverderbenden Bakterien sind:
- Salmonella
- Staphylococcus aureus
- Clostridium botulinum
- Listeria monocytogenes
- Enterohämorrhagische Escherichia coli (EHEC)
- Clostridium perfringens
- Campylobacter jejuni
- Bacillus cereus

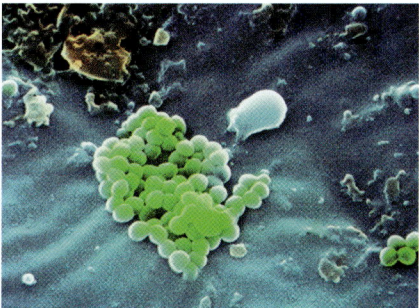
Abb. 11.30 Staphylokokken

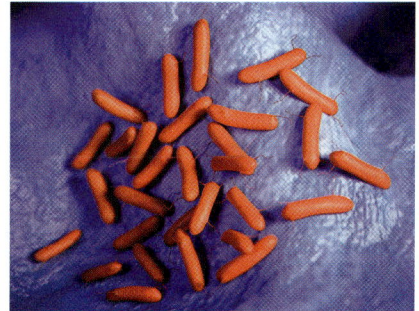
Abb. 11.31 Pseudomonas

Lebensmittelinfektionen

Sie werden ausgelöst durch Mikroorganismen, überwiegend Bakterien und Viren, die in menschliches Gewebe eindringen und sich dort vermehren. Übertragen werden sie durch Lebensmittel. Häufig können sie sich im Lebensmittel nicht vermehren, bleiben dort aber lebendig und können den menschlichen Organismus beim Verzehr des Lebensmittels infizieren. Die Infektion verläuft meist über die Schleimhautzellen des Dünndarms und von da aus in tiefer liegende Schichten. Daher sind die meisten Lebensmittelinfektionen von ihren Auswirkungen her auf den Magen-Darm-Kanal beschränkt. Es gibt aber auch Bakterien (z. B. Salmonella typhi) und besonders Viren, die sich über das lymphatische System im ganzen Körper ausbreiten und vermehren. Über die Blutbahn gelangen sie zu den Organen, wo sie sich ansiedeln.

Lebensmittelintoxikationen

Bei der Lebensmittelintoxikation vermehren sich die Mikroorganismen im Lebensmittel und bilden dort die Toxine (z. B. Staphylokkokus aureus). Die Krankheitszeichen werden von den mit den Lebensmitteln aufgenommenen Toxinen ausgelöst. Sie vermehren sich im menschlichen Organismus nicht weiter.

Bei den Bakterientoxinen werden verschiedene Toxinarten unterschieden.
Endotoxine: Die Lipopolysaccharide aus den Zellwänden bestimmter Bakterienarten sind für den Menschen toxisch und wirken sich in Form von Durchfällen, Fieber, Erbrechen und Blutdruckabfall aus.
Exotoxine sind vom Bakterium gebildete und nach außen abgegebene Toxine, die meist im Magen-Darm-Trakt angreifen. Sie werden daher auch **Enterotoxine** genannt.
Neurotoxine sind Exotoxine, die auf das Nervensystem wirken, z. B. Clostridien.

Im Gegensatz zum Befall durch Schimmelpilze oder Hefen ist der Befall von Lebensmitteln durch Bakterien selten äußerlich zu erkennen. Von Bakterien befallene Lebensmittel lösen bereits beim Verzehr Erkrankungen aus, auch wenn der Befall nicht erkennbar ist.

11.4.7 Salmonellen

Die verschiedenen lebensmittelverderbenden Bakterien unterscheiden sich hinsichtlich der befallenen Lebensmittel, Inkubationszeit, krank machender Wirkung und Infektionswege erheblich voneinander. Da Infektionen durch Salmonellen anteilmäßig die größte Rolle spielen (97 %), sollen sie hier ausführlich besprochen werden.

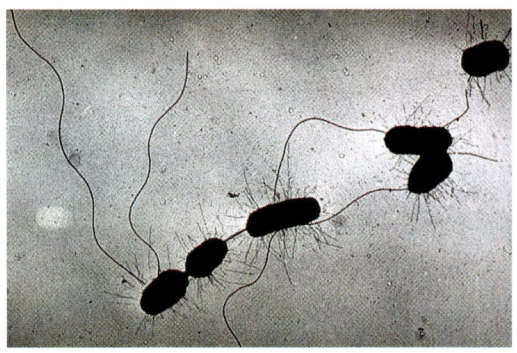

Abb. 11.32 Salmonellen

Beschreibung und Krankheitshäufigkeit

Salmonellen sind stäbchenförmige Bakterien, von denen es 2.500 verschiedene Arten gibt. Seit den 70er-Jahren des vorigen Jahrhunderts kam es zu einem dramatischen Anstieg der Salmonelleninfektionen von knapp 30.000 gemeldeten Fällen pro Jahr auf über 200.000 gemeldete Fälle bis Mitte der 90er-Jahre, wobei knapp 200 Fälle tödlich endeten. Mittlerweile sind die Zahlen stark zurückgegangen. Salmonellen stellen dennoch zusammen mit Camylobacter jejuni die häufigsten durch Lebensmittel übertragenen Infektionen dar. Die einzigen beiden Todesfälle, die 2013 durch Lebensmittelinfektionen verursacht worden sind, gingen ebenfalls auf das Konto von Salmonellen.

Vorkommen

Salmonellen kommen überall in der Umwelt vor: Luft sowie Haut und Fäkalien von Tier und Mensch.

Vorkommen in Lebensmitteln, gefährdete Lebensmittel

Salmonellen kommen gehäuft in folgenden Lebensmitteln vor: Geflügel, Wild, Hackfleisch, Mett, nicht vollständig durchgegarte Fleischspeisen, Fisch, Muscheln, Krabben, Konditoreiwaren mit nicht erhitzten Füllungen, Softeis, Eier sowie mit Rohei hergestellte Speisen wie Mayonnaise oder Tiramisu.

> Der Befall eines Lebensmittels durch Salmonellen ist äußerlich nicht erkennbar.

Lebensmittelmikrobiologie und Hygiene

Inkubationszeit und Infektionsdosis

Die Inkubationszeit beträgt 8–24 Stunden, die Infektionsdosis liegt bei 104–106 Keimen.

Krankheitsdauer

3 bis 8 Tage, wobei der Höhepunkt am dritten Tag liegt.

Krankheitssymptome

Durchfälle, Erbrechen, leichtes Fieber, Kopf- und Bauchschmerzen.

Gefährdete Personengruppen

Senioren, Säuglinge, Schwangere, immungeschwächte Personen.

Sterblichkeitsrate

Bei nicht gefährdeten Personengruppen liegt die Sterblichkeit bei 0,5 %, bei Senioren dagegen bei 10 %.

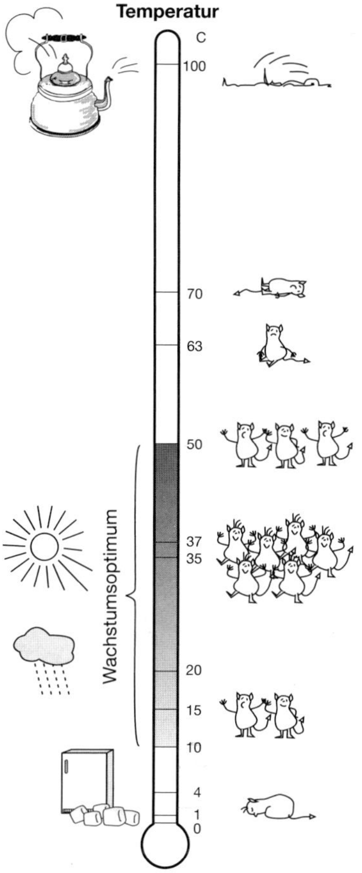

Vermehrungsbedingungen

- Salmonellen können sich bei Temperaturen zwischen 88 °C und 638 °C vermehren. Das Wachstumsoptimum liegt zwischen 108 °C und 508 °C.
- Unter 88 °C stellen Salmonellen das Wachstum ein. Bei Gefriertemperaturen sterben Salmonellen nicht ab, sie stellen nur das Wachstum ein und können nach dem Auftauen erneut aktiv werden.
- Salmonellen sterben ab, wenn sie mindestens 10 Minuten lang über 70 °C erhitzt werden.
- Die Verdoppelungszeit beträgt unter günstigen Bedingungen 20 Minuten.

Abb. 11.33 Wachstumsbereiche von Salmonellen

Infektionswege

Salmonellen können wegen ihrer weiten Verbreitung und ihrer Fähigkeit, in einem weiten Temperaturbereich wachsen zu können, auf verschiedenen Wegen beim Menschen zu einer Infektion führen.

Der Infektionsweg 1 beschreibt den Weg vom infizierten Schlachttier zum Menschen, der Infektionsweg 2 den Weg über infizierte Materialen, Speisen und Personal.

Ernährung und Gesundheitsrisiken

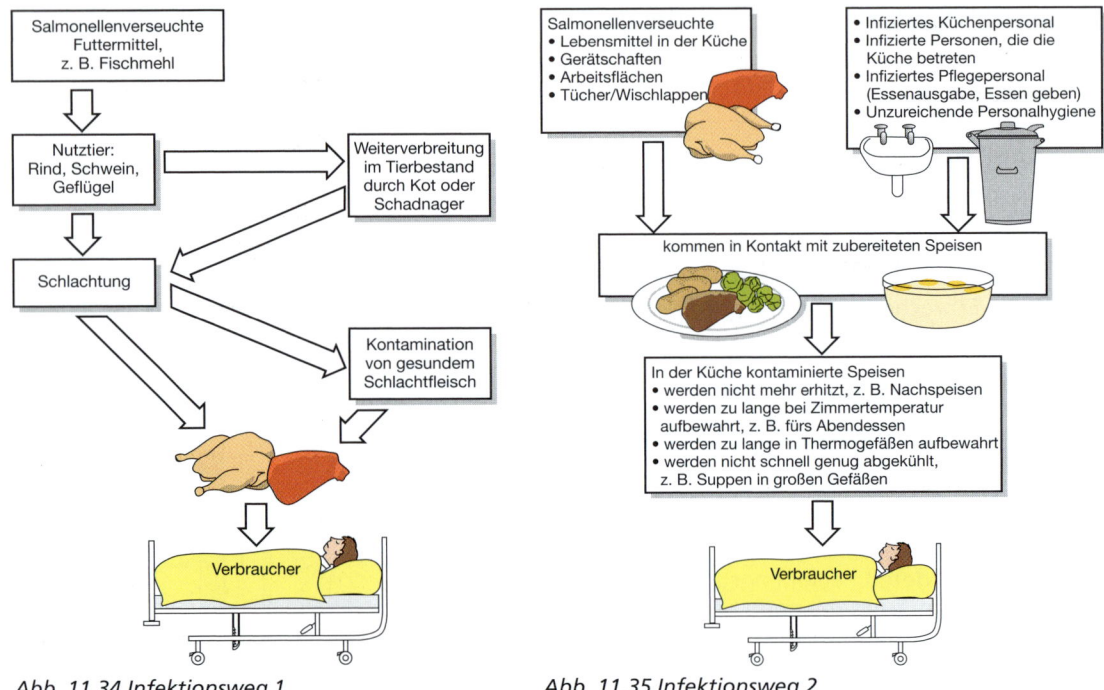

Abb. 11.34 Infektionsweg 1

Abb. 11.35 Infektionsweg 2

11.4.8 Übersicht über häufig vorkommende, lebensmittelverderbende Bakterien

Tab. 11.20 Übersicht über häufig vorkommende, lebensmittelverderbende Bakterien

Name des Bakteriums Infektion oder Intoxikation?	Inkubationszeit Dauer der Krankheit	Krankheitssymptome Besonders gefährdete Personen	Betroffene Lebensmittel	Wachstumsbedingungen Abtötung/Toxinzerstörung	Infektionsweg
Staphylococcus aureus Infektion mit Enterotoxinbildung	1–7 Stunden 2–3 Tage	Durchfall, Erbrechen, Übelkeit, Bauchkrämpfe, kein Fieber, in schweren Fällen Kreislaufversagen	Protein- und kohlenhydratreiche Lebensmittel mit hohem Wassergehalt, Milchprodukte, Eis, Cremefüllungen, Torten, Soßen, Pudding, Fleisch, Wurst, Geflügel, Aspik, Eiersalate	Toxinbildung, 10–45 °C pH-Optimum: 6–7 Toxinbildung bei aerobem Wachstum deutlich höher als bei anaerobem Wachstum Toxinzerstörung: 100 °C, 30–60 Minuten	Rauchen, husten, niesen auf LM, eiternde Wunden, Nasen-Rachenentzündungen bei Personen, die mit LM in Berührung kommen, Speichel, Haare

Lebensmittelmikrobiologie und Hygiene | 331

Name des Bakteriums Infektion oder Intoxikation?	Inkubationszeit Dauer der Krankheit	Krankheitssymptome Besonders gefährdete Personen	Betroffene Lebensmittel	Wachstumsbedingungen Abtötung/ Toxinzerstörung	Infektionsweg
Clostridium botulinum Intoxikation durch toxinbildende Sporen	12–36 Stunden 6 Tage bis mehrere Wochen	Benommenheit, Sehstörungen, Sinnestäuschungen, Schluck- und Atembeschwerden, Muskellähmung, Tod durch Atemlähmung	Unzureichend sterilisierte Konserven von Fleisch, Wurst, Bohnen, Pilzen, Spargel, Spinat, fehlerhaft gepökelter Schinken, Fisch, in Vakuumfolie verpackte Lebensmittel	Wachstumsoptimum 30-40 °C pH-Optimum > 5 Bakterien und Sporenabtötung: 5 Minuten bei > 90 °C Toxinzerstörung: bei 85 °C mindestens 5 Minuten	Mit Erde verschmutzte Rohware, hohe Sporenbelastung der Rohware mit anschließend unzureichender Reinigung, unsauberes Arbeiten in der Küche
Listeria monocytogenes	7–10 Tage	Fieber, Übelkeit, Durchfall, Fehlgeburt, Hirnhautentzündungen, Sterblichkeitsrate 50 % Senioren, Schwangere	Rohmilch, Rohmilchkäse, rohes Fleisch, Gemüse und Salate, die mit Stallmist, Jauche, Fäkalien gedüngt wurden; Meerestiere aus Oberflächenwasser	Wachstumsoptimum 30–37 °C pH-Optimum 4,5–9 Abtötung durch pH < 3,5 Hitzeeinwirkung von 71 °C für 1–4 Sek. reduziert die Keimzahl um 90 %	Leben im Verdauungstrakt von Rindern und gelangen so in Milchprodukte und Fleisch, können sich vermehren, wenn LM nicht mehr erhitzt und ungenügend gekühlt werden
Enterohämorrhagische E. coli (EHEC) Infektion mit Cytotoxinbildung	4–6 Tage 8 Tage	Blutige Durchfälle, blutige Darmentzündung, Nierenversagen, Hämolytisch-urämisches Syndrom (= HUS), Sterblichkeitsrate 4 % Kinder	Rohmilch, Rohwurst, rohes Rindfleisch, nicht vollständig gegarte Rindfleischstücke, Wildfleisch	Tolerieren niedrige pH-Werte mindestens 10 Minuten bei 70 °C durchgaren 10–100 Keime führen zur Infektion	80 % der Rinderbestände sind infiziert, Verunreinigungen von Schlachtkörpern mit Kot, mit Fäkalien gedüngtes Gemüse
Campylobacter jejuni Infektion und Exotoxinbildung	1–7 Tage Wenige Tage	Darmentzündungen, wässrige blutige Durchfälle, Fieber, Erbrechen, Darmkoliken, Hirnhautentzündungen bei Kleinkindern, Spätfolgen: Gelenkerkrankungen Kleinkinder	Geflügel, Rinder, Schweine, Schafe, Wildvögel	Wachstumstemperatur: 30–45 °C pH-Optimum 6,5–7,5 Abtötung rasch > 48 °C	Schmierinfektionen der genannten Fleischarten auf andere LM, Kontamination während der Schlachtung infizierte Tiere

Name des Bakteriums Infektion oder Intoxikation?	Inkubationszeit Dauer der Krankheit	Krankheitssymptome Besonders gefährdete Personen	Betroffene Lebensmittel	Wachstumsbedingungen Abtötung/ Toxinzerstörung	Infektionsweg
Clostridium perfringens Intoxikation mit Enterotoxin, Sporenbildner	8–24 Stunden 1–2 Tage	Durchfälle, gewebeschädigende Enteritis	Zubereitetes Fleisch oder Geflügel, das zu langsam abkühlte oder unerhitzt aufbewahrt wurde, z. B. Fleischsalat, Fleischpastete, Suppen, Soßen, Inneres von großen Fleischstücken	Wachstumstemperatur 15–50 °C pH > 5 empfindlich gegenüber Gefriertemperaturen, Wachstum nur unter anaeroben Bedingungen Abtötung der Sporen > 95 °C mindestens 60 Minuten	Mit Erde oder Fäkalien verschmutzte Rohware, unzureichende Erhitzung von betroffenen LM Abwässer und Staub aus der Tier-, insbesondere Geflügelproduktion, Unzureichende Kühlung zubereiteter LM
Bacillus cereus Intoxikation durch mehrere Toxine	8–18 Stunden 1 Tag	Übelkeit, Durchfälle, Erbrechen	Getreideerzeugnisse, gekochter Reis, Eierspeisen, Pudding, Soßen, zerkleinerte, erhitzte Fleischspeisen	Wachstumstemperatur 4–50 °C pH > 4,9 Toxinbildung im LM: 18–43 °C Zerstörung des Toxins > 60 °C wenige Minuten Abtötung der Sporen > 100 °C 1–8 Minuten in fetthaltigem Milieu > 121 °C 17–30 Minuten	Mit Erde und Staub verschmutzte LM, die unsachgemäß gereinigt wurden, vorgekochte und nicht gekühlt aufbewahrte Speisen

11.4.9 Viren

In wenigen Fällen sind auch Viren als Überträger von Lebensmittelinfektionen bekannt. Dazu zählen: Hepatitis A, Polio-Virus, bolivianisches hämorrhagisches Fieber (Mapucho Virus), Arboviren, Noroviren und Rotaviren.

Hepatitis A

Hepatitis A zählt zu den häufigsten durch Viren übertragenen Lebensmittelvergiftungen. Das Virus ist sehr resistent gegenüber äußeren Einflüssen. Es ist erst sicher zerstört, wenn es mehr als fünf Minuten lang gekocht wird. Desinfektionsmittel, Trinkwasserchlorierung und pH-Werte bis zu 3 haben keinen abtötenden Einfluss.
Vorkommen in Lebensmitteln: Die Lebensmittel, welche die Viren übertragen, werden fast immer durch verunreinigtes Wasser infiziert. Daher sind Lebensmittel, die mit kontaminiertem Wasser in Berührung kommen, gefährdet.
Im Fall von Hepatitis A sind das: kontaminiertes Trinkwasser, Obst, Gemüse, Salate, die roh verzehrt werden und mit kontaminiertem Wasser gewaschen wurden, rohe Fleischzubereitungen, Muscheln, Garnelen u. Ä.

Inkubationszeit: zwei Wochen bis zwei Monate

Dauer und Ausmaß der Krankheit: Die Viren lösen eine akute Hepatitis (Leberentzündung) aus, die meist folgenlos ausheilt. Die Krankheit hinterlässt einen lebenslangen Schutz.
Es sollte eine leichte Vollkost gegessen und auf Alkohol völlig verzichtet werden, da Alkohol den Krankheitsverlauf erschwert.

Krankheitssymptome: Nach der Infektion vermehren sich die Viren zunächst im Epithel der Darmschleimhaut und verbreiten sich danach über den gesamten Organismus. Die Krankheitszeichen sind: Schwäche, Gelbsucht, Übelkeit, Erbrechen, Appetitlosigkeit, leichtes Fieber, Druckgefühl im Oberbauch, Kreislaufbeschwerden. Bei Kindern verläuft die Infektion meist unerkannt.

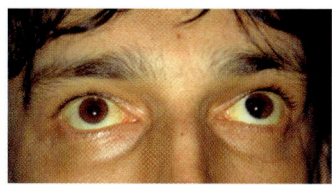

Abb. 11.36 Gelbfärbung der Augen bei Hepatitis

Infektionsweg: Der Virus wird von den betroffenen Personen vor und in der akuten Krankheitsphase ausgeschieden. Auch Personen, die nicht sichtbar erkranken, scheiden in bis zu 60 % der Fälle die Viren aus. Bei engem sozialem Kontakt und Schmierinfektion (Handtücher, Sanitäranlagen) werden sie von Mensch zu Mensch übertragen.
Durch menschliche und tierische Fäkalien verunreinigtes Wasser, das nicht mehr ausreichend aufbereitet wird, kontaminiert alles, was damit in Berührung kommt.

Betroffene Personengruppen: Eine Hepatitis-A-Übertragung war bei uns früher bei in der Landwirtschaft arbeitenden Personen häufig. Heute infizieren sich in erster Linie Personen, die sich in Ländern (vorzugsweise Tropen) aufhalten (Urlaub, Arbeit), deren Wasseraufbereitung hygienisch nicht einwandfrei ist. Die Krankheit tritt dann bei den aus dem Urlaub Zurückgekehrten auf.

Prävention: In Ländern, in denen mit einer fäkalen Verunreinigung des Trinkwassers gerechnet werden muss, gilt:
- Zum Trinken oder zum Zähneputzen nur abgekochtes Wasser verwenden
- Kein rohes Obst, Gemüse, Salate essen
- Keine rohen Fleischspeisen essen
- Rohe Schalen und Krustentiere meiden

11.4.10 BSE = Bovine spongioforme Enzephalopathie (Rinderwahnsinn)

Geschichte und Verbreitung

Im Jahr 1985 traten die ersten „verrückten Kühe" (mad cows) in Großbritannien auf. Erst 1986 registrierte die Regierung ein aufkommendes Problem, denn die Fälle nahmen zu. Es zeigte sich, dass die Krankheit bei den Schlachttieren auftrat, die zuvor ihre eigenen Artgenossen in Form von Tiermehl verspeist hatten. Aus Kostengründen war das Tiermehl seit 1981 nicht mehr so stark erhitzt worden. Als Überträger wurden sogenannte **Prionen** (Proteine mit infektiösen Eigenschaften) identifiziert. Obwohl bereits 1988 in Großbritannien und erst 1994 in der übrigen EU die Verfütterung von Tiermehl verboten wurde, häuften sich die Krankheitsfälle. 1992 trat der erste BSE-Fall bei einer deutschen Kuh auf, die aber aus England kam. Dort erreichte die Seuche mit 37.000 toten Tieren ihren Höhepunkt. 1989 verhängte die EU ein Exportverbot für ältere britische Rinder, ab 1990 galt das auch für alle Rinder, die älter als sechs Monate sind.

• **PRION** = proteinaceous infectious particle

Ernährung und Gesundheitsrisiken

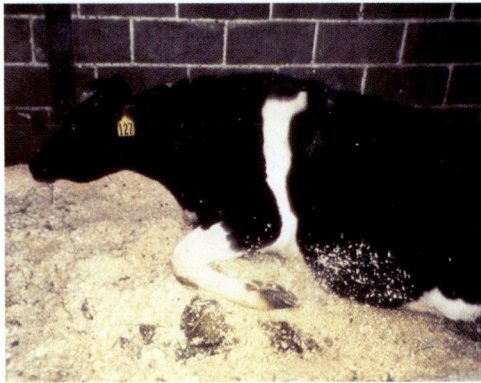

Abb. 11.37 Von BSE betroffene Kuh

1995 starb der erste Mensch in Großbritannien an BSE, genauer gesagt, an einer neuen Variante der **Creuzfeldt-Jacob-Krankheit** (vCJK), die wohl durch BSE ausgelöst werden kann.
Inzwischen gibt es Tests, die tote Rinder auf BSE hin überprüfen können. 2001 kam in Deutschland auf 7.000 Schlachtrinder ein infiziertes Tier. Seitdem ist die Zahl der infizierten Tiere in der EU zurückgegangen. Risikomaterial muss nun bei der Schlachtung komplett entfernt werden und darf nicht mehr in die Fleisch- und Wurstverarbeitung gelangen. Neben den 159 gemeldeten Fällen der vCJK in Großbritannien sind vereinzelt Fälle in Frankreich, der Schweiz und Japan aufgetreten. In Deutschland sind bisher keine Erkrankungen gemeldet worden.

Der BSE-Erreger

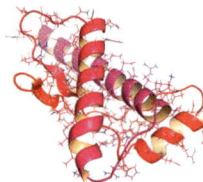

Abb. 11.38 Prionen

Eigentlich war man davon ausgegangen, dass Infektionen nur durch Mikroorganismen verursacht werden können, die eine DNS oder RNS besitzen, in den Wirt eindringen und sich dort vermehren oder den Körper dazu veranlassen, Virusmaterial zu produzieren.
Schon Ende der 70er-Jahre stellte Stanley B. Prusiner die Vermutung auf, dass degenerative Erkrankungen des Zentralnervensystems beim Menschen durch **infektiöse Proteine** verursacht werden. Er nannte sie **Prionen**. Lange Jahre war diese Theorie höchst umstritten. 1997 erhielt Prusiner den Nobelpreis für seine Hypothese.
Nachdem bei BSE und der Variante bei Schafen (Scrapie) ausgeschlossen werden konnte, dass beides durch Viren verursacht wird, wandte man sich der Prionentheorie zu.
Die Forschung kam zu dem Ergebnis, dass Menschen bzw. Kühe und einige weitere Tiere in ihrem Gehirn Proteine besitzen, die denen der Prionen sehr ähnlich sind. Gelangen aber Prionen ins Gehirn, dann veranlassen sie die dortigen Proteine zu einer Konformationsänderung des Moleküls. Die in ihrer Konformation veränderten Proteine haben völlig andere Eigenschaften als die ursprünglichen Proteine, was schließlich die Krankheit auslöst.
Bei der bovinen spongioformen Enzephalopathie lagern sich im Gehirn massenhaft durch infektiöse Prionen veränderte Proteine ab (Gehirnamyloidose). Bestimmte Gehirnareale werden dadurch fortschreitend und irreversibel geschädigt. Histologisch erscheint das Gehirn wie ein Schwamm = Spongium, was der Krankheit ihren Namen verlieh. Zu der TSE = transmissible (übertragbare) spongioforme Enzephalopathie zählen die:

- Klassische CJK (genetisch bedingt oder spontan auftretend): Wiederkäuer, Mensch
- Neue Variante der CJK = vCJK: Wiederkäuer, Mensch
- FSE: Katzen
- TSE: in Gehegen lebendes Damwild, Elche

Während die Inkubationszeit für die klassische CJK etwa 30 Jahre beträgt und daher in der Regel nur bei älteren Menschen auftritt, sind von der vCJK auch sehr junge Menschen betroffen, weil die Inkubationszeit nur drei bis sechs Jahre beträgt.
Es gibt keine Behandlungsmöglichkeit für diese Krankheit und sie führt stets zum Tod.

• **Konformation** – eine der verschiedenen räumlichen Anordnungsmöglichkeiten der Atome eines Moleküls, die sich durch Drehung um eine einfache Achse ergeben

Übertragungswege

Prionen sind ausgesprochen stabile Moleküle, die sich nicht durch Einfrieren zerstören lassen, nur durch extrem hohe Temperaturen und Druck.
Die wichtigsten Infektionsträger sind das Gehirn, das Nervensystem, das Rückenmark, die lymphatischen Organe und der gesamte Darm. Sie weisen den höchsten Gehalt an Prionen auf. Neuerdings wurden Prionen auch in Muskelfleisch nachgewiesen, aber nur im Muskelfleisch von Versuchstieren, nicht von Rindern. In die Nahrungskette gelangt sind die Prionen wohl ursprünglich durch an Scrapie verendete Schafe, die zu Tierfutter weiterverarbeitet wurden. Sie infizierten Rinder, die dann wiederum von Menschen verzehrt wurden oder die weiter zu Tiermehl verarbeitet wurden, das nicht ausreichend erhitzt wurde.
Dennoch erkrankten nur rund 15 % der Rinder, nie die gesamte Population. Und wie können Prionen, die doch Proteine sind und im Dünndarm in Peptide und Aminosäuren zerlegt werden sollten, die Dünndarmmukosa passieren? Man vermutete, dass Knochensplitter aus dem Tiermehl die Darmwand der Tiere perforierten und die Prionen auf diese Weise der Verdauung entgingen. Wie sie die menschliche Verdauung umgehen, ist noch weitgehend ungeklärt.

Gibt es einen Schutz?

Der einzige Schutz ist die Vorbeugung und die Elimination von Prionen aus der Nahrungskette. Dies geschieht durch Testen aller Rinder, die als Schlachttiere in den Handel kommen sollen. In Deutschland müssen alle Rinder, die älter als 24 Monate sind, in der EU alle Tiere, die älter als 30 Monate alt sind, auf BSE getestet werden. Tiere, bei denen ein Verdacht besteht, werden unabhängig vom Alter überprüft. Ziegen und Schafe über 18 Monate werden stichprobenweise untersucht.
Obwohl die durchschnittliche Infektionsphase bei Rindern etwa die ersten 7 Lebensmonate umfasst, werden nur ältere Tiere getestet, weil die Inkubationszeit sehr lange ist und erst im Spätstadium der Krankheit ein Nachweis möglich ist.
Wird ein Tier positiv getestet, wird zunächst der Erzeugerbetrieb gesperrt, erhärtet sich der Verdacht, dann werden alle auf diesem Hof befindlichen Tiere getötet. Der Schlachthof wird desinfiziert. Produkte dieses Hofes – auch aus früherer Produktion – dürfen nicht mehr verkauft werden. Es wird zurückverfolgt, in welchem Betrieb das Tier geboren und gemästet wurde, und dort werden auch entsprechende Tests durchgeführt.
Ein weiterer wichtiger Schritt ist es, bei allen Schlachttieren, die von BSE betroffen sein können, das sogenannte Risikomaterial zu entfernen. Diese Materialien durften früher in der Fleisch- und Wursterzeugung bzw. als Tiermehl weiterverwendet werden. Dies ist nun untersagt. Zum Risikomaterial gehören:
- Rinder: Gehirn, Schädel, Augen, Mandeln, gesamter Darm, Wirbelsäule mit Rückenmark und anhängenden Nervenknoten, Thymus
- Rinder, die mit Bolzenschuss betäubt wurden: auch Herz, Blut, Lunge
- Schafe, Ziegen: wie oben und Milz

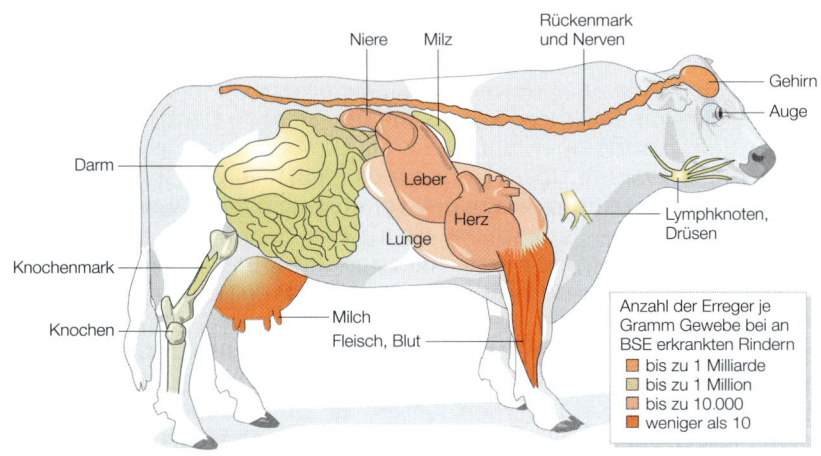

Abb. 11.39 Risikomaterial

Seit Ende 2000 ist es in der EU verboten, tierische Proteine und in Deutschland auch tierische Fette an Tiere weiter zu verfüttern.
Mit diesen Maßnahmen hofft man, den Übertragungsweg zu versperren. Ein Restrisiko stellen junge Tiere dar, die infiziert sind und bei denen die Tests nicht ansprechen. Außerdem wurde 2001 ein infiziertes Tier geboren, also nachweislich nach dem Fütterungsverbot für Tiermehl von 2000.

Wie sicher sind?

- Fleischwürfel: Gelten als sicher, weil sie aus südamerikanischen Fleischextrakten hergestellt werden. In Südamerika gab es bisher keine BSE-Fälle.
- Gelatine: Die meiste Gelatine, die bei uns in den Handel kommt, stammt von Geflügel und Schweinen, die sich nicht mit BSE infizieren lassen. Aber auch Rindergelatine gilt als sicher, weil bei der Gelatineherstellung mit hohen Temperaturen und Säuren gearbeitet wird, die die Prionen zuverlässig zu zerstören scheinen.
- Markknochen: Gelten als sicher, sie sind kein Risikomaterial.
- Lab zur Käseherstellung: Lab wird aus Kälbermagen hergestellt, der nicht zum Risikomaterial gezählt wird. Das meiste Lab wird heute mit gentechnisch veränderten Mikroorganismen hergestellt.
- Milch: Milch und Milchprodukte gelten als sicher, in ihnen wurden bisher keine Prionen nachgewiesen.

11.4.11 Prävention mit dem HACCP-System

In den 1990er-Jahren sind die Lebensmittelinfektionen verschiedenster Art rapide angestiegen. Das hatte zum einen mit dem weltweiten Handel mit Lebensmitteln und dem Import exotischer Lebensmittel, zum anderen aber mit der gestiegenen Außer-Haus-Verpflegung in Einrichtungen der Gemeinschaftsverpflegung, so in einigen Altenpflegeheimen und der Gastronomie, zu tun. Dabei sind dann jedes Mal eine hohe Anzahl von Personen erkrankt, teilweise gestorben. Um hier in Zukunft vorzubeugen, wurde ein Kontrollsystem erstellt, mit dessen Hilfe in der Verarbeitung und Produktion von Lebensmitteln und Speisen die Gefahrenpunkte hinsichtlich einer mikrobiellen Verunreinigung aufgespürt und beseitigt werden können.

Am 1.1.2006 trat die neue Verordnung über Lebensmittelhygiene in Kraft. Damit sind alle Unternehmen, die mit Lebensmitteln umgehen, verpflichtet, ein komplettes HACCP-System einzuführen, einschließlich der entsprechenden Schulung aller Beschäftigten.

HACCP = **H**azard **A**nalysis and **C**ritical **C**ontrol **P**oints = Gefahrenanalyse und Festlegen von Lenkungspunkten.

Das HACCP-System umfasst eine kritische Untersuchung des gesamten Produktionsablaufs zur Identifizierung und Überwachung von gesundheitlichem Gefährdungspotenzial. Der Produktionsablauf ist daran anschließend zu optimieren und die Mängel sind auszuschalten. Der Produktionsablauf ist ständig daraufhin zu kontrollieren. Diese Maßnahmen müssen dokumentiert und gegenüber der Lebensmittelüberwachung vorgelegt werden. Die Mitarbeiter in der Produktion müssen laufend hinsichtlich der Hygienegefahren geschult werden. Dies gilt auch für Beschäftigte, welche die deutsche Sprache nicht beherrschen. Das HACCP-System umfasst sieben Grundsätze, nach denen vorgegangen werden soll:

1. Identifizierung von Gesundheitsgefahren, die vermieden, ausgeschaltet oder auf ein akzeptables Maß reduziert werden müssen
2. Identifizierung der Prozessstufe(n), auf der (denen) es notwendig ist, eine Gefahr unter Kontrolle zu bringen (critical control points)
3. Festlegung von Grenzwerten, bei deren Überschreitung eingegriffen werden muss
4. Festlegung und Durchführung eines effizienten Systems zur Überwachung der „critical control points"
5. Festlegung von Korrekturmaßnahmen für den Fall, dass die Überwachung zeigt, dass ein „critical control point" nicht mehr fehlerfrei funktioniert
6. Schaffung von Eigenkontrollverfahren, um die Wirksamkeit der ergriffenen Maßnahmen zu überprüfen
7. Führung von Büchern, um nachweisen zu können, dass die Vorschriften erfüllt sind, um die amtliche Überwachung durch die zuständigen Behörden zu erleichtern

12 Ernährung und Gesellschaft

12.1 Konventionelle und ökologische Landwirtschaft

12.1.1 Landwirtschaft

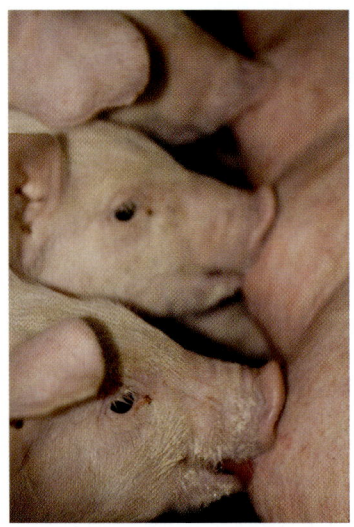

Abb. 12.1 Ferkel

Nach dem Ende der letzten Eiszeit begannen in verschiedenen Gebieten der Erde Menschen, von einer aneignenden Wirtschaftsweise als Sammler und Jäger auf eine produzierende Wirtschaftsweise als Ackerbauern und Tierzüchter überzugehen. In Mitteleuropa begann diese Wirtschaftsform im 6. vorchristlichen Jahrtausend und blieb so bis zum Jahr 800. Die Dreifelderwirtschaft und die Nutzung von Pferden als Zugtiere wurden zu diesem Zeitpunkt eingeführt. Dies erbrachte geringe Ertragssteigerungen. Die Produktion beschränkte sich auf Getreide, Hülsenfrüchte, geringe Mengen an Gemüse, Obst, Nüssen, Honig sowie Schweinen, Rindern, Schafen, Ziegen und Geflügel.

In der Landwirtschaft wurden aber nicht nur Nahrungsmittel, sondern auch Bekleidung hergestellt. Mit Beginn des Fernhandels über die Seidenstraße kamen auch exotische Gewürze, getrocknete Früchte und in geringem Umfang Zuckerrohrprodukte nach Mitteleuropa. Die Entdeckung Amerikas brachte eine weitere Veränderung in der Landwirtschaft mit sich, denn es wurden nun exotische Pflanzen importiert und in Europa angepflanzt. Dies erweiterte die Nahrungspalette erheblich, wenn zunächst auch nur für eine kleine Bevölkerungsschicht.

Heute wird noch etwas mehr als die Hälfte der Fläche in unserem Land landwirtschaftlich genutzt, dabei unterteilt sich die Landwirtschaft in zwei Produktionszweige:
- **Tierhaltung:** Schweine, Rinder, Milchvieh, Geflügel, Schafe, Fische
- **Pflanzenproduktion:** Futtermittelanbau, Getreide, Zuckerrüben, Kartoffeln, Gemüse, Wein, Obst, Kräuter, Ölsaaten, Tabak

12.1.2 Landwirtschaft in der Dauerkrise

In der Zeit nach dem Zweiten Weltkrieg begann die Industrialisierung der Landwirtschaft. Die technische Modernisierung leitete einen Prozess der Betriebsvergrößerung und Spezialisierung ein. Durch den Einsatz von chemisch erzeugtem Dünger, Pestiziden, Masthilfsmitteln und Tierarzneimitteln stieg die Produktivität der Betriebe enorm. Vor 100 Jahren konnte ein Landwirt nur 4 Personen ernähren, heute sind es 143 Personen. Bis 1978 blieb die EU-Produktion noch unter dem Verbrauch, die Preise für Lebensmittel gingen stetig zurück. Danach setzte eine Wende ein.

Weitere enorme Produktionszuwächse führten in die Krise, denn es entstanden Überschüsse, die nicht mehr konsumiert werden konnten. Diese Überschüsse mussten fortan von der EU mit Subventionen, Lagerhaltung und Vernichtung gestützt, durch Einfuhrzölle geschützt oder durch Verkauf in weit entfernte Länder gefördert werden.

80 % des EU-Haushaltes dienen der Finanzierung der EU-Landwirtschaft. Die hohe Produktion macht das Endprodukt Lebensmittel für den Verbraucher zwar preisgünstig, deckt aber immer weniger die Kosten, die der landwirtschaftliche Betrieb für seine Betriebsmittel hat.

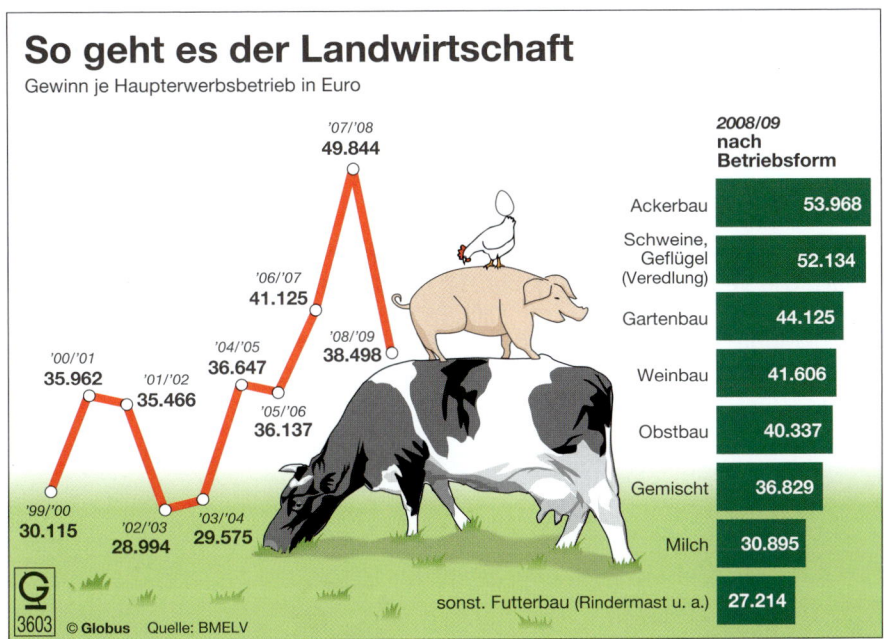

Abb. 12.2 Das Einkommen der Bauern

Immer mehr Landwirte geben auf, da sie von ihrem Einkommen nicht mehr existieren können. Die einzige Möglichkeit, die ihnen bleibt, sind die Ausweitung und Vergrößerung ihres Betriebes, was nur funktioniert, wenn genügend Kleinbetriebe aufgeben und ausreichend Eigenkapital zur Finanzierung vorhanden ist.

Aber die Landwirtschaft in den Industrieländern ist nicht nur für diese selbst ein Problem. Sie hat auch die landwirtschaftlichen Strukturen in den Entwicklungsländern beeinflusst. Denn die hierzulande überschüssigen Güter, wie z. B. Getreide, Milchpulver, Hähnchenschenkel, werden hier mit Subventionen für die Bauern gestützt. Um wenigstens etwas von den für Subventionen ausgegebenen Geldern wiederbekommen zu können, werden die Güter auf ausländischen Märkten verkauft und zerstören dort die gewachsenen landwirtschaftlichen Strukturen, weil sie unter dem Preis der einheimischen Produkte angeboten werden.

12.1.3 Ökologische Krise

Diese hier knapp dargestellten sozialen und ökonomischen Probleme, welche die Landwirtschaft der Industrienationen mit sich bringt, werden durch eine ganze Reihe ökologischer Probleme aus dem Hochleistungsagrarbusiness ergänzt.

- Eutrophierung der Gewässer durch massiven Einsatz von Nitrat- und Phosphatdünger
- Pestizide, Herbizide und Tierarzneimittel reichern sich in Boden, Gewässern, Lebensmitteln und in der Nahrungskette bis zum Menschen an

• **Eutrophierung** – unerwünschte Zunahme von Nährstoffen in Gewässern

- Die Bodenerosion steigt durch große Flächen und Monokulturen
- Monokulturen sind anfälliger für Krankheiten und Schädlinge, gleichzeitig steigt die Resistenz der Schädlinge gegen die bisher eingesetzten Mittel
- Bodenverdichtung durch den Einsatz schwerer Maschinen, Humusverlust durch Daueranbau
- Verringerung der Artenvielfalt in den Gebieten, in denen Urwälder gerodet werden zugunsten der Produktion von Monokulturen wie Soja oder Biodiesel
- Energieverbrauch steigend: Zur Produktion von 1 kg chemischem Dünger ist 1 l Erdöl notwendig
- Klimaprobleme: Rinder stoßen Methan aus: Je mehr Rinder gehalten werden, desto stärker tragen sie zu Klimaproblemen bei, denn Methan ist viermal klimaschädlicher als CO_2

12.1.4 Wege aus der Krise

Ein Weg aus der Krise, den in den letzten Jahren zunehmend mehr landwirtschaftliche Betriebe gewählt haben, ist die Umstellung auf ökologische Landwirtschaft.

Die ökologische Landwirtschaft geht auf die biologisch-dynamische Wirtschaftsweise zurück, die seit den 1920er-Jahren durch Rudolf Steiner betrieben wurde.

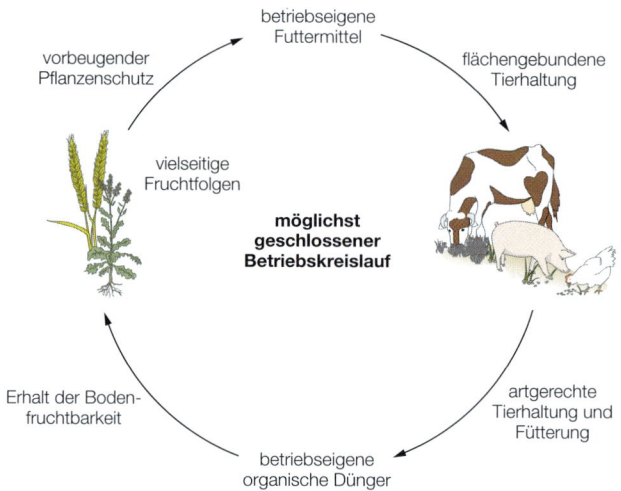

Abb. 12.3 Prinzip des geschlossenen Betriebskreislaufs bei ökologischem Landbau

In der ökologischen Landwirtschaft achtet man auf geschlossene Betriebskreisläufe, verzichtet auf chemische Düngung, Pestizideinsatz und Futtermittel aus Entwicklungsländern. Sie achtet auf die Bodenqualität, Bodenfruchtbarkeit, flächengebundene sowie artgerechte Tierhaltung. Dies bringt der einheimischen Natur Entlastung. Ökologisch erzeugte Lebensmittel kosten mehr, weil sie mit höherem Arbeitsaufwand hergestellt werden. Dies sichert das bäuerliche Einkommen.

Tab. 12.1 Leitlinien für die ökologische Landwirtschaft

Richtlinien für die ökologische Landwirtschaft	Folgen für das Ökosystem
Verbot von chemisch-synthetischen Pestiziden, Herbiziden, Fungiziden, Insektiziden	Nicht nutzpflanzenschädliche (Nützlingsschädigung!) Insekten werden nicht sinnlos getötet → Erhaltung der Artenvielfalt Wirtspflanzen von Nützlingen werden nicht vernichtet Energieeinsparung
Verbot der Anwendung von mineralischem Stickstoffdünger	Keine Auswaschung von Nitrat ins Trinkwasser → Algenwachstum in den Gewässern wird gebremst → Eutrophie der Gewässer wird verhindert Verminderter Energieverbrauch, da die Herstellung von Stickstoffdünger sehr energieintensiv ist
Verbot der Anwendung von chemisch-synthetischen Wachstumsregulatoren	Reichern sich nicht in Böden an
Verbot der Verwendung von Futtermitteln aus Entwicklungsländern	Verhinderung weiterer Monokulturen in den Entwicklungsländern mit der damit verbundenen Bodenerosion, Nitrat- und Pestizidbelastung
Verwendung der im eigenen Betrieb produzierten Futtermittel, Zukauf nur in Ausnahmefällen	Geschlossener Stickstoffkreislauf im Betrieb
Verbot der Anwendung von Tierarzneimitteln als Futterzusatz	Keine Belastung von tierischen Produkten und Wasser mit Tierarzneimitteln
Verbot von transgenen Pflanzen und Tieren	Keine Auskreuzung mit Wildarten mit der Entstehung von resistenten Arten
Auswahl standortangepasster Sorten und Arten	Erhalt der Bodenstruktur
Vielseitige Fruchtfolge	Benötigt weniger Dünger, erhält Arten, Erhaltung der Bodenstruktur, Verminderung von Erosion
Artgerechte Tierhaltung	Verminderter Verbrauch von Tierarzneimitteln

Seit Beginn der ökologischen Landwirtschaft fanden sich Produzenten zu Verbänden zusammen, die sich selbst Richtlinien für eine umweltverträglichere Landwirtschaft gaben. Diese Verbände dienten dem Interessenaustausch, der Erarbeitung gemeinsamer Richtlinien, vor allem aber auch der regelmäßigen Kontrolle der Betriebe. Um für den Verbraucher erkennbar zu sein, gaben sich die Anbauverbände Verbandszeichen.

Tab. 12.2 Die Verbandszeichen der wichtigsten Anbauverbände des ökologischen Landbaus in Deutschland

Schutzzeichen	Gründungsjahr	Anbaufläche in Hektar	Anzahl der Betriebe	Adresse
demeter	1924	rund 72.000	rund 1.500	Demeter e. V. Brandschneise 1 64295 Darmstadt Telefon: 06155 8469-0 Telefax: 06155 8469-11 E-Mail: info@demeter.de Internet: www.demeter.de
Bioland	1971	rund 286.000	rund 5.900	Bioland e. V Kaiserstr. 18 55116 Mainz Telefon: 06131 23979-0 Telefax: 06131 23979-27 E-Mail: info@bioland.de Internet: www.bioland.de
biokreis	1979	rund 39.000	rund 1.000	Biokreis e. V. Stelzhof 1 94034 Passau Telefon: 0851 756500 Telefax: 0851 7565025 E-Mail: info@biokreis.de Internet: www.biokreis.de
Naturland	1982	rund 120.000	rund 2.800	Naturland-Verband für naturgemäßen Landbau e. V. Kleinhaderner Weg 1 82166 Gräfelfing Telefon: 089 898082-0 Telefax: 089 898082-90 E-Mail: naturland@naturland.de Internet: www.naturland.de
ECOVIN	1985	rund 1.650	rund 220	ECOVIN/BÖW e. V. Wormser Str. 162 55276 Oppenheim Telefon: 06133 1640 Telefax: 06133 1609 E-Mail: info@ecovin.de Internet: www.ecovin.de
Gäa e.V. Ökologischer Landbau	1989	rund 51.000	rund 500	Gäa e. V. – Vereinigung ökologischer Landbau Brockhausstrasse 4 01099 Dresden Telefon: 0351 4012389 Telefax: 0351 4015519 Internet: www.gaea.de
BIOPARK Ökologischer Landbau	1991	rund 135.000	rund 650	Biopark e. V. Rövertannen 13 18273 Güstrow Telefon: 03843 245030 Telefax: 03843 245032 E-Mail: info@biopark.de Internet: www.biopark.de

Erst seit 2001 gibt es ein staatliches Biosiegel. Es wird an Produkte vergeben, die nach der EU-Öko-Verordnung hergestellt und kontrolliert werden.

Die Richtlinien der einzelnen Verbände unterscheiden sich durchaus und sind auch heute noch am strengsten bei den Vorreitern der ökologischen Landwirtschaft.

12.2 Lebensmittelrecht und Lebensmittelkennzeichnung

Am 7. September 2005 trat das neue **Lebensmittel-, Bedarfsgegenstände- und Futtermittelgesetz (LFGB)** in Kraft. Es löste das alte Lebensmittel- und Bedarfsgegenständegesetz ab. Dies war notwendig geworden, da das deutsche Recht dem EU-Recht auf diesem Gebiet angepasst werden musste. Das LFGB ist ein Bundesgesetz, gültig im Rechtsbereich der Bundesrepublik Deutschland, und untersteht dem Verwaltungsrecht.

Die gesamte Kette der Lebensmittelerzeugung von der Primärproduktion über die verschiedenen Stufen der Verarbeitung bis hin zum Vertrieb („from the farm to the fork") wird im LFGB in einem einheitlichen Ansatz einer neuen Rechtssetzung unterworfen.

Definition des Lebensmittelbegriffs nach Artikel 2 der Verordnung (EG) Nr. 178/2002, § 2 Abs. 2 LFGB:

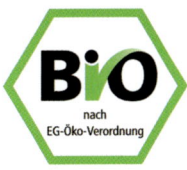

Abb. 12.4 Deutsches Biosiegel nach der EU-Öko-Verordnung, darf nach 2010 im Inland weiter verwendet werden

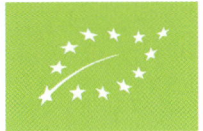

Abb. 12.5 Bio-Siegel der EU (seit Juli 2010)

> „Lebensmittel sind alle Stoffe oder Erzeugnisse, die dazu bestimmt sind oder von denen nach vernünftigem Ermessen erwartet werden kann, dass sie in verarbeitetem, teilweise verarbeitetem oder unverarbeitetem Zustand von Menschen aufgenommen werden.
> Auch Getränke, Kaugummi sowie alle Stoffe – einschließlich Wasser –, die dem Lebensmittel bei seiner Herstellung oder Ver- oder Bearbeitung absichtlich zugesetzt werden, zählen zu den Lebensmitteln. Keine Lebensmittel sind Futtermittel, lebende Tiere (ausgenommen z. B. Muscheln), Pflanzen vor der Ernte, Arzneimittel, kosmetische Mittel, Tabak und Tabakerzeugnisse, Betäubungsmittel und psychotrope Stoffe sowie Rückstände und Kontamination."

• Kontamination = Verunreinigung

Aus den Abschnitten seien hier die wichtigsten Bestimmungen und Aussagen genannt.

Abschnitt 1 Allgemeine Bestimmungen
§ 1 Zweck des Gesetzes ist es,
1. bei Lebensmitteln, Futtermitteln, kosmetischen Mitteln und Bedarfsgegenständen den Schutz der Verbraucherinnen und Verbraucher durch Vorbeugung gegen eine oder Abwehr einer Gefahr für die menschliche Gesundheit sicherzustellen,
2. vor Täuschung beim Verkehr mit den o. g. zu schützen.

Abschnitt 2 Verkehr mit Lebensmitteln
§ 5 Verbote zum Schutz der Gesundheit
§ 6, 7 Regelung zur Anwendung von Lebensmittelzusatzstoffen
§ 8 Regelung zur Bestrahlung von Lebensmitteln
§ 9 Verbot des Inverkehrbringens von Lebensmitteln, bei denen die zulässigen Höchstmengen an Pflanzenschutz- und sonstigen Mitteln überschritten sind

§ 10 Verbot des Inverkehrbringens von tierischen Lebensmitteln, wenn sie Stoffe mit pharmakologischer Wirkung enthalten
§ 11 Vorschriften zum Schutz vor Täuschung
§ 12 Verbot von krankheitsbezogener Werbung (vgl. Kap. 12.2.3)
§ 13 Ermächtigungen zum Schutz der Gesundheit und vor Täuschung
§ 14 Hygienebestimmungen

Abschnitt 3 Verkehr mit Futtermitteln
§ 17 Verbote
§ 18 Fütterungsverbot und Ermächtigungen
§ 19 Verbote zum Schutz vor Täuschung
§ 20 Verbot der krankheitsbezogenen Werbung

Abschnitt 7 Überwachung
§ 40 Information der Öffentlichkeit über Lebens- und Futtermittel, wenn dies zur Gefahrenabwendung notwendig ist

Abschnitt 8 Monitoring

Abschnitt 10 Straf- und Bußgeldvorschriften

12.2.1 Kennzeichnungspflicht für Lebensmittel

Damit der Verbraucher die Möglichkeit erhält, gleichartige Produkte genau zu vergleichen, müssen Lebensmittel in einer genau definierten Weise gekennzeichnet sein. Dies ist von besonderem Interesse für Menschen mit Krankheiten, z. B. Allergien, die durch die Ernährung oder einzelne Lebensmittelinhaltsstoffe beeinflusst werden.

Die Kennzeichnung muss an gut sichtbarer Stelle in deutscher Sprache, leicht verständlich, deutlich lesbar und unverwischbar sein.

Vonseiten des Herstellers müssen folgende Angaben gemacht werden (diese Regelungen gelten in erster Linie für verpackte Lebensmittel):

- **Verkehrsbezeichnung:** Sie ist in einer Rechtsvorschrift für die jeweilige Lebensmittelgruppe genau festgelegt. Fantasiebezeichnungen können nur zusätzlich zur Verkehrsbezeichnung benutzt werden, sofern dadurch kein irreführender Gesamteindruck entsteht.
- **Name und Firmenbezeichnung** des Herstellers mit Anschrift
- **Zutatenverzeichnis** in mengenmäßig absteigender Reihenfolge: Zusatzstoffe müssen die jeweilige Klassenbezeichnung führen, z. B. Antioxidanzien, bzw. mit der entsprechenden E-Nummer aufgeführt sein. Es muss auch gekennzeichnet werden, ob ein Fett „ganz gehärtet" oder „teilweise gehärtet" ist, denn „ganz gehärtete Fette" enthalten ausschließlich gesättigte Fettsäuren.

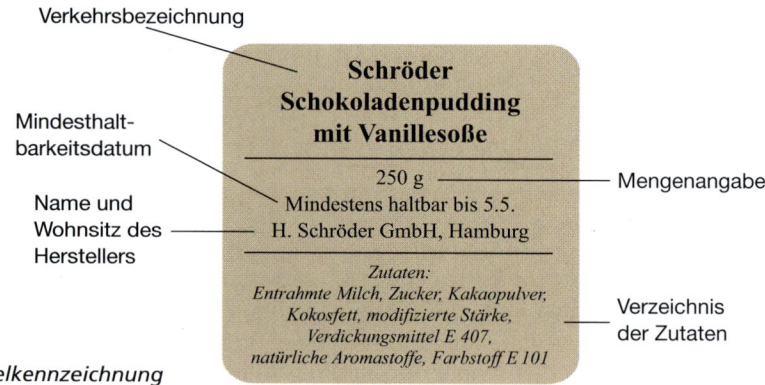

Abb. 12.6 Lebensmittelkennzeichnung

- **Mengenangaben:** Die Menge des Packungsinhaltes muss je nach Produkt als Gewicht, Volumen oder Stückzahl aufgeführt sein. Bei Produkten, die in einer Flüssigkeit angeboten werden, muss zusätzlich das Abtropfgewicht aufgeführt sein. Sehr kleine Mengen, z. B. in Gastronomieverpackungen, müssen nicht aufgeführt sein.
- **Kennzeichnung von Allergenen,** auch wenn sie nur in einer Konzentration von weniger als 2 % im Produkt vorhanden sind. Dazu zählen: Gluten – mit Hinweis auf die verwendete Getreidesorte, Mandel, Haselnuss, Walnuss, Cashewnuss, Pecannuss, Paranuss, Pistazie, Macadamianuss, Sellerie, Sesamsamen, Senf; außerdem Schwefeldioxid, Sulfid in Konzentrationen von mehr als 10 mg/kg.
- **Kennzeichnung von gentechnisch veränderten Lebensmitteln** (vgl. Kap. 12.6.5)
- **Mindesthaltbarkeitsdatum** bzw. bei verderblichen Lebensmitteln Verbrauchsdatum

Neue Vorschriften zur Lebensmittelkennzeichnung durch die EU:
- **Nährwertkennzeichnung:** Energiegehalt, Fette, Gehalt an gesättigten Fettsäuren, Kohlenhydraten, Zucker, Eiweiß und Salz sind in tabellarischer Form auf der Verpackung anzugeben. Die Angaben sollen sich jeweils auf 100 g bzw. 100 ml beziehen.
- **Mindestschriftgröße:** Die Schriftgröße der Kennzeichnungselemente muss mindestens 1,2 mm bezogen auf den Buchstaben „x" betragen.
- **Lebensmittelimitate:** Auf die Verwendung von Imitaten muss ausdrücklich in der Nähe der Verkehrsbezeichnung hingewiesen werden.
- **Koffeinkennzeichnung:** Koffeinhaltige Lebensmittel und Getränke müssen mit einem gesonderten Warnhinweis für Schwangere und Kinder versehen sein.
- **Nanokennzeichnung:** Lebensmittel, die technologisch hergestellte Nanopartikel enthalten, müssen entsprechend gekennzeichnet sein.
- **Herkunftsbezeichnung:** Für Fleisch gilt eine verpflichtende Angabe des Herkunftslandes.

12.2.2 Nährwertkennzeichnung- Lebensmittelinformationsverordnung

Bis Ende 2014 sind nährwertbezogenen Angaben auf allen verpackten und für den Endverbraucher bestimmten Lebensmittel durch die EU vorgeschrieben. Eine Übergangsfrist gilt bis 2016 für Produkte, für die bisher keine Nährwertangaben gemacht worden waren. Hersteller müssen künftig Angaben zum Energiegehalt in kcal sowie kJ und sechs Nährstoffen (Fette, gesättigte Fette, Kohlenhydrate, Zucker, Eiweiß und Salz, in dieser Reihenfolge) je 100 g oder 100 ml des Produkts bereitstellen. Die Angaben sind in Form einer Tabelle gut sichtbar auf dem Lebensmittel anzubringen. Erweiterte Angaben, z. B. zum Fettsäuremuster oder Ballaststoffen, sowie Angaben bezogen auf Portionsgrößen können freiwillig angebracht werden. Dabei ist eine Mindestschriftgröße von 1,2 mm in der Höhe vorgeschrieben.

12.2.3 Überwachung des Lebensmittelgesetzes

Die oberste Behörde für die Überwachung der Gesetzgebung um Lebensmittel ist das Bundesministerium für Ernährung, Landwirtschaft und Verbraucherschutz. Die Zuständigkeit beschränkt sich jedoch auf die Rahmengesetzgebung (z. B. LFGB, Novel-Food-Verordnung), die Koordinierungsarbeit zwischen Bund und Ländern sowie die Vertretung der Bundesrepublik bei der Europäischen Gemeinschaft.
Für den Vollzug der Überwachung sind die Bundesländer zuständig. Infolge unterschiedlicher Verfassungen der jeweiligen Bundesländer gibt es verschiedene Formen beim Vollzug der Überwachung. Für die Strafverfolgung sind die Verwaltungsgerichte zuständig.

12.2.4 Diätetische Lebensmittel

Das Wort „Diät" stammt aus dem Griechischen (Diätia) und heißt wörtlich übersetzt „Lebensweise". Heute versteht man unter diesem Begriff therapeutische Maßnahmen, die zur Heilung oder Linderung von Krankheiten beitragen. Menschen mit bestimmten Erkrankungen oder speziellen physiologischen Bedürfnissen können besondere Ernährungserfordernisse haben, die herkömmliche Lebensmittel nicht abdecken können. Für diese Personengruppen sind diätetische Lebensmittel gedacht. Ihr Verkehr ist in der Diätverordnung (DiätVO) geregelt.

Diätetische Lebensmittel sind Lebensmittel, die dazu bestimmt sind, einem besonderen Ernährungszweck zu dienen. Sie gewährleisten die Zufuhr bestimmter Nährstoffe oder anderer ernährungsphysiologisch wirksamer Stoffe in einem bestimmten Mischungsverhältnis oder einer bestimmten Beschaffenheit. Diätetische Lebensmittel müssen sich von herkömmlichen Lebensmitteln vergleichbarer Art durch ihre Zusammensetzung oder ihre Eigenschaften **maßgeblich unterscheiden**.

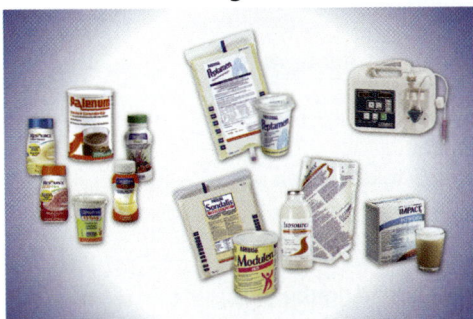

Abb. 12.7 Sondenkost und Trinknahrung

Folgende Produktgruppen zählen zu den diätetischen Lebensmitteln:
- Formuladiäten zur Gewichtsreduktion
- Lebensmittel für Säuglinge und Kleinkinder
- Lebensmittel zur Therapie von Erkrankungen
    - Produkte zur Behandlung von angeborenen Stoffwechselstörungen
    - Produkte zur Behandlung von Leber- und Nierenerkrankungen
    - Produkte bei Störungen der Nahrungsaufnahme, bei chronisch entzündlichen Darmerkrankungen oder chronischer Pankreatitis
- Lebensmittel für besondere medizinische Zwecke
    - Vollständig bilanzierte Diäten, z. B. Sondennahrung
    - Ergänzende bilanzierte Diäten, z. B. Trinknahrungen

12.2.5 Kennzeichnung diätetischer Lebensmittel

Diätetische Lebensmittel unterliegen einer besonderen Kennzeichnungspflicht und Kennzeichnungserlaubnis. Anzugeben sind zusätzlich zu den für alle Lebensmittel geltenden Kennzeichnungsangaben:
- der Ernährungszweck,
- die Besonderheit der Zusammensetzung,
- der durchschnittliche Gehalt an Energie und Nährstoffen.

12.3 Essen mit Zusatznutzen?

12.3.1 Functional Food, Nutraceuticals, Wellness Food, Designer Food, Phytochemicals

Die Produktion von Liebigs Fleischextrakt im 19. Jh. war die Geburtsstunde des Functional Food. Denn dieser Fleischextrakt versprach, zu mehr Muskelkraft zu verhelfen. Nahrungsmittel, die über ihren normalen Zweck hinaus, zu sättigen und den Körper mit Nährstoffen zu versorgen, noch einen zusätzlichen Nutzen haben sollen, werden als funktionelle Lebensmittel bezeichnet. Alle oben genannten Begriffe sind im Umlauf und werden häufig synonym gebraucht, sind aber nicht eindeutig und überall gleich definiert.

Functional Food – ein modernes Bedürfnis

Die Lebens- und Ernährungsweisen in den Industrienationen befinden sich in einem Spannungsfeld.

Da sind die Verbraucher, die sich wenig Zeit zum Einkauf und Kochen nehmen und sich auf die Schnelle versorgen möchten und dies zu möglichst günstigen Preisen. Sie sind die Wegbereiter der agroindustriellen Produktion (Massentierhaltung, Genfood, intensivierte Pflanzenproduktion, Gammelfleisch) von Lebensmitteln.

Im Supermarkt sind zu über 80 % vorgefertigte, verzehrfertige Lebensmittel im Angebot, zu Preisen, die nie zuvor so günstig waren. Bei vielen Verbrauchern macht sich seit Langem eine Unsicherheit breit, ob Lebensmittel, die derart hergestellt wurden, noch ausreichend mit Nährstoffen versorgen oder nicht eher schädlich sind. Es entsteht der Wunsch nach natürlichen, wenig verarbeiteten, gesunden Nahrungsmitteln.

Dieselben Verbraucher sehen sich gleichzeitig auch vielen gesundheitsschädlichen Einflüssen gegenüber (Luftverschmutzung, Stress, Schadstoffe im Essen, Übergewicht, zu wenig Bewegung, wenig Schlaf) und möchten sich möglichst gesund ernähren.

Modernes Ernährungswissen über Nahrungsinhaltsstoffe, deren Einfluss auf den Stoffwechsel und die Gesundheit des Menschen (vgl. Kap. 7.4) weckten den Wunsch nach „Gesundheit zum Essen".

Zwischen diesen Ansprüchen steht die Lebensmittelindustrie, ein Wirtschaftssektor, der unter enormem Konkurrenzdruck steht. Hier ist man immer auf der Suche nach „neuen Lebensmitteln", mit denen man sich von der Konkurrenz abheben und sich so einen Marktvorteil verschaffen kann.

Diese gesellschaftlichen Strömungen trugen dazu bei, dass ganz gezielt Lebensmittel mit Zusatznutzen geschaffen wurden. Gesund soll es sein und schnell gehen. Joghurt mit Bakterien, die das Immunsystem stärken, Margarine, die den Cholesterolspiegel senkt, Getränke, die die Leistungsfähigkeit steigern, sind eine Antwort auf diese Verbraucheransprüche.

Ihren Aufstieg nahm diese Entwicklung Ende der 1980er-Jahre, als in Japan der Begriff des „Functional Food" (FF) = funktionelles Lebensmittel geprägt wurde. In Japan gibt es eine eindeutige Definition, gesetzliche Richtlinien und Prüfverfahren für diese neue Gruppe von Lebensmitteln.

In der EU und den USA sind zwar zahlreiche funktionelle Lebensmittel auf dem Markt, aber es herrscht bis heute keine einheitliche Definition, was genau unter einem Functional Food, einem Nahrungsergänzungsmittel oder einem Nutraceutical zu verstehen ist.

Die EU beauftragte eine Arbeitsgruppe (Functional Food Science in Europe = FUFOSE-Arbeitsgruppe) mit der Aufgabe, einen wissenschaftlichen Ansatz für Functional Food zu erarbeiten. Sie kamen zu folgender Definition:

> „Ein Lebensmittel kann dann als ‚funktionell' angesehen werden, wenn zufriedenstellend gezeigt werden konnte, dass es über adäquate ernährungsphysiologische Effekte hinaus einen nachweisbaren Effekt auf eine oder mehrere Zielfunktionen im Körper ausübt, sodass daraus ein zusätzlicher Nutzen (added value) entsteht. Der Zusatznutzen besteht darin, den individuellen Gesundheitszustand des Verbrauchers zu verbessern und bestimmten ernährungsassoziierten Erkrankungen vorzubeugen. Funktionelle Lebensmittel werden ausschließlich in Form von Lebensmitteln angeboten und nicht als Pillen oder Kapseln."

12.3.2 Interessenkonflikt: Lebensmittel/Arzneimittel

Funktionelle Lebensmittel fallen zum überwiegenden Teil unter die Rechtsbestimmungen für herkömmliche Lebensmittel, wie sie seit 2005 im Lebensmittel- und Futtermittelgesetzbuch (LFGB) niedergelegt sind. Nur einige wenige fallen unter die Novel-Food-Verordnung (vgl. Kap. 12.5).

Dennoch liegen Funktionelle Lebensmittel an der Schnittstelle zwischen Lebensmittel und Arzneimittel.

Tab. 12.3 Vergleich: Lebensmittel – Arzneimittel

Lebensmittel	Arzneimittel
Lebensmittel sind Stoffe, die dazu bestimmt sind, in unverändertem, zubereitetem oder verarbeitetem Zustand von Menschen verzehrt zu werden. Lebensmittel dürfen nicht gesundheitsschädlich sein. Für Lebensmittel gibt es keine Handelsbeschränkungen und kein Zulassungsverfahren (Ausnahme: Novel Food). Krankheitsbezogene Werbeaussagen sind für Lebensmittel nicht erlaubt.	Arzneimittel sind Stoffe oder Zubereitungen aus Stoffen, die dazu bestimmt sind, im menschlichen Körper Krankheiten, Leiden, Körperschäden oder krankhafte Beschwerden zu heilen, zu lindern, zu verhüten oder zu erkennen. Arzneimittel müssen ein Zulassungsverfahren durchlaufen und müssen den Beweis für ihre Wirksamkeit in klinischen Studien erbringen. Krankheitsbezogene Werbeaussagen sind für Arzneimittel erlaubt.

Funktionelle Lebensmittel

Funktionelle Lebensmittel sind Lebensmittel im herkömmlichen Sinn. Sie sind keine Pillen, Kapseln oder Pulver.
Funktionelle Lebensmitteln werden Substanzen zugesetzt, die einen zusätzlichen Nutzen für die Gesundheit haben sollen.
Funktionelle Lebensmittel sollen einen Einfluss auf die menschliche Gesundheit haben, indem sie

- einen verbesserten Gesundheitsstatus,
- ein gesteigertes Wohlbefinden
- und/oder eine Reduktion von Krankheitsrisiken erreichen wollen.

Sie unterliegen keinem Zulassungsverfahren.
Da sie Lebensmittel und keine Arzneimittel sind, dürfen keine krankheitsbezogenen Werbeaussagen für Funktionelle Lebensmittel gemacht werden.

Das LFGB legt fest, dass Arzneimittel keine Lebensmittel sind und dass sie dazu bestimmt sind, Krankheiten zu heilen, zu lindern oder zu verhüten oder die Funktionen des Körpers zu beeinflussen. Funktionelle Lebensmittel erheben aber teilweise auch solche Ansprüche. Funktionelle Lebensmittel wollten sich von konventionellen Lebensmitteln dadurch unterscheiden, dass sie den Gesundheitsstatus verbessern, das Wohlbefinden steigern oder Krankheitsrisiken reduzieren. Und die Hersteller der Funktionellen Lebensmittel wollen ihre Produkte ja gerade damit bewerben, dass sie einen gesundheitlichen Zusatznutzen haben. (Laut LFGB sind Werbeaussagen für Funktionelle Lebensmittel, die sich auf die Beseitigung, Linderung oder Prävention von Krankheiten beziehen, nicht erlaubt.)

Auf der anderen Seite enthalten Funktionelle Lebensmittel auch Substanzen, wie z. B. Vitamine, wie sie in herkömmlichen Lebensmitteln natürlicherweise vorkommen.

Verbraucherschützer sind der Ansicht, dass ein spezielles rechtliches Regelwerk für Funktionelle Lebensmittel erarbeitet und umgesetzt werden muss. Die Hersteller dagegen verneinen dies und fordern eine Liberalisierung der Bestimmungen nach den Vorgaben der USA, wo auch krankheitsbezogene Aussagen für Funktionelle Lebensmittel erlaubt sind.

12.3.3 Health Claims - nährwert- und gesundheitsbezogene Angaben auf Lebensmitteln

In Deutschland erwarten 54 % der Verbraucher von Lebensmitteln mit gesundheitsbezogenen Aussagen eine hohe ernährungsphysiologische Qualität.

Nun mussten bisher die Hersteller von funktionellen Lebensmitteln deren Wirksamkeit nicht nachweisen. Sie bezogen sich höchstens auf Untersuchungen und Studien, die mit den einzelnen zugesetzten Wirkstoffen, z. B. Vitaminen oder Fettsäuren, durchgeführt worden sind. Jedoch ist es nicht dasselbe, eine solche Substanz alleine oder eine solche Substanz in einem Lebensmittel zu verabreichen. Im Übrigen gab es bisher keinerlei Angaben über wirksame Mengen. Dies war dem Hersteller überlassen.

Vom 1.7.2007 an traten in der EU schrittweise neue gesetzliche Regelungen in Kraft. Lebensmittelhersteller dürfen nur noch dann mit Aussagen für ihr Produkt werben, wenn diese wissenschaftlich belegt sind. Die „Health-Claims-Verordnung" (Verordnung EG Nr. 1924/2006) regelt damit erstmals umfassend in der Europäischen Union die Verwendung von Werbeaussagen, mit denen einem Lebensmittel besondere Eigenschaften zugesprochen werden.

Bei den gesundheitsbezogenen Aussagen unterscheidet die Verordnung zwischen drei Hauptkategorien:

1. Aussagen bezüglich der Verringerung des Krankheitsrisikos und solche, die sich auf die Entwicklung und Gesundheit von Kindern beziehen, sollen erst nach einer Zulassung verwendet werden dürfen, DHA und EPA z. B. tragen zur Aufrechterhaltung eines normalen Blutdrucks und eines normalen Triglyceridspiegels bei.
2. Gesundheitsbezogene Aussagen sollen in eine von der Europäischen Kommission zu erstellende Positivliste aufgenommen werden. Es werden nur solche Aussagen berücksichtigt, die wissenschaftlich hinreichend gesichert sind. Die EU-Kommission muss die Positivliste genehmigen, ehe sie in Kraft treten kann. Danach dürfen nur noch Aussagen, die sich in der Positivliste befinden, als Werbeaussagen benutzt werden. Für die Erstellung der Positivlisten und die Gestaltung von Nährwertprofilen muss die EFSA (Europäische Behörde für Lebensmittelsicherheit) zwei Jahre nach Inkrafttreten der Verordnung einen praktikablen Vorschlag erarbeitet haben.
3. Gesundheitsbezogene Angaben, die auf neuen wissenschaftlichen Erkenntnissen beruhen, werden einem beschleunigten Registrierungsverfahren unterworfen.

• Die Entscheidungen der EFSA für den wissenschaftlich nachgewiesenen gesundheitlichen Nutzungen vieler Substanzen ist unter Fachleuten sehr umstritten.

Abgelehnt von der EFSA wurde Kinderschokolade von Ferrero als wachstumsunterstützend, Lipton Schwarztee als konzentrationsfördernd und Cranberry-Saft als das Risiko für Harnwegsinfekte senkend.

Dagegen wurden aber die Fruchtzwerge von Danone zugelassen für das Knochenwachstum.
Danone hat die Bewerbung von Activia als fördernd für das Darmwohl und von Actimel als Stärkung für das Immunsystem hingegen wieder zurückgezogen.

12.3.4 Im Handel befindliche Produkte

Funktionelle Lebensmittel nehmen inzwischen in Europa ein Marktvolumen von 1,7 Mrd. EUR ein. Ihre Wirkstoffe sind in vielen Lebensmitteln vorhanden, von Grundnahrungsmitteln, wie Milchprodukten und Brot, bis zu Süßigkeiten. Milchprodukte nehmen mit 65 % den höchsten Rang ein.
Deutsche Verbraucher konsumieren die meisten „Functional Food"-Produkte vor Franzosen und Briten.

Tab. 12.4 Wirkungsbereiche, Wirkungen und Wirkstoffbeispiele der funktionellen Lebensmittel

Wirkungsbereich	Wirkungen auf	Wirkstoffbeispiele
Herz-Kreislauf-System	Bluthochdruck	Ω-3-Fettsäuren, Fischöl
	Lipidstoffwechsel	Ω-3-Fettsäuren, Fischöl, Pflanzensterole, Ballaststoffe, Anthocyane
	Blutgerinnung	Ω-3-Fettsäuren, Fischöl
	Elastizität der Blutgefäße	Kakaoflavanole
Krebserkrankungen	Abwehr freier Radikale	Vitamin E, C, Lykopin, Carotinoide
	Antiestrogene	Phytoestrogene
Substratstoffwechsel, Entwicklung und Wachstum	Fehlernährung und Übergewicht	Vitamine, Mineralstoffe, Ballaststoffe, Fettersatzstoffe
	Knochenwachstum, Osteoporose	Calcium, Phytoestrogene
	Immunantwort	Sekundäre Pflanzenstoffe, z. B. Carotinoide
	Genregulation	Vitamin E
	Neuronale/kognitive Entwicklung	Ω-3-Fettsäuren
Magen-Darm-Trakt	Mikroflora	Pro- und Präbiotika
	Funktion der Darmmukosa	Pro- und Präbiotika
	Risiko für Darmkrebs	Pro- und Präbiotika
	Darmfunktion	getrocknete Pflaumen
Psychologische Funktionen und Verhalten	Aktivität	Koffein, Taurin, Guarana, Mate, Cholin, Glucoronolacton, Carnitin, Inosit
	Beruhigung	Kräuterauszüge
	Wohlbefinden	Pflanzenauszüge, vergorene Pflanzenstoffe, sekundäre Pflanzenstoffe, Algenextrakte
	Wechseljahrbeschwerden	Phytoestrogene
Diabetes	langsamerer Blutzuckeranstieg nach einer Mahlzeit	SDS = langsam verdauliche Stärke

Tab. 12.5 Auf dem Markt befindliche funktionelle Lebensmittel mit ihren jeweiligen Zusätzen

Lebensmittel	Zugesetzter Wirkstoff
Milchprodukte, Joghurt, Quark, Käse	Probiotische Bakterien, Präbiotika
Müsli	Prä- und Probiotika, Ballaststoffe, Vitamine
Wurst	Probiotika
Brot, Kuchen	Ω-3-Fettsäuren
Eier	Ω-3-Fettsäuren
Margarine	Ω-3-Fettsäuren, Pflanzensterole
Getränke	Vitamine, Calcium, Eisen, Kräuterauszüge, Koffein, Guarana, Mate, Taurin, Carnitin
Bonbons	Vitamine
Salz	Jodid, Fluorid, Folsäure
Tütensuppen	Vitamine
Süßigkeiten	Zuckeraustauschstoffe
Schokolade	Prä- und Probiotika
Babynahrung	Prä- und Probiotika

12.3.5 Beurteilung

Sind Functional-Food-Produkte notwendig? Sind sie sicher? Ergeben sich aus ihrem Verzehr Vorteile für die Gesundheit oder sind sie nicht vielleicht auch schädlich? Folgende Kritikpunkte gibt es:
- Für die auf dem Markt befindlichen Produkte gibt es keine Beweise, dass sie einen gesundheitlichen Nutzen als Zusatzstoff in Lebensmitteln haben, denn es liegen außer für Prä‑ und Probiotika keine wissenschaftlichen Studien vor. Es gibt nur Studien mit den isolierten Substanzen, nicht mit den im Lebensmittel verabreichten Substanzen. Generell ist es extrem schwierig, einen Gesundheitsnutzen wissenschaftlich zu belegen.
- Beim Konsum von mehreren funktionellen Lebensmitteln kann es vorkommen, dass es zu Überdosierungen einzelner Wirkstoffe kommt, denn hinsichtlich der wirksamen Mengen der zugesetzten Substanzen gibt es noch keine wissenschaftlichen Angaben (ausgenommen sind davon Vitamine und Mineralstoffe).
- Es werden auch Lebensmittel mit Wirkstoffen angereichert, die eigentlich nicht Teil einer gesunden, ausgewogenen Kost sind, z. B. Süßigkeiten. Es kann dadurch beim Verbraucher leicht der Eindruck entstehen, dass diese Lebensmittel durch die Zusätze nun zu den gesunden und damit zu den zu bevorzugenden Lebensmitteln gehören.
- Die DGE fasst zusammen: Functional Food ist grundsätzlich keine Garantie für eine bedarfsgerechte und ausgewogene Ernährung. Ernährungsfehler lassen sich auch durch den Verzehr von funktionellen Lebensmitteln nicht beseitigen.

12.4 Nahrungsergänzungsmittel

12.4.1 Was sind Nahrungsergänzungsmittel?

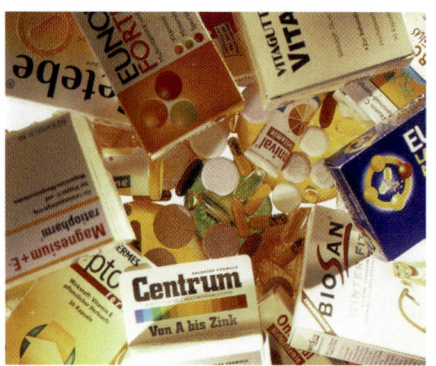

Abb. 12.9 Nahrungsergänzungsmittel

Nachdem immer mehr klar wurde, dass viele Substanzen, die in Lebensmitteln vorkommen, gesundheitsfördernd sind, war es ein kleiner Schritt, diese Subtanzen zu isolieren und in dieser Form anzubieten. Damit sollten die Vorteile dieser Substanzen mit einer einfachen, nicht von Lebensmitteln abhängigen Aufnahmeform verbunden werden.

Bis zu 35 % der Erwachsenen konsumieren Nahrungsergänzungsmittel. Mit steigendem Lebensalter werden sie häufiger benutzt. Der überwiegende Teil der Konsumenten erwartet nicht in erster Linie einen Ausgleich einer unzureichenden Ernährung, sondern Schutz vor Krankheiten.

Nach der Nahrungsergänzungsmittelverordnung von 2004 (Nem V) sind Nahrungsergänzungsmittel:
- Lebensmittel, die dazu bestimmt sind, die allgemeine Ernährung zu ergänzen.
- Sie enthalten Konzentrate von Nährstoffen oder sonstigen Stoffen mit ernährungsphysiologischer Wirkung, allein oder in Kombination.
- Sie werden in konzentrierter Form (Tabletten, Kapseln) in Verkehr gebracht.
- Sie dienen nicht dazu, vermehrt Energie und Hauptnährstoffe zuzuführen, sondern die Ernährung mit Mikronährstoffen und anderen physiologisch bedeutsamen Nahrungsbestandteilen zu ergänzen.
- Sie dürfen die normale Ernährung ergänzen, jedoch keine pharmakologische Wirkung haben.

12.4.2 Was ist geeignet, die Nahrung zu ergänzen?

Die europäische Gesetzgebung für Nahrungsergänzungsmittel schreibt vor, dass diese Produkte nur erlaubte Zutaten enthalten dürfen. Tatsächlich werden auch Substanzen verwendet, deren Unbedenklichkeit nicht klar ist.

Tab. 12.6 Substanzgruppen, die häufig in Nahrungsergänzungsmitteln enthalten sind

Substanzgruppe	Beispiele
Vitamine und Provitamine	Vitamin C, Vitamin E, Folsäure, β-Carotin
Mengen- und Spurenelemente	Calcium, Magnesium, Eisen, Zink, Chrom, Molybdän
Vitaminoide	Coenzym Q_{10}, α-Liponsäure, Inositol
Fettsäuren und Phospholipide	Ω-3-Fettsäuren (Fischöl), Ω-6-Fettsäuren (Borretsch, Nachtkerzen-, Schwarzkümmelöl) Lecithin, Phosphatidylserin
Aminosäuren und Aminosäurederivate	L-Lysin, L-Cystein, L-Carnitin

Nahrungsergänzungsmittel | 353

Substanzgruppe	Beispiele
Peptide und Proteine	Glutathion, Gelatine
Kohlenhydrate	Inulin, Oligofruktose
Sekundäre Pflanzenstoffe (Phytochemicals)	Lycopin, Phytosterine, Polyphenole
Makromolekulare Naturstoffe	Kieselerde
Pflanzenextrakte, Produkte tierischen Ursprungs, auch chemisch modifiziert	Obst-, Gemüsekonzentrate, Haifischknorpel, Chitosan
Sonstiges	Bierhefe, Gelee Royale, Algen, probiotische Bakterienkulturen

Quelle: Andreas Hahn; Alexander Ströhle; Maike Wolters: Ernährung, 2. Auflage Stuttgart, Wissenschaftliche Verlagsgesellschaft, 2006, S. 247, Tab. 14-1.

12.4.3 Kennzeichnung von Nahrungsergänzungsmitteln

Die Nem V schreibt auch vor, wie Nahrungsergänzungsmittel gekennzeichnet werden müssen. Folgende Angaben sind zwingend:
- **Verkehrsbezeichnung:** Nahrungsergänzungsmittel
- **Angabe der Stoffkategorie,** z. B. Vitamine
- **Zutatenliste**
- **Nährstoffkennzeichnung:** gibt an, welche Mengen der zugesetzten wertgebenden Substanzen mit einer Tagesdosis aufgenommen werden
- Hinweis, dass die **empfohlene Tagesdosis** nicht überschritten wird und das Produkt nicht in Reichweite von Kindern aufbewahrt werden darf
- Es dürfen keine krankheitsbezogenen Aussagen auf dem Produkt gemacht werden. Es darf nicht mit ärztlichen Empfehlungsschreiben oder sogenannten „Zeugnissen" (testimonye) von Anwendern geworben werden.
- Lediglich allgemeine gesundheitsbezogene Aussagen, wie z. B. „stärkt das Immunsystem", sind erlaubt.

12.4.4 Interessenkonflikt Lebensmittel/Arzneimittel

Die Frage, ob es sich bei Nahrungsergänzungsmitteln noch um Lebensmittel oder schon um Arzneimittel handelt, stellt sich hier in noch schärferer Form als bei den funktionellen Lebensmitteln, insbesondere dadurch, dass Nahrungsergänzungsmittel die Darreichungsform von Arzneimitteln haben.

Ungeklärt ist für viele verwendete Substanzen, ob sie überhaupt einen gesundheitsfördernden oder -ergänzenden Effekt besitzen, sowie eine sinnvolle Dosierung der einzelnen Substanzgruppen, z. B. der sekundären Pflanzenstoffe.

12.4.5 Brauchen wir Nahrungsergänzungsmittel?

Eine abwechslungsreiche Ernährung ist für gesunde Menschen unter normalen Lebensbedingungen vollkommen ausreichend, um den Bedarf an Makro- und Mikronährstoffen zu decken. Außerdem enthält eine Ernährung, die die Empfehlung von „fünf am Tag" (5-mal pro Tag je eine Portion Obst und Gemüse) umsetzt, ausreichende Mengen an sekundären Pflanzenstoffen, die geeignet sind, bestimmten Krankheiten vorzubeugen.
Untersuchungen zeigen jedoch auch, dass eine solche wünschenswerte Ernährung weitgehend nicht eingehalten wird. So leiden weite Teile der Bevölkerung unter einer defizitären Aufnahme von Calcium, Jod, Vitamin D und Folsäure.

Nein	50,2 %
Vitamine	34,0 %
Mineralstoffe	25,9 %
Sonstiges	5,7 %
Stärkungspräparate	2,0 %

Abb. 12.10 Nehmen Sie zusätzlich Nahrungsergänzungsmittel?

Weiterhin kann es, wie mehrfach erwähnt, Lebensumstände und Erkrankungen geben, unter denen die herkömmliche Ernährung nicht in der Lage ist, alle Bedürfnisse an Makro- und Mikronährstoffen zu decken, z. B. Folsäure in der Frühschwangerschaft, Eisen bei jungen Frauen, Vitamin D und E bei Senioren, Vitamin C bei Rauchern. Für diese Personengruppen sind Nahrungsergänzungsmittel sinnvoll, vor der Verwendung sollte aber mit dem behandelnden Arzt abgesprochen werden, ob und in welcher Menge Nahrungsergänzungsmittel verwendet werden sollen.

Allerdings können hier nur Aussagen zu Vitaminen, Mineralstoffen und Fettsäuren gemacht werden, da man von diesen den Tagesbedarf kennt. Für alle anderen in Nahrungsergänzungsmitteln verwendeten Substanzen ist das nicht der Fall. Es ist z. B. nicht möglich festzulegen, ob und wie viel ein Senior mit Gelenkbeschwerden an Gelatine verzehren sollte.

Ferner ist bei Nahrungsergänzungsmitteln die Gefahr der Überdosierung und Mehrfachaufnahme gegeben.

β-Carotin ist ein Beispiel für negative Auswirkungen von Überdosierung. Unter normalen Ernährungsbedingungen können keine überhöhten Mengen dieses Provitamins aufgenommen werden, mit einem Nahrungsergänzungsmittel aber sehr wohl. Nun wurde gerade für β-Carotin festgestellt, dass es in Dosierungen von über 20 mg/Tag bei Rauchern und Personen, die mit Asbest arbeiten, das Bronchialkrebsrisiko erhöht. Aber auch einige Nahrungsergänzungsmittel sind bereits in die Kritik geraten. Sie führten zu Leberschäden und es zeigte sich vonseiten der Hersteller mangelnde Hygiene im Umgang mit den eingesetzten Naturstoffen.

12.5 Novel Food

In Supermärkten und Reformhäusern stehen heute neue Lebensmittel wie Noni-Saft, Arganöl, Salatrim als Fettersatzstoff, Phytosterole in Wurst, Öl aus Mikroorganismen in Säuglingsnahrung.

Warum gab es diese früher nicht und was macht man mit diesen neuartigen Lebensmitteln?

Unter den Begriff Novel Food fallen Lebensmittel und Lebensmittelzutaten, die vor dem 15. Mai 1997 in der Europäischen Gemeinschaft noch nicht in nennenswertem Umfang für den menschlichen Verzehr verwendet wurden und die unter eine der im Folgenden genannten Gruppen von Erzeugnissen fallen:

- Lebensmittel und Lebensmittelzutaten mit neuer oder gezielt modifizierter primärer Molekularstruktur.
- Lebensmittel und Lebensmittelzutaten, die aus Mikroorganismen, Pilzen oder Algen bestehen oder aus diesen isoliert worden sind.

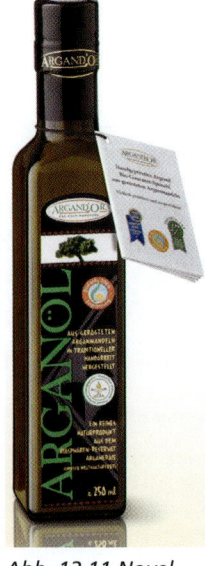

Abb. 12.11 Novel Food: Arganöl

- Lebensmittel und Lebensmittelzutaten, die aus Pflanzen bestehen oder aus Pflanzen isoliert worden sind, und aus Tieren isolierte Lebensmittelzutaten, außer Lebensmittel oder Lebensmittelzutaten, die mit herkömmlichen Vermehrungs- oder Zuchtmethoden gewonnen wurden und die erfahrungsgemäß als unbedenkliche Lebensmittel gelten können.
- Lebensmittel und Lebensmittelzutaten, bei deren Herstellung ein nicht übliches Verfahren angewandt worden ist und bei denen dieses Verfahren eine bedeutende Veränderung ihrer Zusammensetzung oder der Struktur der Lebensmittel oder der Lebensmittelzutaten bewirkt hat, was sich auf ihren Nährwert, ihre Verstoffwechselung oder auf die Menge unerwünschter Stoffe im Lebensmittel auswirkt.

Neuartige Lebensmittel und neuartige Lebensmittelzutaten, kurz Novel Food (NF), unterliegen einer einheitlichen Regelung, um das Funktionieren des Binnenmarktes der Europäischen Gemeinschaft zu schützen (Verordnung [EG] Nr. 258/97, 27. Januar 1997). Sie werden zum Schutz der öffentlichen Gesundheit einer einheitlichen Sicherheitsprüfung unterzogen. Bei Lebensmitteln der Gruppe nach Artikel 1, Absatz 2 (Buch d und e) der Novel-Food-Verordnung, die einem bestimmten Lebensmittel im Wesentlichen gleichwertig sind, kann ein vereinfachtes Notifizierungsverfahren angewendet werden.

12.5.1 Genehmigungsverfahren

Ein Genehmigungsantrag nach Artikel 4 der Novel-Food-Verordnung sollte entsprechend der Empfehlung der Kommission 97/618/EG aufgebaut sein. Mit den Antragsunterlagen hat der Antragsteller zu belegen, dass das Novel Food keine Gefahr für den Verbraucher darstellt, keine Irreführung des Verbrauchers bewirkt und sich von Lebensmitteln oder -zutaten, die es ersetzen soll, nicht so unterscheidet, dass sein normaler Verzehr Ernährungsmängel mit sich brächte. Zudem sind ein angemessener Vorschlag für die Aufmachung und Etikettierung des Novel Food und eine Zusammenfassung des Dossiers beizufügen. Der Antrag ist an die zuständige Behörde des Mitgliedstaats der Europäischen Gemeinschaft zu richten, in dem das Produkt erstmals in den Verkehr gebracht werden soll.

12.5.2 Beispiele für auf dem Markt befindliches Novel Food

Wenn man sich die auf dem Markt befindlichen neuartigen Lebensmittel anschaut und auch diese, deren Zulassung in der Europäischen Union abgelehnt wurden, dann fällt auf, dass es sich auf der einen Seite
- um exotische Lebensmittel handelt, die nicht aus Europa stammen, in anderen Weltregionen aber verzehrt werden, wie z. B. Noni-Früchte (Saft daraus wird nicht konsumiert) auf den pazifischen Inseln;
- um Lebensmittel, die mit neuen Zutaten versehen werden, woraus ein neuer Effekt entsteht, z. B. hinsichtlich der Verarbeitung: hochdruckkonserviertes Fruchtpüree, Trehalose als Süßungsmittel, oder ein Lebensmittel mit neuen Eigenschaften, z. B. Salatrim als Fettersatzstoff, oder auf der anderen Seite Lebensmittel mit ernährungsphysiologisch wertvollen Zutaten anzureichern, z. B. Algenöl, Rapsölkonzentrat, oder um sie mit Zutaten anzureichern, die gesundheitliche Vorteile versprechen, z. B. Phytosterine.

Ernährung und Gesellschaft

Tab. 12.7 Beispiele für auf dem Markt befindliches Novel Food (Stand September 2007)

Substanz	Für folgende Lebensmittel oder als Lebensmittelzutat
Phospholipide aus Eidotter	Für Säuglings-, Sondennahrung und als Nahrungsergänzungsmittel
Phytosterine	In Margarine als cholesterolsenkender Zusatz, in Wurstprodukten, Milchprodukten, Backwaren, Streichfetten, Gewürzsoßen
Fruchtzubereitungen	Hochdruckkonserviert
Bakterielles Dextran	Als technologischer Backzusatz
Salatrim	Modifizierte Triglyceride als Fettersatz
Tahiti Noni-Saft	Fruchtsaft aus Morinda citrifolia
Trehalose	Enzymatisch hergestelltes Disaccharid zur Stabilisierung und Süßung
Koagulierte und hydrolysierte Kartoffelproteine	Zutat für Salatdressings, Backwaren und glutenfreie Lebensmittel
Algenöl	DHA-reiches Öl mit mehrfach ungesättigten Fettsäuren
Rapsölkonzentrat	Lebensmittelzutat mit erhöhtem Vitamin-E- und Phytosterolgehalt
Isomaltulose	Lebensmittelzutat
Arganöl	Lebensmittel

Tab. 12.8 Beispiele für abgelehnte Novel Food

Substanz	Für folgende Lebensmittel oder als Lebensmittelzutat	Abgelehnt:
Nangai-Nüsse aus dem Südpazifik	Lebensmittel	2000
Gamma-Cyclodextrin	Lebensmittelzutat	2001
Jod-angereicherte Eier	Lebensmittel	2002
Betain	Lebensmittelzutat	2005
Hirschgeweihpulver	Nahrungsergänzungsmittel	2003

Nach 2003 wurden weiterhin zahlreiche Lebensmittel als Novel Food zugelassen, jedoch keine mehr abgelehnt. Von den Antragstellern selbst, wurden jedoch einige Anträge zurück gezogen. Der Grund dafür dürfte sein, dass die Antragsteller inzwischen gelernt hatten, für welche neuartigen Lebensmittel oder Lebensmittelzutaten eine erfolgreiche Zulassung zu erreichen wäre.

12.6 Gen Food

Greenpeace fragt in dem Einkaufsratgeber „Essen ohne Gentechnik": „Was sucht ein Ratten-Gen im Salat?"
Sind wir schon so weit, ist unser Essen voller Gentechnik? Was überhaupt ist Gentechnik oder Gen Food?

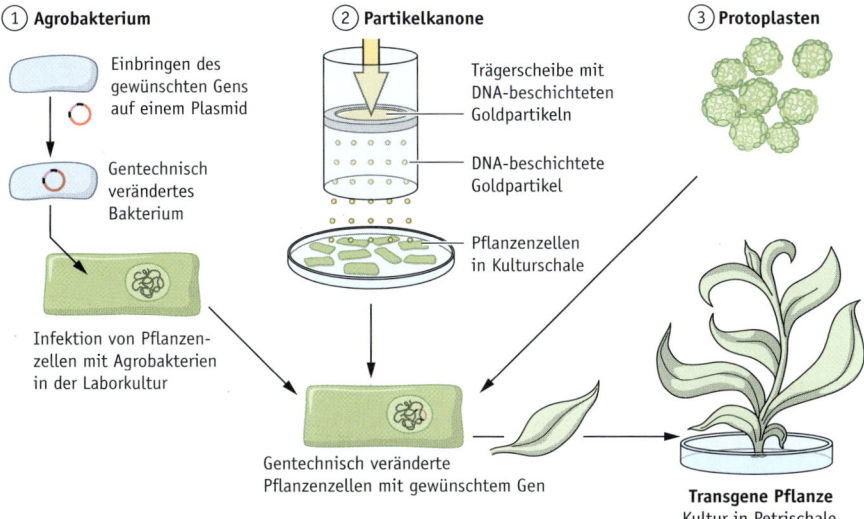

Abb. 12.12 Gentechnik an Pflanzen

12.6.1 Gentechnik

Gentechnik ist eine Methode, mit deren Hilfe es möglich ist, Erbmaterial von Mikroorganismen, Pflanzen und Tieren zu analysieren und auf molekularer Ebene zu ändern.
In der Natur kann Erbmaterial nur innerhalb von Arten ausgetauscht werden. Mit der Gentechnik hat man Wege gefunden, Erbmaterial auch über Artgrenzen hinweg zu transferieren, z. B. Bakteriengene auf Maispflanzen.
Ende der 1970er-Jahre ist es zum ersten Mal gelungen, Erbmaterial außerhalb von Organismen im Reagenzglas neu zu kombinieren. Es war dann noch ein langer Weg, bis 1994 die erste gentechnisch veränderte Tomate, die Flavr-Savr-Tomate, in den USA auf den Markt kommen konnte. In ihr wurde das für die Reifung verantwortliche Enzym mit gentechnischen Methoden blockiert und man erhielt Tomaten, die noch lange nach der Ernte fest und frisch aussahen.

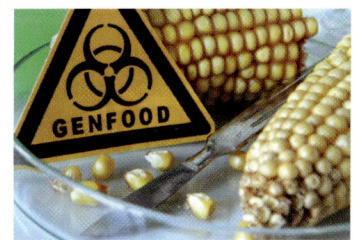

Abb. 12.13 Transgener Mais

12.6.2 Nutzung transgener Pflanzen

Die Nutzung gentechnischer Methoden in Pflanzenzüchtung, Landwirtschaft und der Lebensmittelproduktion wird als „Grüne Gentechnik" bezeichnet.

• Die Anwendung in der Medizin wird als Rote Gentechnik, die bei Zusatzstoffen als Weiße Gentechnik bezeichnet.

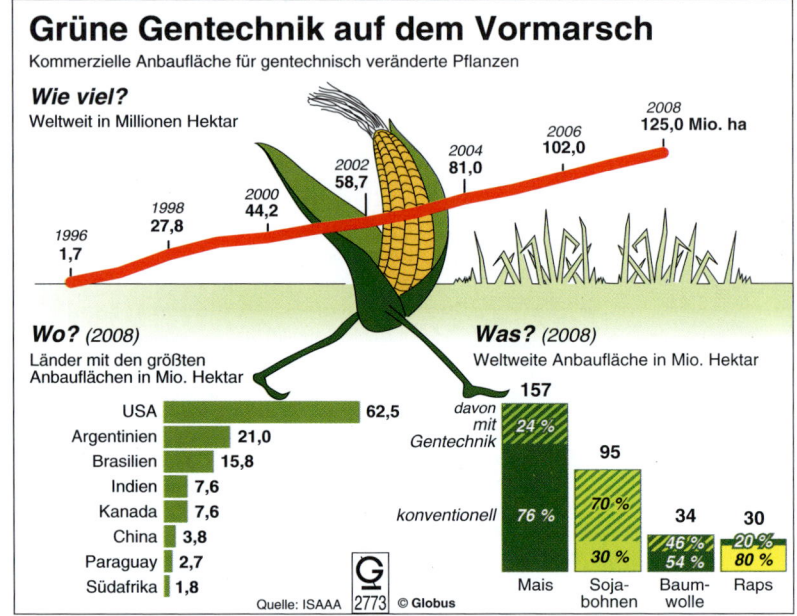

Abb. 12.14 Anstieg der Anbaufläche für gentechnisch veränderte Pflanzen von 1996–2008

Seit 1996 dürfen in die Europäische Union transgene Pflanzenprodukte importiert, zu Lebens- und Futtermitteln verarbeitet und teilweise auch angebaut werden. Seit 1997 müssen Lebensmittel, die gentechnisch veränderte Bestandteile beinhalten, gekennzeichnet werden. Die EU hat zwischen 1989 und 2004 keine Zulassung für neue transgene Pflanzen mehr erteilt. Dies hatte zur Folge, dass die Anbaufläche für transgene Pflanzen in Europa im Weltvergleich recht niedrig ist. Mit dieser Restriktion des Anbaus und der Vermarktung transgener Pflanzen trug die EU-Kommission den europäischen Verbraucherwünschen Rechnung, die gentechnisch veränderte Nahrungspflanzen überwiegend ablehnen.

Weltweit werden auf 102 Mio. Hektar in 18 Ländern transgene Pflanzen angebaut. An erster Stelle stehen: USA, Argentinien, Kanada und China. Folgende Pflanzen sind führend: Soja (60 %), Mais (24 %), Baumwolle (11 %), Raps (5 %) und neuerdings Zuckerrüben.

Wie sieht es mit Tieren und Mikroorganismen aus?

Die Produktion von transgenen Nutztieren ist noch nicht ausgereift. Alle Projekte dazu wurden eingestellt oder sind gescheitert. Mittelfristig ist nicht mit transgenen Nutztieren in der Nahrungskette zu rechnen. Einzige Ausnahme sind gentechnisch veränderte Lachse, das Zulassungsverfahren in den USA läuft noch.

Gentechnisch veränderte Mikroorganismen werden im großen Umfang benutzt zur Herstellung von
- Lebensmittelzusatzstoffen, z. B. Glutamat als Geschmacksverstärker, Vitamin B_2 als gelber Farbstoff, Ascorbinsäure, Zitronensäure und
- Enzymen, die in der Lebensmittelverarbeitung eingesetzt werden.

Die auf diese Weise gewonnenen Zusatzstoffe werden gereinigt und enthalten keine gentechnisch veränderten Mikroorganismen mehr im Endprodukt.

Tab. 12.9 Beispiele für Enzyme, die mittels gentechnisch veränderter Mikroorganismen hergestellt wurden

Enzym aus gentechnisch veränderten Mikroorganismen	Verwendung	Funktion des Enzyms
Amylase	Stärkeindustrie	Baut Mais- und Kartoffelstärke zu Sirupen ab, die als Süßungsmittel eingesetzt werden
	Alkoholindustrie	Alkoholgewinnung aus Getreide und Kartoffeln
	Backwarenherstellung	Baut Stärke ab und verhindert in Backmischungen das Altbackenwerden von Weißbrot
Acetoactat-Decarboxylase	Brauindustrie	Baut unerwünschtes Butteraroma beim Bierbrauen ab
Glucanase	Brauindustrie	Zerlegt stärkehaltige Verbindungen, die in der Braugerste vorkommen und die Filter der Brauanlagen verstopfen
Pektinase und Cellulase	Fruchtsaftherstellung	Spaltet beim Auspressen der Früchte die Zellulose der Zellwände und erhöht so die Saftausbeute
Chymosin	Käseherstellung	Spaltet das in der Milch enthaltene Casein, was zur Gerinnung der Milch führt
Lipase	Fett- und Ölverarbeitung	Zerlegt Fette und Öle zur Herstellung von Aromen, Geruchsstoffen, fördert die Käsereifung

Weder die Enzyme noch die damit hergestellten Lebensmittel enthalten noch gentechnisch veränderte Mikroorganismen.

12.6.3 Wozu eigentlich transgene Pflanzen?

Momentan liegt der Hauptnutzen beim Anbau transgener Pflanzen in verbesserten Anbaueigenschaften, die den Unternehmen, die transgene Pflanzen herstellen, und bedingt dem Landwirt nutzen, wie z. B.
- Herbizidtoleranz bei Sojabohnen (Etwa 3/4 aller weltweit angebauten, gentechnisch veränderten Pflanzen sind unempfindlich gegen bestimmte Insektenschutzmittel, bei Mais z. B. gegen den Maiszünsler.)
- Resistenz gegen Pilzerkrankungen
- Männliche Sterilität → keine Vermehrung der Pflanzen für den Landwirt möglich
- Sterile, für die Wiederaussaat ungeeignete Pflanzen
- Anbau auf schlechteren Böden möglich, z. B. auf versalzten Böden
- Anbau von Pflanzen, die weniger Wasser benötigen, möglich
- Reis mit einem erhöhten Gehalt an Vitamin A ist noch in der Versuchsphase

Folgende Ziele genetisch veränderter Nutzpflanzen für die Nahrungsmittelproduktion, die in erster Linie dem Verbraucher nutzen sollen, befinden sich noch im Anfangsstadium:
- Ertragssteigerung
- Soja- und Rapssorten mit erhöhtem Gehalt an essenziellen Fettsäuren oder Vitamin E
- Getreide ohne Gluten
- Kartoffeln mit ballaststoffartigen Kohlenhydraten
- Kaffeepflanzen, die kein Koffein produzieren
- Mais mit erhöhtem Gehalt der limitierenden Aminosäure Lysin

12.6.4 Was ist in Europa erlaubt, was verboten?

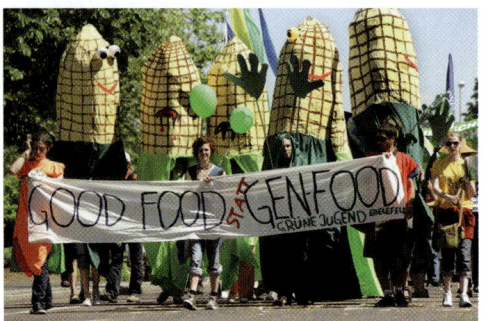

Abb. 12.15 Verbraucheraktion gegen Genfood

Die Weltproduktion an Sojabohnen wird derzeit zu 60 % von gentechnisch veränderten Pflanzen bestritten. Im außereuropäischen Ausland werden neben Raps und Mais auch Zuckerrüben und Luzerne produziert. Wo steht Europa im Moment?

In Europa ist man vorsichtig und es wurden strenge Richtlinien für den Anbau und die Verarbeitung in Lebens- und Futtermitteln erlassen. Folgende Richtlinien gelten:

1. Gentechnisch verändertes Gemüse und Obst ist in unverarbeiteter Form derzeit nicht zugelassen.
2. Verwendet werden dürfen Verarbeitungsprodukte aus gentechnisch veränderten Pflanzen:
   - *Sojaprodukte* z. B. Eiweiß, Öl, Lecithin, Sojaisolate, Tofu, Vitamin E
   Aus: Sojalinie, die gegen Unkrautvernichtungsmittel resistent ist. Mögliche Verwendung in bis zu 30.000 Produkten: Brot, Brötchen, Teigwaren, Wurstwaren, Fertigsuppen, Margarine, Mayonnaise, Schokolade, Sojadrinks, Milchersatzprodukte
   - *Rapsöle*
   Aus: Rapslinie, die gegen Unkrautvernichtungsmittel resistent ist. Mögliche Verwendung: Speiseöl, Margarine, Backfett
   - *Maisprodukte,* z. B. Maisöl, Maismehl, Maisgrieß, Maisstärke
   Aus: verschiedene Maislinien, die gegen Insektenbefall widerstandsfähig gemacht wurden. Mögliche Verwendung: Speiseöl, Margarine, Cornflakes, Polenta, Back- und Süßwaren, Sirup, Traubenzucker, Zuckeraustauschstoffe
   - *Baumwollsamenöle*
   Aus: Baumwolllinien, die gegen Unkrautvernichtungsmittel und Insekten widerstandsfähig gemacht wurden. Mögliche Verwendung: Speiseöl, Margarine, Backfett, Frittieröle
3. Für gentechnisch veränderten Reis, Maislinien, Zuckerrüben, Baumwolllinien, Kartoffeln laufen Genehmigungsverfahren
4. Zusatzstoffe, die mithilfe gentechnisch veränderter Mikroorganismen hergestellt wurden und in Lebensmitteln vorhanden sind
5. Enzyme, die von gentechnisch veränderten Mikroorganismen produziert werden und bei der Lebensmittelverarbeitung eingesetzt werden
6. Viele Nutztiere dürfen mit Futtermitteln, die aus gentechnisch veränderten Sojabohnen oder Maispflanzen hergestellt werden, gefüttert werden. Fleisch, Milch und Eier dieser Tiere werden unter Verwendung transgener Futtermittel gewonnen.

12.6.5 Wie muss gekennzeichnet werden?

Lebensmittel und Zutaten sind dann kennzeichnungspflichtig,
- wenn sie aus einem gentechnisch veränderten Organismus (GVO), z. B. einer Pflanze, bestehen oder daraus hergestellt wurden,
- und wenn dieser veränderte Organismus im fertigen Lebensmittel nachgewiesen werden kann.

Daraus ergibt sich die Kennzeichnungspflicht.

Tab. 12.10 Kennzeichnungspflicht

Kennzeichnungspflichtig	Nicht kennzeichnungspflichtig
Gentechnisch verändertes Saatgut	Lebensmittel von Nutztieren, die mit gentechnisch verändertem Futtermittel gefüttert wurden
Verarbeitungserzeugnisse aus gentechnisch veränderten Pflanzen	Lebensmittel, die mithilfe von gentechnisch produzierten Enzymen hergestellt wurden
Lebensmittel, die gentechnisch veränderte Organismen enthalten	Zusatzstoffe oder Aromen, die mithilfe von gentechnisch veränderten Mikroorganismen hergestellt wurden
Zusatzstoffe oder Aromen, die aus gentechnisch veränderten Pflanzen gewonnen werden	
Lebensmittel und Zutaten aus Rohstoffen, in denen normale und gentechnisch veränderte Pflanzen vermischt sind, müssen gekennzeichnet werden. Ausgenommen sind nur ungewollte, technisch unvermeidbare Beimischungen.	Unvermeidbare Beimischungen, wenn der Anteil an der jeweiligen Menge der betroffenen Zutat nicht mehr als 0,9 % beträgt

Ein für den Verzehr freigegebenes Lebensmittel, das gentechnisch verändert wurde, muss folgendermaßen gekennzeichnet sein:
„genetisch verändert" oder **„aus genetisch verändertem [Bezeichnung des Organismus] hergestellt"**.
z. B. „Sojabohnen genetisch verändert".

Besteht das Lebensmittel aus mehr als einer Zutat, so ist im Zutatenverzeichnis unmittelbar nach der Nennung der betreffenden Zutat der Zusatz **„genetisch verändert"** oder **„aus genetisch verändertem [Bezeichnung der Zutat] hergestellt"** aufzuführen:
z. B. Cornflakes, „Zutaten: Mais, Zucker, Glukosesirup aus genetisch verändertem Mais hergestellt".
Wird die Zutat mit dem Namen einer Kategorie bezeichnet, so ist im Zutatenverzeichnis die Angabe **„enthält genetisch veränderte [Bezeichnung des Organismus]"** oder **„enthält aus genetisch verändertem [Bezeichnung des Organismus] hergestellte(n) [Bezeichnung der Zutat]"** erforderlich,
z. B. „enthält aus genetisch veränderten Sojabohnen hergestellte Aromen".

12.6.6 Risiken für Mensch und Umwelt

Kaum eine Neuheit auf dem Lebensmittelmarkt hat so viel Diskussion und Unsicherheit ausgelöst wie gentechnisch veränderte Lebensmittel. Da in der Natur niemals Gene über Artgrenzen hinweg ausgetauscht werden, ist hier ein neues unkalkulierbares Risiko erwachsen. Folgende Themenkomplexe werden diskutiert, wenn es um die Sicherheit von gentechnisch veränderten Lebensmitteln geht.

Risiken für die menschliche Gesundheit

1. Zunahme von Allergien
   Wenn neue Gene auf Nahrungspflanzen übertragen werden, so wird dieses neue Gen ein Protein hervorrufen, das bisher nicht in der menschlichen Nahrung vorkam. Neue Proteine sind potenzielle Kandidaten für Allergien.
2. Markergene
   Gentechnisch veränderte Lebensmittel können zu Antibiotikaresistenzen führen.
   Um feststellen zu können, ob eine behandelte Zelle das gewünschte neue Gen aufgenommen und eingebaut hat, sind sogenannte Markergene notwendig. Dafür werden Antibiotikaresistenzgene verwendet. Verzehrt nun ein Mensch ein solches genetisch verändertes Lebensmittel mit dem antibiotikaresistenten Markergen, so kann es vorkommen, dass dieses Gen im Dickdarm auf dort ansässige Bakterien oder Krankheitserreger überspringt. Diese wären dann gegen bestimmte Antibiotika resistent und im Ernstfall wären diese bei dem erkrankten Menschen unwirksam. Der Einsatz von antibiotikaresistenten Markergenen wurde allerdings fast ganz aufgegeben.
3. In Fütterungsversuchen mit Ratten kam es zu Nierenschäden bei der Fütterung mit der Maislinie Mais MON 863.
4. In einer Langzeitfütterungsstudie mit Ratten fand die französischen Arbeitsgruppe um Séralini (2012) erhebliche Gesundheitsrisiken bis hin zu Tumorerkrankungen für Glyphosat (das bei herbizidresistentem Getreide und allen gentechnisch veränderten Getreidearten eingesetzte Herbizit) im Trinkwasser sowie für den gentechnisch veränderten = glyphosatresistenten Mais. Die Studie wurde von den Gentechnikbefürwortern als mit methodischen Unzulänglichkeiten behaftet abgetan.

- **Glyphosat** ist ein Allroundherbizid, deswegen wird es auch unter dem Namen Round-up verkauft. Lange ging man davon aus, dass Glyphosat sich rasch in der Umwelt abbaut, sich nicht anreichert und keine Schäden an anderen Organismen außer Unkräutern verursacht. Inzwischen ist es sowohl im Trinkwasser als auch der Nahrungskette nachgewiesen.

Risiken für das Ökosystem

1. Gentechnisch veränderte Pflanzen, die gegen Schädlinge Gifte produzieren, können auch Nützlinge schädigen. Schädlinge können mit der Zeit unempfindlich gegen die Gifte werden. Es besteht dann die Gefahr, dass Superunkräuter entstehen, die nicht mehr bekämpfbar sind, da sie resistent sind.
2. Gegen Herbizide resistente Pflanzen erkranken häufig an Pilzerkrankungen.
3. Trotz der verlangten Abstände von 150 m von einem Feld mit gentechnisch veränderten Pflanzen breiten sich dessen Pollen über einen weiteren Bereich aus. So ist es in Kanada inzwischen nicht mehr möglich, ökologisch produzierten Mais anzubauen, weil sich gentechnisch veränderter Mais eingekreuzt hat.
4. Gentechnisch veränderte Pflanzen können sich mit artverwandten Pflanzen auskreuzen. Sie verdrängen damit herkömmliche Pflanzen und schädigen die biologische Vielfalt.

Bildquellenverzeichnis

aid-infodienst, Bonn, Idee: S. Mannhardt: S. 251
akg-images, Berlin (Nicola Perscheid): S. 30
Angelika Brauner, Hohenpeißenberg/©Bildungsverlag EINS, Köln: S. 13.1, 22, 47.1, 48, 49, 55.2, 71(2x), 72, 76, 96(2x), 103.1, 125, 129, 142, 143(2x), 149, 152, 158, 165, 166, 168, 174, 175, 176.1, 179, 180, 183(2x), 184(2x), 185(2x), 189(2x), 193.1, 207.1, 210.2, 245, 260, 263, 264, 265, 270, 283,285, 286, 313, 323.2, 330(2x), 336, 340
Argan'Or, Friedrichsdorf: S. 354.2
Birgitt Biermann-Schickling, Hannover/©Bildungsverlag EINS, Köln: S. 254
Bioland e. V, Mainz: S. 342.2
Biokreis e. V., Passau: S. 342.3
Biopark e. V., Karow: S. 342.7
Demeter e. V., Darmstadt: S. 342.1
Deutsche Welthungerhilfe: S. 292
Deutsche Zöliakie Gesellschaft e.V., Stuttgart, www.dzg-online.de: S. 115(2x)
Deutsches Tierschutzbüro, Berlin (Jan Pfeifer): S. 308.4, 308.5
DGE (Deutsche Gesellschaft für Ernährung), Bonn: S. 249
dpa Infografik GmbH, Hamburg: S. 54, 253, 315, 339, 358
picture **alliance**/beyond/Kalle Singer: S. 298
picture **alliance**/chromorange: S. 126.2
picture **alliance**/epa/Morrison: S. 103.3, 236, 294.2,
picture **alliance**/epa/Weda: S. 294.1
picture **alliance**/Fotoreport/ABDA-Bundesvereinigung: S. 58
picture **alliance**/Hans Reinhard/OKAPIA: S. 311.1
picture **alliance**/Katja Lenz: S. 13.2, 13.3
picture **alliance**/Klaus Rose: S. 123.1
picture **alliance**/Manfred Ruckszio: S. 311.2
picture **alliance**/OKAPIA/A. u. H.-F. Michler: 78.2
picture **alliance**/Patrick Pleul: S. 247, 357.2
picture **alliance**/Rolf Vennenbernd: S. 360
picture **alliance**/Sodapix AG: S. 224.2
picture **alliance**/United Archives/TopFoto: S. 21
picture **alliance**/ZB: S. 243
Dr. Stefan Dörr: S. 28, 29, 31(3x), 33, 34, 35(2x), 36, 37, 38, 39, 40, 41, 42, 46, 61(2x), 65, 66, 67, 68, 69, 73(2x), 74, 75, 77(2x), 78.1, 87(2x), 90, 91, 92, 93(2x), 94, 97, 98, 99, 100(3x), 102, 103.2, 105, 107(3x), 117(2x),118, 123.2, 127(2x), 128, 134, 135, 136, 154, 155, 161(2x), 163, 176.2, 178, 181, 185.3, 186,190, 193.2, 194, 196, 198, 199, 200(2x), 201, 202(2x), 204, 205, 207.2, 210.1, 213, 214, 215, 216, 217, 219, 220, 279.1, 310.1, Umschlaginnenseite
ECOVIN/BÖW e.V., Oppenheim : S. 342.5
Europäische Union, 1995–2015: S. 343.1, 343.2
Elvira Martin: S.324
Forschungsinstitut für Kinderernährung, Dortmund: S. 237
Fotolia Deutschland GmbH: S. 338(Andi Taranzuk), S. 277.2(PhotoSG), S.277.1(robert6666), S. 325.1, 326.2, 327.2(Sebastian Kaulitzki), S. 310(Uros Petrovic), S. 273(dinostock), S. 238(Duane Ellison), S. 24(EastWest Imaging), S. 50(elsar), S. 26, 244(Eric Gevaert), S. 57.1(Ex-Quisine), S. 108.1(Gunnar Assmy), S. 150.1(Henrie), S. 277.3(Joerg Beuge), S. 44(matka_Wariatka), S. 57.2(Michael Hieber), S. 15(Niki Love), S. 172.1(Norman Blue), S. 257 (Pe Jo), S. 81, 82.1(Richard Viallon), S. 82.2(TS), S. 82.3(contrastwerkstatt), S. 300(snow_wons), S. 304(Uros Petrovic), S. 302(VRD), S. 326.1(rachwall)
Gäa e. V., Dresden: S. 342.6
Getty Images: S. 224.1 (Dorling Kindersley)
Ivo Schmerold / Vetmeduni Vienna: S. 309
Jacobs Douwe Egberts DE GmbH, Bremen: S. 62
Jörg Mair, München/©Bildungsverlag EINS, Köln: S 131.2, 145.2, 287, 317, 320, 357.1
KAGE Mikrofotografie, Lauterstein: S. 327.1

Lillys Deutschland GmbH, Bad Homburg: S: 266
Mauritius Images GmbH, Mittenwald: S. 301(AGE), S. 306.2, 308.3, 323.1(Biophoto Associates/Photo Researchers, Inc), S. 352(Martin Ley), S. 51, 288, 334.1 (Science Source/Photo Researchers, Inc)
Medical Pictures: S. 110, 137, 325.2(Prof. Dr. C. Thomas), S. 55.1(TZZ), S. 150.2(Dr. Geisler), S. 319.2(Frank Geisler), 291 (Jürgen Jahn)
MEV Bildarchiv, Augsburg: S. 108.2, 169, 230, 233, 306.1
Naturland e. V., Gräfelfing: S. 342.4
Necton, Companhia Portuguesa de Culturas Marinhas, S. A. Olharo (Portugal): S 141.1
Nestlé HealthCare Nutrition, München: S. 346
Nestlé Nutrition Service, Vevey (Schweiz): S. 221
Oliver Wetterauer, Stuttgart/©Bildungsverlag EINS GmbH, Köln: S. 19
Panthermedia: S. 308.2(JuergenL)
Sciencepictures kes-online: S. 333, 279.1, 279.2, 279.3(Prof. Füeßl), S. 328(Kaempre), S. 131.1, 319.1(Thieme Verlag), S. 133(Mauritius Images)
Shutterstock: S. 334.2(molekuul.be), S. 172.2(nenetus), S. 308.1(Marcin Balcerzak)
SINFO, Burkhard Osterloh e.K (www.sinfo-online.de): S. 311.3
StockFood GmbH, München: S. 52 (Jean Paul Boyer)
Südsalz, Heilbronn: S. 141.2, 141.3, 141.4
Thomas Seilnacht, Bern(Schweiz)/www.seilnacht.co: S. 47.2

Titelfotos: MEV Bildarchiv, Augsburg

Sachwortverzeichnis

1,3-Bisphosphoglycerinsäure 191
2-Phosphoglycerinsäure 192
3-Hydroxybutansäure 205
3-MCPD 303
3-Phosphoglycerinsäure 191
24-Stunden-Erinnerungsprotokoll 225
-Glucopyranose 37

A

α-Aminocarbonsäuren 87
α-Amylase 188
α-Amylasen 179
α-Helix 101
α-Ketoglutarsäure 195, 212
α-Linolensäure 79
Abb 181
Abbau ungeradzahliger Fettsäuren 204
Acceptable Daily Intake 62
Acesulfam K 61
Aceton, 3-Ketobutansäure 205
Acetyl-Coenzym A, Acetyl-CoA 193
Acidose 111, 156
Acrolein 73
Acrylamid 303
Acyl-Adenylat 202
Acylcarnitintranslokase 203
Acyl-CoA-Dehydrogenase 203
Additionsacidose 167
Adenosindiphosphat 185
Adenosinmonophosphat 185
Adenosintriphosphat 28, 185
ADI 62
Adipositas 253
Adipositas im Kindesalter 241
ADI 5 acceptable daily intake 5 duldbare tägliche Aufnahme 302
ADP 185
Aflatoxin 324
Aggregatzustand der Fette 70
Agrarstatistik 225
aktivierte Bernsteinsäure (Succinyl-CoA) 195

aktivierte Essigsäure 193, 194
aktivierte Fettsäure 202
Aktivierung 186
Alanin 90
Alanin-Aminotransferase 211
Alaninzyklus 214
Albumin 206
Aldolase 188, 191
Aldosen 36
Aliphatisch 89
Alkaloidgehalt 311
Alkalose 156
Alkohol 315
Alkoholdehydrogenase 188, 193
Alkoholgehalt 316
Alkoholische Embryopathie 320
Alkoholische Gärung 193
altersbedingten Veränderungen 247
Amid 99
Aminosäuren 87, 217
Aminosäurestoffwechsel 211
Aminotransferasen 211
Ammoniak 213
Ammoniakentgiftung 214
Ammonium-Ammoniak-Puffer 163
AMP 185, 202
Amphiphil 75
Ampholyte 92
Amylopektin 46
Amylose 46
Anabol 201
Analysator 33
Anbauverbände des ökologischen Landbaus 342
Androgene 208
androiden Fettverteilungsmuster 253
Angina pectoris 274
Anomere 37
Anthropometrische Daten bei Kindern 223
Antidiuretische Hormon 154
Antikonzeptiva 283
Antioxidanzien 305
Äpfelsäure 197

Sachwortverzeichnis

Arachidonsäure 67, 68, 80
area under the curve 59
Arginin 91
Arteriosklerose 282, 287
Aschegehalt 56
Ascorbinsäure 117, 132
Asparagin 91
Asparaginsäure 91, 215
Aspartam 61
Aspartat-Aminotransferase 211
Aspartataminotransferase Hexokinase 188
Aspergillus flavus 324, 325
Aspergillus ochraceus 325
AST 5 Aspartat-Aminotransferase 216
Atmungskette 218
ATP 28, 185
ATP-Synthase 220
Atrophie 115
AUC 59
Ausdauersportarten 246
Ausmahlungsgrad 56
Autoxidation 74

B

β-Carotin 77, 117, 122, 127
β-Faltblattstruktur 102
β-HMG-CoA 207
β-Hydroxybuttersäure 205
β-Hydroxybutyrat 205
β-Hydroxy-β-methyl-glutaryl-CoA 207
β-Ketobuttersäure, Acetoacetat 205
β-Monogly-ceride 180
β-Oxidation 203
Bacillus cereus 332
BADGE 5 Bisphenol-A-Diglyceridether, ist in den Kunststofffolien 304
Bakterien 323, 327
Ballaststoffaufnahme 58
Ballaststoffe 56
Ballaststoffgehalt 59
Basenbildende Nahrungsmittel 157
Bauchspeicheldrüse 176
Bauchumfang 224
Baumwolle 48
Beikostfütterung 237
Berechnung des GU 26
Beriberi 135
Bernsteinsäure (Succinat) 195
Bewegung 258

Bienenhonig 44
bilayer 76
Bildung 69
Bioaktive Substanzen 169
Bioelektrische Impedanzanalyse (BIA) 224
Biogene Amine 302
Biokatalysatoren 188
biologische Wertigkeit 113
Bio-Siegel der EU 343
Biosynthese von Fettsäuren 205
Biotin 187
Biuret-Reaktion 107
Blausäure 302
Blei 307
Blutplasmaproteine 162
Blutzuckeranstieg 58
Blutzuckerspiegel 60, 262
Body-Mass-Index (BMI) 253
Bombenkalorimetrie 21
branching enzyme 197
Brenztraubensäure 191, 192, 194
Brenztraubensäure-Decarboxylase 193
Brenztraubensäure-Dehydrogenase 193
Broteinheiten (BE) 266
BSE-Erreger 334
BSE 5 Bovine spongioforme Enzephalopathie 333
Bulimia nervosa 297
Buttersäure 66, 67
Butyrat 58

C

C_3-Körper 191, 204
C_6-Körpers 191
Cadmium 307
Calciferole 128
Calcium 139, 142
Calciumbilanz 142
Calciumgehalt 144
Calciumhomöostase 128, 129
Calciumkonzentration im Blut 143
Calciummangel 145
Calciumresorption 144
Campylobacter jejuni 331
Caprinsäure 66
Caprylsäure 66
Capsanthin 78
Carbamoylphosphat 215
Carboxylierung 198

Carboxypeptidasen A und B 182
Carnitin 89, 203
Carnitinacyltransferase 203
Carotine 77
Carotinoide 77, 127
Cellobiose 43
Cellulose 48, 57
Ceramid 75
Cerebroside 75
Ceres-Öl 182
Chelat-Komplexe 103
chemische Energie 20
Chenodesoxycholsäure 209
Chiralität 31
Chiralitätszentrum 31
Chlor 139
Chlorid 140
Cholesterin 283
Cholesterol 77, 128
Cholesterolabbau 209
Cholesterolbiosynthese 209
Cholesterolester 209
Cholin 74
Cholsäure 209
Chrom 139, 151
Chylomikronen 181, 285
Chymotrypsin 182
Chymus 177
Citratsynthase 195
Citratzyklus 194
Citronensäure 195
Citrullin 89, 215
Claviceps purpurea (Mutterkorn) 325
Clenbutero 308
Clostridium botulinum 331
Clostridium perfringens 332
Clusterbildung 93
Codex Alimentarius 226
Coenzym A 186
Coenzym Q 219
Colon 178
Cori-Zyklus 193
Corticoide 208
CRALBP 125
CRBP 125
Creuzfeldt-Jacob-Krankheit 334
CSII = Continuous Subcutaneous Insulin Infusion 266
Cumarin 303
Cyclamat 61
Cystein 90
Cytochrom-c-Oxidase 220

D

DACH-Referenzwerte 16
Darmflora 179
Decarboxylierung 99, 187
dekompensierten Formen 166
Denaturierung 105
de-novo-Synthese 205
Desaminierung 212
Desoxycholsäure 210
Deutsches Biosiegel 343
Dextrine 48
α-D-Galakturonsäure 49
Diabetes mellitus Typ 1 262
Diabetes mellitus Typ 2 269
diabetisches Koma 264
diabetische Stoffwechsellage 263
Diastereomere 30, 31
Diastole 273
Diätetische Lebensmittel 346
Dickdarm 178
Dickmacher 242
Dickungs- und Geliermittel 305
die 45
Dihydroxyaceton 35
Dihydroxyacetonphosphat 191, 201
dimere Triglyceride 73
Dioxine 307
Dipeptidasen 183
Disaccharida-sen 179
Disaccharide 42, 45, 53
Dissacharidasen 177
Dissoziationsgrad 93
Disulfidbrücke 103
Diuretika 283
DNA 184
Doppelmembranen 76
Doppelportionstechnik 225
D- und eine L-Reihe 35
Düngemittel 308
Dünndarm 177
Dünnschichtchromatographie 96

E

Eicosanoide 80
Eicosapentaensäure 80
Eigenschaften 45, 67, 91
einfach ungesättigte Fettsäuren 66
Einfach ungesättigte Fettsäuren 84
Einteilung 69
Einteilung der Eiweißstoffe 104
Eisen 139, 146

Eisenbedarf 146, 148
Eisengehalt 147
Eisenmangel 148
Eisenmangelanämie 147
Eisenresorption 147
Elastase 182
elektrische Energie 20
elektro-chemische Energie 20
Elektrophorese 96
eliminierende Desaminierung 213
Emil Hermann Fischer 30
Emulgatoren 72, 305
Emulgierung 71
Emulsion 71
Enantiomere 31
endogene Reaktion 29
Endopeptidase 182
Endoplasmatisches 184
Endotoxine 328
Endoxidation 218
Energie 20
Energiebedarf des Menschen 24
Energiebilanz 192, 201
Energiereduzierte Mischkost 260
Enterohämorrhagischehagische E. coli (EHEC) 331
enterohepatischen 210
Enterotoxin 328
Entkoffeinierter Kaffee 310
Entzündungsmediatoren 254
Enzyme 188
Enzyme des Pankreas 176
Erhöhter Vitaminbedarf 119
Erkältungskrankheiten 134
Ermitteln der Nahrungsaufnahme 224
Ernährungsbericht 16
Ernährungskreis 249
Ernährungspolitik 19
Ernährungspyramide 251
Ernährungsstatus 221
Ernährungsumstellung 258
Ernährung von Kindern und Jugendlichen 238
Ernährung von Säuglingen 234
Ernährung von Schwangeren 230
Ernährung von Senioren 247
Ernährung von Sportlern 244
Essenzielle Fettsäuren 68
essenzielle Hypertonie 273
essenziellen Aminosäuren 88
essenziellen Fettsäuren 79
Essstörungen 295

Essverhalten 16
Esterbildung 99
Ethanal 193, 194
Ethanol 193
ettkonsum 86
Eutrophierung 339
exogene Reaktion 29
Exopeptidase 182
Exotoxine 328
Extraktion nach Soxhlet 71

F

FAD 186
FADH 186
Farbstoffe 305
Fasten 261
Fast Food 243
Felix Hoppe-Seyler 103
Fette 82, 180
Fettgewebe 254
Fetthaltige Lebensmittel 83
Fetthärtung 70
Fettlösliche Vitamine 116
Fettreduzierte Kost 260
Fettsäure-Desaturasen 68
Fettsäuren 65, 66, 67
Fettsäuresynthase 205
Fettstoffwechsel 283, 286
Fettstoffwechselstörungen 282
Fettverderb 72
Fibrilläre Proteine 104
Fischer-Projektion 30
Flachs 48
Fluorid 139, 151
Flüssigkeitsregulation 153, 154
Folsäure 136, 231
Folsäureäquivalent 136
Folsäuremangel 137
Franz von Soxhlet 71
freie Radikale 117
Fremdstoffe 300
Fruktofuranose 38
Fruktopyranose 38
Fruktose 36, 54
Fruktose-1,6-bisphosphat 191, 198
Fruktose-6-phosphat 191
Füllstoffe 56
Fumarat 197
Fumarsäure 197, 215
Functional Food 347
Funktionelle Lebensmittel 348

Funktionen der Fette 78
Funktionen der Proteine 108
Furane 307
Furanosen 37
Fusarien 325

G

γ-Aminobuttersäure 89
Galaktose 36, 200
Galle 177
Gallensalze 180
Gallensäuren 58, 177, 180, 181, 208, 209, 210
Ganglioside 75
Gangrän 274
Geistig-seelisches Wohlbefinden 18
Gel 47
Gelierfähigkeit 49
Gels 49
Gen Food 357
Gentechnik 357
Gentechnisch veränderte Mikroorganismen 359
Gesamtfettgehalt 84
gesättigte Fettsäuren 66
Gesättigte Fettsäuren 84
gesättigten Carbonsäuren 89
Gesundheit 18
Gewichtsreduktion 257
Gicht 277
glatten ER 184
Gliederung der Aminosäuren 89
Globuläre Proteine 105
Glucarsäure 41
Glucofuranose 37
Gluconsäure 41
Glucuron-säure 41
Glukogene Aminosäuren 199
glukogenen 217
Glukokinase 191
Glukoneogenese 197
glukoplastischen 217
Glukose 36, 54
Glukose-6-phosphat 191, 198
Glukose-6-phosphatase 198
Glukoseabhängige Gewebe 197
Glukose-Teststreifen 40
Glutamatdehydrogenase 212
Glutamat-Pyruvat-Transami-nase 211
Glutamin 91
Glutaminsäure 91
Gluten 115

Glycerin 199
Glycerin-3-phosphat 201
Glycerinabbaus 201
Glycerinaldehyd 35
Glycerinaldehyd-3-phosphat 191
Glycerinaldehyd-3-phosphat-Dehydrogenase 191
Glycin 90
Glykämische Index (GI) 59
Glykogen 48
Glykogenin 197
Glykogenstoffwechsel 197
Glykolyse 189, 191, 192
Glykoside 41
glykosidische Bindung 42
Glykosphingolipide 75
GOLGI-Apparat 185
Grauer Star 133
Grundumsatz (GU) 24
Grüne Gentechnik 358
Grüntee 311
GTP 195
Guarana 311
gynoiden Fettverteilungsmuster 253

H

HACCP-System 336
Halbacetal 42
Halbacetalbildung 37
Hämeisen 147
Hämodialyse 133
Hämoglobin 103, 163
Hanf 48
Harnsäure 277
Harnsäureaufnahme 281
Harnsäurestoffwechsel 280
Harnstoff 215
Harnstoffzyklus 214
Haushaltszucker 44
Hautfaltendicke 224
Haworth-Formeln 38
Hazard Analysis and Critical Control Points 337
HbA1C 262
HDL = High Density Lipoproteins 285
Health Claims 349
Hefen 323
Hemicellulose 48, 57
Henderson-Hasselbalch-Gleichung 159
Hepatitis A 332
Heteroacide Triglyceride 69
Heteroglykane 46, 200

Heteropolysaccharide 46
Hexokinase 191
Hexokinase-Reaktion 198
Hexosen 35
Histidin 91
Hitzespaltung 73
Homoacide Triglyceride 69
Homoglykane 46
Homopolysaccharide 46
Hungerstoffwechsel 206
Hydrogencarbonat 176
Hydrolasen 188
hydrolytische Desaminierung 213
hydrophoben Wechselwirkung 71
Hygiene 321
hyperchlorämischen Acidose 166
Hypercholesterolämie 288
Hyperglykämie 262
Hyperinsulinämie 264
Hyperkaliämie 156
Hyperlipoproteinämien 282
Hypertonie (Bluthochdruck) 273
Hypertriglyceridämie 290
Hyperurikämie 277
Hyperventilation 167
Hypervitaminosen 121
Hypocalcämie 157
hypochlorämische Alkalose 166
Hypokaliämie 156, 167
Hypoventilation 167

I

IDL = Intermediate Density Lipoproteins 284
Iminosäure 212
Indirekte Kalorimetrie 23
induced-fit-Modell 188
Industriell hergestellte Säuglingsnahrungen 236
Inkontinenz 248
Insulinstoffwechsel 263
Insulinstoffwechsel beim Typ-2-Diabetiker 270
intensivierter konventioneller Insulintherapie (= ICT) 265
Intermembranraum 220
intermolekularen Kräfte 71
Intestinum 177
intramolekularen Kräfte 71
intrinsic factor 175
Invertzucker 44
Ischämie 111

iso-Citronen-säure 195
Isoelektrischer Punkt 95
Isoleucin 90
Isomerasen 188
Isopren 77

J

Jod 139, 148
Jodgehalt 150
Jodid 149
Jodiertes Speisesalz 141
Jodmangel 150
Jod-Stärke-Einschlussverbindung 47
Jod-Stärke-Reaktion 47
Jo-Jo-Effekt 259
Joule 21

K

Kaffeeersatz 311
Kaffeemitte 311
Kalium 139
Kalorie (cal) 20
Karl Albert Hasselbalch 160
Karzinom 62
Katabol 201
Kennzeichnungspflicht für Lebensmittel 344
Ketoacidose 167
Keto-Endiol-Tautomerie 40
ketogene Aminosäuren 218
Ketogenese 205
Ketonkörper 205
ketoplastisch 218
Ketosen 36
Kinderlebensmitteln 241
KKT 182
Knallgas-Reaktion 218
Knochenmineralisation 128
Knochenveränderungen 145
Kobalt 139
Kochsalz 141
kochsalzarme Lebensmittel 276
Kochsalzersatzmittel 141
Kochsalzersatz- und Würzmittel 276
Koffein 310
Koffeinabbau in der Leber 312
Koffeinhaltiger Kaffee 310
Koffeinresorption 312
Kohlenhydrate 50, 179, 189
Kohlenhydrateinheiten 266
Kohlenhydrate in Lebensmitteln 52

Kohlenhydratmangel 51
Kohlenhydratreduzierte Kost 261
Kohlenhydratverdauung 58
Kohlensäure-Hydrogencarbonat-Puffer 163
Kohlensäure-Hydrogencarbonat-System als offenes Puffersystem 165
Kohlenstoffskeletts 216
kolloidale Lösung 47
Kompensation 165
kompensierten 166
Komplexe Lipide 74
Kondensationsreaktion 69
Konjugierte Doppelbindungen 77
konjugiertem Bilirubin 41
Konservierungsmittel 305
Konsistenz 70
konventioneller Insulintherapie 268
Körperliches Wohlbefinden 18
Kortikosteroide 283
Kraftsportarten 246
Kräuter- und Gewürzsalz 141
Kreatin 89
Krebs-Martius-Zyklus 194
Kreislauf 210
Kropf 150
Kupfer 139, 151
kurzkettige Fettsäuren 66
kurz- und mittelkettigen Triglyceride 182
Kwashiorkor 294

L

Lactatdehydrogenase 188
Laktase 63
Laktat 192, 199
Laktatacidose 167
Laktose 43
Laktosegehalt 64
Laktoseintoleranz 63
Landwirtschaft 338
langkettige Fettsäuren 66
Lawrence Joseph Henderson 159
LDL = Low Density Lipoproteins 284
Lebensmittel-, Bedarfsgegenstände- und Futtermittelgesetz (LFGB) 343
Lebensmittelinfektionen 327
Lebensmittelintoxikationen 327
Lebensmittelkennzeichnung 343
Lebensmittelmikrobiologie 321
Lebensmittelrecht 343
Lebensmittelverderb 321

lebensmittelverderbende Bakterien 330
Lebensmittelverderbende Bakterien 327
Lebensmittelzusatzstoffe 304
Leber 177
Lecithin 74, 75, 180
Leistungssport 244
Leistungsumsatz (LU) 26
Leucin 90
L-Glutaminsäure-Ethylamid 313
Ligasen 188
Lignin 48, 57
linear-polarisierte Licht 32
Linolensäure 66, 67, 68
Linolsäure 66, 67, 68, 79
Lipase 180, 188
Lipide 65
Lipogenese 205
Lipolyse 201
Lipoproteine 76, 283
Lipoproteinstoffwechsel 284
Listeria monocytogenes 331
Lithocholsäure 210
Lösliche Ballaststoffe 56
lutzuckerkurve 59
Lyasen 188
Lysin 91
Lysozym 175

M

Magen 175
Magensalzsäure 176
Magersucht 296
Magnesium 139
Makroangiopathie 274
Makronährstoffe 116
Malabsorption 178
Malat 197
Maldigestion 177
Malnutrition 293
Maltose 43
Malzzucker 43
Mangan 139, 151
Mangelernährung 293
Mangelernährung bei Hochbetagten und Dementen 248
Mannose 36
Marasmus 294
Marmelade 50
Masthilfsmittel 309
Matetee 311

Sachwortverzeichnis

MCT = Middle Chain Triglyceride 79
mechanische Energie 20
Meersalz 141
Mehltype 56
mehrfach ungesättigte Fettsäuren 66
Mehrfach ungesättigte Fettsäuren 84
mehrfach ungesättigten Fettsäuren 80
Mengenelemente 139
Mesomerie 100
metabolische 166
Metabolische Acidose 167
Metabolische Alkalose 167
Metabolische Prägung 232
Metabolische Störungen 166
metabolische Syndrom 291
Methionin 90
Methoden der Bedarfsermittlung 227
Micellen 75, 181
middle chain triglycerids 182
Mikroangiopathie 274
Mikrofibrillen 48
Mikronährstoffen 116
Mikroorganismen 323
Milchsäure 30, 192, 199
Milchsäuregärung 192
Milchzucker 43
Milchzuckerbildung 200
Mindestproteinbedarf 109
Mineralstoffe 139
Mineralstoffmangel 140
Mitochondrium 185
mittelkettige Fettsäuren 66
MKT 182
Modifiziertes Fasten 262
Molybdän 139, 151
Monoglyceride 72
Monosaccharide 53
Monosacchariden 40
Mucin 175
MUFS, PUFA 66
Multienzymkomplex 205
Mund 175
Mutarotation 39
Muttermilch 233, 235

N

Nachweisreaktionen für Monosaccharide 40
Nachweis von Aminosäuren 106
NAD1 186
NADH/H1 186
Nährstoffbedarf 221, 224, 226, 227
Nährstoffdichte 228
Nahrungsergänzungsmittel 352
Nährwertrelation 228
Natrium 139, 140
Natriumarme Mineralwässer 276
Neohesperidin DC 61
Nettoladung 93
Neurotoxine 328
Nicht proteinogene Aminosäuren 88
Nicht verseifbare Lipide 77
Ninhydrinreaktion 107
Nitromoschusverbindungen 307
Nitrosamine 304
NOAEL 5 no observed adverse effect level 301
NOEL 5 no observable effect level 301
Nomenklatur 65, 66, 69, 89, 101
Novel Food 354
nucleophilen Substitution 69
Nulldiät 261

O

Ω-3-Fettsäuren 80
offenes System 165
Ökologische Krise 339
ökologische Landwirtschaft 340
Oligosaccharide 53
Öl-in-Wasser-Emulsionen 72
Ölsäure 66, 67
Opsin 124
Optische Aktivität 32
orale Antidiabetika 5 OAD 272
Ornithin 89, 215
Osteoporose 145
Östrogene 208
Oxalbernsteinsäure (Oxalsuccinat) 195
Oxalessig-säure 197
Oxalessigsäure 195
Oxalsäure 302
Oxidation 187
Oxidationsprodukte der Glukose 41
Oxidationswasse 153
Oxidationswasser 218
Oxidative Decarboxylierung 193
oxidative Desaminierung 212
oxidativen Phosphorylierung 218
Oxidoreduktasen 188

P

PAK 307
PAK 5 polyzyklische, aromatische Kohlenwasserstoffe 303
Palmitinsäure 66, 67
Palmitoleinsäure 67
PAL = physical activity level 27
Pankreas 176
Parathormon (PTH) 142
passiven Resorption 178
Patulin 326
PCB 307
Pektine 49
Penicillium viricidatum Byssochlamys nivea 325
Pentosen 35
PEP 192
Pepsin 175, 182, 188
Peptide 99
Peptidgruppe 100
Pestizide 308, 309
Pflanzliche Sterole 290
Phasen des Hungerstoffwechsels 207
Phenylalanin 90
Phenylketonurie (PKU) 62
Phosphatgruppe 29
Phosphatidsäuren 74
Phosphatidylcholin 74
Phosphatpuffer 162
Phosphoenolbrenztraubensäure 192
Phosphoenolpyruvat 192, 198
Phosphoenolpyruvat-Carboxykinase 198
Phosphofruktokinase 191
Phosphofruktokinase-Reaktion 198
Phosphoglyceride 74, 75
Phosphoglyceride (Phospholipide) 74
Phosphor 139
Phosphorylierung 191
Phthalsäureester 303
pH-Wert des Blutes 156
Physikalischer Brennwert 21
physiologische Brennwert 22
Phytochemicals 169
Pilzgifte 303
pKS-Wert 159
Polarimetrie 32, 33
Polarisationsfilters 32
Polarisator 33
Polyolweg , 200
Polypeptide 104
Polysaccharide 53

postprandiale Thermogenese 24, 27
Prävention 19
primär aktiven 178
primäre Gicht 278
Primäre Hyperlipoproteinämien 283
primären Hypertonie 274
Primär giftige Schadstoffe 302
Primärstruktur 101
PRION 333
Probenrohr 33
Probiotika 171
Prolin 90
Propenal 73
Propionyl-CoA 204
Prosthetische Gruppe 104
Proteide 104
Proteinabbau 206
Proteinbedarf 110
Proteinbiosynthes 148
Proteine 87, 182
Protein-Energie-Malnutrition = PEM 294
Proteingehalt 112
Proteinmangel 110
Proteinnachweise 106
Proteinogene Aminosäuren 88
Proteinpuffer 162
Proteinqualität 113
proteinsparenden Effekt 208
Protonengradient 220
Protonenkanal 220
Protonenpumpen 219, 220
Provitamin A 127
Puffer 95
Pufferbase 158, 164
Pufferbereiche 161
Puffereigenschaft 95
Puffereigenschaften 160
Pufferkapazität 161
Puffersäure 158
Puffersysteme 158
Puffersysteme des Blutes 162
Pufferungskurven 160
Purine 278
Purin- und Harnsäurestoffwechsel 278
Pyranosen 37
Pyrimidinbasen 278
Pyruvat 191, 192
Pyruvatcarboxylase 188, 198
Pyruvat-Dehydrogenase 193
Pyruvatkinase-Reaktion 198

Q

Qualität von Lebensmitteln 252
Qualmpunkt 70
Quartärstruktur 103
Quecksilber 307
Quellstoffe 56

R

Racemat 34
raue ER 184
Reaktionen der Monosaccharide 41
Reaktionen von Aminosäuren 98
Redoxsysteme 219
Reduktion 187
Reduktionsäquivalente 192
Reduktionsdiäten 260
reduzierende Eigenschaft 42
Referenzwerte für die Energiezufuhr 229
Renin-Angiotensin-Aldosteron-System 154
Resorption 178
Resorptionsgeschwindigkeit 179
Resorption von Alkohol 316
respiratorische 166
Respiratorische Acidose 168
Respiratorische Alkalose 168
respiratorische Quotient (RQ) 23
Respiratorische Störungen 167
Resynthese 181
Retentionsacidose 167
Retikulum 184
Retinol 123
Retinoläquivalente 124
Retinsäure 124
Retinylester 123
Rhodopsin 124
Ribose 36
Rinderwahnsinn 333
Rohr 44
Rote Gentechnik 358
Ruheumsatz (RU) 24

S

Saccharide 35
Saccharin 61
Saccharose 44, 54
Salmonellen 328
Salzarme Kost 275
Salz (NaCl) 141
Sauerstoffmangelversorgung 192
Säuerungsmittel- und Säureregulatoren 305
Säuglings 234
Säuglingskost 238
Säuglingsnahrungen 236
Säure-Base-Haushalt 156, 158
Säurebildende Nahrungsmittel 157
Saure Hydrolyse 44
Schadstoffe 300
Schätzprotokolle 225
Schilddrüsenhormonbildung 149
Schilddrüsenstoffwechsel 149
Schimmel 324
Schimmelpilze 323
Schimmelpilztoxine 324
Schlafapnoe 19
Schlüssel-Schloss-Prinzip 188
Schmelzbereich 70
Schmelzpunkt 67
Schonkaffe 311
Schwangerschaft 230
Schwarztee 311
Schwefel 139
Scrapie 334
Sehvorgang 124, 125
sekundär aktiven 178
sekundäre Gicht 278
Sekundäre Hyperlipoproteinämien 283
sekundäre Hypertonie 273
sekundären 210
Sekundäre Pflanzenstoffe 169
Sekundär giftige Schadstoffe 303
Sekundärstruktur 101
Selen 139, 151
Seliwanov-Reaktion 40
Sequenz 101
Serin 90
S-Nomenklatur 31
Sol 47
Solanin 303
Soxhlet-Apperat 71
Soziales Wohlbefinden 18
Speichel 175
Speiseröhre 175
Spezifische Drehung 91
spezifischer Drehwinkel 33
Sphingolipide 75
Sphingomyeline 75
Sphingosin 75
SPS 169
Spurenelemente 139

Sachwortverzeichnis 375

Squalen 77
Stabilisatore 305
Stammbaum der Monosaccharide 35
stammbetonte Adipositas 253
Staphylococcus aureus 330
Stärke 46
Stärkekorns 46
Stearinsäure 66, 67
Steinsalz 141
Stereochemie 30
Sterine 77
Steroidgrundgerüst 77
Stickstoffbilanz 109
Stickstoffverluste 109
Stillzeit 233
Stoffwechsel 189, 200
Stoffwechsel der Lipide 200
Stoffwechsel des Cholesterols 208
Störungen des Säure-Base-Haushalts 165
Strukturformeln 100
Struma 150
Substratketten-phosphorylierung 191
Subtraktionsacidose 167
Sucht 321
Sucralose 61
Sulfatide 75
Supplemente 122
Süßkraft 45
Süßstoffe 61, 306
Synthese von Ketonkörpern 207
Synthetische Ballaststoffe 57
Systole 273

T

Tagesbedarf an Energie 51
Tagesbedarf an Proteinen 109
tägliche Trinkmenge 156
Taillenumfang 254
tertiär aktiven 178
Tertiärstruktur 103
Tetrahydrofolsäure 136
Tetrosen 35
Thaumatin 61
Theanin 313
theoretische Pufferkapazität 162
thermische Energie 20
Thiamin 134
Thiamindiphosphat 134
Thiamingehalt 135
Thiamintriphosphat 134

Thioester 186, 202
Thiokinase 202
Thiolgruppe 186
Threonin 90
Thyaminpyrophosphat 194
Thyndall-Effekt 47
Thyreoidea-stimulierendem Hormon (TSH) 149
Thyreostatiku 308
Thyreotropin Releasing Hormon (TRH) 149
Thyroxinstoffwechsel 149
Thyroxin (T4) 148
Tocopherole 117
Tödliches Quartett 291
Toxikologie 300
Toxoplasmose 232
TPP 134, 194
Transaminierung 211
Transferasen 188
Triacylglyceride 65, 69
Tricarbonsäurezyklus 194
Triglyceride 65, 69, 283
Triglyceridlipase 201
Trijodthyronin (T3) 148
Trimethylethanolamin 74
Triosephosphate 191
Trivialnamen 89
Trypsin 182, 188
Tryptophan 90
TTP 134
Tumorerkrankungen 134
Typ-1-Diabetikers 265
Typ-2-Diabetiker 270
Typ-II-Zucker 42
Typ-I-Zucker 42
Tyrosin 90

U

Übergewicht 257
Ubichinon 219
Ultravollacetal 44
Unlösliche Ballaststoffe 56
Untergewicht 293
Unter- und Mangelernährung 292
Ursachen von Adipositas 255
Ursachen von Untergewicht 293

V

Valin 90
Van-der-Waals-Kräfte 68
vCJK 334

Verbrauchsstichproben 225
Verdauung 174, 180, 182, 183
Verdauungsorgane 175
Veresterung 69
Verhaltenstraining 259
Verkleisterung 47
Verzehrprotokolle 225
Viren 323, 332
Vitamin A 121, 123
Vitamin-A-Vorkommen 126
Vitamin B_1 134, 194
Vitamin B_{12} 176
Vitaminbedarf 119
Vitamin C 132
Vitamin-C-Gehalt 133
Vitamin D 122, 128
Vitamin D_3 208
Vitamine 116
Vitaminmangel 119, 120
VLDL 285
VLDL 5 Very Low Density Lipoproteins 284
Vollacetal 42
Vollacetalbildung 41
Vollkorngetreideprodukte 55
vollständig protonierten Form 93

W

Walter Norman Haworth 38
Wasser 152
Wasserbedarf 155
Wasserbedarf von Kindern 240
Wasserbilanz 153
Wassergehalt des Organismus 152
Wasser-in-Öl-Emulsionen 72
Wasserlösliche Vitamine 116
wasserstoffübertragende Coenzyme 186
Weinsäure 34
Weiße Gentechnik 358
Weißmehlprodukte 55
Weizenkorn 55
Weltgesundheitsorganisation (WHO) 18
Wettkampfernährung 246
Wiegeprotokolle 225

X

Xanthophylle 78
Xanthoproteinreaktion 106

Z

Zelle 184
Zellkern 184
Zellstoffwechsels 184
Zink 139, 151
Zöliakie 115
Zubereitungsverluste 120
Zucker 54
Zuckeralkohole 41, 60
Zuckeraustauschstoffe 60, 305
Zuckerrüben 54
Zunge 175
Zusatzstoffe 300
Zwitterionen 92
Zwölffingerdarm 176
Zytoplasma 184
Zytosol 184